Clinical Emergency Medicine Casebook

临床急诊医学病例精析

原著 [美] Joel T. Levis [美] Gus M. Garmel

主审 吴利东 主译 王义兵 周 颖 李 金

中国科学技术出版社

·北 京·

图书在版编目（CIP）数据

临床急诊医学病例精析 /（美）乔尔·T. 李维斯（Joel T. Levis），（美）格斯·M. 加梅尔（Gus M. Garmel）原著；王义兵，周颖，李金主译. 一北京：中国科学技术出版社，2023.1

书名原文：Clinical Emergency Medicine Casebook

ISBN 978-7-5046-9764-6

Ⅰ. ①临… Ⅱ. ①乔… ②格… ③王… ④周… ⑤李… Ⅲ. ①急诊一病案 Ⅳ. ① R459.7

中国版本图书馆 CIP 数据核字（2022）第 143285 号

著作权合同登记号：01-2022-5016

策划编辑	刘　阳　焦健姿
责任编辑	刘　阳
文字编辑	弥子雯
装帧设计	华图文轩
责任印制	徐　飞

出　　版	中国科学技术出版社
发　　行	中国科学技术出版社有限公司发行部
地　　址	北京市海淀区中关村南大街 16 号
邮　　编	100081
发行电话	010-62173865
传　　真	010-62179148
网　　址	http://www.cspbooks.com.cn

开　　本	889mm×1194mm　1/16
字　　数	606 千字
印　　张	22
版　　次	2023 年 1 月第 1 版
印　　次	2023 年 1 月第 1 次印刷
印　　刷	运河（唐山）印务有限公司
书　　号	ISBN 978-7-5046-9764-6/R・2944
定　　价	256.00 元

版权声明

译者名单

主　审　吴利东

主　译　王义兵　南昌大学第二附属医院
周　颖　南昌大学第二附属医院
李　金　南昌大学第二附属医院

副主译　梅舒翀　南昌大学第二附属医院
鲍立杰　南昌大学第二附属医院
邱漪超　南昌大学第二附属医院
余红雨　南昌大学第二附属医院
高维寅　南昌大学第二附属医院
罗志强　南昌大学第二附属医院
程　斌　南昌大学第二附属医院
范　俊　南昌大学第二附属医院

译　者（以姓氏笔画为序）
王文龙　南昌大学第二附属医院
田智文　南昌大学第二附属医院
付　伟　南昌大学第二附属医院
邹　华　南昌大学第二附属医院
陈定义　南昌大学第二附属医院
周进川　南昌大学第二附属医院
胡　彬　南昌大学第二附属医院
胡伟娟　南昌大学第二附属医院
徐璐阳　南昌大学第二附属医院
黄　彬　绵阳市中心医院
章　菲　南昌大学第二附属医院
懂珍珍　南昌大学第二附属医院

内容提要

本书引进自剑桥大学出版社，由美国斯坦福大学医学院急诊医学（外科）的 Joel T. Levis 博士和 Gus M. Garmel 博士联合编写。本书着眼于急诊医学培训中的不同临床情境，结合了真实的患者诊疗方案，可帮助急诊科医师掌握相关急诊情况的有效处理方法，从而做出及时、理智的决策，挽救更多患者的生命。书中精选了 111 个急诊病例的临床情境与诊疗措施，辅有高质量的临床照片和影像图片。本书病例真实，阐释简洁，图文并茂，适合广大急诊科医师、护士及医学生在临床实践中借鉴参考，也可作为住院医师规范化培训的指导资料。

中文版序

人民健康是社会文明进步的基础，也是民族昌盛和国家富强的重要标志。截至 2019 年底，我国人均预期寿命提高至 77.3 岁，基本医疗保险参保人数超过 13.5 亿人。“十三五”时期，我国卫生健康事业成绩显著，但多种疾病威胁并存、多种健康影响因素交织的复杂状况仍然存在。作为新时代的医务工作者，我们要把保障人民健康放在优先发展的战略位置，同时也要求我们医务工作者能聚焦在影响人民健康的重大疾病、危及生命的急危重症上，进而加快实施健康中国行动。急诊医学作为一门独立的综合性学科，涉及创伤急救、急性中毒、休克复苏、灾害救援、院前体系等多方面内容，也是目前主要聚焦于急危重症的学科之一。

与医学中许多专科和亚专科不同，急诊医学没有被明确地划分为具体专业。急诊患者来源复杂、疾病涉及范围广泛、疑难杂症众多等情况，促使急诊医生必须成为不同医学领域的复合型人才，而在其成长过程中最不可或缺的学习环节就是不断通过临床病例学习科学的诊疗策略及方法。由斯坦福大学医学院 Joel T. Levis 教授主编的 *Clinical Emergency Medicine Casebook* 一书正是汇集急诊临床病例的经典著作。

Joel T. Levis 教授是美国加州圣克拉拉凯撒医疗集团的急诊部主任、加州洛斯阿尔托斯山 Foothill 学院护理学部主任，同时承担斯坦福大学医学院“急诊医学”课程的讲授。其主编的这部 *Clinical Emergency Medicine Casebook* 已被列为斯坦福大学及凯撒医疗集团住院医师培训教材之一，也是高年资急诊主任医师的必备参考书。

全书共 13 篇，共收录了 111 个急诊病例，涵盖了头颈部疾病、心血管系统疾病、呼吸系统疾病、消化系统疾病、泌尿生殖系统疾病、妇科疾病和神经系统疾病的急诊病例，还包含了创伤急诊、骨科急诊、手外科急诊、儿科急诊、感染病急诊，以及药物、食物、环境因素中毒急诊和无法分类的急诊病例。

本书覆盖急诊病例全面经典，病例讲解规范、客观、实用，故而南昌大学第二附属医院急诊科吴利东教授组织了一批青年学者对本书进行了翻译，并热情地推荐给国内同行，以期促进我国急诊事业的进一步发展。在此，希望新时代的青年急诊医师能从书中获取经验，迅速成长，为我国急诊医学发展做出应有的贡献。

南昌大学第二附属医院 [signature]

原书序

William Osler 爵士曾说："学医而无书者如同航行于未知的海洋，而学医而无患者则如同未曾出海。" Osler 认为书本学习应贴近临床。近年来，医学院越来越认识到与临床相关的重要性。美国的大多数医学院为一、二年级的医学生增加了与患者的互动。通过使用模拟病例和病例演示，医学教学变得更加以问题为基础。然而，教科书的作者和编辑们适应这种变化的速度要慢得多。大多数医学教科书，包括急诊医学专业的教科书，仍然主要以疾病为导向，而不是以患者为导向。换言之，就是希望读者不是通过患者而是通过疾病来提高自己的临床能力。因此，大多数教科书都已置之高阁，因为它们很少被使用，更不用说被从头到尾地仔细阅读了。如今的急诊医学教师和学生是幸运的。已有两位杰出的教育家迈出了一步，他们编写了这本书，它不会被置于积满灰尘的书架上，而会满载赞誉的荣光，帮助我们在 Osler 多年前谈到的那些未知的海洋中航行。

Gus M. Garmel 和 Joel T. Levis 两位博士从事急诊医学已有多年。他们都在医学教育领域非常成功。Garmel 博士曾多次获得美国国家教学奖项和奖学金，出版过多种重要教材，撰写了许多著作章节和大量文章。Levis 博士的学术活动，包括教学、写作和研究，也得到了同行的认可。这些敬业的教育工作者已经进行过多次的成功学术合作。很高兴看见他们颇有远见地编写了这样一部新颖的教科书，让读者在学习急救医学的同时可以与患者相联系。

Clinical Emergency Medicine Casebook 为读者提供了真实的病例介绍，涵盖了急诊医学专业的多个亚专科。这些病例以简洁的方式呈现，提供了足够的信息和相关的线索，患者就像魔术一样从页面中浮现出来。然后，引导读者进行诊断，随着翻页，临床导向的教学开始。作者提供了诊断，然后对病情进行了简明的讨论，包括管理计划和一套总结性的"关键教学要点"，以加强该病例要点的学习。他们详细和深思熟虑的讨论经常可以解决错误的认知、陷阱和风险管理，针对各层次的读者都十分有用，包括医学生直到经验丰富医学从业者。在讨论和教学要点之后是一套简短的参考资料和建议，以供进一步阅读。病例分析是临床实践的重要部分。病例陈述的随机性模拟了实际急诊医学实践的不确定性，这能迫使读者保持专注和警觉。

书中所选病例的质量是本书的重大特色。Gus M. Garmel 和 Joel T. Levis 博士选择了急诊科医师在繁忙的急诊科可能见到的患者。对于比较常见的病例，作者则提供了鲜为人知的关键教学要点。对于常规实践中不太常见但由于其发病率或死亡率的可能性而同样重要的病例，作者关注的则是风险最小化和改善患者预后的方法。为了使实践教学最大化，书中特别排除了一些极其罕见的病例。

本书的另一个明显优点是贯穿全文的视图效果。心电图、X 线片、照片和插图可以清晰地展示病例的关键性发现，这在大多数医学文献中是很难见到的。因此，本书用大量且有用的图片来强化读者的诊断。总的来说，本书对医学生、住院医师、中层管理者和经验丰富的急诊科医师提升临床实践水平和理论知识基础的作用是显而易见的。

特别感谢 Gus M. Garmel 和 Joel T. Levis 博士，感谢他们编写了这部独具特色的急诊专著对急诊医学文献进行了有意义的补充。医学生和临床医生将会发现本书的实用、易读和简洁。衷心希望本书可以树立一个将患者病例真实呈现给读者的典范。

Amal Mattu, M.D., FAAEM, FACEP

Director, Emergency Medicine Residency

Co-Director, Emergency Medicine/Internal Medicine Combined Residency

Associate Professor, Department of Emergency Medicine

University of Maryland School of Medicine

Coauthor, ECGs for the Emergency Physician, Volumes 1 and 2

Coeditor, Electrocardiography in Emergency Medicine

Coeditor, Emergency Medicine: Avoiding the Pitfalls and Improving the Outcomes

Consulting Editor, Emergency Medicine Clinics of North America

译者前言

急诊科太忙，可以遇见太多疾病种类，有着太多的“急”与“不急”。做完急诊手术已经是凌晨2点，趁夜深人静，我想坐下来写一些关于本书的点滴之事。

研究生毕业后，我找了一份急诊科的工作。记得刚来急诊科的时候，曾有前辈对我说急诊科与其他专科不一样，他说专科就像一片小型森林，在森林里你会遇到什么动物，基本都是一清二楚的；而急诊科就像热带雨林，你不知道会遇到什么动物，尽管大多时候你遇到的都是普通动物，但有时候会遇到一些不常见的、凶猛无比的动物。我现已经在急诊科工作7年了，深深体会到急诊科的不确定性、疾病的多样性及复杂性。急诊科会涉及各专科的急症，现在我也感觉这个比喻很是恰当生动。在此我也特别感谢这位前辈的教导。

在急诊科工作的7年时间里，我一直在思考一个问题，如果能把自己看到的每一种急症总结出来并编写成书，将是一件非常有意义的事；但后来，由于个人精力，以及在急诊科所见病例数和病例种类的限制等原因，导致这一想法被暂时搁浅了。通过数据库检索，我发现了斯坦福大学医学院 Joel T. Levis 教授主编并出版的 *Clinical Emergency Medicine Casebook* 一书，初次翻阅后，觉得它是一部非常不错的著作，并与我的想法不谋而合。在一次闲聊中，我与吴利东教授提及此书，教授看过此书后建议我们组织一个团队将这部英文原著译成中文，供国内急诊科医师，特别是青年医师参考和学习，这是非常有意义的。

此书的翻译工作始于2018年，在急诊科忙碌的日子里，翻译工作时断时续，终于在2021年冬天完成。全书共纳入111个病例，每一个病例都是从患者的主诉开始，逐步展开患者的现病史、既往史、个人史、相关检验检查和治疗，最后对病例进行了讨论与总结，我们在翻译过程中对原文的治疗部分进行了总结与调整，将其基本按照诊断、诊断依据、治疗和转归的思路介绍，这样有助于读者更好地理解病例。这111个病例几乎涵盖了各个系统的急诊病例，也包括一些无法归类的急诊病例，以及一些中毒的急诊病例。可以说本书是刚进急诊科工作的青年医师的必读书籍之一。当然，随着医学的不断进步，医学观念也会有更新，但并不影响我们对疾病的基本理解。

尽管翻译此书花费的时间比较长，但由于书中内容广泛，加之中外术语规范及语言表达习惯有所差异，中文翻译版中可能存在疏漏或欠妥之处，恳请读者批评指正，不吝赐教。最后，希望读者能从书中获得一些经验，从病例中快速成长起来，成为一名真正的、合格的急诊科医师。

南昌大学第二附属医院

原书前言

急诊医学是一个极具挑战性的医学专业，幸运的是，这个领域非常有价值。它给了医护人员独一无二的机会，可以在患者最需要的时候给予专业的帮助。有时，我们所能做的只是提供安慰、善意帮助或同情，但其中的重要性绝不应被低估。

在急诊医学中，专业的医护人员可以为疼痛、焦虑和心理压力大的患者提供帮助。通常，我们的快速决策和治疗可以挽救患者生命。急救医务人员不断地使用他们高超的技能、知识和经验“让事情发生”和“把工作完成”，并尝试积极地影响患者和患者的家人、至亲、朋友，以及对患者重要的人。

经验最丰富的从业人员通常能提供最好的医疗服务，这表明终身学习和从错误中学习对医疗实践的至关重要性（也许这就是为什么它被称为“实践”）。住院医生、医学生、护士、中等医疗服务提供者、护理人员和医疗支助人员的教育者和导师认识到，一个急救人员必须掌握丰富的知识。通常，医生接到急救请求后即知晓如何获取相关急救处理知识，这是成功救治患者的关键。我们尝试用 *Clinical Emergency Medicine Casebook* 提供我们认为重要但又未充分利用的学习策略，这是基于真实患者和实际病例结合的学习方法。医学界一致认为，患者教会了我们许多东西，这部学术专著将为我们利用闲暇时间增加知识储备提供重要的学习机会。每一个病例的总结分析都展示了重要的临床概念，即使是富有经验的学习者也可以从中扩展他们的知识范围。

我们的目标不是提供急诊医学的权威百科全书。相反，我们只是编写了一部独具特色的教科书，让读者有机会通过对这些病例的学习在工作中变得更加游刃有余，通过演练他们在临床工作环境中遇到类似的患者时可以采取相应的治疗方法及治疗方案，为患者提供更出色的医疗服务。根据每个病例的教育价值和临床医师的兴趣，我们把病例按器官系统或特殊类别进行了分类。在这些病例中，尽管每一个病例在急诊科都属于常见病、多发病，但这些病例不是唯一的急诊医学实践。本书所提供的各种病例应该对希望提高诊断和临床技能的各医疗领域医务人员有所帮助。我们希望各位同事能从我们的努力中受益。毫无疑问，未来的患者也会从您的努力中受益。

对急诊专业和积极从事急诊专业实践的各位同道表示钦佩和尊敬，我们希望您能喜欢此书。

Gus M. Garmel, M.D.

Joel T. Levis, M.D., Ph.D.

致 谢

我们要衷心感谢美国加州圣克拉拉凯撒急救医学的同事们，感谢他们对病例精析中提及患者的专业照顾。感谢来自美国加州圣克拉拉凯撒急救医疗中心几位专业同事的帮助，他们的无私帮助使本书拥有了更加专业的知识来源和更加广泛的读者群。同时，医务同事在医院和出院后照顾这些患者所付出的努力也是非常值得赞扬的。Sonia Y. Johnson 医学博士是我们急诊医学的同事，也是一位富有天赋的艺术家，她提供了精美的插图，详细说明了几个病例的关键特点。特别感谢 Amal Mattu 医学博士，他是美国急诊医师协会认证会员、美国急诊医学学会会员、美国急诊医学住院医师项目主任、美国急诊医学 / 内科联合住院医师项目主任、马里兰大学医学院急诊医学副教授，更是一位才华横溢的作家和教育家，他对这个项目的热情无时无刻在体现着他对我们急诊专业的承诺，以及他对我们作为医学教育领导者的尊重。非常感谢 Amal Mattu 的帮助，感谢您对我们及读者分享您的热情，同时为本书作序。最后，我们还要感谢 Marc Strauss 先生和剑桥大学出版社的工作人员对我们及急诊医疗病例资源的信任。

Joel T. Levis

Gus M. Garmel

献 词

感谢我的母亲 Eileen Levis，感谢她多年来对我的支持、鼓励和无私的奉献。

感谢在美国加州圣克拉拉凯撒医疗集团和斯坦福大学的同事们，以及斯坦福 / 凯撒急诊医学住院医师项目的住院医师们，他们都是如此优秀且有才华的临床医生，一直激励着我前行。

感谢 Gus，他是一位杰出的导师、教育家、临床医师和真正的朋友；没有他的努力，就不会有这本书。

感谢我的妻子 Estelle，感谢她给我的鼓励和关爱，并带给我追求梦想的力量。没有她，生命的回报将毫无意义。

Joel T. Levis

感谢在急诊科工作的住院医师、学生和我的同事们，以及护士和其他专业的住院医师们，正是因为有了他们，才能给患者最好的治疗。

感谢美国加州圣克拉拉凯撒医疗集团和斯坦福大学，是他们支持了我的学术追求，鼓励我在职业生涯的各个方面都出类拔萃。

感谢住院医师兼总住院医师 Joel，他对急诊专业的热情令人耳目一新，他的职业道德无与伦比。我很荣幸能成为他的同事、导师和朋友，并与他在此次和曾经的学术项目上合作。

感谢我的父母、兄弟姐妹和朋友们，谢谢他们鼓励我追寻梦想。

还有要感谢 Laura，她让我的生命充满激情。

Gus M. Garmel

目　录

第一篇　头颈部（头、眼、耳、鼻、咽喉）
HEENT (HEAD, EYES, EARS, NOSE AND THROAT)

病例 1　咽喉痛

【病例概况】男性，29 岁，咽喉痛。

【现病史】患者 2 天前感咽喉痛，无法吞咽固体食物，伴发热、声音嘶哑，可吞咽包括口腔分泌物在内的少量液体，包括口腔分泌物。

【既往史】1 型糖尿病史，疫苗接种史不详。

【体格检查】

生命体征：体温 39.4℃，脉搏 100 次 / 分，血压 145/85mmHg，呼吸频率 22 次 / 分，血氧饱和度 100%。

一般情况：发育良好，中度肥胖，轻度脱水，自主体位，无痛苦表情。

五官：咽部发红湿润，无水肿及分泌物，扁桃体及悬雍垂水肿。

颈部：颈软，无明显肿胀及颈软，颈前淋巴结肿大，环状软骨压痛。

肺部：双肺听诊呼吸音清。

心脏：心率规整，律齐，无心包摩擦音、心脏杂音、奔马律。

腹部：腹软，无压痛、腹胀。

四肢：无杵状指、发绀、水肿。

开放静脉通道，抽血送检。血常规检查，白细胞 $24\times10^3/\mu l$［参考值为（3.5～12.5）$\times10^3/\mu l$］；中性粒细胞百分比 92%（参考值为 50%～70%）。颈部软组织侧位数字 X 射线摄影（digital radiography，DR）（图 1–1）。

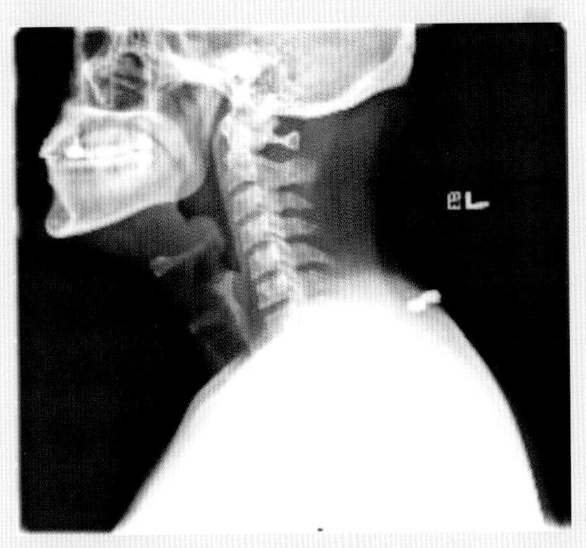

▲ 图 1–1　颈部软组织侧位 DR

【病例解读】

诊断：会厌炎。

诊断依据：颈部软组织侧位片示会厌炎呈“印章征”（图 1–2），请耳鼻咽喉科会诊，喉镜示会厌红肿，上呼吸道阻塞 90%。

治疗：给予地塞米松 10mg，静脉推注；同时

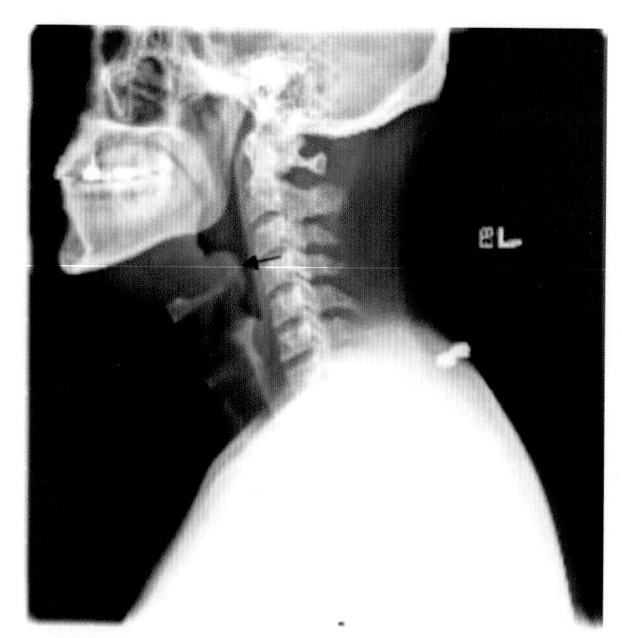

▲ 图 1-2　颈部软组织侧位 DR 可见“印章征”（黑箭）

头孢曲松 1g 及 1000ml 生理盐水，静脉滴注，入加强监护病房（ICU）密切监测。

转归： 第 4 天患者症状好转。复查喉镜示，会厌水肿明显好转。嘱患者继续口服头孢泊肟酯 10 天。

【病例讨论】急性会厌炎。

急性会厌炎是上呼吸道炎症性疾病，具有潜在致命性 [1,2]，是儿科常见疾病，成人发病率为（1～2）/10 万，儿童发病率是成人的 2.5 倍 [1]，未接种流感嗜血杆菌 B 疫苗的人群发病率较高。成人好发于 40－50 岁。感染是会厌炎最常见的病因，常见致病菌包括 B 型流感嗜血杆菌、乙型溶血性链球菌和病毒，相关报道证实吸食可卡因也是会厌炎的病因之一 [1]。

会厌炎的临床表现具有多样性，儿童最典型的症状是流涎，成人最常见的症状是咽喉痛、吞咽痛和声嘶 [3]。75%～94% 的患者为喉咙痛，而多达 94% 的患者出现咽痛 [4]。紧急气道管理是儿童会厌炎的常规治疗措施，而成人上呼吸道直径较大，因此一般不需紧急气道管理，只有出现喉鸣音时需气道管理 [5]。

80% 的成人会厌炎患者白细胞计数＞ 10×10^3/μl，颈部软组织侧位片表现为会厌肿大、畸形（“印章征”），诊断急性会厌炎的敏感度为 88%[3]。危急患者需紧急气管插管，不应为行 X 线检查而离开急诊科。喉镜检查是诊断会厌炎的金标准 [3]。治疗主要集中在两个方面：①通过插管（必要时）密切监测气道；②静脉给予抗生素治疗 [6]。无论患者是否接种流感嗜血杆菌疫苗，常规选用抗流感嗜血杆菌的抗生素，常用的抗生素有头孢噻肟、头孢曲松钠和氨苄西林钠舒巴坦钠。尽管目前无临床随机试验数据支持，但临床常用类固醇治疗急性会厌炎。

【总结】

1. 急性会厌炎是上呼吸道炎症性疾病，具有潜在致命性目前在美国的成人发病率为（1～2）/10 万。

2. 75%～94% 的患者为喉咙痛，而多达 94% 的患者出现咽痛。

3. 颈部软组织侧位片表现为会厌肿大、畸形（“印章征”），诊断会厌炎的敏感性为 88%。

4. 诊断会厌炎的金标准是喉镜检查，表现为会厌红肿。

5. 会厌炎的治疗包括静脉给予抗生素，ICU 密切监测气道，常规使用激素。

参考文献

［1］ Belleza WG, Kalman S. Otolaryngologic emergencies in the outpatient setting. Med Clin N Am 2006;90:329–53.
［2］ Berger G, Landau T, Berger S, et al. The rising incidence of adult acute epiglottitis and epiglottic abscess.AmJ Otolaryngol 2003;24:374–83.
［3］ Tan C-K, Chan K-S, Cheng K-C. Adult epiglottitis (Clinical Vistas Briefs). CMAJ 2007;176:602.
［4］ Bitner MD, Capes JP, Houry DE. Images in emergency medicine: adult epiglottitis. Ann Emerg Med 2007;49:560,563.
［5］ Katori H, Tsukuda M. Acute epiglottitis: analysis of factors associated with airway intevention. J Laryngol Otol 2005;119:967–72.
［6］ Alcaide ML, Bisno AL. Phayrngitis and epiglottitis. Infect Dis Clin N Am 2007;21:449–69.

病例 2　左眼疼痛伴流液

【病例概况】男性，44 岁，左眼疼痛伴流液。

【现病史】患者数天前感眼内异物，后出现进行性疼痛伴流黄色液体，并出现视力下降，眼睑及其周围组织红肿，现左眼失明，无发热、头痛和近期左眼外伤史。否认配戴隐形眼镜和非隐形眼镜，否认既往类似病史。

【既往史】既往体健。

【体格检查】

生命体征：体温 36.7℃，脉搏 75 次 / 分，血压 135/85mmHg，呼吸频率 22 次 / 分，血氧饱和度 100%。

一般情况：患者一般情况可，无躁动不安。

眼：右眼视力 20/40，瞳孔圆，对光反射灵敏；左眼失明变形，眼球突出，光感消失伴上下眼睑红肿，眼眶内见黄绿色分泌物覆盖瞳孔（图 2-1）。

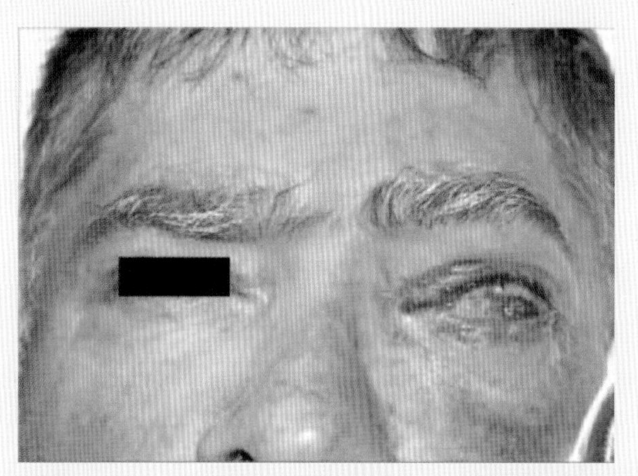

▲ 图 2-1　44 岁男性患者左眼红肿伴分泌黄绿色液体数天

【病例解读】

诊断：眼内炎、眶蜂窝织炎。

诊断依据：眼眶 CT 平扫显示左眼球变形，左眼前房明显肿胀伴晶状体轻度后移（图 2-2）；左眼前房间隔及眶周软组织肿胀，符合眶蜂窝织炎的诊断。推断患者近期左眼球可能有外伤史而导致眼内炎，并扩散形成眶蜂窝织炎。

治疗：头孢曲松钠 1g，每 12 小时 1 次和万古霉素 1g，每 12 小时 1 次，静脉滴注；同时给予滴眼液（头孢唑林和妥布霉素，每 1 小时各 1 滴）滴眼，以起抗菌作用，同时润滑眼球。

转归：患者经药物治疗及眼科专家的及时诊治，住院 10 天后，病情并未得到明显的缓解，最终行左眼球摘除手术。

【病例讨论】眶周蜂窝织炎、眶蜂窝织炎和眼内炎。

眶周蜂窝织炎是指发生在眶隔前的软组织感染性疾病，也叫眶隔前蜂窝织炎。眶隔是一层结

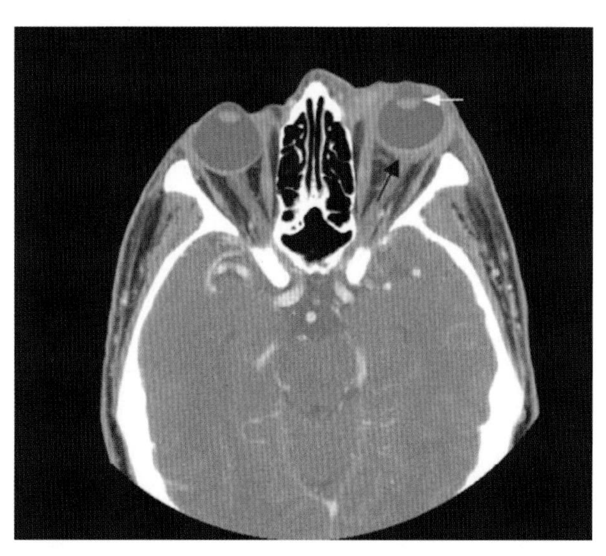

▲ 图 2-2　眼眶 CT 平扫，左眼明显前突（黑箭），左前房明显肿胀致使晶状体（白箭）轻度后移

缔组织，它起源于颅骨骨膜并延伸至眼睑。眶隔具有阻止眶隔前组织感染向眼眶内扩散的作用，所以眶周蜂窝织炎不会发展成眶蜂窝织炎[1]。眶周组织感染可能是由于外伤或菌血症引起，在肺炎链球菌菌血症高风险的儿童中尤为常见[1]。

眶蜂窝织炎是指眶隔后的感染，它累及眼眶自身。最常见的病因是继发于筛窦炎，见于90%以上的患者[2]。眶蜂窝织炎也可由眼球、眼睑、眼附属器和其他眼周组织感染蔓延而起病，还可以继发于鼻窦炎。尽管眶蜂窝织炎最常见于儿童，但成人也可发病[3]。除了与眶周蜂窝织炎表现相同的眼睑红肿，眶蜂窝织炎还具有眼球向外突出、球结膜水肿、眼球向外侧运动受限、疼痛，以及外向侧运动减退等临床表现[1-4]。是否出现发热、全身症状及全身中毒症状因人而异[4]。眶蜂窝织炎最常见的致病菌是链球菌属中的金黄色葡萄球菌和B型流感嗜血杆菌，其他少见的致病菌有假单胞菌、克雷伯菌、艾肯菌和大肠杆菌。而对于≥16岁的眶蜂窝织炎患者其致病菌多为需氧菌及厌氧菌的混合感染[2]。

眼内炎是玻璃体感染所致的眼内严重的炎性病变[5]。常见的外源性致病因素为携带微生物的物体直接进入眼球，如眼内的手术、眼球穿透伤或玻璃体邻近组织感染的直接蔓延。内源性致病因素为远端感染通过血液播散至眼内而导致眼内炎的发生[6]。进展性玻璃体炎是各种形式眼内炎的重要特征。组织学表现为玻璃体腔内大量炎性细胞浸润，且以中性粒细胞为主[5]。在大多数患者中，随着眼内炎的进展常伴随玻璃体内炎性细胞浸润，且患者临床表现为失明、疼痛和前房积脓。如眼内炎进一步恶化，可导致全眼球炎、角膜渗出和穿孔、眶蜂窝织炎和眼球萎缩（失明眼球的萎缩和退化）[5]。眼内炎常见的并发症是视力减退或永久性失明。患者可能需手术摘除失明疼痛的眼球。最重要的实验室检查是房水和玻璃体液的细菌革兰染色和细菌培养[5]。

眶蜂窝织炎的首选检查是眼眶CT增强扫描[3]。计算机体层摄影（computed tomo-graphy，CT）可表现为眼球突出、眼肌炎性细胞浸润、骨膜下脓肿或眼窝明显脓肿[1]。除非眶蜂窝织炎是由眼内炎蔓延所致，一般可见患侧或双侧筛窦炎，内炎蔓延引起。筛窦炎是眶蜂窝织炎病理机制中的重要组成部分，而非眶周蜂窝织炎的。鼻腔脓性分泌物需用棉棒或海藻酸钙拭子收集后进行革兰染色涂片检查并进行需氧及厌氧细菌培养。同样，来自筛窦和眼窝的分泌物均需进行上述处理[2]。

非复杂性创伤后的眶周蜂窝织炎可以口服抗革兰阳性菌药，如头孢氨苄、双氯西林或克林霉素[1]。眶蜂窝织炎患者应该及时住院治疗，需眼科专家及传染病专家共同诊治。过去认为眶蜂窝织炎出现骨膜下或眼窝脓肿时，除给予抗生素治疗外，还须行手术引流；然而，单纯给予抗炎等非手术治疗眶蜂窝织炎也成功治愈了许多患者[2]。初期应该尽早静脉给予广谱抗生素（如第二代或三代头孢菌素或氨苄西林/舒巴坦）治疗，当药敏结果出来后可根据药敏结果调整抗生素的使用[2-3]。一般静脉应用抗生素治疗1～2周，再口服抗生素治疗2～3周[1-3]。

而对于创伤性眼内炎患者，包括已在眼科住院的眼内炎患者，应静脉给予抗生素（包括万古霉素和氨基糖苷类抗生素或第三代头孢菌素）加局部抗生素治疗[6]。玻璃体内抗生素的应用由眼科医师实施，并考虑是否行玻璃体切割术[5-6]。如果患者未行破伤风免疫还需注射破伤风疫苗。

【总结】

1. 眶蜂窝织炎的临床表现包括眼睑水肿和红斑、眼球突出、球结膜水肿、眼外肌运动时疼痛和眼肌麻痹。

2. 诊断眼眶蜂窝织炎的首选检查是眼眶增强CT扫描，其影像学表现为眼球突出、眼肌炎性细胞浸润、骨膜下脓肿和眼窝脓肿。

3. 眶蜂窝织炎须在眼科专家的指导下静脉给予广谱抗生素治疗。

4. 眼内炎是玻璃体腔感染导致的眼内炎性病变，可进展为眼眶蜂窝织炎。

5. 创伤性眼内炎需住院治疗，静脉、局部经玻璃体应用抗生素。

参考文献

［1］ Givner LB. Periorbital versus orbital cellulitis. *Pediatr Infect Dis J* 2002;21:1157–8.

［2］ Harrington JN. Cellulitis, orbital. eMedicine Web site. Available at http://www.emedicine.com/oph/topic205.htm. Accessed June 21, 2008.

［3］ Pasternak A, Irish B. Ophthalmologic infections in primary care. *Clin Fam Pract* 2004;6:19–33.

［4］ Wald ER. Periorbital and orbital infections. *Infect Dis Clin N Am* 2007; 21:393–408.

［5］ Lemley CA, Han DP. Endophthalmitis: a review of current evaluation and management. *Retina* 2007;27:662–80.

［6］ Peters JR, Egan DJ. Endophthalmitis. eMedicine Web site. Available at http://www.emedicine.com/emerg/topic880.htm. Accessed June 21, 2008.

病例 3　右眼突发失明

【病例概况】女性，62 岁，右眼突发失明。

【现病史】患者 3 天前因右眼飞蚊症及感眼前闪光伴右眼下侧视野缺失入院。否认配戴隐形眼镜和非隐形眼镜，否认右眼疼痛、红肿和流液，否认右眼及头部外伤史。

【既往史】既往体健。

【体格检查】

生命体征：体温 37℃，脉搏 80 次 / 分，血压 135/85mmHg，呼吸频率 20 次 / 分，血氧饱和度 100%。

一般情况：患者一般情况可，无躁动不安。

眼：双瞳等大等圆，对光反射存在，眼外肌无明显损伤，瞳孔光传入正常。眼睑、睫毛和泪腺未见异常，结膜及巩膜无明显外伤，未见分泌物。角膜正常，无水肿、黄染或色素沉着。裂隙灯检查未见脱落细胞或沉着物。右眼下侧视野缺失，左眼正常。散瞳后视网膜检查双眼均正常。右眼眼压 12mmHg，左眼眼压 16mmHg，右眼视敏度 OD:20/40、OS:20/20、OU:20/40。

嘱患者闭眼，用 10MHz 线性超声探头在少量耦合剂下检查眼睛（图 3–1）。

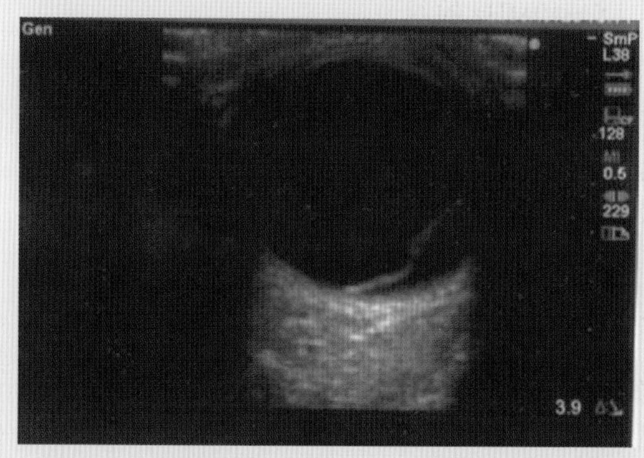

▲ 图 3–1　右眼飞蚊症及感眼前闪光伴右眼下侧视野缺失 3 天患者眼部超声检查

【病例解读】

诊断：视网膜脱离。

诊断依据：眼部超声检查，示右眼下侧视网膜脱离（图 3–2）。经眼科医师急会诊，散瞳后行视网膜检查，证实为视网膜脱离。

治疗：视网膜脱离显微外科修复术。

转归：右眼视力恢复。

【病例讨论】视网膜脱离。

视网膜脱离是指视网膜的神经上皮和色素上皮分离（图 3–3）。年发病率为 2/10 000[1]。视网膜脱离的危险因素包括高龄、既往白内障手术史、局部视网膜萎缩、近视、眼外伤、糖尿病性视网膜病变、视网膜脱离家族史、葡萄膜炎病史和早产儿[1]。患者早期主诉往往是突感视野中有漂浮物、弯弯曲曲的线或蜘蛛网等与视野缺失相关的症状[2]。随着时间推移，患者可能会感觉外周视野出现雾状阴影，如此时未引起重视，患者可能数天就出现全视野阴影[3]。患者视力减退可表现为视力模糊、重影、雾感或朦胧感等症状。

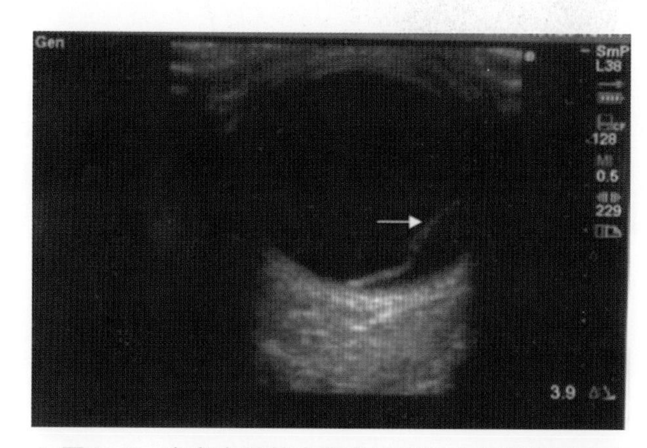

▲ 图 3–2　患者右眼超声图像示眼下方的视网膜脱离（白箭）

眼睛相关检查应首先检查视敏度。眼外检查包括是否有外伤和动态视野，动态视野检查可定位视网膜脱离的位置[3]。还需要检查瞳孔对光反射并同时进行裂隙灯检查，测定双眼眼内压，患侧眼压常较对侧眼压低4～5mmHg以上[3]。最后还需用检眼镜检查眼底。由于视网膜脱离可能位于视网膜最薄的外围，以上检查可能无法检出视网膜脱离，尤其是在未散瞳的情况下[2]。

新发的失明患者可在急诊科由急诊医师使用床旁超声快速评估是否存在视网膜脱离[4-8]。视网膜脱离可用彩超的任一探头诊断，但是临床上常用7.5～10MHz的线性探头进行诊断。进行超声检查时要求患者闭眼正视前方。探头垂直眼眶，涂耦合剂后，轻压获取图像[5]。特别需要注意的是，检查时探头不能对眼球产生过大的压力，尤其是怀疑眼球可能已经破裂的情况下（如外伤）。

视网膜脱离须请眼科医生急会诊。由视网膜专家实施的视网膜脱离修复手术成功率高[1]。其他侵入性的治疗包括巩膜扣带术和后段玻璃体切割术，成功率为90%，而侵入性小的治疗，如充气性视网膜固定术，部分可在门诊进行。如果手术修复成功，视敏度一般可以恢复到视网膜脱离前的状态[1]。

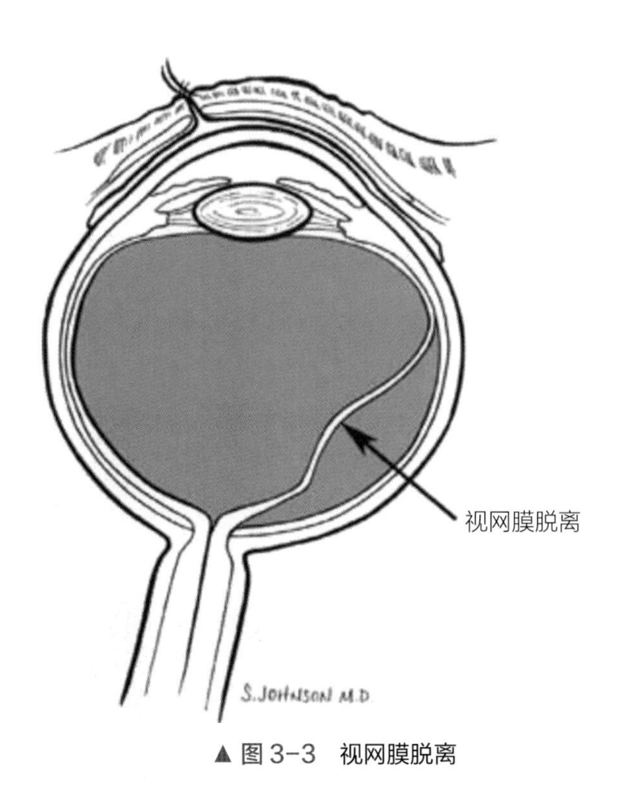

▲图3-3 视网膜脱离

【总结】

1. 视网膜脱离是指视网膜的神经上皮和色素上皮分离，年发病率为2/10 000。

2. 视网膜脱离是眼科急症，须眼科医师急会诊。

3. 视网膜脱离患者的主诉往往是突感视野中有漂浮物、弯弯曲曲的线或蜘蛛网等与视野缺失相关的症状。

4. 重要的眼科检查包括外向运动、视敏度检查、双眼裂隙灯检查、动态视野检查和眼球向外运动检查、瞳孔对光反射检查、眼内压检查，以及眼底镜检查（最好在散瞳条件下）。

5. 急诊床旁彩超是诊断视网膜脱离的非常简单实用的检查手段。

参考文献

[1] Vortmann M, Schneider JI. Acute monocular visual loss. Emerg Med Clin N Am 2008;26:73–96.

[2] Magauran B. Conditions requiring emergency ophthalmologic consultation. Emerg Med Clin N Am 2008;26:233–8.

[3] Larkin GL. Retinal detachment. eMedicine Web site. Available at http://www.emedicine.com/EMERG/topic504.htm. Accessed July 10, 2008.

[4] Blaivas M, Theodoro DL, Sierzenski PR. A study of bedside ocular ultrasonography in the emergency department. Acad Emerg Med 2002;9:462b–3b.

[5] Lewin RM, Williams SR, Ahuja Y. Ultrasonographic diagnosis of retinal detachment in the emergency department. Ann Emerg Med 2005;45:97–8.

[6] Kahn An, Kahn Am, Corinaldi C. Retinal detachment diagnosed by bedside ultrasound in the emergency department. West J Emerg Med 2005;6:47–51.

[7] Babineau MR, Sanchez LD. Ophthalmologic procedures in the emergency department. Emerg Med Clin N Am 2008;26:17–34.

[8] Shinar Z. Images in emergency medicine: Retinal detachment. West J Emerg Med 2008;9:54.

病例 4　突发晕厥伴右眼失明

【病例概况】女性，76 岁，突发晕厥伴右眼失明。

【现病史】患者购物时突发头晕目眩，并出现短暂性的意识丧失，摔倒在地，旁人呼叫救护车送入急诊科。患者否认摔倒后有头部外伤和颈部疼痛，否认胸痛，但患者诉过去几周内有呼吸困难，早晨腰痛和大腿痛较明显，右眼视力逐渐下降，进行性发红，右侧轻微头痛。于急诊科就诊时，右眼有光感，可见物体模糊的形状。近期口服药物包括美托洛尔、氢氯噻嗪、氯沙坦钾片、左甲状腺素、洛伐他汀和布洛芬 400mg（每日 2 次）以缓解腰痛。否认吸烟史、偶尔饮酒，独居并从事运输工作。

【既往史】既往视力正常，有高血压、甲状腺功能减退、高脂血症和慢性肾功能不全病史。

【体格检查】

一般情况：患者营养状况正常，无躁动不安。

生命体征：体温 36.6℃，脉搏 54 次 / 分，血压 138/53mmHg，呼吸频率 22 次 / 分，血氧饱和度 98%，视敏度：OS: 20/50；OD: 右眼只能看见光和手移动，不能辨别有几根手指。

五官：头部外形正常，无明显外伤，双瞳等大等圆，对光反射存在，眼外肌无明显损伤，以及瞳孔光传入正常。右眼巩膜充血变红但无明显分泌物，右前额可及轻压痛，颜面部无明显损伤和变形。

颈部：颈软，颈静脉无怒张。

心血管系统：心动过缓，律齐，无心包摩擦音，无杂音和奔马律。

肺部：双肺呼吸音清。

腹部：腹软，无压痛，无腹胀。

直肠：直肠指检无明显异常，棕褐便，粪便潜血试验阴性。

四肢：无杵状指，色泽正常，无水肿。

神经系统：右眼视力缺失（第Ⅱ对脑神经），余神经系统检查未见异常。

开放外周静脉通路，并抽血送实验室检查。12 导联心电图示窦性心率，56 次 / 分，无明显 ST-T 段改变。头部 CT 平扫见图 4-1。实验室检查阳性结果包括白细胞计数 $12.6\times10^3/\mu l$［参考值为（3.5～12.5）$\times10^3/\mu l$］，中性粒细胞百分比为 81%（参考值为 50%～70%），血细胞比容为 27%（参考值为 34%～46%），肌酐 1.7mg/dl（参考值 < 1.1mg/dl），红细胞沉降率为 120mm/h（参考值为 0～20mm/h），C 反应蛋白 18.2mg/dl（参考值 < 0.9mg/dl）。电解质、血糖和肌钙蛋白 I、尿液分析均在正常参考值内。

【病例解读】

诊断：巨细胞动脉炎和正常细胞性贫血。

诊断依据：头部 CT 平扫未见异常，颞动脉活检提示巨细胞动脉炎。

治疗：药物及输血是主要的治疗方式。经输注 2 单位红细胞后，患者血细胞比容上升到 33%，经眼科专家会诊后给予口服泼尼松 50mg/d，2 天后患者出院，但右眼视力无明显改善。出院 2 天后于门诊行颞动脉活检，证实为巨细胞性动脉炎。泼尼松加量到 80mg/d。6 周后，患者 C 反应蛋白降至正常，红细胞沉降率降至 56mm/h；右眼视力稍有改善，其左眼视力不受影响。3 个月后，泼尼松逐渐减量，在此期间，患者右眼视力有所提高，但是未完全恢复到患病前状态。

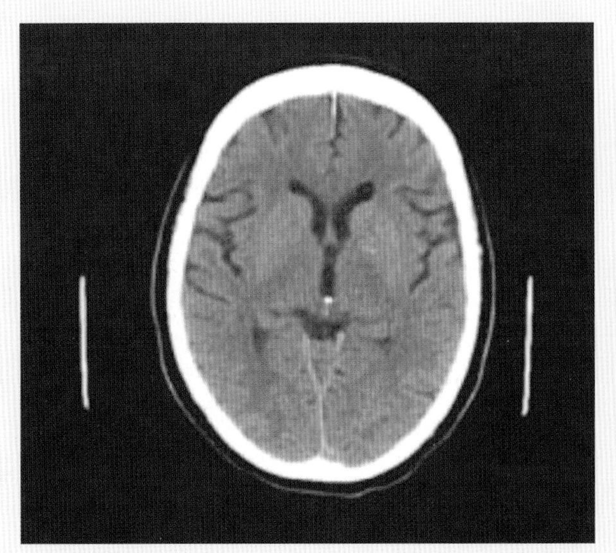
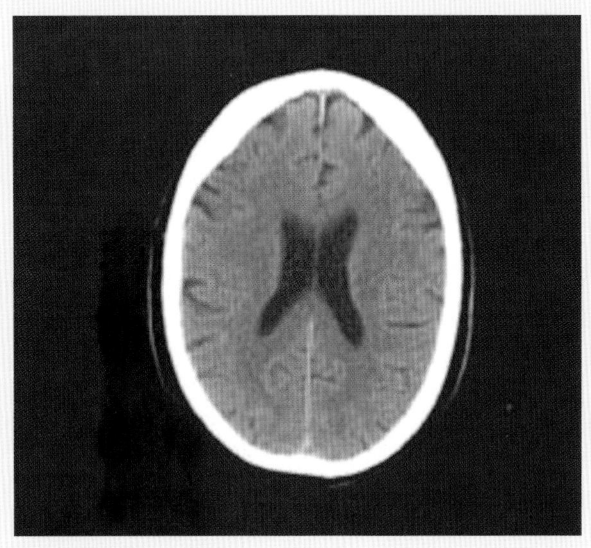

▲ 图 4-1　晕厥、单眼失明患者的部 CT 平扫

转归: 右眼视力有所恢复。

【病例讨论】巨细胞动脉炎。

巨细胞性动脉炎曾称颞动脉炎，是主动脉及其主要分支的肉芽肿性动脉炎，好发于颈动脉的颅外分支[1]。各类人群均可发病，流行病学提示，北欧及高纬度地区发病率高[2]。女性发病率是男性的 2 倍。发病率随着年龄的增长而增高，高峰期为 70 岁，而 50 岁以前很少发病[2]。在美国，50 岁以上的人群中，巨细胞动脉炎的发病率为（15～20）/10 万，而 85 岁人群中的发病率为最高峰，为 1100/10 万[2]。

巨细胞动脉炎的发病机制为动脉管壁的炎性细胞浸润导致内皮细胞增生进而促使动脉管腔狭窄[3]。患者的临床症状主要是由动脉管腔狭窄的远端缺血引起。其中颈内外动脉的分支最易受累。累及颈内外动脉最典型的临床表现为失明、头痛、头皮触痛[3]。半数患者出现疲劳、心神不安、厌食和发热等全身症状[4]。而头痛可能是常见的症状，可见于 2/3 的患者[2,4]。头痛经常较剧烈，尽管疼痛的部位一般局限在颞部或枕部，但是很难指出具体的位置。头皮压痛一般局限于颞叶，而少见于枕动脉区域，有时可扩散至枕动脉区域。在体格检查可发现颞浅动脉的额叶或顶叶分支可能增厚、变脆和出现红斑[4]。受累血管远端的动脉搏动可能减弱或无法触及。有半数患者出现下颌跛行。少数患者因血管腔狭窄而导致头皮或舌坏死[4]。

巨细胞动脉炎患者未经治疗或治疗不当，半数患者可出现眶后睫状动脉和视网膜中央动脉受累，导致单眼或双眼失明，这是最常见和最可怕的并发症[5]。受影响的患者会诉视力模糊，感觉眼前有阴影，如果病情进一步进展可出现完全失明[4]。如果患者不及时进行治疗，1～2 周内健侧眼也会受累。视力一旦受损，将是永久性的。在永久性视力丧失之前，有 65% 的患者会出现视力模糊、复视或黑矇[2]。发现这些症状后，患者进展成永久性视力丧失平均时间为 8.5 天[2]。

红细胞沉降率是众所周知的炎症疾病标志物，包括巨细胞动脉炎。在大部分患者中，红细胞沉降率＞ 50mm/h[2]。尽管研究未能确定正常的红细胞沉降率值，但是过去的研究建议巨细胞性动脉炎的患者正常红细胞沉降率值，男性为年龄 / 2；女性为（年龄 + 10）/2[2,6]。2002 年的 Meta 分析表明仅有 4% 经活检后诊断的 GCA 患者血沉在正常范围内[6]。作为非特异性炎症指标，当红细胞沉降率＞ 50mm/h 时诊断巨细胞动脉炎的特异度为48%[2]。与红细胞沉降率相比较，C反应蛋白在巨细胞性动脉炎的诊断和复发判断上更具有敏感性[4]。一项研究表明，55例巨细胞动脉炎患者中，有49名患者的C反应蛋白＞6mg/dl[7]。红细胞沉降率和C反应蛋白对诊断和随访巨细胞性动脉炎的准确性方面还存在争议，有学者支持使用红细胞沉降率，有学者支持使用C反应蛋白[2]。结合使用两者可能更有帮助。

患者出现正常细胞性贫血是另一个有帮助的发现，尽管整合的数据表明，有活检的灵敏度为44%，但贫血能够帮助评估疾病活动[8]。研究表明，贫血和缺血性并发症，如永久性失明的出现呈负相关[2]。

颞动脉活检可确诊50%～80%的巨细胞动脉炎患者，可见单核细胞浸润和上皮样细胞及巨噬细胞组成的肉芽肿[1]。为提高活检的阳性率，活检长度≥3～5cm，且需多点取样[1]。活检无须在急诊完成，可在门诊完成[9]。对于怀疑巨细胞动脉炎患者，应立即予类固醇治疗以保护患者视力，同时安排快速颞动脉活检[1]。尽管类固醇治疗可能会影响活检的结果，但炎症改变通常在开始治疗后2～4周仍存在[9]。

类固醇治疗可避免巨细胞性动脉炎发生眼部并发症，并可迅速改善临床症状[1]。关于类固醇的起始用量存在争议，但多数学者认为起始剂量为40～60mg/d[1]。一般患者用类固醇治疗1～2周内症状开始改善，治疗1个月后，红细胞沉降率下降。维持治疗阶段（逐渐减量）应根据患者对类固醇的反应，可持续1年及以上[9]。尽管血管栓塞看起来并不是巨细胞动脉炎的进展机制，但有报道称使用低剂量阿司匹林有助于治疗[3]。即使在有部分管腔栓塞的患者中，使用阿司匹林仍可抑制血小板聚集。

【总结】

1. 巨细胞动脉炎（颞动脉炎）的临床症状可能是非特异性的，包括头痛、头皮压痛、下颌跛行和逐渐失明。

2. 如果不治疗，巨细胞性动脉炎可导致单眼或双眼失明。

3. 红细胞沉降率和C反应蛋白是最有效的诊断和随访巨细胞动脉炎病程的实验室指标。

4. 颞动脉活检是诊断巨细胞动脉炎的金标准。

5. 泼尼松是治疗巨细胞动脉炎的主要药物，一旦考虑巨细胞动脉炎，须在活检之前或活检结果出来之前立即用药。

参考文献

[1] Langford CA. Vasculitis in the geriatric population. Clin Geriatr Med 2005;21:631–47.

[2] Donnelly JA, Torregiani S. Polymyalgia rheumatica and giant cell arteritis. Clin Fam Pract 2005;7:225–47.

[3] Weyand CM, Goronzy JJ. Mechanisms of disease: medium-and large-vessel vasculitis. N Engl J Med 2003;349:160–9.

[4] Salvarani C, Cantini F, Boiardi L, et al. Medical progress: polymyalgia rheumatica and giant-cell arteritis. N Engl J Med 2002;347:261–71.

[5] Younger DS. Headaches and vasculitis. Neurol Clin N Am 2004;22:207–28.

[6] Smetana GW, Shmerling RH. Does this patient have temporal arteritis? JAMA 2002;287:92–101.

[7] Kyle V, Cawston TE, Hazleman BL. Erythrocyte sedimentation rate and C reactive protein in the assessment of polymyalgia rheumatica: giant cell arteritis on presentation and during follow up. Ann Rheum Dis 1989;48:667–71.

[8] Evans JM, O' Fallon WM, Hunder GG. Increased incidence of aortic aneurysm and dissection in giant cell (temporal) arteritis: a population-based study. Ann Intern Med 1995;122:505–7.

[9] Egland AG, Jackson LW. Temporal arteritis. eMedicine Website. Available at http://www.emedicine.com/EMERG/topic568.htm. Accessed June 24, 2008.

病例 5　左眼疼痛伴视物模糊

【病例概况】女性，89 岁，左眼疼痛伴视物模糊。

【现病史】患者因数天前感左眼疼痛、视物模糊就诊于急诊科，伴左眼红肿、疼痛、畏光伴分泌物流出，否认左眼外伤史、否认使用新的滴眼液及佩戴隐形眼镜。

【既往史】既往有双侧青光眼病史，小梁切除病史，左眼丝裂霉素治疗病史。

【体格检查】

一般情况：老年女性，无急性不适。

生命体征：体温 37℃，脉搏 88 次 / 分，血压 150/90mmHg，呼吸频率 18 次 / 分，血氧饱和度 99%。

眼：视敏度右眼 20/40，左眼 5 英尺（1 英尺≈ 30.48cm）内可以数清手指。双瞳等大等圆，对光反射存在，眼球运动正常。眼内压右眼为 10mmHg，左眼 18mmHg。

左眼视诊见左眼睑红肿，结膜充血，伴有分泌物排出，角膜下见乳状物质堆积（图 5-1）。

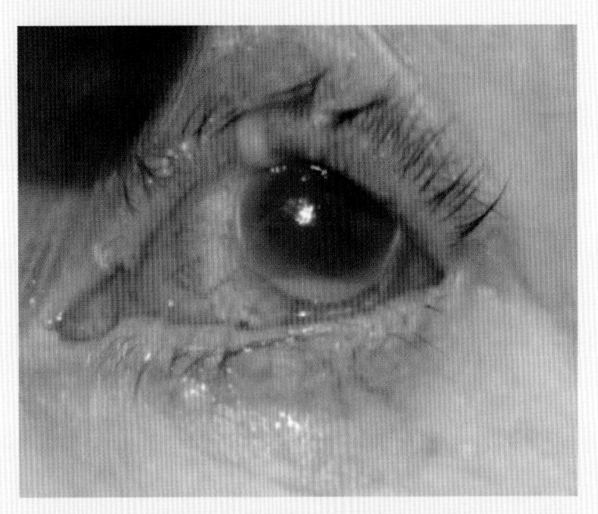

▲ 图 5-1　89 岁老年女性左眼进行性出现视力下降、红眼、疼痛和畏光

【病例解读】

诊断：眼内炎伴眼前房积脓。

诊断依据：眼睛红肿湿润（图 5-1），眼前房积脓（炎性细胞渗出形成的脓液聚积于眼前房），眼睑及睫毛上可见脓性分泌物。

治疗及转归：0.3% 的加替沙星滴眼液滴左眼，1% 的托吡卡胺和 2.5% 去氧肾上腺素滴眼散瞳，行玻璃体切割术并注射抗生素，患者当天出院，出院后嘱患者继续使用加替沙星及泼尼松滴眼液滴眼，每 1 小时 1 次，眼科随诊。

【病例讨论】眼内炎。

眼内炎是指眼睛深部结构的感染，即指前房、后房和玻璃体腔的感染 [1]。非感染性（无菌性）眼内炎可能由各种原因引起，如手术后残留的自身玻璃体或药物的毒性 [2]。眼内炎可以分为内源性眼内炎和外源性眼内炎。内源性眼内炎是由来自远处感染（如心内膜炎）的生物体经血行扩散引起的 [2]。外源性眼内炎是由直接接触眼睛造成的，如眼科手术并发症、眼内异物、眼挫伤或穿透伤 [1-2]。

眼部手术后急性眼内炎是指手术后短期内发生的感染性眼内炎。大多数患者于手术后的 1～2 周发生，通常是在手术后几天内出现。起病急，伴有疼痛、红眼、眼分泌物和视物模糊 [3]。常见的体征包括视力下降、眼睑水肿、结膜和角膜水肿、前房角质化和纤维化、前房积脓、玻璃体炎、视网膜炎、对红色视觉迟钝 [3]。常见眼内炎的致病菌有葡萄球菌、链球菌和芽孢杆菌 [1]。已有文献报道，流行性感冒可引起眼内炎，发生于眼科手术后的 6 天至 18 个月 [4]。

眼内炎应及时进行经验性抗生素治疗，否则可导致视力变差的严重后果[4]。一旦考虑眼内炎，由于患者有失明的风险，应请眼科医师急会诊[2]。紧急治疗须静脉使用广谱抗生素。玻璃体内的抗微生物的治疗仍然是主要的治疗措施[3]。大多数患者须玻璃体穿刺行抗菌治疗、类固醇类药物滴眼或行玻璃体切割术以防失明[4]。

【总结】

1. 眼内炎是眼科急症，需要提高警惕并及时请眼科医生会诊。

2. 眼内炎的起始症状包括疼痛、红眼、眼分泌物增多和视物模糊。

3. 常见的体征包括视力下降、眼睑水肿、结膜和角膜水肿、前房角质化和纤维化、前房积脓、玻璃体炎、视网膜炎和对红色反应迟钝。

4. 静脉使用抗生素仍然是感染性眼内炎的主要治疗措施，大多数患者须玻璃体穿刺行抗菌治疗、类固醇类药物滴眼或行玻璃体切割术以防止失明。

参考文献

[1] Burnette DD. Ophthalmology. In: Marx JA, Hockberger RS, Walls RM, et al. (eds). Rosen’s Emergency Medicine: Concepts and Clinical Practice, 6th ed.Mosby, 2006:1052.

[2] Egan DJ, Radin PJ, Peak DA. Endophthalmitis. eMedicine Website. Available at http://www.emedicine.com/emerg/topic880.htm. Accessed June 27, 2008.

[3] Lemley CA, Han DP. Endophthalmitis: a review of current evaluation and management. Retina 2007;27:662–80.

[4] Naradzay J, Barish RA. Approach to ophthalmologic emergencies. Med Clin N Am 2006;90:305–28.

第二篇　心血管系统

CARDIOVASCULAR

病例 6　胸闷、心悸

【病例概况】女性，26 岁，胸闷、心悸。

【现病史】患者于 2h 前出现心悸，轻度胸闷乏力，否认呼吸困难、恶心、出汗和下肢水肿。否认服药史，否认妊娠、吸烟、饮酒。

【既往史】既往体健。

【体格检查】

一般情况：营养中等、皮肤湿润、疲倦面容，易唤醒。

生命体征：体温 36.2℃，脉搏 142 次 / 分，血压 123/70mmHg，呼吸频率 20 次 / 分，血氧饱和度 100%。

五官：无明显异常。

颈部：颈软，颈静脉无怒张。

心脏：听诊心率快，律齐，未及摩擦音、杂音及奔马律。

肺部：双肺呼吸音清。

腹部：腹软，无压痛、腹胀。

四肢：无杵状指、无皮肤苍白、无水肿；脉快、细弱。

神经系统：无明显异常。

患者入院后行心电监测、开放静脉通道，行心电图检查（图 6–1）。

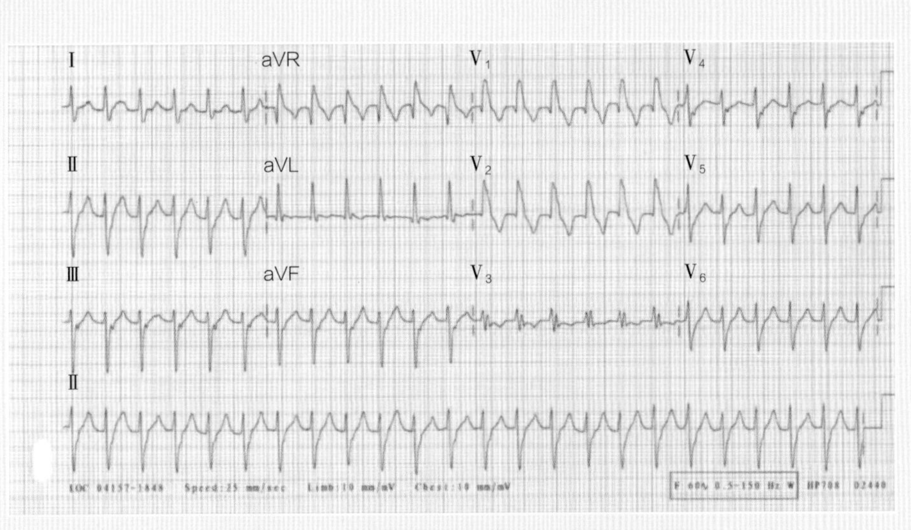

▲ 图 6–1　心悸、胸闷患者的 12 导联心电图

【病例解读】

诊断：特发性分支型室性心动过速。

诊断依据：心电图表现为心动过速，无 P 波，伴宽大 QRS 波群，节律规整，心率为 142 次 / 分，可见右束支及左前束支传导阻滞（图 6-1）。

治疗及转归：患者最开始使用腺苷静脉注射，但心率及心律均无明显变化。随后改地尔硫䓬静脉注射，心室率下降，复查心电图（图 6-2），可见独立的与 QRS 波群无关的 P 波，出现房室分离。后患者自主转为窦性心率（图 6-3）。当心脏复律后，于急诊科行床旁心脏彩超，左心室射血分数为 55%。随后患者在心电监测下继续观察，并开始口服氟卡尼和美托洛尔。患者第 2 天出院，离院时为窦性心律，生命体征平稳，此后于心内科密切随诊。

【病例讨论】特发性单纯性室性心动过速。

特发性单纯性室性心动过速可分为 3 种亚型，包括分支型、腺苷敏感型和自发型（普萘洛尔敏感型）心动过速 [1]。特发性分支型心动过速的主要特点是相对狭窄的 QRS 波群和右束支传导阻滞 [2]。QRS 电轴取决于哪个分支出现折返。电轴左偏提示左后分支型心动过速，电轴右偏提示左前分支型心动过速。特发性分支型心动过速可在 V_1 导联出现典型的 rSR 波形 [3]。这种类型的心动过速也称心内膜性心动过速、维拉帕米敏感性室性心动过速或 Belhassen 心动过速 [3]。

分支型心动过速通常见于无器质性心脏病的人群，发病年龄为 15—40 岁，男性发病率高于女性 [1-3]。患者常表现为突发持续性心动过速，运动也可能引发心动过速，需要静脉使用抗心律失常药物 [3]。有时心动过速持续不能终止可导致心动过速性心肌病。临床症状可表现为无症状、心悸、呼吸短促、疲倦或头晕眼花；但晕厥或猝死较少见。

静脉给予维拉帕米能够有效终止特发性分支型室性心动过速 [1-3]，1981 年 Belhassen 等首次报道使用钙通道阻滞药维拉帕米终止或抑制特发性分支型心动过速 [4]。然而，口服维拉帕米预防心动过速发作的疗效却因人而异 [2]。钙通道阻滞药的使用须特别谨慎，尤其是在心电图示宽大畸形的 QRS 波群或特发性分支型心动过速诊断还不明确的情况下。在这种情况下，首先行腺苷试验性治疗，腺苷对治疗分支型室性心动过速一般无效，但也有报道静脉注射腺苷可终止起源于左前分支

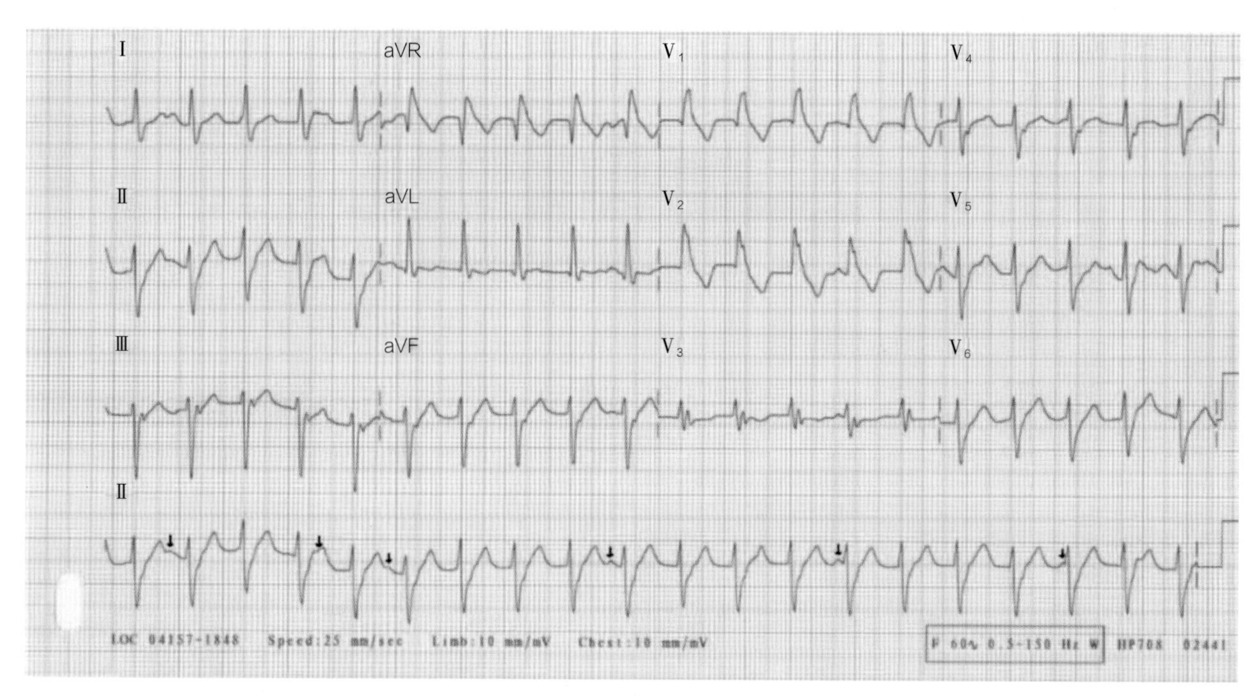

▲ 图 6-2　心悸患者经静脉注射地尔硫䓬后复查的 12 导联心电图（Ⅱ导联见 P 波，黑箭）

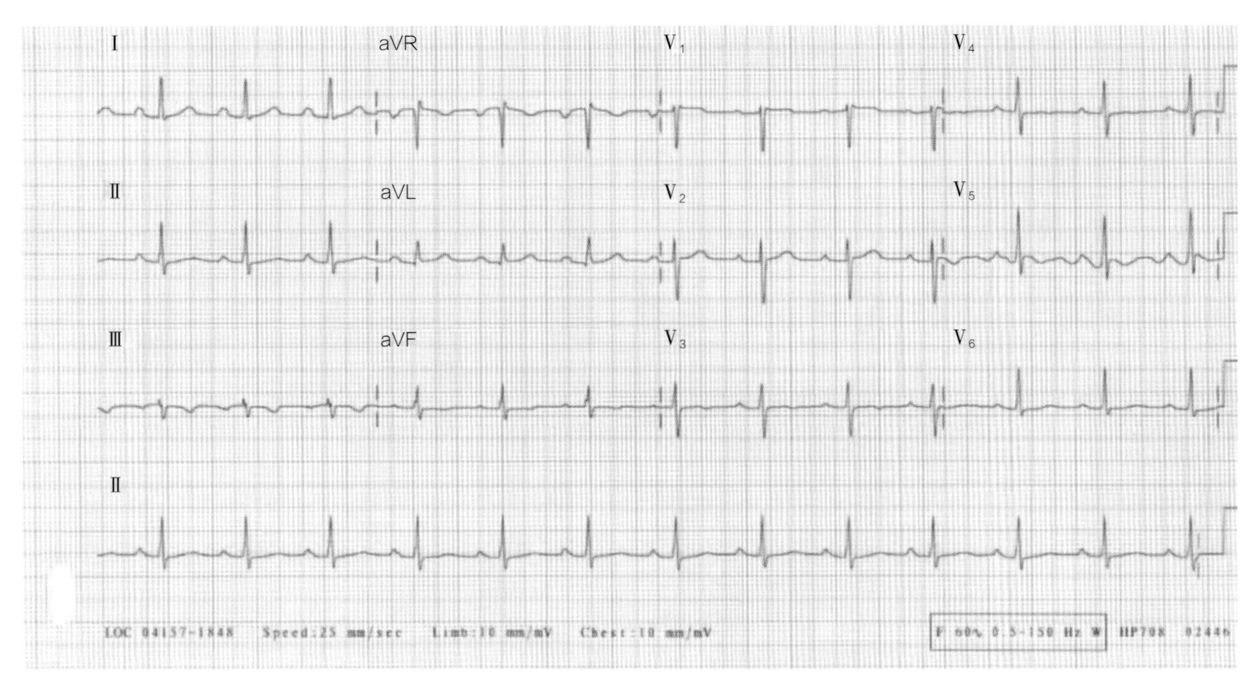

▲ 图 6-3　心悸患者的 12 导联心电图示窦性心律

的室性心动过速 [1]。导管射频消融治疗分支型心动过速的成功率为 90%，且并发症最少 [3]。

【总结】

1. 特发性分支型室性心动过速是心律失常中的重要分类之一，其典型的心电图特点是相对狭窄的 QRS 波群和右束支阻滞，其治疗需选择性使用药物（维拉帕米、地尔硫䓬和腺苷）。

2. 分支型心动过速通常见于无器质性心脏病，发病年龄为 15—40 岁。

3. 特发性分支型室性心动过速的临床症状可表现为无症状、心悸、呼吸短促、疲倦或头晕眼花；晕厥或猝死较少见。

4. 静脉注射维拉帕米可终止特发性分支型室性心动过速，而导管射频消融治疗分支型心动过速的成功率为 90%。

5. 作为出现宽大 QRS 波形的心动过速，包括室性心动过速的一线用药，使用钙通道阻滞药应谨慎，腺苷是更安全的一线用药。

参考文献

[1] Kassotis J, Slesinger T, Festic E, et al. Adenosine-sensitive wide-complex tachycardia: an uncommon variant of idiopathic fascicular ventricular tachycardia – a case report. Angiology 2003;54:369–72.

[2] Johnson F, Venugopal K, Khadar SA, et al. Idiopathic fascicular ventricular tachycardia. Indian Pacing Electrophysiol J 2004;4:98–103.

[3] Chiu C, Sequeira IB. Diagnosis and treatment of idiopathic ventricular tachycardia. AACN Clinical Issues 2004;15:449–61.

[4] Belhassen B, Rotmensch H, Laniado S. Response of recurrent sustained ventricular tachycardia to verapamil. Br Heart J 1981;46:679–82.

病例 7 胸 痛

【病例概况】男性，26 岁，服用可卡因后胸痛。

【现病史】患者诉 6 天前开始每天服用可卡因后感胸痛，疼痛呈压榨性、持续性，未向他处放射，同时伴有心悸、呼吸困难及出汗，伴失眠和食欲不振。24h 前患者服用可卡因后出现上诉症状，自行饮用龙舌兰酒后症状未缓解，遂于急诊科就诊。

【既往史】既往体健。

【体格检查】

一般情况：发育良好，营养中等，焦虑，大汗，无急性不适。

生命体征：体温 37.3℃，脉搏 132 次 / 分，血压 150/92mmHg，呼吸频率 24 次 / 分，血氧饱和度 98%。

五官：双瞳等大等圆，对光反射存在，眼外肌运动正常，结膜干燥。

颈部：颈软，颈静脉无怒张。

心脏：听诊心率快，律齐，未及摩擦音、杂音及奔马律。

肺部：双肺呼吸音清。

腹部：腹软，无压痛、腹胀。

四肢：无杵状指、无皮肤苍白、无水肿；桡动脉和足背动脉触诊脉率快。

皮肤：皮肤湿润温暖，未见皮疹。

神经系统：无明显异常。

患者入院后行心电监测、开放静脉通道、抽血送检及行心电图检查（图 7-1）。

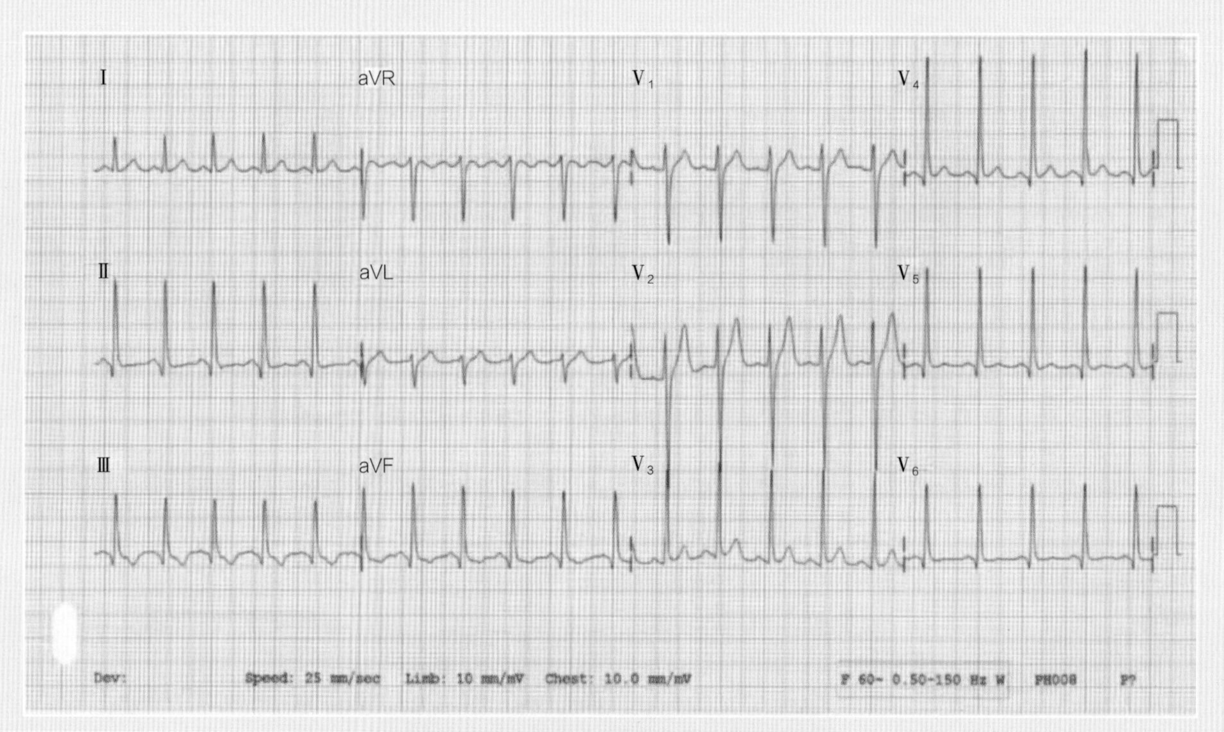

▲ 图 7-1 胸痛数天患者的 12 导联心电图

【病例解读】

诊断: 可卡因相关性胸痛。

诊断依据: 心电图示窦性心律（图7-1），142次/分，伴有非特异性的ST-T段改变。实验室检查肌钙蛋白I＜0.02ng/ml（参考值为0.00～0.09 ng/ml），肌酸肌酶120U/L（参考值为38～174U/L），肌酐1.36mg/dl（参考值为0.8～1.5mg/dl），血细胞比容52%（参考值为39%～51%），余实验室检查未见异常。

治疗及转归: 患者行静脉补液3L，劳拉西泮1mg，静脉注射，共注射3次，口服阿司匹林162mg，并于急诊留观室留观8h。4h后复查肌钙蛋白I未见异常。出院时，患者症状完全缓解，心率为90次/分，血压126/80mmHg。嘱患者禁用可卡因，并门诊完善平板运动试验，其结果未见心肌缺血表现。

【病例讨论】可卡因相关性胸痛。

两项独立的研究表明使用可卡因导致胸痛而就诊于急诊科的患者中，急性心肌梗死的发病率为6%[1, 2]。应用可卡因出现心肌缺血甚至心肌梗死，可能的机制有以下几种，如可卡因可使冠状动脉血管收缩、增加血小板聚集、血栓形成导致心肌梗死；心肌细胞中毒；肾上腺素刺激使心肌细胞需氧量增加[3]。对于长期使用可卡因的患者，易提前出现冠状动脉粥样硬化。

可卡因相关性胸痛患者的初期稳定治疗和非药物治疗与典型的心绞痛或由冠状动脉粥样硬化造成的心肌梗死的治疗相似，主要是卧床休息、吸氧、心电监测和开放静脉通道。疑由心肌缺血引起胸痛的患者，在无禁忌证（如对阿司匹林过敏或怀疑有蛛网膜下腔出血）的情况下应使用阿司匹林治疗[4]，同时给予苯二氮䓬类（地西泮或劳拉西泮）药物对症处理，特别是对易激惹和肌张力增高的患者（通常近期使用可卡因）。对于可卡因中毒的患者，苯二氮䓬类可减慢心率和降低动脉血压。而β受体拮抗药在可卡因相关的心肌缺血中禁用[3-5]。可卡因可降低左冠状动脉的直径和冠状静脉窦的血流，同时增加冠状动脉血管的阻力，β受体拮抗药会加剧这种作用，这些作用可能是通过无对抗的α肾上腺素刺激产生。

对于有冠状动脉疾病的患者，硝酸甘油可减轻可卡因诱导的冠状动脉血管痉挛[6]。更重要的是，早期使用苯二氮䓬类药物联合硝酸甘油比单独用硝酸甘油在缓解可卡因相关胸痛中似乎更有效[7]。如果患者经过给氧、苯二氮䓬类药物治疗、阿司匹林和硝酸甘油治疗后仍有持续性胸痛，此时可给予低剂量（1mg）的酚妥拉明静脉注射[4]。酚妥拉明可逆转可卡因诱导的冠状动脉痉挛。

一项前瞻性研究试图证实，对于可卡因相关胸痛的低中度风险的患者需要观察9～12h[8]。结果表明患者肌钙蛋白I正常，心电图（electrocardiogram，ECG）无心肌缺血的表现，也无明显的心血管事件（急性心肌梗死、心律失常或胸痛复发）并发症。在30天的随访期间，302名患者中，没有患者死于心血管事件，只有4名患者经过详细的随访发现有心肌梗死（1.6%），这4例非致命性心肌梗死患者仍在继续使用可卡因。因此，对于低中度风险的患者出现可卡因相关的胸痛，留观9～12h是安全的，而对于继续使用可卡因的患者，可能会有很小的概率发生非致命性心肌梗死。

【总结】

1. 可卡因导致胸痛而就诊于急诊科的患者中，有6%的患者会有急性心肌梗死可能，由于并非所有患者就诊时都会承认使用可卡因，总体发病率看起来较低。

2. 应予苯二氮䓬类药物对症处理，尤其是对易激惹和肌张力增高的患者。

3. 早期使用苯二氮䓬类药物联合硝酸甘油比单独用硝酸甘油在缓解可卡因相关性胸痛中似乎更有效。

4. β受体拮抗药在可卡因相关性胸痛或心肌缺血的患者中禁用。

5. 对于低中度风险的可卡因相关性患者，留观9～12h是安全的，而对于继续使用可卡因的患者，可能会有小概率发生非致命性心肌梗死。

参考文献

[1] Hollander JE, Hoffman RS, Gennis P, et al. Prospective multicenter evaluation of cocaine-associated chest pain. Acad Emerg Med 1994;1:330–9.
[2] Weber JE, Chudnofsky CR, Boczar M, et al. Cocaineassociated chest pain: how common is myocardial infarction? Acad Emerg Med 2000;7:873–7.
[3] Levis JT, Garmel GM. Cocaine-associated chest pain. Emerg Med Clin N Am 2005;23:1083–103.
[4] Hahn IH, Hoffman RS. Diagnosis and treatment of acute myocardial infarction: cocaine use and acute myocardial infarction. Emerg Med Clin N Am 2001;19:1–18.
[5] McCord J, Jneid H, Hollander JE, et al. Management of cocaine-associated chest pain and myocardial infarction. A scientific statement from the American Heart Association Acute Cardiac Care Committee of the Council on Clinical Cardiology. Circulation 2008;117:1897–907.
[6] Brogan WC, Lange RA, Kim AS, et al. Alleviation of cocaine-induced coronary vasoconstriction by nitroglycerin. J Am Coll Cardiol 1991;18:581–6.
[7] Honderick T, Williams D, Seaberg D, et al. A prospective, randomized, controlled trial of benzodiazepines and nitroglycerin or nitroglycerin alone in the treatment of cocaineassociated acute coronary syndromes. Am J Emerg Med 2003;21:39–42.
[8] Weber JE, Shofer FS, Larkin L, et al. Validation of a brief observation period for patients with cocaine-associated chest pain. NEngl J Med 2003;348:510–7.

病例 8　心　悸

【病例概况】男性，36 岁，心悸。

【现病史】患者诉 30min 前突发心悸，感心搏加快伴节律不规则，伴轻度气短、乏力。无胸痛、恶心，无出汗。既往有类似发病史，并在 2h 内可自行缓解。在发病前，患者有剧烈运动，但运动后未充足补充水分。否认吸烟、静脉使用药物史，否认使用可卡因和甲基苯丙胺药物史，偶有饮酒。

【既往史】既往体健。

【体格检查】

一般情况：发育良好，营养中等，无急性面容。

生命体征：体温 36.1℃，脉搏 125 次 / 分，血压 147/80mmHg，呼吸频率 18 次 / 分，血氧饱和度 100%。

五官：未见明显异常。

颈部：颈软，颈静脉无怒张。

心脏：听诊心率快，律不齐，未及摩擦音、杂音及奔马律。

肺部：双肺呼吸音清。

腹部：腹软，无压痛、腹胀。

四肢：无杵状指，无皮肤苍白，无水肿。

皮肤：皮肤湿润温暖，未见皮疹。

神经系统：无明显异常。

患者入院后行心电监测、心电图检查（图 8-1），并开放静脉通道，给予静脉输液生理盐水 2000ml，实验室检查全血细胞计数、电解质、肌酐、血糖和肌钙蛋白 I 均在正常范围内。床旁胸部 X 线也未见明显异常。

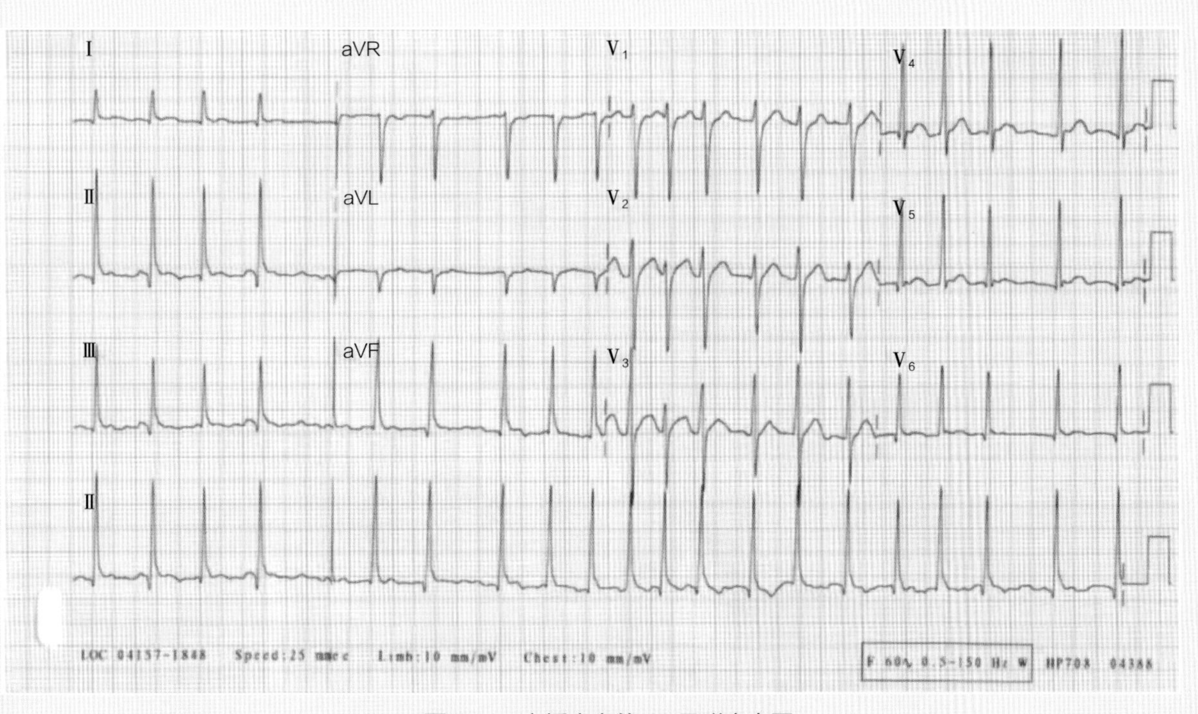

▲图 8-1　心悸患者的 12 导联心电图

【病例解读】

诊断：房颤伴心室率快。

诊断依据：房颤伴心室率快，131 次 / 分（图 8-1）。

治疗及转归：给予地尔硫䓬 10mg，静脉推注 2 次以控制心室率。给药 3h 后，患者诉症状明显缓解，复查心电图（图 8-2）为窦性心律，心率为 81 次 / 分，无急性 ST-T 改变。患者于急诊科出院，并开始口服阿替洛尔并于心内科门诊密切随访。

【病例讨论】房颤。

房颤的心电图特征是心率快，伴不规则的房颤波，房颤波在大小、形状和时间上均可变化[1]。对于这种房颤，通常伴有不规则的心室律。然而规则心室律可能出现在房室结完全阻滞、房室加速通道或异位节律点存在时。房颤是最常见的需要治疗的心律失常，在 2001 年美国房颤患者数为 230 万[2]。房颤的发病率随年龄的增加而增加，60 岁及以上的发病率是 3.8%，80 岁以上的发病率是 9.0%。

房颤最严重的并发症是脑卒中，主要是因为左心房内的血栓脱落造成的血栓栓塞。对于口服阿司匹林（而非华法林）的高危人群，其脑卒中的发病率各不相同，但是每年的发病率为 5.0%～9.6%[2]。对于阵发性房颤（可自行终止）和持续性房颤（持续时间＞ 7 天或需要心脏复律）的脑卒中风险与永久性房颤是相当的[3]。房颤可作为独立的致死风险因素，可使死亡相对风险度从 1.3 增加至 2.6[1, 4]。

在大多数病例中，房颤与心血管疾病即高血压、冠状动脉粥样硬化性心脏病、心肌病和心脏瓣膜病相关。在某些病例中，房颤是由室上性心动过速引起，如预激综合征。其他易感因素包括饮酒过量、甲状腺功能亢进、肺部疾病（如肺栓塞）[2]。孤立性房颤（无心血管器质性病变或无法解释的房颤）是较为常见的，特别是阵发性房颤，超过 45% 的阵发性房颤患者无潜在的心脏器质性病变。

房颤患者可能有心悸、呼吸困难、疲劳、头晕或晕厥的临床表现。这些症状通常与心率增快有关，大多数患者可通过药物来缓解这些症状[1-2]。对于患者既往史和体格检查要注意是否有引起房颤的潜在致病因素。诊断房颤的必要检查有 12 导联心电图、胸部 X 线片、经胸超声心动图和血清学的甲状腺功能检测[2, 5]。

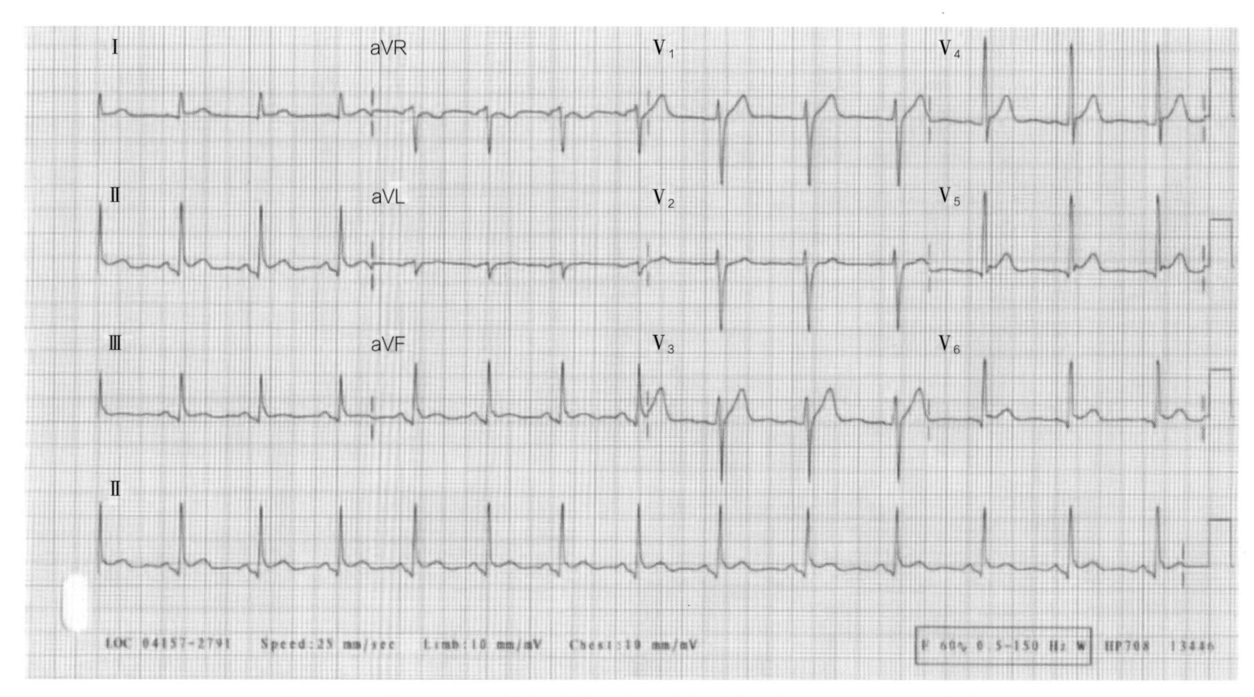

▲ 图 8-2　给予 20mg 地尔硫䓬，患者心悸症状缓解后的 12 导联心电图

对于快速心房颤动伴有血流动力学不稳定或心肌缺血的表现或症状时，在仔细评估气道、呼吸和循环功能后应急诊行同步电复律治疗。而对于血流动力学稳定且无心肌缺血的患者，控制心率是关键。对于控制心率有一系列的药物。一线治疗有静脉注射 β 受体拮抗药（如美托洛尔）或钙通道阻滞药（如地尔硫䓬）。地高辛联合其他药物往往是非常有效的，或者在 β 受体拮抗药和钙通道阻滞药不耐受情况下也可使用地高辛。目前的指南推荐房颤患者的心率应在静息状态下控制在 60～80 次 / 分，运动状态下控制在 90～115 次 / 分 [2,5]。

许多药物可以维持窦性心率，如 β 受体拮抗药、胺碘酮、普鲁卡因胺、氟卡尼定和索他洛尔 [2]。β 受体拮抗药对于肾上腺素能诱导的阵发性房颤有效。除 β 受体拮抗药外，大多数抗心律失常药物均可能出现较为严重的药物不良反应。抗心律失常药物的选择应基于患者心脏情况而定。

约有 2/3 的患者可在 24h 内自行转复为窦性心律 [1]。一旦房颤时间＞ 24h，其自复律的可能性将下降。在心律失常持续时间＜ 48h 或采取长期口服华法林治疗的患者中，应考虑直流电同步心律转复或早期药物治疗以恢复窦性心律。然而对于大多数患者，房颤起始时间无法精确获得，对于这种情况，建议先全身抗凝治疗后再行心脏复律。现有两种方法可选，门诊患者使用华法林全身抗凝使国际标准化比值（international normalized ratio，INR）达 2.0～3.0 至少 3 周，随后复律或经食管超声心动图检查指导复律。无论采用哪种方法，在心脏复律后抗凝治疗持续 3～4 周以上。

【总结】

1. 房颤心电图的特征，包括心率快、不规则的房颤波，房颤波在大小、形状和时间上均可变化。

2. 房颤最严重的并发症是脑卒中，主要是因为血栓栓塞。对于未经口服华法林治疗的高危人群，其脑卒中年发病率为 5.0%～9.6%。

3. 对于快速心房颤动伴有血流动力学不稳定或心肌缺血的表现或症状时，应急诊行直流电同步心律转复。

4. 而对于血流动力学稳定且无心肌缺血的房颤患者，用药物（β 受体拮抗药或钙通道阻滞药）控制心率是关键。

5. 房颤患者在 24h 内自行复律较为常见，有 2/3 的患者可自行复律。

参考文献

[1] Falk RH. Medical progress: atrial fibrillation. N Engl J Med 2001;344:1067–78.

[2] Page RL. Clinical practice: newly diagnosed atrial fibrillation. N Engl J Med 2004;351:2408–16.

[3] Hart RG, Pearce LA, Rothbart RM, et al. Stroke with intermittent atrial fibrillation: incidence and predictors during aspirin therapy. J Am Coll Cardiol 2000;35:183–7.

[4] Benjamin EJ, Wolf PA, D' Agostino RB, et al. Impact of atrial fibrillation on the risk of death: the Framingham Heart Study. Circulation 1998;98:946–52.

[5] Fuster V, Ryden LE, Asinger RW, et al. ACC/AHA/ESC guidelines for the management of patients with atrial fibrillation: executive summary. J Am Coll Cardiol 2001;38:1231– 66.

[6] Farshi R, Kistner D, Sarma JS, et al. Ventricular rate control in chronic atrial fibrillation during daily activity and programmed exercise: a cross-over open-label study of five drug regimens. J Am Coll Cardiol 1999;33:304–10.

病例 9　胸部压迫感

【病例概况】男性，37 岁，胸部压迫感。

【现病史】患者诉 2 天前出现胸部压迫感，深吸气时感胸闷明显，并伴有呼气困难、咳嗽、咳白色黏液痰，无发热、畏寒、恶心、头晕目眩和出汗。

【既往史】既往有贝克肌营养不良、心肌病、充血性心力衰竭病史。

【体格检查】

一般情况：皮肤苍白、极度肥胖，无急性不适。

生命体征：体温 36.4℃，脉搏 118 次 / 分，血压 102/72mmHg，呼吸频率 18 次 / 分，血氧饱和度 96%。

五官：未见明显异常。

颈部：颈软，颈静脉无怒张。

心脏：心音遥远，S_1 和 S_2 可闻及，未及摩擦音、杂音及奔马律。

肺部：双下肺可闻及湿啰音，未及干啰音或哮鸣音。

腹部：腹软，无压痛、腹胀。

四肢：双下肢水肿。

神经系统：无明显异常。

患者入院后行心电监测，开放静脉通道，抽血送检。同时行 12 导联心电图（图 9–1）和床旁胸部 X 线（图 9–2）检查。实验室检查白细胞计数 18×10^3/μl［参考值为（3.5～12.5）×10^3/μl］，中性粒细胞百分比 90%（参考值为 50%～70%），血细胞比容 31%（参考值为 39%～51%），肌酐 1.5mg/dl（参考值＜ 1.3 mg/dl），以及 D– 二聚体升高。肌钙蛋白 I 未见明显异常。除此之外完善床旁心脏彩超检查（图 9–3）。

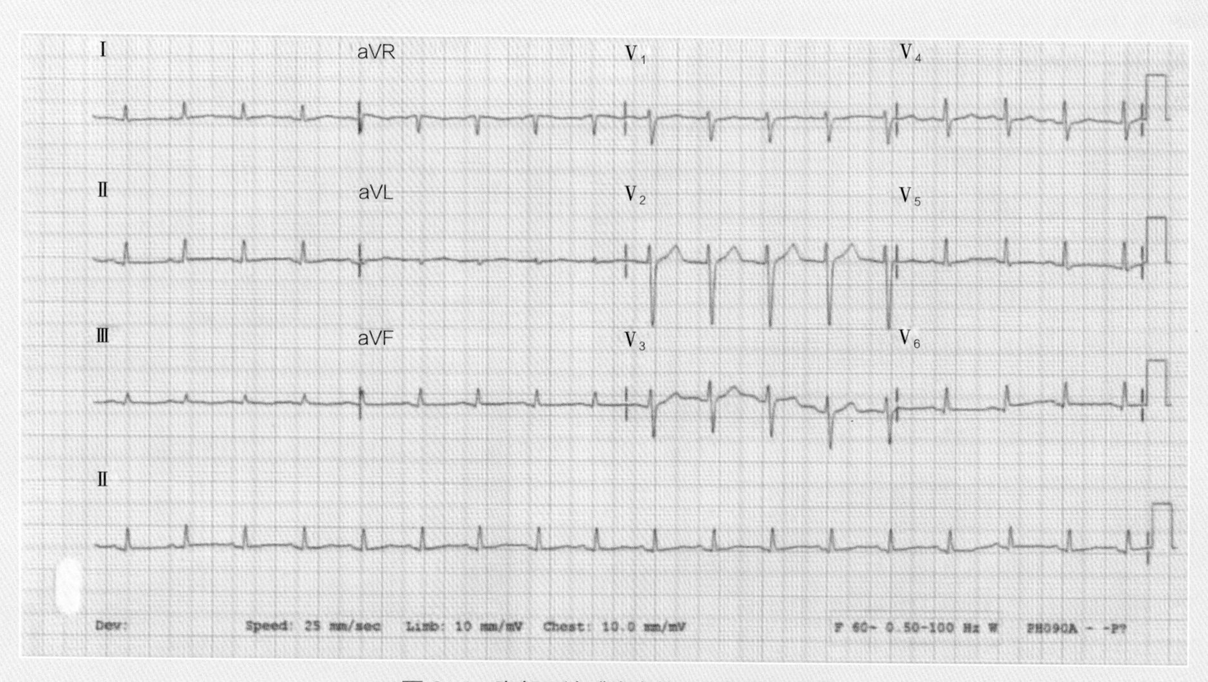

▲ 图 9–1　胸部压迫感患者的 12 导联心电图

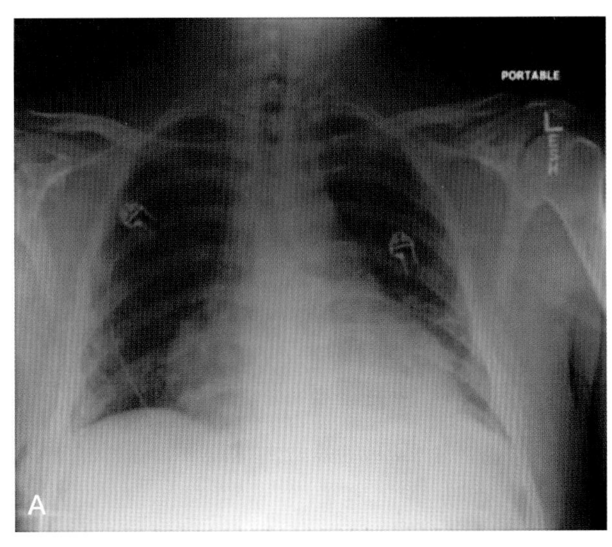

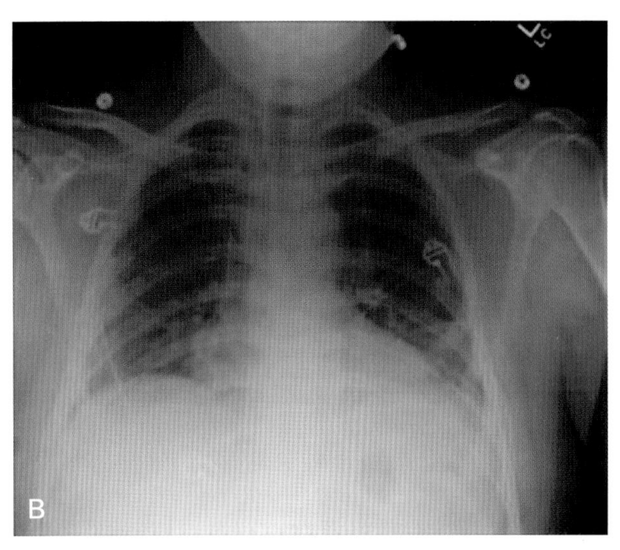

▲ 图 9-2 A. 患者出现胸闷后 2 天的床旁胸部 X 线片；B. 患者出现胸闷前 5 天的胸部 X 线片

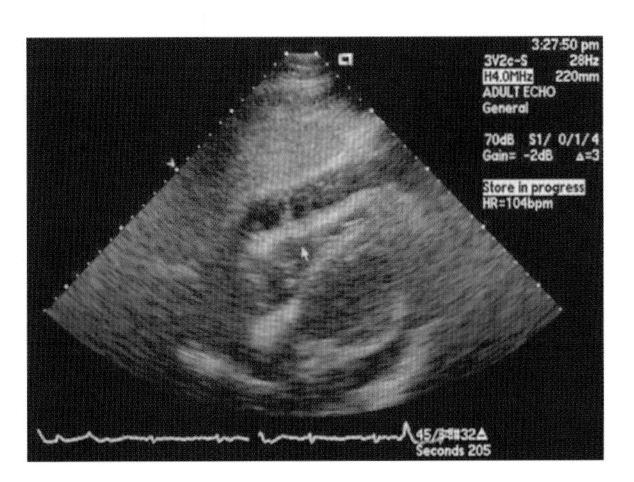

▲ 图 9-3 患者出现胸闷后 2 天的心脏彩超（白箭示右心室）

【病例解读】

诊断：心包积液伴心脏压塞。

诊断依据：心电图示低电压，R 波递增不良（图 9-1）。与 5 天前患者胸痛发作时的床边胸部 X 线片比较，此次胸部 X 线示心脏显著扩大（图 9-2）。床旁彩超示中度心包积液伴明显的心脏压塞（主要依据是右心房塌陷，图 9-3）。

治疗及转归：胸外科医生急诊行胸腔镜辅助下心包开窗术 + 心包引流术以缓解心脏压塞，术中引流出 700ml 草绿色液体，引流液培养结果未见真菌及细菌。因此推测心包积液及心脏压塞是由病毒引起。

【病例讨论】心脏压塞。

心脏压塞是指心包内容物压迫心肌，通常是心包积液，少数是心包积气、积脓、积血和以上成分的混合物[1]。心脏压塞可连续反映心包积液（或其他物质）情况，包括心包积液的速度以及心脏功能状况。心脏压塞的发展包括三个阶段：①液体聚积在壁层心包膜和脏层心包膜之间；②心包积液的速度大于心包膜伸展的速度；③心包积液的速度大于机体本身维持回心血量以保证右心室充盈压的能力[1]。心脏压塞发展的最终结果是心包压力增加，从而心脏的顺应性降低，回心血量减少，导致心输出量减少。心脏压塞形成的最重要影响因素是心包积液的速度[1]。心脏压塞的主要病理生理学异常是心输出量减少。

在美国，肿瘤是造成心包积液伴心脏压塞的主要原因[2]。其他造成心包积液及心脏压塞的原因有感染、结缔组织病、心力衰竭、心脏瓣膜病、心肌损伤、尿毒症、心脏手术、外伤和先天性心包积液。尽管肿瘤是发达国家最常见的造成心包积液的病因，但是在某些地区，心脏压塞还应考虑肺结核可能。胸部外伤患者中有 2% 可有急性心脏压塞，但是胸部钝挫伤造成心脏压塞的情况少见[2]。

心脏压塞的症状通常无特异性。患者就诊的主诉有胸痛、咳嗽或呼吸困难[1]。Beck 描述的心脏压塞的三联征指低血压、颈静脉怒张和听诊心脏心音遥远。如果患者心脏压塞发展比较快或患者低血容量的情况下，以上三联征可能不会出现[1]。在心脏压塞发生的起始，心脏为了维持心输出量而导致心率增快。这种代偿机制一直持续到心脏压塞的后期。失代偿也可能早期就发生。

心脏压塞的心电图特点是低电压或电交替，但在疾病的后期较少发生[1]。电交替是心脏压塞特有的心电图表现。心电图电交替主要出现在 P 波、QRS 波和 T 波，这主要是因为心脏在大量液体中跳动。当心包积液＞200ml 时，胸部 X 线片可示心影增大[2]。急性心包积液或心脏压塞的患者胸部 X 线片所示心影大小是正常的，而慢性心包积液患者的胸部 X 线所示心影是增大的。因此，对于慢性心包积液患者，胸部 X 线片可能出现心影增大或不增大[2]。

心脏彩超是鉴别诊断心包积液和心脏压塞的必要检查[3]。在正常的心包脏层和壁层包膜之间有 30～50ml 的液体[4]。这些液体在心脏彩超上通常看不到。心包是有回声的，如果心包有积液，超声上可见在心包与跳动的心脏之间有液性暗区。当心包出现大量积液或心包积液快速渗出时，可见心脏周围无回声区，这是因为右心房或右心室舒张严重受限[3]。右心房塌陷对于心脏压塞诊断的敏感性是 100%，但是缺乏特异性[3]。如果右心房塌陷超过了心动周期积液 1/3 的时间，将增加超声诊断心脏压塞的特异性，但对敏感性无影响。有 25% 的患者出现左心房塌陷，左心房出现塌陷对于诊断心脏压塞具有特异性[3]。因为左心室壁心肌比较发达，所以心脏压塞时很少出现左心室塌陷。

对于心脏压塞的初步治疗为通过静脉补液以增加右心室的血容量，继而提高右心的灌注压以抵抗心脏压塞对心脏舒张的限制[1]。在超声引导下行心包穿刺术是治疗心脏压塞的另一种治疗方案。当心包积液的量影响到血流动力学稳定时，应行心包穿刺术抽出足量的液体以维持血流动力学的稳定。如果心脏压塞复发，可反复进行心包穿刺术或在左心包内放置引流管[1]。而对于心脏压塞的患者，最终行心包切开术是必要的。心脏压塞的死亡率较高，取决于患者潜在疾病的严重程度和性质、发病时间、是否及时就诊和合理治疗。

【总结】

1. 心脏压塞是指因心包周围液体快速聚积，导致心脏外周的压力增加，最终导致心脏的顺应性下降、回心血量减少和心输出量下降。

2. 在美国，肿瘤是造成心包积液伴心脏压塞的主要原因。其他原因有感染、结缔组织病、心力衰竭、心脏瓣膜病、心肌损伤、尿毒症、心脏手术、外伤和先天性心包积液。

3. 心脏压塞患者只有＜ 40% 的患者可出现低血压、颈静脉怒张和听诊心脏心音遥远三联征。

4. 心脏压塞的心电图特点是低电压或电交替，胸部 X 线可示心影增大。

5. 心脏彩超是鉴别诊断心脏压塞的必要检查，治疗心包积液的方法是静脉补液以增加右心室的血容量和心包穿刺术。

参考文献

[1] Jouriles NJ. Pericardial and myocardial disease. In: Marx JA, Hockberger RS, Walls RM, et al. (eds). Rosen's Emergency Medicine: Concepts and Clinical Practice, 6th ed. Mosby, 2006;1285–6.

[2] Valley VT, Fly CA. Pericarditis and cardiac tamponade. eMedicine Website. Available at http://www.emedicine.com/ emerg/topic412.htm. Accessed June 26, 2008.

[3] Hold BD. Pericardial disease and pericardial tamponade. Crit Care Med 2007;25:S355–64.

[4] Tang A, Euerle B. Emergency department ultrasound and echocardiography. Emerg Med Clin N Am 2005;23:1179–94.

病例 10　腰痛伴左下肢无力

【病例概况】男性，40 岁，突发腰痛伴左下肢无力。

【现病史】患者诉其弯腰抱小孩时突感腰痛，呈撕裂样并向左下肢放射，痛感为 10 级（按疼痛分级为 0～10 级），伴恶心、呕吐，无胸痛、腹痛，无呼吸困难，无发热，无大小便失禁。否认背部外伤史及其他病史，否认吸烟及静脉用药史，偶尔饮酒。

【既往史】既往有高血压病史（不规律服药，并于发病前一段时间已停药）。

【体格检查】

一般情况：发育良好，急性病容。

生命体征：体温 36.5℃，脉搏 59 次 / 分，血压 268/119mmHg，呼吸频率 22 次 / 分，血氧饱和度 100%。

五官：未见明显异常。

颈部：颈软，颈静脉无怒张。

心脏：心律齐，未及摩擦音、杂音及奔马律。

肺部：双肺呼吸音清。

腹部：腹软，无压痛、腹胀，未触及大动脉搏动。

背部：胸腰椎及肋脊角无压痛，皮肤无红斑。

四肢：左下肢皮肤苍白，皮温较对侧低，左侧股动脉、足背动脉、胫后动脉未能触及。

神经系统：左下肢麻木明显（左下肢远端及近端肌力为 0/5），整个左下肢感觉减退。

患者入院后开放静脉通道，抽血送检。实验室检查白细胞计数 $18.1\times10^3/\mu l$［参考值为（3.5～12.5）$\times10^3/\mu l$］，肌酐 1.5mg/dl（参考值 <1.3mg/dl），血钾 2.8mEq/L（参考值为 3.5～5.3mEq/L），碳酸氢根 19mEq/L（参考值为 22～30mEq/L），乳酸 4.2mmol/L（参考值为 0.7～2.1mmol/L），胸腹部计算机体层血管成像（computed tomography angiography，CTA）结果见图 10-1 和图 10-2。

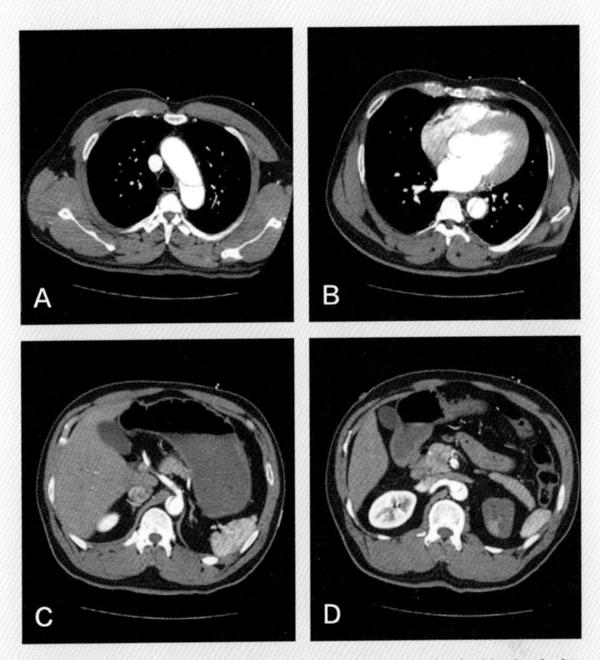

▲ 图 10-1　突发腰痛伴左下肢麻木患者的胸腹部 CTA（A至D 是从上到下的横切面图）

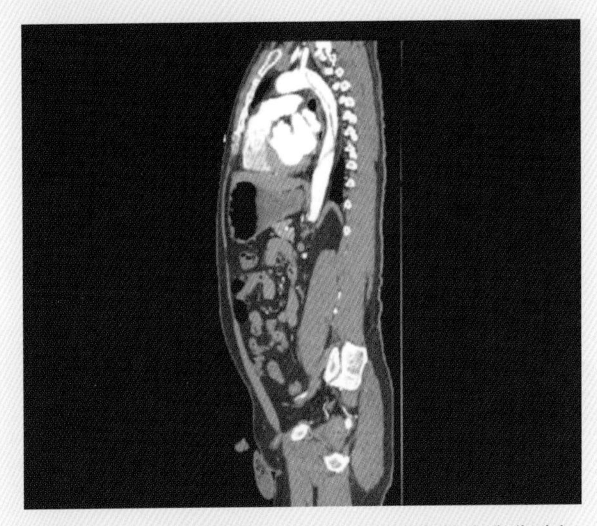
▲ 图 10-2　突发腰痛伴左下肢麻木患者的胸腹盆腔矢状位 CTA 重建图

【病例解读】

诊断：B 型主动脉夹层。

诊断依据：CTA 示 B 型主动脉夹层，起自锁骨下动脉起始段，延续至胸主动脉、左髂总动脉、左髂外动脉和左股动脉（图 10-1 和图 10-2），撕裂瓣膜可见于腹腔干、肠系膜上动脉和左肾动脉（图 10-1C 和 D）。与右肾比较，左肾对比剂的灌注明显减少。

治疗及转归：使用艾司洛尔和硝普钠控制血压，同时给予盐酸氢吗啡酮和昂丹司琼镇痛镇吐。请血管外科会诊，并急诊成功行腹主动脉远端及左髂动脉支架置入术，术后患者左下肢足背动脉搏动可触及（图 10-3）。

【病例讨论】主动脉夹层。

主动脉夹层是指血液冲击力造成的主动脉中层膜的纵行撕裂 [1-2]。主动脉夹层每年影响着全球 14 万～20 万人，每年的发病率是 2.9/10 万 [3]。主动脉夹层好发于男性（男性 / 女性为 5：1），有 2/3 的患者累及升主动脉弓（近心端）。主动脉弓发生夹层的高峰年龄是 50—60 岁，而远心端发生主动脉夹层的高峰年龄是 60—70 岁 [3]。高血压是主动脉夹层的主要高危因素。主动脉夹层在 40 岁之前很少发生，除非患者有先天性心脏病、先天性结缔组织发育不良综合征或马方综合征、巨细胞性动脉炎或妊娠。在美国，每年有超过 2000 名主动脉夹层患者，它是最常见的主动脉急症 [4]。主动脉夹层常被误诊为心肌梗死、非典型胸痛、充血性心力衰竭和消化道出血 [4]。

主动脉夹层的解剖学分类对于诊断及治疗至关重要。Stanford 主动脉夹层分类是基于夹层是否累及升主动脉（图 10-4）。A 型主动脉夹层累及升主动脉，B 型主动脉夹层不累及升主动脉。

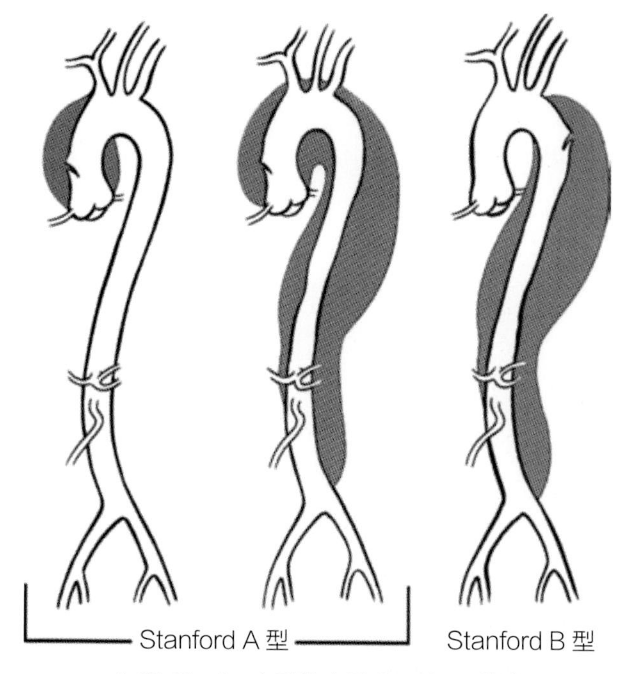

▲ 图 10-4　主动脉夹层 Stanford 分类

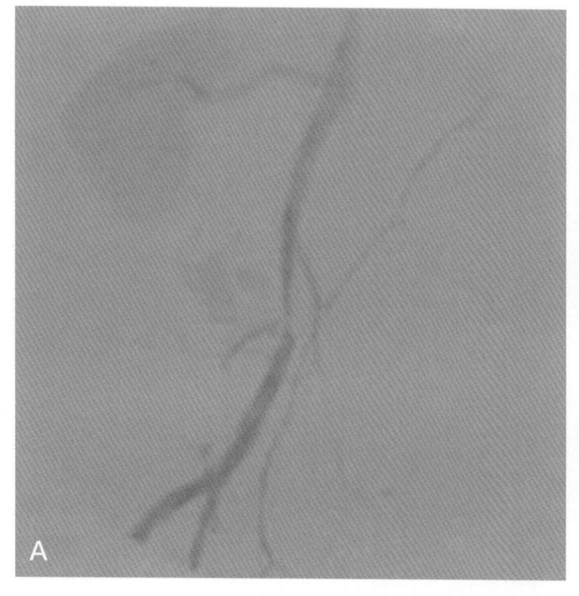

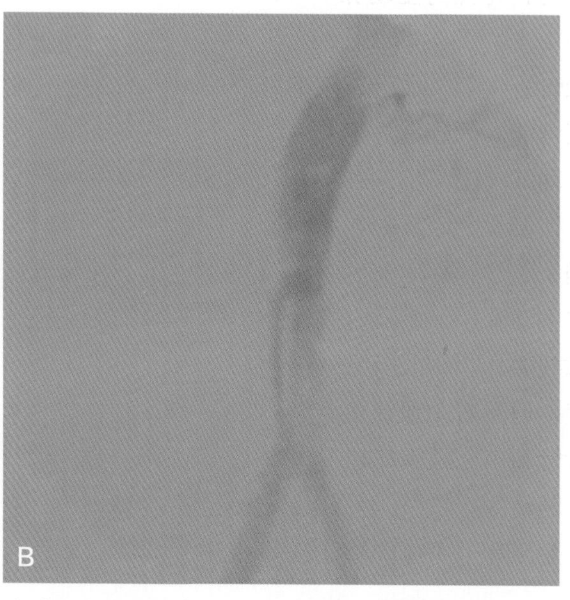

▲ 图 10-3　40 岁男性 B 型主动脉夹层患者的术中胸主动脉血管造影（图 A）和血管内支架置入（图 B）

累及升主动脉夹层与仅局限于远心端的主动脉的夹层相比，其死亡率更高，而且治疗方法也不同。根据主动脉夹层登记中心相关数据，62% 的主动脉夹层是 A 型，38% 的主动脉夹层是 B 型 [1]。与近心端主动脉夹层患者相比，远心端主动脉夹层患者多为老年人，都有长年吸烟及慢性肺部疾病史，患者多伴有广泛的动脉粥样硬化和高血压病史 [1]。

主动脉夹层的主要临床表现是突发胸痛，对于远心端的主动脉夹层，临床表现为背痛，有半数患者为撕裂样痛，有 2/3 的患者同时有刺痛，有 1/5 的患者表现为游走性疼痛。半数患者，疼痛可首先表现为腹痛或累及腹部区域 [3]。晕厥可出现在夹层累及升主动脉或主动脉弓时。有 2%～8% 的远心端夹层患者可出现下肢麻木。血压高比血压低更常见于主动脉夹层患者，血压高占＞ 70%，血压低占＞ 5%[3]。有 14% 的患者主动脉夹层累及远心端而使股动脉不能触及 [3]。

80% ～ 90% 的患者常规胸部 X 线异常，但是胸部 X 线片的异常无特异性也很难诊断主动脉夹层 [1]。纵隔增宽可见于 75% 以上的主动脉夹层患者，多为主动脉夹层累及升主动脉、主动脉弓或降主动脉的胸段患者，但这与慢性高血压造成的主动脉迂曲很难鉴别。斑块内移（主动脉内膜层的钙化点与主动脉最外侧距离偏离超过 5mm）在主动脉夹层患者的胸部 X 线片中是不常见的。12% 以上的主动脉夹层患者的胸部 X 线片表现是正常的。因此，常规胸部 X 线片检查不足以诊断主动脉夹层 [1]。

影像学诊断主动脉夹层包括 X 线检查、CT 扫描、磁共振和超声 [1-5]。CT 扫描对于血流动力学稳定主动脉夹层患者的诊断是很有用处的，但禁忌。磁共振与 CT 对于诊断主动脉夹层具有同样的精确度，但是对于血流运力学稳定的患者则不是。经食管超声比经胸部超声诊断主动脉夹层更有优势，且其精确性与 CT 和磁共振是相同的。因此，经食管超声具有便携和无须注射对比剂的优点。

主动脉夹层患者可用阿片类药物镇痛，以及抑制交感神经兴奋。药物治疗主动脉夹层的两大目标是控制血压及降低左心室射血速度以减少剪切力。予硝普钠持续泵入使收缩压维持在 100～120mmHg，或者维持重要脏器灌注的最低水平。因硝普钠可提高心率而增加左心室射血速度，所以在使用硝普钠之前或同时使用 β 受体拮抗药以控制心率。艾司洛尔是超短效的 β 受体拮抗药，可以泵入使用，艾司洛尔是代表性的控制心率的药物，可给予 50～300μg/（kg · min）持续泵入，在泵入之前或对于心率增快患者 1min 内可给予负荷剂量 500μg/kg[6]。拉贝洛尔有 α 受体及 β 受体拮抗作用，可以单独使用。起始剂量可以静脉注射 20mg，并间隔 5～10min 增加剂量，增量可至 80mg/ 次，直至目标心率或拉贝洛尔的总量达 300mg[1-2]。

A 型主动脉夹层需要紧急手术。对于 B 型主动脉夹层是否需要紧急手术目前还没有明确的共识。在大多数医院机构，ICU 都积极使用抗高血压药物控制血压和 β 受体拮抗药控制心率 [7]。B 型主动脉夹层在有危及生命的并发症时需采取手术治疗，这些并发症包括主动脉夹层进行性撕裂、主动脉瘤迅速膨大、因夹层造成某一肢体器官末端缺血、持续性疼痛、高血压未能控制和主动脉夹层瘤破裂 [7]。手术治疗干预措施包括人工血管置换术、缝合夹层撕裂口或开窗术 [7]。经皮血管内支架置入术治疗 B 型主动脉夹层在短期及中期疗效中具有优势。经皮血管内支架置入术的优势包括创伤小、手术时间短、麻醉药的用量减少、不需要阻断主动脉、不需要建立体外循环、不需开胸或行联合切开胸腹、减少疼痛、恢复快和缩短住院时间 [7]。经皮血管内支架置入术在治疗非复杂性的 B 型主动脉夹层中起着重要的作用。一项回顾性研究发现，80 名 B 型主动脉夹层患者采用经皮血管内支架置入术的 2 年生存率是 94.9%，而 80 名 B 型主动脉夹层患者采用药物治疗的 2 年生存率是 67.5%[8]。

【总结】

1. 急性主动脉夹层是需要快速诊断并请血管外科会诊的急症。

2. 高血压是主动脉夹层最常见的高危因素。

3. Standford A 型主动脉夹层累及升主动脉，而 Standford B 型主动脉夹层不累及升主动脉。

4. 主动脉夹层的主要临床表现是撕裂样胸痛向背部放射，背痛，肢体疼痛、无力或麻木，晕厥，脉搏消失，出现难以控制或药物难治性高血压。

5. 对于病情稳定的患者，CTA 是诊断主动脉夹层最有效的检查方法，其他检查方法包括 MR、经食管超声心动图和床旁胸部 X 线。

6. 主动脉夹层的治疗应当及时使用阿片类药物镇痛，使用艾司洛尔及硝普钠控制血压（或单用拉贝洛尔）。

7. A 型主动脉夹层应手术治疗，而对于不复杂的 B 型主动脉夹层可以采取药物治疗，但对于有并发症（主动脉夹层进行性撕裂、主动脉瘤迅速膨大、因夹层造成某一肢体器官末端缺血、持续性疼痛、高血压未能控制或主动脉夹层瘤破裂）的患者应该采取开放性手术治疗或介入治疗。

参考文献

[1] Ankel F. Aortic Dissection. In: Marx JA, Hockberger RS, Walls RM, et al. (eds). Rosen's Emergency Medicine: Concepts and Clinical Practice, 6th ed. Philadelphia: Mosby, 2006;1324–9.

[2] Osinuga O, Kesari S, Hmidi A, et al. Aortic dissection. eMedicine Website. Available at http://www.emedicine.com/ MED/topic2784.htm. Accessed June 25, 2008.

[3] Karmey-Jones R, Simeone A, Meissner M, et al. Descending thoracic aortic dissections. Surg Clin N Am 2007;87:1047–86.

[4] Rogers RL, McCormack R. Aortic disasters. Emerg Med Clin N Am 2004;22:887–908.

[5] Nienaber CA. The diagnosis of thoracic aortic dissection by noninvasive imaging procedures.NEnglJMed 1993;328:1–9.

[6] Frakes MA. Esmolol: a unique drug with ED applications. J Emerg Nurs 2001;27:47–51.

[7] Lee JT, White RA. Current status of thoracic aortic endograft repair. Surg Clin N Am 2004;84:1295–318.

[8] Nienaber CA, Zannetti S, Barbieri B, et al. Investigation of stent grafts in patients with type B Aortic Dissection: design of the INSTEAD trial – a prospective, multicenter, European randomized trial. Am Heart J 2005;149:592–9.

病例 11　突发胸痛

【病例概况】男性，42 岁，突发胸痛。

【现病史】患者自诉 4h 前突感胸骨下疼痛，疼痛位于左胸部，呈持续性钝痛，向背部放射，疼痛等级为 4 级（按疼痛分级为 0～10 级），活动及深呼吸时疼痛加重，无恶心、呕吐，无大汗，无气短，近段时间无咳嗽、发热。患者 6 个月前心电图运动试验阴性。

【既往史】既往有高血压、高脂血症病史。

【体格检查】

一般情况：发育良好，无脱水，无急性病容。

生命体征：体温 36.4℃，脉搏 56 次 / 分，血压 142/74mmHg，呼吸频率 22 次 / 分，血氧饱和度 97%。

五官：未见明显异常。

颈部：颈软，颈静脉无怒张。

心脏：心律齐，未及摩擦音、杂音及奔马律。

肺部：双肺呼吸音清。

腹部：腹软，无压痛、腹胀。

四肢：四肢无杵状指，皮肤无苍白及水肿。

神经系统：查体无特殊。

患者入院后行床旁心电图检查（图 11-1）、心电监测、开放静脉通道、抽血送检。患者已口服阿司匹林 162mg 和静脉注射吗啡以减轻疼痛。同时行床旁胸部 X 线片（图 11-2），实验检查 D- 二聚体升高；余抽血检查包括全血细胞计数、电解质、肌酐、血糖、肌钙蛋白 I 均未见异常。胸部 CTA 检查未见肺动脉栓塞。患者胸痛 8h 后复查肌钙蛋白 I 未见异常（＜ 0.02ng/ml）。

患者诊断胸痛，并于急诊科出院。患者离开急诊后胸痛未完全缓解，且逐渐加重。当晚患者再次就诊急诊科，复查心电图（图 11-3），且复查肌钙蛋白 I（距离患者胸痛 13h）仍未见异常。

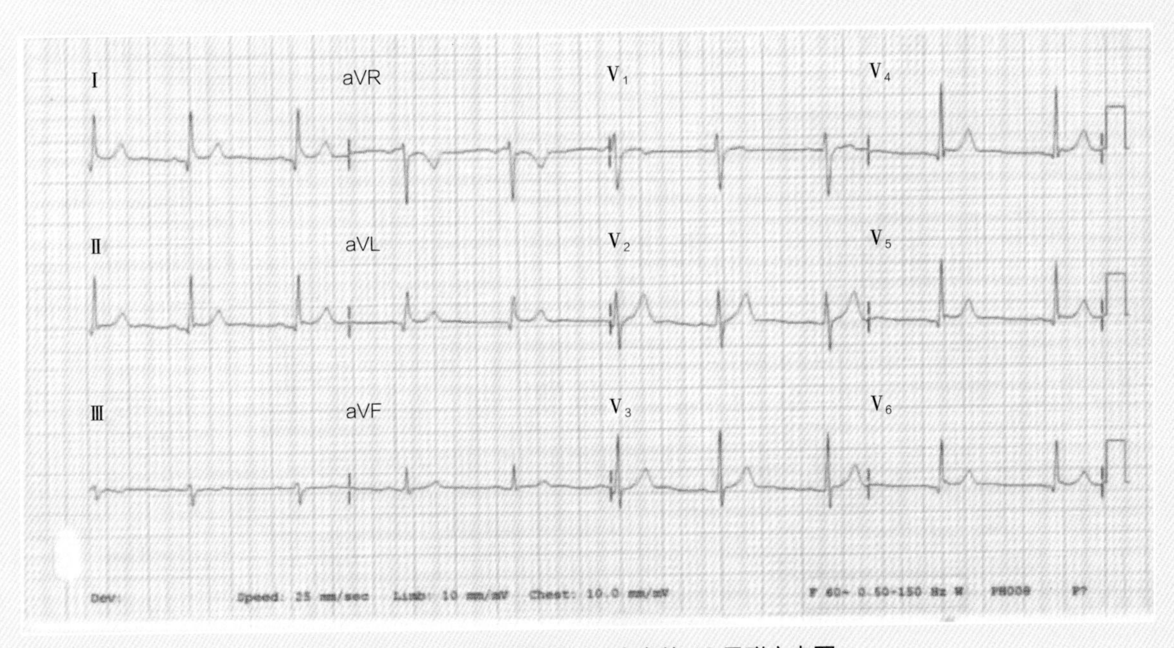

▲ 图 11-1　左侧胸痛 4h 患者的 12 导联心电图

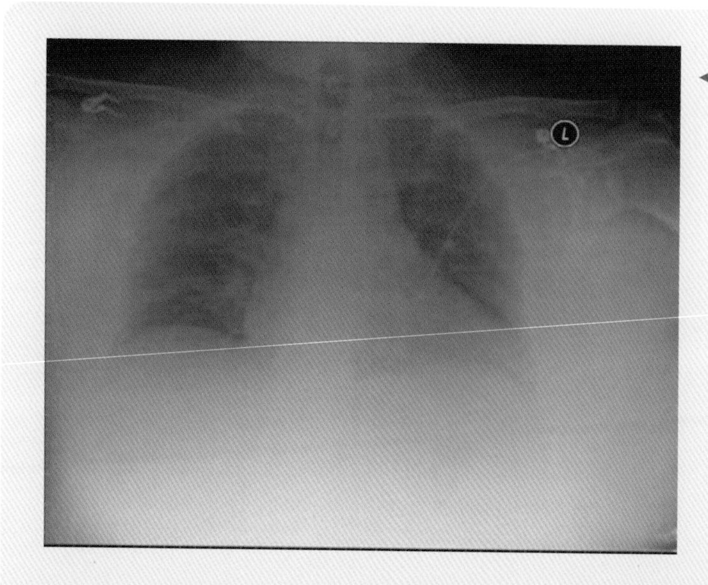

◀图 11-2　左侧胸痛 4h 患者的床旁胸部 X 线片

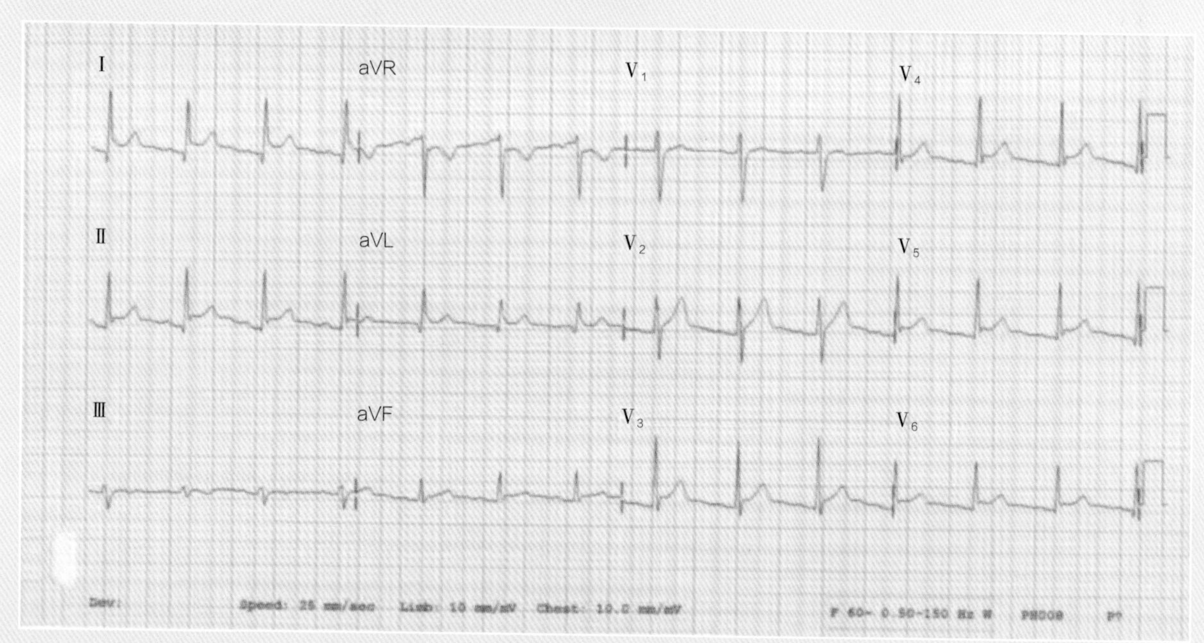

▲图 11-3　左侧胸痛 13h 患者的 12 导联心电图

【病例解读】

诊断：急性心包炎。

诊断依据：患者首次心电图示Ⅰ、Ⅱ、V_4～V_6导联见 ST 段轻度升高，aVR 导联见 PR 段抬高（心包炎早期可持续出现），床旁胸部 X 线片见患者肺透亮度减低但无浸润及积液。13h 复查的心电图示 ST 段广泛凹面向上抬高，Ⅰ、Ⅱ、V_4～V_6导联见 PR 段压低，而 aVR 导联见 PR 段抬高，提示急性心包炎。

治疗及转归：在急诊科给予吗啡止痛，出院后给予吲哚美辛 25mg，口服，每日 3 次。出院 4 天后，患者再次随诊于其首诊医师时，患者诉其胸痛症状已经明显缓解。

【病例讨论】急性心包炎。

急性心包炎是指心包和浅表心肌的弥漫性炎症。它具有潜在的多种病因，包括感染（主要是病毒）、免疫失调、尿毒症、创伤、恶性肿瘤、心肌缺血和急性心肌坏死[1]。在发达国家临床诊疗过程中，通过使用传统的诊疗手段，可以发现免疫功能正常的患者中 80%～90% 的病例是特发性急性心包炎或病毒性急性心包炎[2]。在尸检中，有 1%～6% 的病例可发现急性心包炎，而仅有 0.1% 的住院患者及 5% 的急诊科就诊患者在无心肌梗死伴胸痛的情况下在临终前诊断为急性心包炎[3]。急性心包炎的后遗症有心脏压塞、心包炎复发和缩窄性心包炎[3]。

超过半数的急性心包炎患者的主诉是胸痛并向背部、颈部及肩部放射[4]。如果胸痛向一侧或双侧斜方肌放射，提示急性心包炎可能，因为支配斜方肌的膈神经横穿心包[3]。与急性冠状动脉综合征比较，心包炎疼痛的典型特点是吸气后加重，坐起及身体前倾时疼痛可缓解。有 25%～75% 的急性心包炎患者表现为呼吸困难，17% 的表现为发热[4]。

在急性心包炎患者中，体格检查最常见的是心脏听诊闻及心包摩擦音，在 50%～85% 的患者中可闻及[3-5]。急性心包炎患者取前倾位，双手置于双膝处时，可在胸骨下缘及心尖处闻及明显的心包摩擦音。还可发现患者有发热（可达 40℃）、心律失常（如房性早搏和室性早搏）、呼吸急促和呼吸困难[5]。对于个别心脏压塞的患者可能出现颈静脉怒张、心动过速、低血压和奇脉。

急性心包炎患者的 12 导联心电图特点是广泛的 ST 段凹背向上抬高和 PR 段压低[3]。除此之外，心电图中的 aVR 导联可见 ST 段压低和 PR 段抬高[1]。心电图的异常可经过四个不同的典型阶段[6]：阶段 1 的特点是 ST 段抬高，T 波高尖和 PR 段压低；阶段 2 的特点是阶段 1 中的异常心电图表现得到恢复，称为 ST 段抬高恢复期；阶段 3 表现为 T 波倒置，通常是在 T 波倒置的导联上可见 ST 段无抬高；阶段 4 表现为所有心电图异常表现回归基线。持续性的 ST 段抬高及病理性 Q 波在心包炎的患者中不存在，如果存在则提示可能存在其他疾病[6]。

急性心包炎患者白细胞计数、红细胞沉降率和血清 C 反应蛋白升高，但这些检测对于急性心包炎的病因没有提示作用[3]。在急性心包炎患者中，有 35%～50% 的患者可出现肌钙蛋白升高。肌钙蛋白的升高可能与心外膜的炎症有关，而不是心肌细胞的坏死造成[3, 7]。肌钙蛋白升高的幅度与 ST 段抬高的幅度呈正相关，且肌钙蛋白浓度在诊断急性心包炎后的 1～2 周恢复正常。肌钙蛋白的升高不能提示患者预后差，但肌钙蛋白升高持续时间长（＞ 2 周）不能恢复正常则提示心肌炎，这表明预后不佳[3, 7]。

诊断心包大量积液、心脏压塞和限制性心包炎可以选择心脏 2D 多普勒超声[8]。心脏 2D 多普勒超声可诊断中量及大量心包积液。对于心脏压塞，2D 多普勒超声可见心脏在心包积液中漂动，这也导致了心电图的电交替变化。多普勒超声能够帮助鉴别心包炎及限制性心肌病[8]。对于有明确心包炎证据且没有不良预后指征的患者，通常无须行经胸超声心动图检查[3]。

大多数特异性心包炎患者可以采取保守治疗，治疗上可以给予非甾体抗炎药（如吲哚美辛、布洛芬和阿司匹林）。这些药物的疗效基本是等效的[8]。秋水仙碱可以单独用于治疗急性心包炎，一般每次 0.6mg，每日 2 次，也可以联合布洛芬来治疗急性心包炎，然而目前秋水仙碱治疗急性心包炎无临床随机试验证实。对于复发性心包炎，更倾向于用秋水仙碱治疗[3]。对于非甾体抗炎药治疗无效的心包炎，需要短疗程使用泼尼松治疗（5～10mg/d，持续使用 1～2 周）[8]。使用泼尼松治疗急性心包炎一般很少无效和复发，泼尼松治疗无效的患者，需要延长泼尼松疗程。

大多数急性心包炎患者病程短且为良性，可在门诊给予非甾体抗炎药治疗。心包炎提示预后不良的指标包括体温达 38℃、亚急性起病、免疫抑制状态、创伤性心包炎、口服抗凝药史、心肌心包炎、大量心包积液和心脏压塞[3]。如果患者满足 1 条及以上标准，提示风险增加，需要住院治疗。

【总结】

1. 急性心包炎胸痛的典型特点是吸气时加重，

坐起和身体向前倾时减轻。

2. 心包炎患者最常见的体格检查表现为心包摩擦音，50% ～ 85% 的患者可闻及心包摩擦音。

3. 急性心包炎 12 导联心电图的特点是广泛的 ST 段抬高，PR 段压低和 aVR 导联中的 PR 段抬高。

4. 有 35%～50% 心包炎患者血浆中的肌钙蛋白升高，这可能与心外膜的炎症有关而并非心肌细胞的坏死造成。

5. 特异性心包炎首选非甾体抗炎药治疗。

参考文献

［1］ Williamson K, Mattu A, Plautz CU, et al. Electrocardiographic applications of lead aVR. Am J Emerg Med 2006;24:864–74.

［2］ Imazio M, Cecchi E, Demichelis B, et al. Indicators of poor prognosis of acute pericarditis. Circulation 2007;115:2739–44.

［3］ Lange RA, Hillis LD. Acute pericarditis. N Engl J Med 2004;351:2195–202.

［4］ Ringstrom E, Freedman J. Approach to undifferentiated chest pain in the emergency department. Mt Sinai J Med 2006;73:499–505.

［5］ Valley VT, Fly CA. Pericarditis and cardiac tamponade. eMedicine Website. Available at http://www.emedicine.com/ emerg/topic412.htm. Accessed July 10, 2008.

［6］ Brady WJ. ST segment and T wave abnormalities not caused by acute coronary syndromes. Emerg Med Clin N Am 2006;24:91–111.

［7］ Bonnefoy E, Gordon P, Kirkorian G, et al. Serum cardiac troponin I and ST-segment elevation in patients with acute pericarditis. Eur Heart J 2000;21:832–6.

［8］ Goyle KK, Walling AD. Diagnosing pericarditis. Am Fam Physician 2006;66:1695–702.

病例 12　突发心悸

【病例概况】男性，47 岁，突发心悸。

【现病史】患者自诉 2h 前于工作时突感心悸，伴心搏加快，轻微的胸骨下疼痛、气促，无头晕目眩，遂就诊于急诊科。

【既往史】既往有糖尿病、高血压和慢性阻塞性肺疾病史。

【体格检查】

一般情况：中度肥胖，稍有出汗，无急性病容。

生命体征：体温 36.6℃，脉搏 198 次 / 分，血压 150/90mmHg，呼吸频率 22 次 / 分，血氧饱和度 100%。

五官：未见明显异常。

颈部：颈软，颈静脉无怒张。

心脏：心动过速，心律齐，未及摩擦音、杂音及奔马律。

肺部：双肺呼吸音清。

腹部：腹软，无压痛、腹胀。

四肢：无杵状指，皮肤无苍白及水肿，毛细血管搏动征阴性。

神经系统：查体无特殊。

患者入院后行心电监测，床旁行 12 导联心电图检查（图 12–1），心电监测，开放静脉通道，抽血送检。

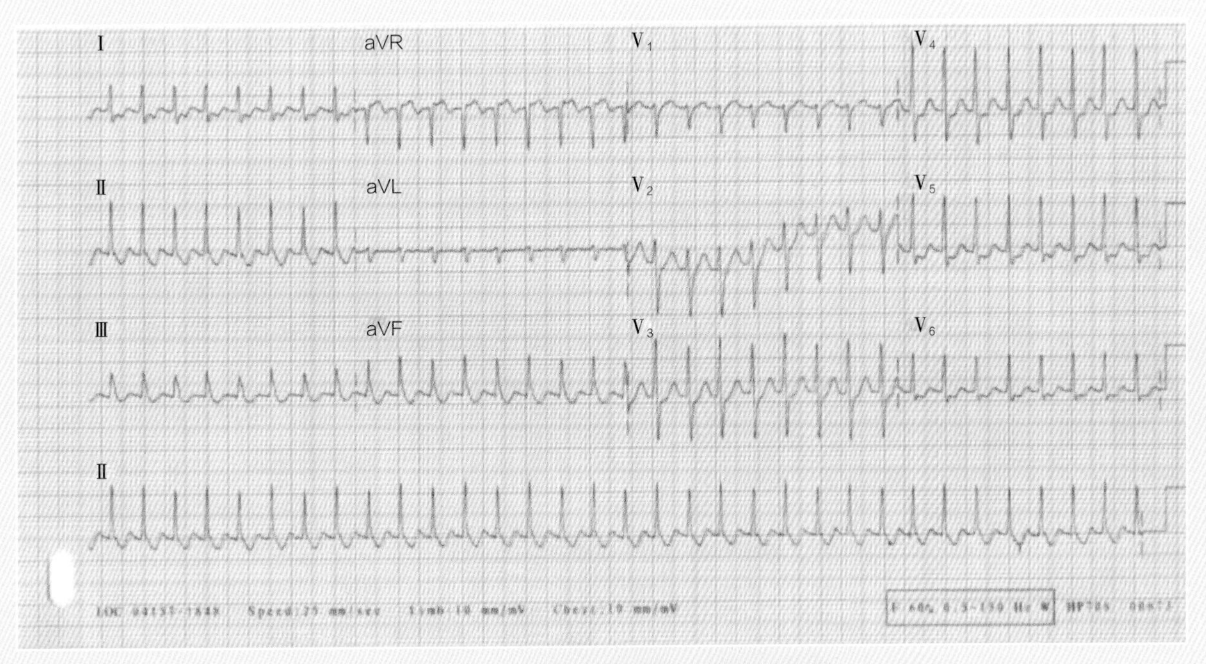

▲图 12–1　心率过快患者的 12 导联心电图

【病例解读】

诊断：阵发性室上性心动过速。

诊断依据、治疗及转归：在 12 导联心电图（图 12–2）的持续监测下，给予腺苷 6mg，静脉注射，患者恢复窦性心律时，再次复查心电图（图 12–3）。实验室检查全血细胞计数、电解质、尿

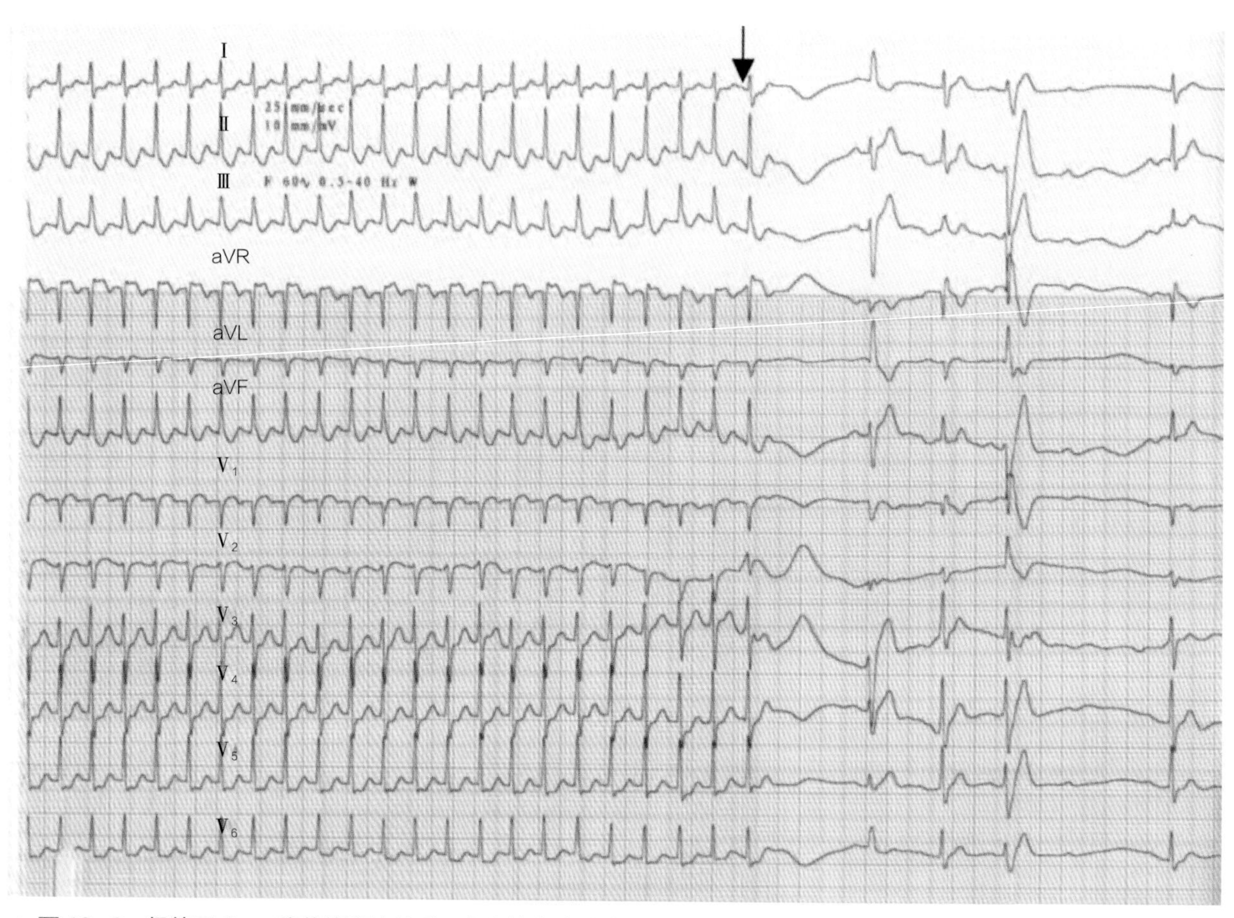

▲ 图 12-2　经给予 6mg 腺苷静脉注射后，室上性心动过速恢复窦性心律的 12 导联心电图（黑箭所示为使用腺苷治疗的节点）

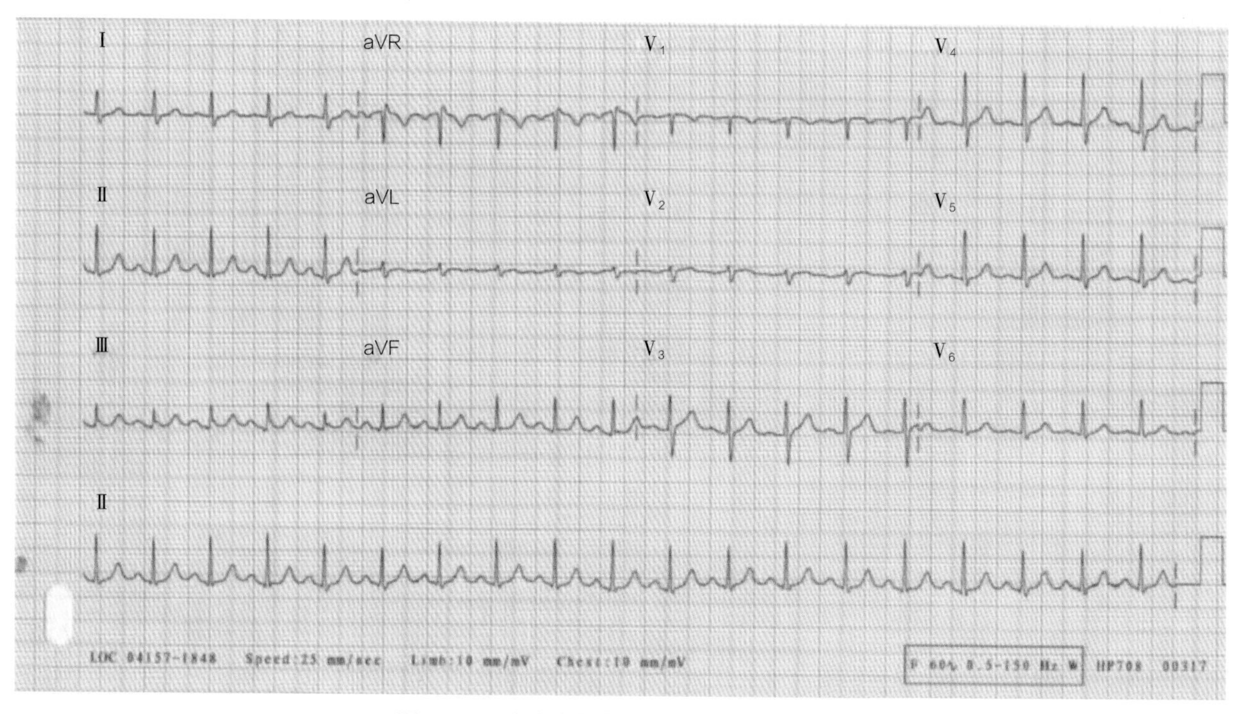

▲ 图 12-3　患者恢复窦性心律的 12 导联心电图

素氮、肌酐、血糖和肌钙蛋白 I 均正常。且患者起病后 8h 复查肌钙蛋白 I 仍在正常范围内。患者恢复窦性心律观察数小时无并发症后出院。

【病例讨论】阵发性室上性心动过速。

室上性心动过速是指起源心房或房室结（或两者同时参与）并维持的阵发性快速心律失常[1]。阵发性室上性心动过速的年发病率是 35/10 万，其流行病学提示发病率是 2.25/1000[1]。阵发性室上性心动过速经常发作，偶尔可呈持续性发作，这也是患者就诊于急诊科或保健医师的最常见原因之一。阵发性室上性心动过速的患者心脏结构通常无异常。但少数患者因肥厚型心肌病或 Ebstein 综合征而继发附加心电传导通路，或者房性心动过速伴先天性或后天获得性心脏病。折返性心律通常是由房性早搏和室性早搏引起。诱发因素如甲状腺功能亢进、摄入过多咖啡因、酒精或毒品可增加复发的风险[1]。

阵发性室上性心动过速常见症状包括心悸、焦虑、头晕目眩、胸痛、颈胸部的撞击感和呼吸困难，晕厥较为少见。阵发性室上性心动过速有突发突止的特点，而窦性心动过速则相反，其心率上升及下降均较为缓慢。阵发性室上性心动过速发作时，体格检查时可见“青蛙征”——因心房内血液对关闭的三尖瓣的冲击作用而导致颈静脉膨胀并有节律的跳动[2]。阵发性室上性心动过速的心电图特点是窄 QRS 波（QRS 间期＜ 120ms）伴心动过速，心率为 140～180 次 / 分[3]。少于 10% 的患者表现为宽 QRS 波伴心动过速[1]。当患者恢复窦性心律后，应该行 12 导联心电图检查以明确是否有 δ 波，δ 波的出现提示有附加心电传导通路（旁路），应转诊至心内科。

当阵发性室上性心动过速患者血流动力学稳定时，可适当地采取刺激迷走神经的方法进行治疗或诊断[4]。刺激迷走神经的方法有颈动脉按摩，而对于有颈动脉杂音和已知有颈动脉疾病的患者禁止颈动脉按摩、Valsalva 试验、颜面部冰敷（刺激潜水反射）。这些刺激迷走神经的方法会兴奋迷走神经，减慢房室结的传导[1, 4, 5]。室上性心动过速发作时，通过刺激迷走神经治疗时应该进行 12 导联心电图监测，因为心律失常缓解的方式可为明确发病机制提供线索。少数患者不能耐受室上速（出现血流动力学不稳定），这时需要立即行电复律。

如果通过迷走神经刺激不能恢复窦性心律，可给予 6mg 或 12mg 的腺苷静脉注射，腺苷有抑制房室结传导的作用。使用腺苷不仅可以终止室上性心动过速发作，而且可以为明确室上性心动过速的发病潜在机制提供线索[5]。随机试验表明，有 60%～80% 的室上性心动过速患者使用 6mg 腺苷静脉注射可以终止室上性心动过速发作，有 90%～95% 的患者经静脉注射 12mg 后可终止室上性心动过速发作[6]。对于房性心动过速患者，给予腺苷治疗后可以短暂的抑制房室结传导或终止心动过速，但必须同时给予心电监测，准备好抢救设备，以便对出现支气管痉挛或心室颤动患者进行抢救[7]。对于心脏移植术后室上性心动过速患者禁用腺苷，而对于有严重的阻塞性肺疾病的患者应谨慎使用[1]。

如果用腺苷无效或快速复发，通常可以静脉使用钙通道阻滞药（如地尔硫䓬、维拉帕米）或 β 受体拮抗药（如美托洛尔）终止阵发性室上性心动过速的发作[1]。如果上述治疗还是无效，在血压稳定的情况下，可以给予普鲁卡因、依布利特、普罗帕酮或氟卡尼静脉注射[8]。连续使用不同的抗心律失常药物时，应该仔细考虑其可能发生的不良反应，如低血压、心率减慢和心律失常。在任何时候，电复律都可作为备选治疗方案。通常对于血流动力学稳定且药物抑制房室传导失败的患者，可选择电复律。

对于频发室上速（每月发作两次及以上）的门诊患者，动态心电图或心电记录器对于记录患者的心律失常是非常有用的。尽管室上性心律失常患者很少有心脏结构异常，但门诊心脏超声检查排除器质性心脏病是必要的。由于电解质紊乱和甲状腺功能亢进可导致室上性心律失常，所以需常规检测血钾及血清促甲状腺素的浓度，尽管这些检查阳性率不高。室上性心运过速心电图上很少出现宽大的QRS波，如果出现宽大的QRS波就说明心室内有分支阻滞或房室节中有旁路的存在。宽大QRS波且节律整齐，通常按室性心律失常治疗，除非明确诊断为室上性心律失常伴房室结传导障碍或伴预激综合征[1]。腺苷和其他抑制房室结传导的药物一般对室性心动过速患者无效，且有潜在的危害。

【总结】

1. 室上性心动过速多见于年轻、无基础疾病的患者，通常患者无心脏器质性病变。

2. 室上性心动过速的临床症状有心悸、焦虑、头晕目眩、胸痛、颈胸部的撞击感和呼吸困难，晕厥较为少见。

3. 血流动力学不稳定的患者应及时行电复律治疗。

4. 血流动力学稳定的室上性心律失常患者，首选刺激迷走神经治疗方法，如无效，再选择腺苷，腺苷既有治疗作用也有诊断作用。

5. 阵发性室上性心动过速很少出现宽大的QRS波，QRS波宽大且节律整齐，通常按室性心律失常治疗，除非明确诊断为室上性心律失常伴房室结传导障碍或预激综合征。

参考文献

[1] Delacretaz E. Clinical practice: supraventricular tachycardia. N Engl J Med 2006;354:1039–51.

[2] Gursoy S, Steurer G, Brugada J, et al. The hemodynamic mechanism of pounding in the neck in atrioventricular nodal reentrant tachycardia. N Engl JMed 1992;327:772–4.

[3] Stahmer SA, Cowan R. Tachydysrhythmias. Emerg Med Clin N Am 2006;24:11–40.

[4] Haro LH, Hess EP, Decker WW. Arrhythmias in the office. Med Clin N Am 2006;90:417–38.

[5] Hood RE, Shorofsky SR. Management of arrhythmias in the emergency department. Cardiol Clin 2006;24:125–33.

[6] DiMarco JP, Miles W, Akhtar M, et al. Adenosine for paroxysmal supraventricular tachycardia: dose ranging and comparison with verapamil: assessment in placebo-controlled, multicenter trials. Ann Intern Med 1990;113:996.

[7] Xanthos T, Ekmektzoglou KA, Vlachos IS, et al. A prognostic index for the successful use of adenosine in patients with paroxysmal supraventricular tachycardia in emergency settings: a retrospective study. Am J Emerg Med 2008;26: 304–9.

[8] Glater KA, Dorostkar PC, Yang Y, et al. Electrophysiologic effects of ibutilide in patients with accessory pathways. Circulation 2001;104:1933–9.

病例 13　胸痛、晕厥

【病例概况】男性，48 岁，胸痛、晕厥。

【现病史】患者因晕厥被护理人员送入急诊科，患者诉突发头晕目眩，随后出现胸骨后压迫感，同时伴有一过性意识不清。唤醒后患者仍感胸前压迫感、头晕。患者当时心率 50 次 / 分，血压 80/40mmHg，被转移到急诊科的分诊Ⅲ区，在转运途中护理人员开放静脉通道，口服阿司匹林 162mg，并静脉注射 1mg 阿托品和输入 500ml 生理盐水，但患者的心率血压仍低。

【既往史】有吸烟史。

【体格检查】

一般情况：发育良好，皮肤湿润，交流正常，表情痛苦。

生命体征：体温 37℃，脉搏 50 次 / 分，血压 80/40mmHg，呼吸频率 22 次 / 分，血氧饱和度 99%。

头面部：无明显异常。

颈部：颈软，无颈静脉怒张。

心血管系统：心率规整，心率慢，律齐，无心包摩擦音、心脏杂音、奔马律，桡动脉及足背动脉搏动较弱。

肺部：双肺听诊呼吸音清。

腹部：腹软，无压痛、腹胀。

四肢：无杵状指、无皮肤苍白、水肿。

神经系统：无明显异常。

给予患者心电监测、鼻导管给氧（2L/min）、行 12 导联心电图检查（图 13-1）。

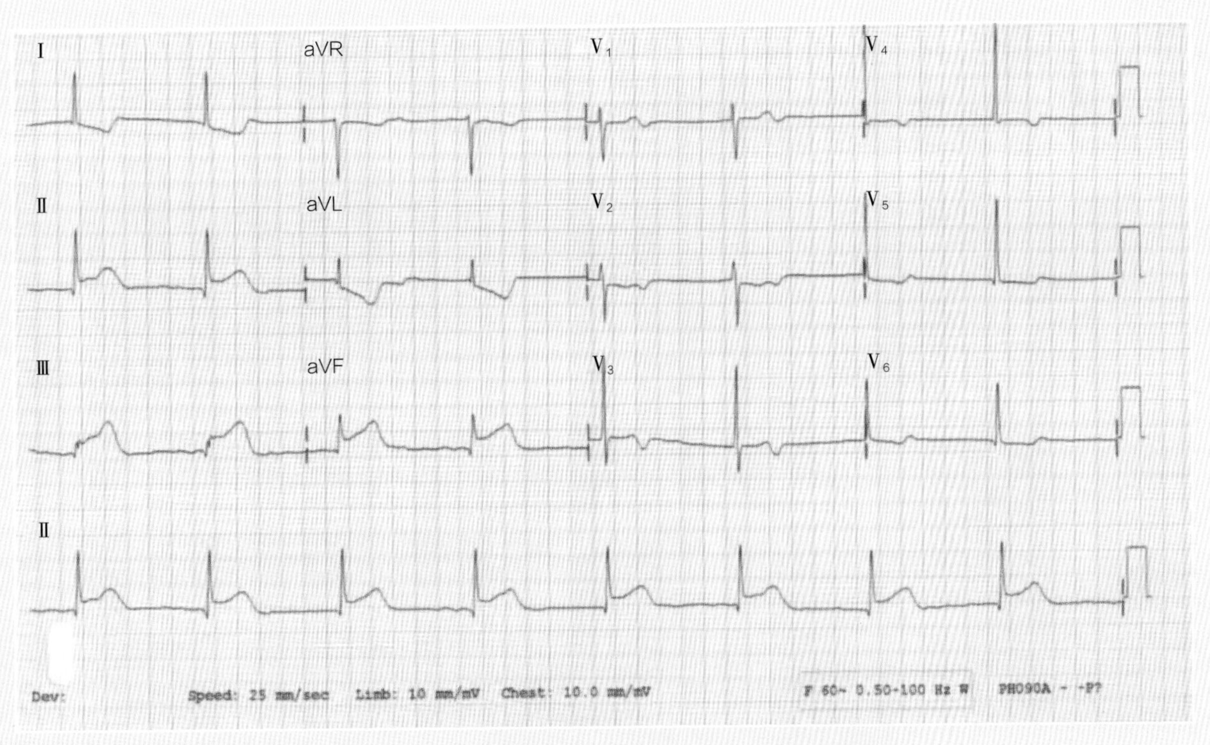

▲ 图 13-1　胸痛伴低血压晕厥患者的 12 导联心电图

【病例解读】

诊断：下壁心肌梗死伴Ⅲ度房室传导阻滞。

诊断依据：12 导联心电图提示Ⅱ、Ⅲ、aVF 导联 ST 段明显抬高，而Ⅰ、aVL 导联明显压低，以上提示下壁心肌梗死，同时提示存在室性逸搏心率（50 次 / 分）。

治疗经过：立即经皮安装临时心脏起搏器，将患者心率提高到 60 次 / 分，血压升至 110/70mmHg，同时请心脏介入室医生会诊，给予患者依替巴肽及肝素抗凝，并紧急送往心脏介入室。冠状动脉造影显示右冠状动脉近端 100% 堵塞，左前降支近端及开口处中到重度堵塞，立即行经皮冠脉介入术（percutaneous coronary intervention，PCI）将血栓取出并放置冠状动脉支架，并置入临时起搏器。2h 后复查心电图提示心肌梗死恢复后窦性心律，无心肌缺血表现（图 13-2）。

转归：该患者住院 5 天后出院，并于心内科门诊密切随访。

【病例讨论】下壁心肌梗死和房室传导阻滞。

对于 ST 段抬高的下壁心肌梗死，Ⅲ、aVF、Ⅱ导联 ST 段抬高的程度依次降低。对于下壁导联抬高的患者，80%～90% 的患者是右冠状动脉堵塞，但是有时候左旋支堵塞也会出现类似的导联抬高。但是当发生下壁心肌梗死时除了Ⅱ、Ⅲ、aVF 导联 ST 抬高，aVL 导联会相应地出现压低，几乎可见于所有患者 [1]。

急性 ST 段抬高型下壁心肌梗死常伴有房室传导阻滞，发生率达到 6%～13%[2]。有报道称伴完全性房室传导阻滞的下壁心肌梗死患者死亡率明显高于不伴完全性房室传导阻滞患者（较完全性房室传导阻滞对患者死亡率的影响可能更大）[3, 4]。发生下壁心肌梗死时，房室传导阻滞可能是逐步发展成Ⅲ度房室传导阻滞或一开始就是Ⅲ度房室传导阻滞，大多数患者在住院后的 24h 内发生传导阻滞 [4]。完全性传导阻滞持续时间从几分钟到 10 天，没有必要植入永久性起搏器。此外，伴随完全性传导阻滞的心肌梗死患者住院时间明显比无完全性传导阻滞的患者长 [3]。

患者发生急性下壁心肌梗死伴有完全性传导阻滞时，必须立即行 ABC 心肺支持（airway，breathing and circulation，ABC）。血流动力学不稳定的患者也可静脉注射阿托品（0.5～1.0mg）以维持心率和血压。经上述处理后若患者心率仍低，需及时经皮安装心脏起搏器。治疗心肌梗死还包

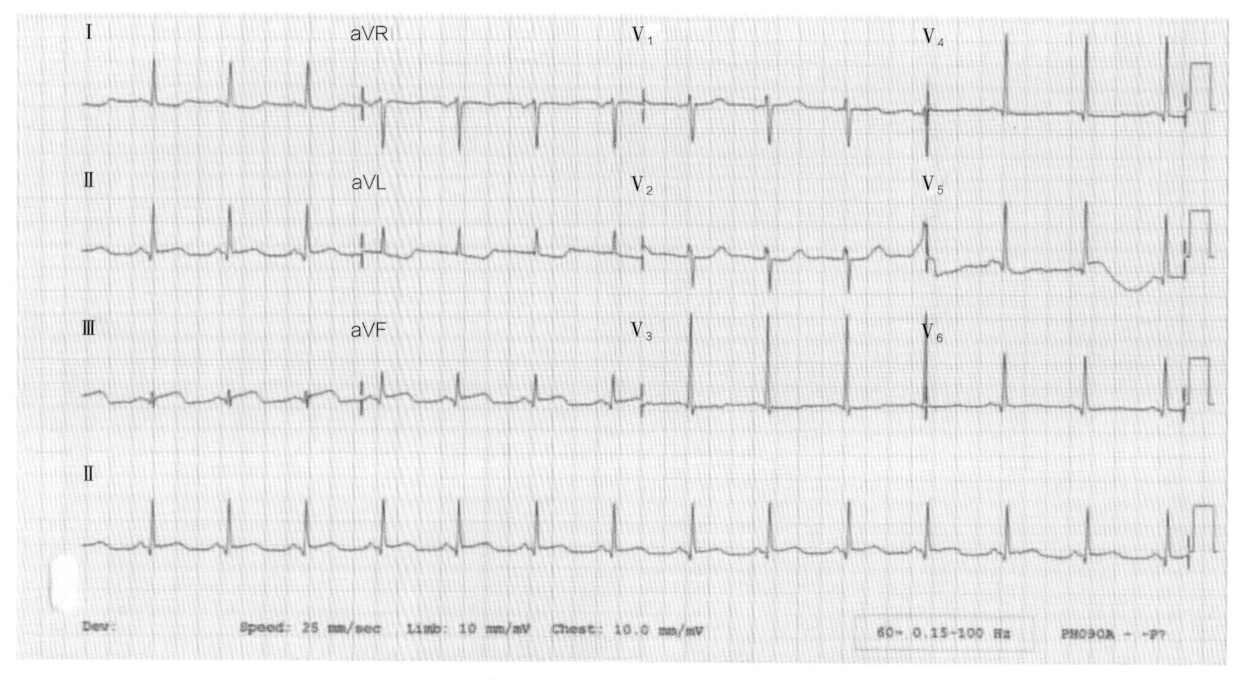

▲ 图 13-2 胸痛伴低血压患者行 PCI 后的 12 导联心电图

括口服阿司匹林、静脉注射肝素及糖蛋白Ⅱb/Ⅲa抑制药（如依替巴肽、阿昔单抗、替罗非班）和紧急性介入手术。若手术不能立马进行，可考虑溶栓药。β受体拮抗药（如美托洛尔）和硝酸盐不能用于心率慢及血压低的患者。

急性下壁心肌梗死患者发生房室传导阻滞的原因目前尚不清楚，可能与房室结缺血坏死有关[3]。有报道称下壁心肌梗死伴随完全性传导阻滞患者的房室结动脉灌注不足而影响房室交界处房室束的传导，实际上，下壁心肌梗死的患者房室结供血动脉均出现梗阻[1, 3]。目前学术界提出一种假说，心肌梗死患者会出现迷走神经反射性紧张[3]。但是该假说并不能解释心肌梗死面积大小与房室阻滞程度的相关性，也不能解释患者突发Ⅲ度房室传导阻滞但窦房结心率没有变慢这一现象。还有学者认为缺血的心肌细胞会造成血钾及腺苷的升高从而引起传导阻滞[1, 3]。

【总结】

1. 对于ST段抬高的下壁心肌梗死，Ⅲ、aVF、Ⅱ导联ST段抬高的程度依次降低。对于下壁导联抬高的患者，80%～90%的患者是右冠状动脉堵塞，10%～20%是左旋支堵塞。

2. 6%～13%的下壁心肌梗死患者伴随高度的房室传导阻滞。

3. 急性下壁心肌梗死伴随完全性房室传导阻滞患者，应立即给予ABC心肺支持，尝试使用阿托品甚至经皮起搏器来提高心率，同时治疗潜在的病因。

4. 对于下壁心肌梗死伴随完全性房室传导阻滞及心率低血压低的患者，应该慎用或不用美托洛尔和硝酸甘油。

5. 急性下壁心肌梗死伴随完全性房室传导阻滞的病因不明，有可能与房室结的缺血相关，但非坏死。

参考文献

［1］ Altar S, Barbagelata A, Birnbaum Y. Electrocardiographic diagnosis of ST-elevation myocardial infarction. Cardiol Clin 2006;24:343–65.
［2］ Ramamurthy S, Anandaraja S, Matthew N. Percutaneous coronary intervention for persistent complete heart block complicating inferior myocardial infarction. J Invasive Cardiol 2007;19:E372–4.
［3］ Chiu C-A, Youssef AA, Wu C-J, et al. Impact of PercuSurge GuardWire device on prevention and reduction of recovery time from complete heart block in patients with acute inferior myocardial infarction undergoing primary percutaneous coronary intervention. Int Heart J 2007;48:35–44.
［4］ Rotondo N, Pollack ML, Chan TC. Electrocardiographic manifestations: acute inferior wall myocardial infarction. J Emerg Med 2004;26:433–40.

病例 14　低血压晕厥

【病例概况】男性，54 岁，低血压晕厥。

【现病史】患者于采血期间突发晕厥。自诉当时出现头晕眼花，并出现昏迷 1min。否认之前出现胸痛、气促、心悸，1min 后自然清醒。但患者仍感头晕，遂由轮椅送入急诊科监护及治疗。

【既往史】既往糖尿病病史，高血压及房颤病史（口服华法林治疗）。

【体格检查】

生命体征：体温 36.6℃，脉搏 92 次 / 分，血压 100/60mmHg，呼吸频率 22 次 / 分，血氧饱和度 97%。

一般情况：患者神志清楚，面色正常，无痛苦表情。

五官：无异常。

颈部：颈软，颈静脉充盈。

心脏：心音遥远，心率规整，律齐，未及心包摩擦音、心脏杂音、奔马律，脉搏搏动明显，强弱交替。

肺部：双肺听诊呼吸音清。

腹部：腹部平坦，腹软，无压痛、腹胀。肠鸣音正常。

直肠：直肠指检正常，软棕色便，粪便潜血试验阴性。

四肢：无杵状指、发绀、水肿。

精神神志：无异常。

外周静脉抽血，送实验室检查肌酐：2.1 mg/dl（正常＜ 1.3mg/dl），乳酸 2.7mmol/L（正常 0.7～2.1mmol/L），国际标准化比值（International Normalized Ratio, INR）6.0（治疗目标值：INR 控制在 2.0～3.0），12 导联 ECG（图 14–1），胸部 X 线片（图 14–2）。

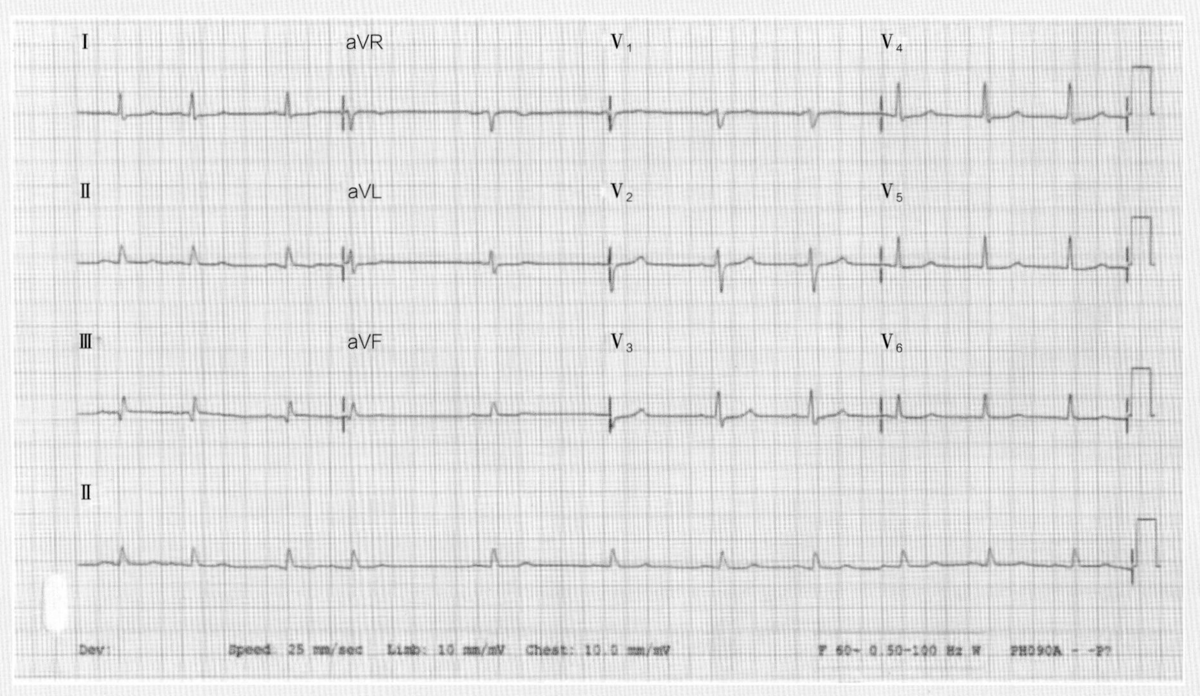

▲图 14–1　低血压晕厥患者的 12 导联心电图

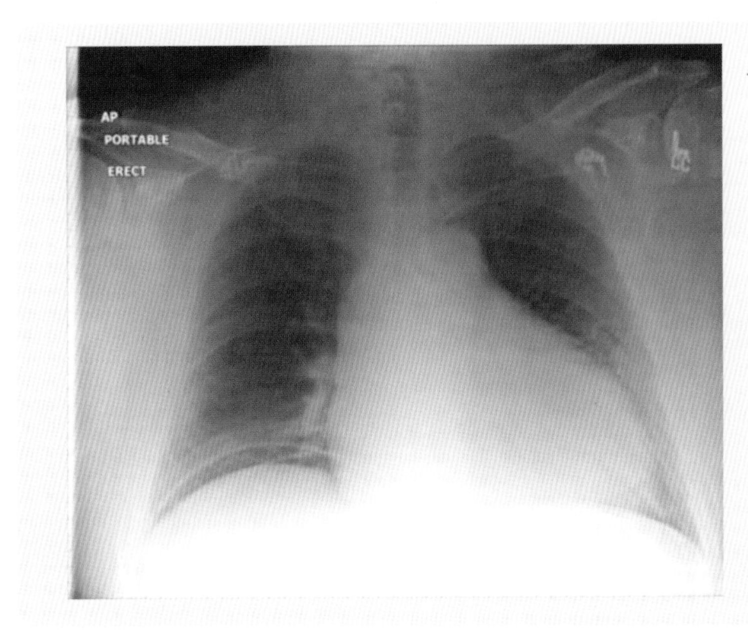

◀ 图 14-2　低血压晕厥患者的胸部 X 线片

【病例解读】

诊断： 心包渗出（心包积血）致心脏压塞。

诊断依据： INR 高达 6，导致心包内出血。心电图提示低电压，胸部 X 线片示心影扩大。急诊科医生行床旁心脏彩超，心包内大量渗出液（图 14-3）。床旁超声心动图证实心脏压塞，并发现右心室塌陷（图 14-4）。

治疗及转归： 立即给予 1000ml 生理盐水静脉滴注，10mg 维生素 K 皮下注射并输注 4 单位新鲜冰冻血浆逆转抗凝，心内科医师在透视下行心包穿刺术，引流出 1100ml 血性液体，患者即刻恢复血流动力学，症状好转。

【病列讨论】心脏压塞。

心脏压塞是一种急症，由于液体在心包内急剧增加，导致心包内压力超过心腔的舒张压，限制了心脏血液充盈。3 个因素决定了其临床表现，包括液体量、液体积聚速度及心包顺应性[1]。如果液体集聚过快或心包膜病理性硬化，相对较少的液体就可致心包压过大。快速积聚 200～300ml 液体比缓慢积聚 500～2000ml 液体更易致死，心包腔可允许更大量的液体缓慢积聚[2]。正常心包内含有 30～50ml，维持生成和吸收的动态平衡[2]。

心脏压塞症状包括呼吸困难、呼吸急促和疲劳。体征为心动过速、颈静脉充盈、心音弱、低血压和奇脉（吸气时收缩压下降 10% 或 10mmHg）[1, 3]。当心包积液进展时，尽管典型的

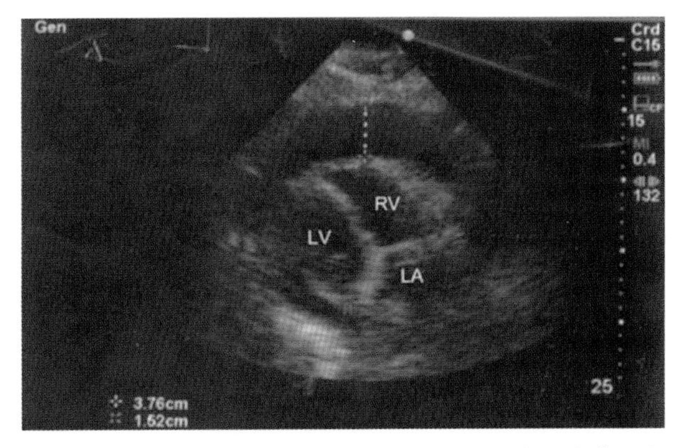

▲ 图 14-3　床旁超声心脏彩超示心包大量渗出液（垂直虚线）

LV. 左心室；RV. 右心室；RV. 左心房

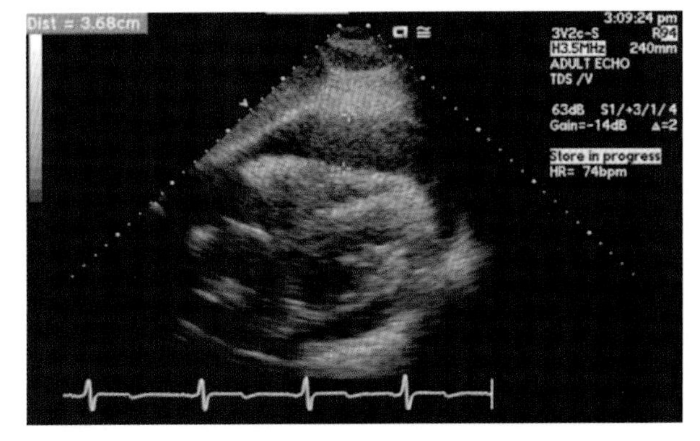

▲ 图 14-4　超声心动图示心包积液，心脏压塞（两光标所示区域）

心包摩擦音可能消失，但在吸气相时仍可闻及[1]。心包内压的上升可导致颈内静脉及右心房压力升高，导致特征性的颈静脉波形，这种改变是由于右心室扩张及充盈受限，进而导致右心房排出量下降所致[1]。库斯莫尔征（吸气时颈内静脉压升高伴搏动）也可出现，但不是心脏压塞的特有表现（亦可见于缩窄性心包炎、限制型心肌病和右心室梗死）[3]。

胸部X线片和心电图对于快速诊断心脏压塞并不可靠，因为结果并不具有特异性，且胸部X线片可出现心影扩大（> 90% 的心脏压塞患者可见），或者心脏扩大征（“烧瓶心”）[4]。心电图显示QRS低振幅（低电压），或者明显的电交替（心脏在心包液内浮动造成）。电交替可见于10%～20% 的心脏压塞患者，大部分电交替见于心脏内赘生物[4]。

心脏彩超是早期诊断心包积液的主要方式，可由急诊科医师在床旁完成[5, 6]，当患者处于平卧位时，心包积液首先聚集在心脏的后方，正常人也存在少量的心包积液[5]，随着渗出增多，扩展至对侧，液性暗区扩大并包裹整个心脏。当心包内渗出液迅速充盈或心包内的液体量超出了心包舒展能力时，任何附加液体都可致心包内压力骤升。当心包内压超过心腔内压，在压力梯度下，跨壁压压迫心脏[5]，右心房血液反流（心室收缩心房舒张时）通常是压塞的早期征象，随后出现右心室流出道舒张受限。右心室舒张期塌陷较右心房舒张期塌陷需要更高的跨壁压。因此，右心室塌陷对于心脏压塞患者的血流动力学的判断更具有特异性，但欠敏感[5]。

目前治疗心脏压塞并无有效的方法，尽管对于低血压患者来说静脉补液具有暂时的获益[1]。由于正性肌力药具有刺激内生肾上腺素的作用而无法使患者获益。当心脏压塞形成时，心率和心肌收缩已达极限[1]。如果患者情况不能稳定，需要立即执行经皮剑突下细针穿刺引流；如果患者病情稳定，须选择在超声或X线下行心包穿刺术引流[1, 3]。对于复发性心包积液通常须放置引流管。心包开窗术或胸廓切开术等外科手术也是治疗方法。

Hong 等报道了 1 名因二尖瓣置换术后服用华法林致心脏压塞送入急诊的 70 岁男性患者[7]，INR 为 7.5，心包穿刺术后引流 1300ml 心包积液。这与本病例相似，本病例说明服用华法林过度抗凝可能导致心包积血引起压塞。

【总结】

1. 心脏压塞是一种急症，由于液体在心包内急剧增加，心包压力超过心腔的舒张压，限制了心脏血液充盈。

2. 心脏压塞症状包括呼吸困难、呼吸急促和疲劳；体征包括心动过速、颈静脉充盈、心音弱、低血压和奇脉。

3. 心脏压塞患者胸部X线片可见心脏扩大，而心电图可见低电压或电交替。

4. 心脏超声是诊断心包积液和心脏压塞的首选方法。

5. 治疗心脏压塞包括静脉补液扩容和心包穿刺术引流。

参考文献

[1] Shiber JR. Purulent pericarditis: acute infections and chronic complications. Hosp Physician 2008;44:9–18.
[2] Swaminathan A, Kandaswamy K, Powari M, et al. Dying from cardiac tamponade. World J Emerg Surg 2007;2:22.
[3] Force T. The cancer patient and cardiovascular disease. In: Libby P, Bonow RO, Mann DL, et al. (eds). Braunwald’s Heart Disease: A Textbook of Cardiovascular Medicine, 8th ed. Philadelphia: Saunders, 2008:2105.
[4] Ariyarajah V, Spodick DH. Cardiac tamponade revisited: a postmortem look at a cautionary case. Tex Heart Inst J 2007;34:347–51.
[5] Wann S, Passen E. Echocardiography in pericardial disease. J Am Soc Echocardiogr 2007;21:7–13.
[6] Mandavia DP, Hoffner RJ, Mahaney K, et al. Bedside echocardiography by emergency physicians. Ann Emerg Med 2001;38:377–82.
[7] Hong YC, Chen YG, Hsiao CT, et al. Cardiac tamponade secondary to haemopericardium in a patient on warfarin. Emerg Med J 2007;24:679–80.

病例 15 心悸伴气短

【病例概况】男性，69 岁，心悸伴气短。

【现病史】患者因心悸、气短送入急诊科，在其妻子呼叫急救车之前，患者于起床时发生过短暂性晕厥，入急诊后患者神志恢复，无痛苦面容，用药包括阿司匹林、非洛地平、呋塞米、胰岛素和坦索罗辛。在急诊，患者否认胸痛、气短，但仍述心悸，头晕。

【既往史】既往心肌梗死，已行 2 次冠状动脉旁路移植术，有糖尿病，充血性心力衰竭，缺血性心肌病（射血分数 40%）病史。

【体格检查】

一般情况：患者，老年男性，平车推入，神志清楚，无急性不适。

生命体征：体温 36.7℃，脉搏 180 次 / 分，血压 110/70mmHg，呼吸频率 22 次 / 分，血氧饱和度 98%。

五官：无异常。

颈部：颈软，无颈静脉充盈。

心脏：心动过速，律齐，未及心包摩擦音、心脏杂音、奔马律，可触及桡动脉和足背动脉快速搏动。

肺部：双肺听诊呼吸音清。

腹部：腹部平坦，腹软，无压痛。

直肠：软棕色便，粪便潜血试验阴性。

四肢：无杵状指、发绀、水肿。

神经系统：无异常。

行 12 导联心电图（图 15-1）及心电监测，开放静脉通道，抽血送实验室检查。

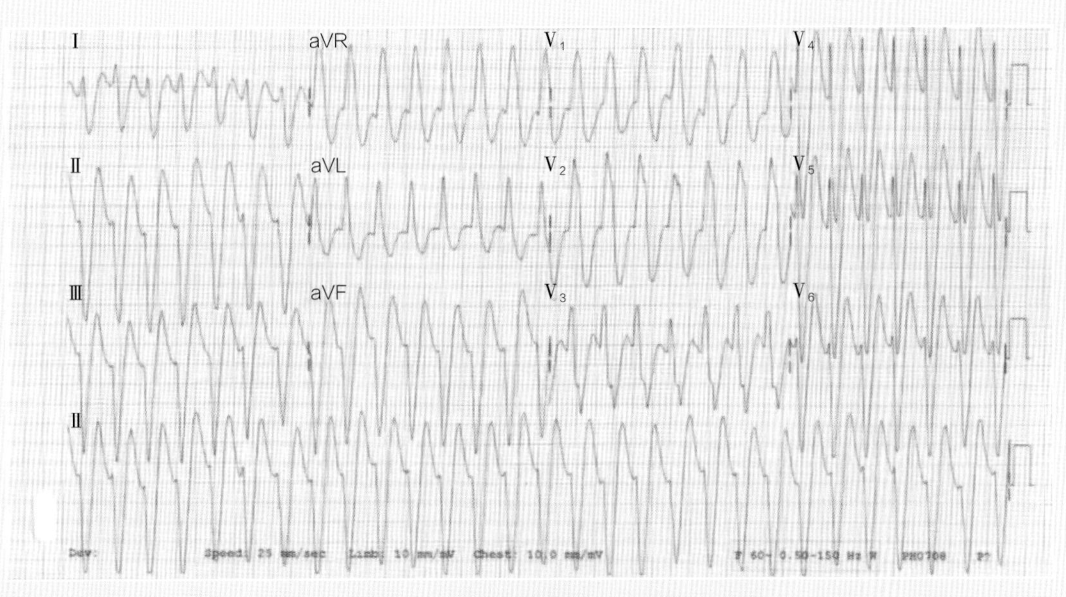

▲图 15-1 心悸气短患者的 12 导联心电图

【病例解读】

诊断：宽 QRS 波心动过速。

诊断依据：心电图示宽 QRS 波（QRS 间期＞150ms，频率 174 次 / 分）心动过速。伴持续性室性心动过速。

治疗及转归：给予 150mg 胺碘酮静脉推注

10min 以上，起始以 1mg/min 速度。给予胺碘酮起始剂量后患者心律立即转复为窦性。复查心电图示Ⅰ度房室传导阻滞、Ⅱ、aVF、V_5、V_6 导联 ST 压低（图 15-2）。最初肌钙蛋白 I 0.05ng/ml（正常 0.00～0.09ng/ml），因复查心电图示 ST 段压低。给予肝素预防性抗凝，于患者就诊 8h 后复查肌钙蛋白 I 达到峰值 5.2ng/ml，患者次日接受了植入性心脏复律除颤器治疗。

【病例讨论】宽 QRS 波心动过速。

根据 QRS 波宽度将心动过速分为两类，窄型（QRS 间期 ≤ 120ms）和宽型（QRS 间期 > 120ms）心动过速 [1,2]，如果是窄 QRS，即定义为室上性心动过速（supraventricular tachycardia，SVT），患者通常可耐受，可通过刺激迷走神经，注射腺苷、钙通道阻滞药复律，这类患者经复律后，心率可控制并经急诊评估后可离开急诊改为门诊就诊 [1]。如果是宽 QRS 型，可以是室性心动过速，或者是更少见的室上性心动过速合并异常传导。其他导致宽型 QRS 综合征的原因包括药物（三环类抗抑郁药、锂剂、可卡因、苯海拉明）、高血钾、心搏骤停后及预激综合征（又称 Wolff-Parkinson-White 综合征）[2]。

在宽 QRS 疾病中，室性心动过速（ventricular tachycardia，VT）占大部分（80%），其次是室上性心动过速伴差异传导，其他占一小部分 [3]。从实际应用的角度来讲，宽大畸形的心动过速主要鉴别是室性和室上性心动过速伴差异传导。Brugada 步进式诊断计算法广泛运用于诊断室性心动过速，它已被证明在原有室内传导异常的情况下具有良好的敏感性和特异性（表 15-1）[4,5]。

通过对比室性心动过速和室上性心动过速，宽 QRS 波型大部分为心室本身疾病所致（> 70%）。对于 QRS 波宽大畸形的心动过速，当对其病因存在疑问时，最安全的治疗方法是将其视为室性病因造成的心动过速去治疗 [3]。大部分室性心动过速的患者可能患有潜在的心脏疾病。对于早期心肌梗死和已知冠状动脉病患者，合并室性心动过速的概率是室上性心动过速伴差异传导的 4 倍 [6]。

室性心动过速若不能触及脉搏时，应及时电除颤，如果患者有脉搏，但血流动力学不稳定，需立即行同步电复律，并行高级生命支持。持续单一的室性心动过速稳定患者，可行药物复律。在急性治疗阶段，选择胺碘酮，特别是心脏结构受损、射血差的患者 [1,7]。胺碘酮 150mg 静脉推

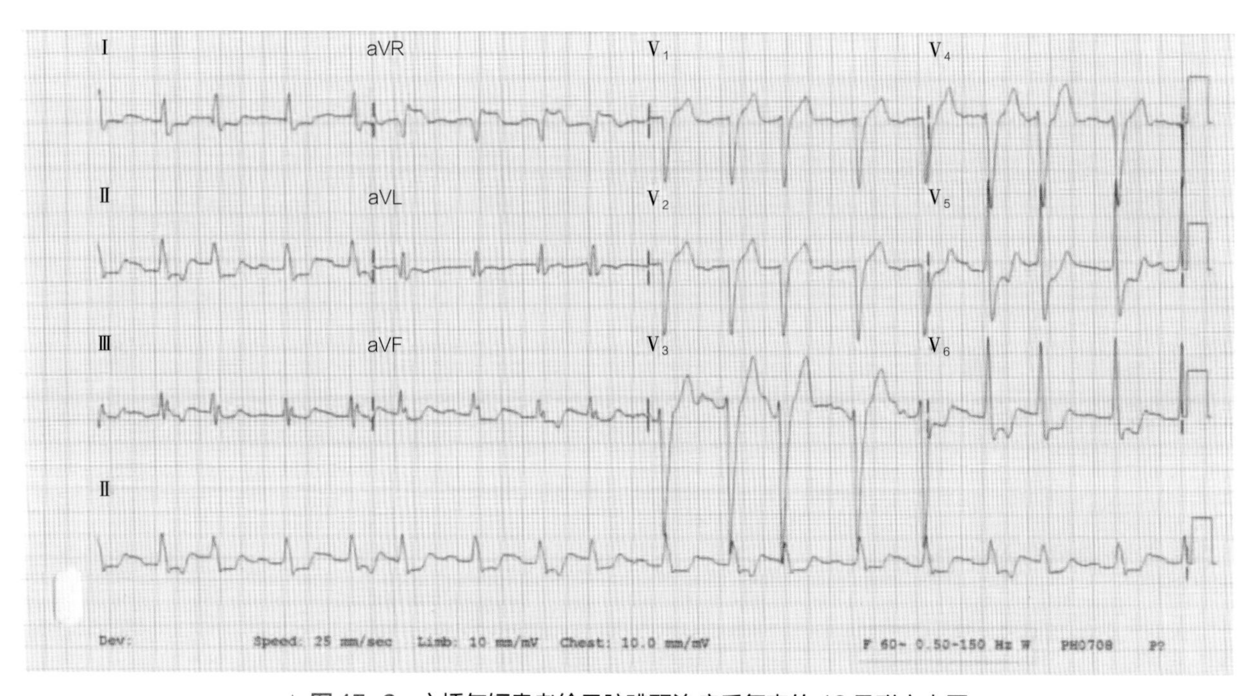

▲ 图 15-2　心悸气短患者给予胺碘酮治疗后复查的 12 导联心电图

表 15-1　宽大畸形 QRS 波心动过速诊断步骤

第一步：胸导联 V_1～V_6 是否无 RS 波，若是，来源于室性的宽大畸形 QRS 波形心动过速
第二步：任何胸导联的 R 波起始段到 S 波的最低点时间是否＞100ms（0.1s），若是，则为室性的宽大畸形 QRS 波形心动过速
第三步：是否有室性分离，若是，就是室性的宽大畸形 QRS 波形心动过速
第四步：是否出现诊断为室性心动过速的波形（表 15-2），若是，就是室性的宽大畸形 QRS 波形心动过速

经许可转载，引自 Stahmer SA，Cowan R，Emerg Med Clin North Amer 2006；24：11–40.

注超过 10min，随后，以 1mg/min 6h 泵入，最后降至 0.5mg/min。其他药物包括普鲁卡因，特别适用于怀疑房颤合并预激综合征的患者。宽大畸形 QRS 波室性心动过速患者病情稳定后，均须住院进一步评估和治疗。

老年患者合并室性心动过速，关键性的治疗是安装植入性心脏复律除颤器。急性心肌梗死及安装植入性心脏复律除颤器后 2 年死亡率为 30%，MADIT 和 AVID 试验证明，植入型心律转复除颤器优于药物治疗 [7-9]。

表 15-2　室性心动过速的心电图变化的诊断标准

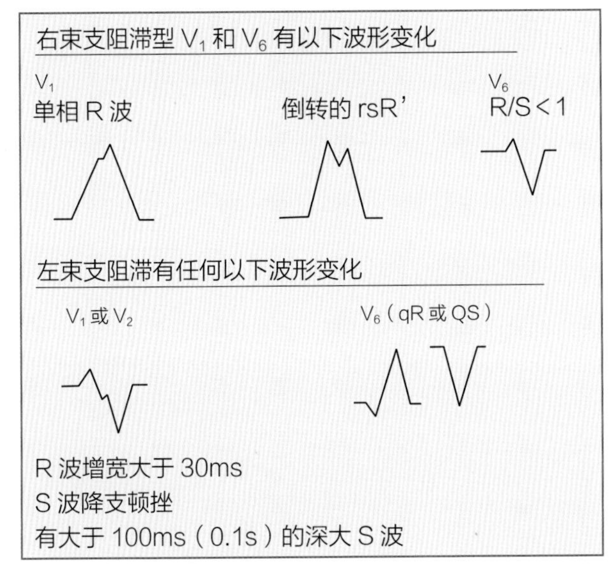

经许可转载，引自 Stahmer SA, Cowan R, Emerg Med Clin North Amer 2006; 24: 11-40.

【总结】

1. 超过 70% 的宽大畸形 QRS 波形心动过速是来源于室性的心动过速，一旦考虑，治疗上按室性心动过速治疗。

2. 胺碘酮是治疗血流动力学稳定的室性心动过速患者的首选药物，特别是心脏射血功能受损的患者。

3. 室性心动过速若脉搏不可及需要及时电除颤，如果患者有脉搏，但是血流动力学不稳定，须立即行同步电复律。

4. 宽大畸形 QRS 波室性心动过速患者病情稳定后，均须住院进一步评估和治疗。

5. 对于特定的心动过速或心室颤动患者（如老年患者、心肌梗死后患者、致命性心律失常心肺复苏后），关键性的治疗是安装植入性心脏复律除颤器。

参考文献

[1] Hood RE, Shorofsky SR. Management of arrhythmias in the emergency department. Cardiol Clin 2006;24:125–33.

[2] Hollowell H, Mattu A, Perron AD, et al. Wide-complex tachycardia: beyond the traditional differential diagnosis of ventricular tachycardia vs supraventricular tachycardia with aberrant conduction. Am J Emerg Med 2005;23:876–89.

[3] Miller JM, Das MK, Yadav AV, et al. Value of the 12-lead ECG in wide QRS tachycardia. Cardiol Clin 2006;24:439–51.

[4] Brugada P, Brugada J, Mont L, et al. A new approach to the differential diagnosis of a regular tachycardia with a wide QRS complex. Circulation 1991;83:1649–59.

[5] Stahmer SA, Cowan R. Tachydysrhythmias. Emerg Med Clin N Am 2006;24:11–40.

[6] Garmel GM. Wide complex tachycardias: understanding this complex condition. Part I – epidemiology and electrophysiology. West J Emerg Med 2008;9:28–39.

[7] Gupta R, Kaufman S. Cardiovascular emergencies in the elderly. Emerg Med Clin N Am 2006;24:339–70.

[8] Moss AJ, Hall WJ, Cannom DS, et al. Improved survival with an implanted defibrillator in patients with coronary disease at high risk for ventricular arrhythmia. N Engl J Med 1996;335:2933–40.

[9] AVID Investigators. A comparison of antiarrhythmic-drug therapy with implantable defibrillators in patients resuscitated from near fatal ventricular arrhythmias. N Engl J Med 1997;337:1576–83.

病例 16　胸痛伴精神紧张

【病例概况】女性，70 岁，胸痛伴精神紧张。

【现病史】因丈夫生病住院致焦虑后出现胸痛数小时，疼痛呈压榨性，位于胸部正中部位，无放射痛，疼痛评分 8 分（疼痛评分按 0～10 分），伴出汗，无呼吸浅促，无呕吐，使用的药物包括氯沙坦、地尔硫䓬、氢氯噻嗪、华法林、辛伐他汀。否认烟酒嗜好，长期与丈夫生活。

【既往史】既往高血压、高脂血症、阵发性房颤。

【体格检查】

一般情况：营养良好，皮肤湿润，表情忧伤伴中度不适。

生命体征：体温 36.6℃，脉搏 80 次 / 分，血压 160/90mmHg，呼吸频率 20 次 / 分，血氧饱和度 100%。

五官：无异常。

颈部：颈软，无颈静脉怒张。

心脏：律齐，未及心包摩擦音、心脏杂音、奔马律。

肺部：双肺听诊呼吸音清。

腹部：腹部平坦，无压痛、腹胀。

直肠：直肠指检正常，软棕色便，粪便潜血试验阴性。

四肢：无杵状指、发绀、水肿。

神经系统：无异常。

入院后给予心电监测，行 12 导联心电图检查（图 16-1），并与 6 个月前心电图对比（图 16-2）。开放静脉通道，抽血送检。给予阿司匹林口服，静脉注射肝素及依替巴肽。查肌钙蛋白 I 4.2ng/ml（参考值为 0～0.09ng/ml）。急送完善冠状动脉造影检查，示冠状动脉无异常，见心脏前下壁运动功能减退，左心室心尖部膨胀。

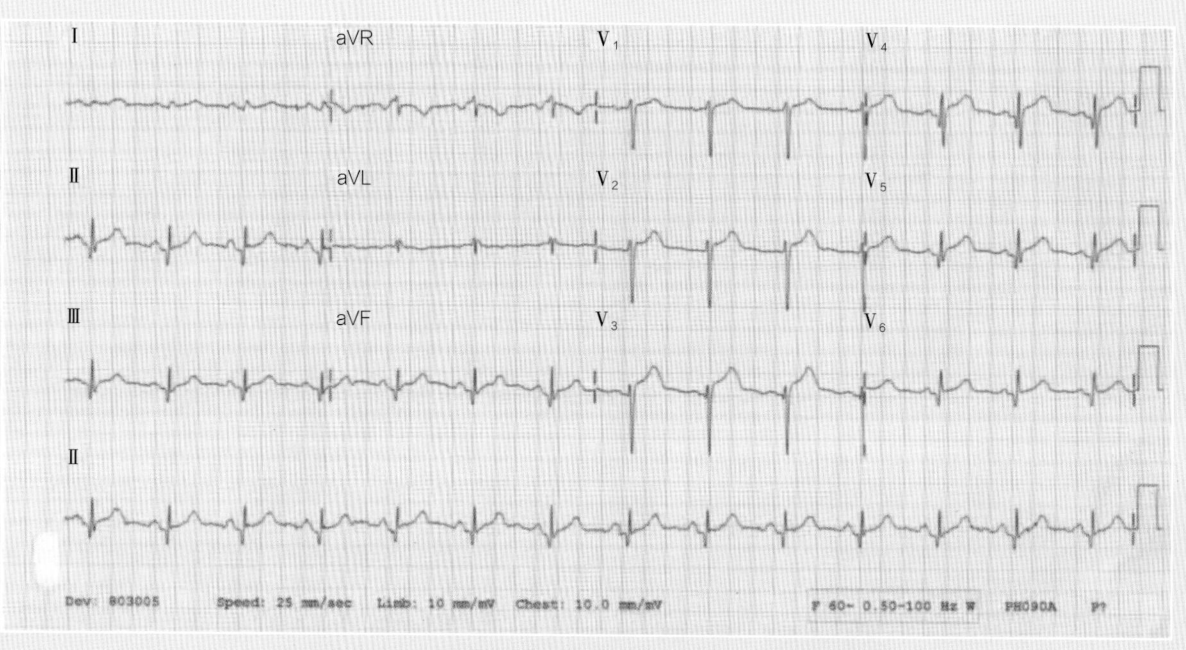

▲ 图 16-1　70 岁女性患者胸痛若干小时的 12 导联心电图

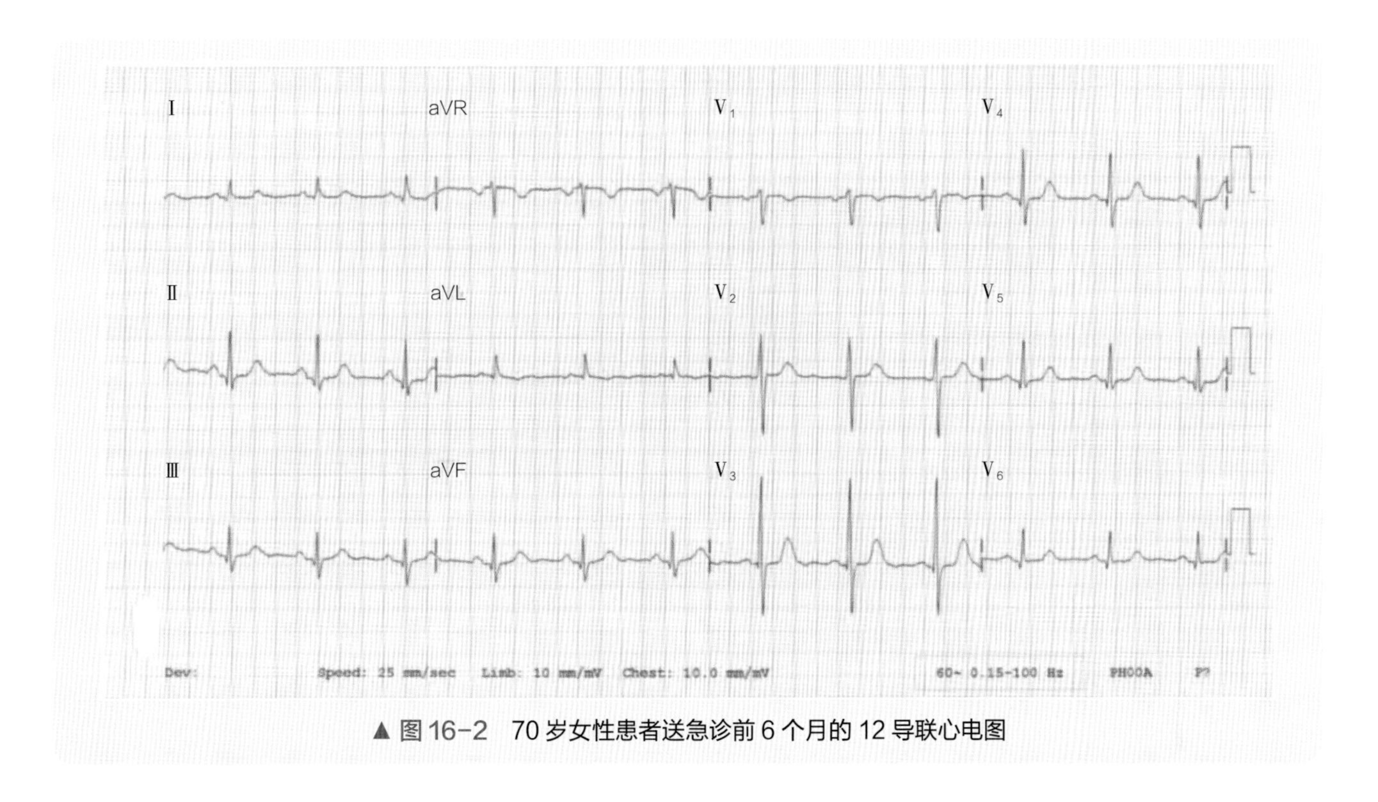

▲图 16-2 70 岁女性患者送急诊前 6 个月的 12 导联心电图

【病例解读】

诊断：应激性心肌病（“心碎综合征”），情绪抑郁、肾上腺素介导的心肌损伤。

诊断依据：与既往心电图进行对比（图 16-2），急查心电图（图 16-1）示胸导联（V_1～V_6）ST 段抬高。

治疗及转归：患者住院 2 天后出院，并继续服用之前的药物，同时加用阿司匹林和氯吡格雷 1 个月，出院 1 周后，超声心动图检查示整个左心室功能减弱，下壁、心尖和侧壁运动异常。

【病例讨论】应激性心肌病。

应激性心肌病又称 Takotsubo 心肌病（Takotsubo cardiomyopathy，TCM），是一过性的心肌病，其主要特点是心尖功能减退伴球囊样扩张且冠状动脉造影无异常[1]。Takotsubo 是由日语 tako（章鱼）和 tsubo（罐子）组成，是日本一种圆底窄口诱捕章鱼的器皿[1]。应激性心肌病心室造影时，可见心尖在心脏收缩末期变宽，而同时可见心底因痉挛变窄，就像日本捕章鱼的器皿样形状[1]。应激性心肌病的典型特点是在情绪应激下，出现急性心肌梗死症状，包括胸痛、ST 段改变和心肌酶谱阳性等[2]。已有文献报道，突然得知死亡的消息、发生争吵、参加葬礼、目击持枪抢劫，甚至一个刺激的聚会均会诱发此病[2]。

女性发病较男性多（6∶1），尤其是绝经后女性[3]。在大多数情况下，心尖部过性球囊样扩张的临床背景非常相似。应激性心肌病典型患者因突发呼吸困难和胸痛等心脏不适症状来就诊[4]。大部分患者以上症状的发生都接近某个明确的“触发点”。这种触发事件常有，但没有也不能排除此病。情绪激动也可以是急性不适，如严重的哮喘发作，也可导致情绪的改变而诱发应激性心肌病[4]。大部分患者表现胸痛及相应心电图改变，提示心肌缺血，并非所有的都有 Q 波改变[4]。心电图表现多样，ST 段改变可类似 ST 段抬高性心肌梗死（ST segment elevation myocardial infarction，STEMI）患者的心电图改变，但并不全是[3]。通常在该病的发病初期，心电图可见深 T 波倒置伴 ST 段抬高而不是典型的 Q 波变化。在 12 导联心电图中最常见的 ST 段抬高是 V_1～V_3 导联，偶见 Ⅰ 和 aVL 导联[3]。鉴于心电图检查结果和显示的室壁运动异常，心肌酶释放低于预期。

行冠状动脉造影检查，无冠状动脉阻塞证据。除此之外，通常在2～4周复查超声心动图可示左心室功能完全恢复，射血分数正常，无残留室壁运动异常[2]。以下4个关键的临床标准高度提示应激性心肌病。

• 突来的精神压力。

• 典型的冠状动脉缺血症状，但冠状动脉造影示冠状动脉正常。

• 超声心动图示左心室功能障碍伴左心室基底运动功能的保留，并且其他所有左心室壁的运动功能障碍。

• 几周内，患者的左心室功能可恢复，起始症状消失[2]。

导致左心室功能障碍的具体机制尚不清楚。目前广泛讨论是在压力应激下儿茶酚胺的释放可能与左心室功能障碍有关[5]。研究发现应激性心肌病患者血儿茶酚胺水平较心肌梗死患者高2～3倍，比已经报道的正常值高7～34倍[2,6]。Elesber等证明异常的微血管灌流造成心肌灌注受损在心尖球囊样扩张综合征的患者中是常见的，并与心肌受损的面积相关，这提示微血管障碍在心肌顿抑的发病机制中具有重要的作用[7]。幸运的是，通过一般的对症支持治疗，应激性心肌病患者初期心力衰竭预后较好，左心室功能也会在几周内恢复正常[2]。

【总结】

1. 应激性心肌病是一过性的心肌病，其主要特点是心尖功能减退伴球囊样扩张且冠状动脉造影无异常，但是，它是一个排除性诊断。

2. 应激性心肌病的症状是在情绪应激下，出现急性心肌梗死症状，包括胸痛、ST段改变和心肌酶谱阳性。

3. 应激性心肌病冠状动脉造影示冠状动脉正常。

4. 血浆儿茶酚胺的升高及微血管血流的异常可能在应激性心肌病的发展中起重要作用。

5. 应激性心肌病患者的预后较好，在几周内患者左心室收缩功能障碍可恢复正常。

参考文献

[1] Kolkebeck TE. Takotsubo cardiomyopathy: an unusual syndrome mimicking an ST-elevation myocardial infarction. Am J Emerg Med 2007;25:92–5.
[2] Mitchell SA, Crone RA. Takotsubo cardiomyopathy: a case report. J Am Soc Echocardiogr 2006;19:1190.e9–10.
[3] Geninatti M, Thames M. All stressed out and no pump to go. Am J Emerg Med 2007;25:202–7.
[4] Aurigemma GP, Tighe DA. Echocardiography and reversible left ventricular dysfunction. Am J Med 2006;119:18–21.
[5] Merchant EE, Johnson SW, Nguyen P, et al. Takotsubo cardiomyopathy: a case series and review of the literature. West J Emerg Med 2008;9:104–11.
[6] Wittstein IS, Theimann DR, Lima JAC, et al. Neurohormonal features of myocardial stunning due to sudden emotional stress. N Engl J Med 2005;352:539–48.
[7] Elesber A, Lerman A, Bybee KA, et al. Myocardial perfusion in apical ballooning syndrome correlate of myocardial injury. Am Heart J 2006;152:469.e9–13

病例 17　身体虚弱、心率偏慢

【病例概况】男性，72 岁，身体虚弱，心率偏慢。

【现病史】患者诉近 2 个月来全身进行性疲劳、乏力就诊于急诊科。1 周前就诊于其家庭医生，调整口服美托洛尔 50mg 改为 25mg，入院前 1 周，患者症状仍未好转，患者自行停止服用美托洛尔。入急诊时，触摸患者桡动脉示脉缓。否认胸痛、气短、腹痛，否认恶心、呕吐，但站立时有头晕症状。

【既往史】既往冠状动脉粥样硬化性心脏病，高血压，高脂血症，糖尿病史。

【体格检查】

一般情况: 营养中等，皮肤湿润，无急性面容。

生命体征: 体温 36.5℃，脉搏 37 次 / 分，血压 150/90mmHg，呼吸频率 20 次 / 分，血氧饱和度 98%。

五官: 无异常。

颈部: 颈软，无颈静脉怒张。

心脏: 心动过缓，律齐，未及心包摩擦音、心脏杂音、奔马律。

肺部: 双肺听诊呼吸音清。

腹部: 腹软，无压痛、腹胀。

四肢: 无杵状指、发绀、水肿。

神经系统: 无异常。

接心电监测及行 12 导联心电图检查（图 17–1），开放静脉通道，抽血实验室检查。

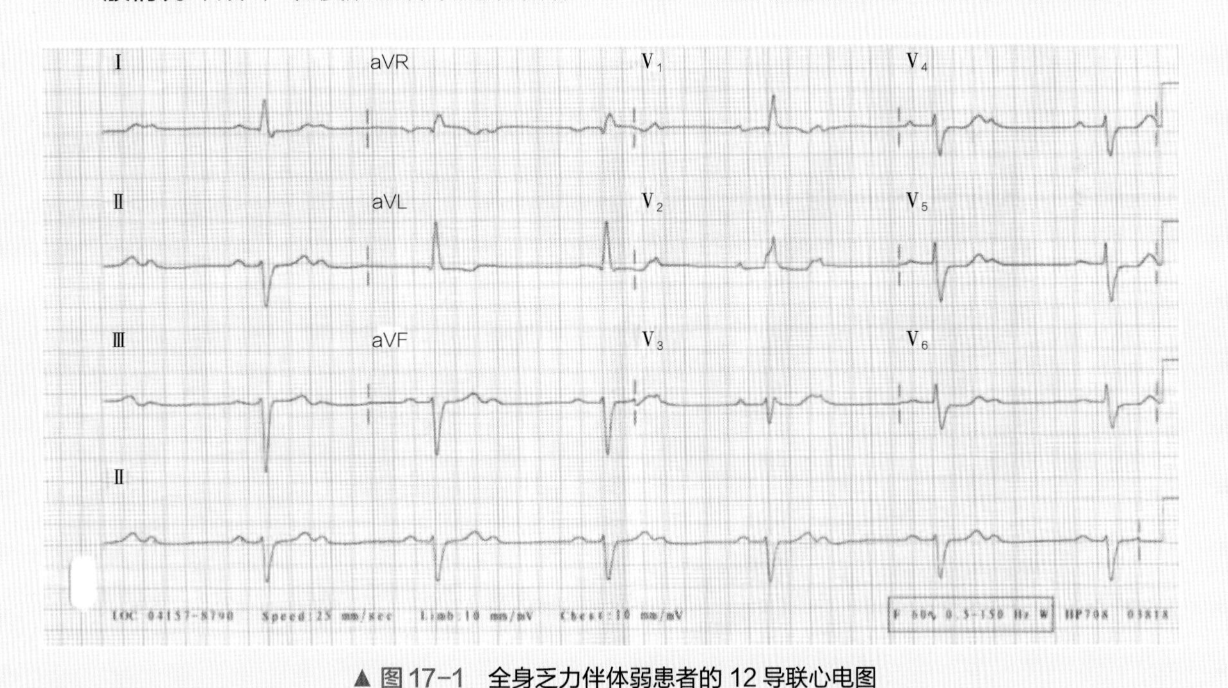

▲ 图 17–1　全身乏力伴体弱患者的 12 导联心电图

【病例解读】

诊断: 考虑 2∶1 房室传导阻滞。

诊断依据: 在心电图上能确定是房室传导阻滞，但不能确定是莫氏Ⅰ型还是Ⅱ型，实验室检查全血细胞数、电解质、尿素氮、肌酐、血糖、肌钙蛋白Ⅰ正常。患者心率维持在 30 次 / 分，血压正常，但并无明显症状。

治疗及转归：给予心电监测，请心内科会诊，诊断为高级别Ⅱ度房室传导阻滞，患者收住院后予永久性起搏器植入术，住院第 4 天患者症状好转。

【病例讨论】房室传导阻滞。

一度房室传导阻滞是指 PR 间期延长＞ 0.2s，且 PR 间期始终保持不变[1]。P 波形态正常，并出现在每个 QRS 波前，且 QRS 波形正常，每个心房复合波都传至心室。一度房室传导阻滞可在健康人群中发现，特别是在健康成年人或运动员中多见[2]。病理性房室传导阻滞多见于房室结或浦肯野系统传导异常，常见病因有急性心肌梗死（特别是下壁心肌梗死）、心肌炎、电解质紊乱和使用房室结阻滞药物[2]。

二度房室传导阻滞是指心脏传导系统异常，部分房性冲动不能传导至心室[3]。心电图可见部分 P 波后面无 QRS 波。二度房室传导阻滞分两型，莫氏Ⅰ型和莫氏Ⅱ型。莫氏Ⅰ型特点是 PR 间期进行性延长，RR 间期进行性缩短，直至心房冲动不能下传而致 QRS 波未产生及心室未收缩。PR 间期在循环的第 1 次心搏中最短，而 RR 间期在每个心动周期可下传的心率中是恒定的[3]。莫氏Ⅰ型主要是由于房室结（72%）或浦肯野系统（28%）延搁[3]。

莫氏Ⅱ型的特点是意外的非传导性心房冲动[3]。因此，PR 间期及 R–R 间期是固定的[3]。在莫氏Ⅱ型传导阻滞中，房室传导延迟是无规律的。除延迟点在房室束外，QRS 波可宽大畸形。在莫氏Ⅱ型中，心房复合波传导模式可分 3∶1 下传、4∶1 下传，或者是 3∶2 下传[3]。与Ⅰ型比较，Ⅱ型预后更差，如果患者有症状，需永久性起搏器植入治疗。

当心房动冲动以 2∶1 下传时就可能确定是莫氏Ⅰ型还是Ⅱ型。在这个病例里，有学者认为是 2∶1 传导类型，但并没有具体归类于是莫氏Ⅰ型还是莫氏Ⅱ型[2]。尽管如此，急诊科医生应首先怀疑预后更差的莫氏Ⅱ型传导阻滞，除非有其他证据除外莫氏Ⅱ型传导阻滞[1]。

三度房室传导阻滞指无心房冲动传导至心室[4]。心房心室的搏动是独立的（房室分离），而且心房率快于心室率，因为后者是逸搏心率。心房冲动在心电图上表现为 P 波，而心室去极化时在心电图上表现为 QRS 波，但是在三度房室传导阻滞时，两者无关联。当心室出现逸搏性心律滞时，提示预后更差，多为后天性因素造成。在无逸搏心律产生时，可能出现心脏停搏[4]。

【总结】

1. 一度房室传导阻滞可见于健康人群，特别是在青年人及运动员中多见。

2. 在二度房室传导阻滞中，与莫氏Ⅰ型比较，莫氏Ⅱ型预后更差，如果患者有症状，需永久性起搏器植入治疗。

3. 当患者房室传导比为 2∶1 时，可能无法确定是莫氏Ⅰ型还是莫氏Ⅱ型，除非有证据排除，否则应按莫氏Ⅱ型处理。

4. 三度房室传导阻滞，也叫完全性房室传导阻滞，没有心房冲动传导至心室，导致房室分离，需要永久性起搏器植入治疗。

参考文献

[1] Brady WJ, Harrington RA. Atrioventricular block. In: Chan TC, Brady WJ, Harrigan RA, et al. (eds). ECG in Emergency Medicine and Acute Care. Philadelphia: Elsevier, 2005;85–9.

[2] Patel PM, Wu W-C. The electrocardiogram in the primary care office. Prim Care Clin Office Pract 2005;32:901–30.

[3] Levine MD. Heart block, second degree. eMedicine Website. Available at http://www.emedicine.com/emerg/topic234. htm. Accessed June 30, 2008.

[4] Ufberg JW, Clark JS. Bradydysrhythmias and atrioventricular conduction blocks. Emerg Med Clin N Am 2006;24:1–9.

病例 18　头痛、颈痛、胸痛

【病例概况】男性，73 岁，头痛、颈痛、胸痛。

【现病史】因头痛、颈痛、胸痛 1h 就诊急诊科。患者倚靠于洗手池旁时，突发严重的双侧颞区头疼，向下放射至后颈部、背部、左胸部。呈钝痛，疼痛 8 分（疼痛分级按 0～10 分）。伴出汗、气短，否认恶心、呕吐、头晕、注意力不集中、麻木、乏力、视物改变和口齿不清。患者就诊前已舌下含服硝酸甘油 3 片和阿司匹林 81mg，症状仍未改善。患者平时服用的药物包括阿司匹林、可乐定、赖诺普利、洛伐他汀及比索洛尔 / 氢氯噻嗪。否认烟酒毒品嗜好。

【既往史】既往有高血压，冠状动脉粥样硬化性心脏病，心肌梗死病史。

【体格检查】

一般情况：患者神志清楚，中度不适。

生命体征：体温 36.3℃，脉搏 75 次 / 分，血压 189/73mmHg，呼吸频率 20 次 / 分，血氧饱和度 98%。

五官：双瞳等大等圆，对光反射灵敏，眼球运动正常。

心脏：律齐，胸骨左缘可闻及Ⅱ/Ⅵ级舒张期杂音，未及心包摩擦音、奔马律。

肺部：双肺底可及湿啰音，未及哮鸣音。

腹部：腹软，无压痛、腹胀。

四肢：双下肢 2+ 凹陷性水肿，上下肢脉搏搏动明显且无明显差别。

神经系统：无异常。

开放静脉通道，抽血实验室检查，12 导联心电图（图 17-1）示正常窦性心率，室率 82 次 / 分，与 1 年前的心电图对比，有室性期前收缩，Ⅰ、Ⅱ、V_4～V_6 导联 ST 段压低。实验室检查全血细胞计数，生化及肌钙蛋白 I 均在正常范围内，患者已经舌下含服硝酸甘油，并行床旁胸部 X 线片（图 18-1）。

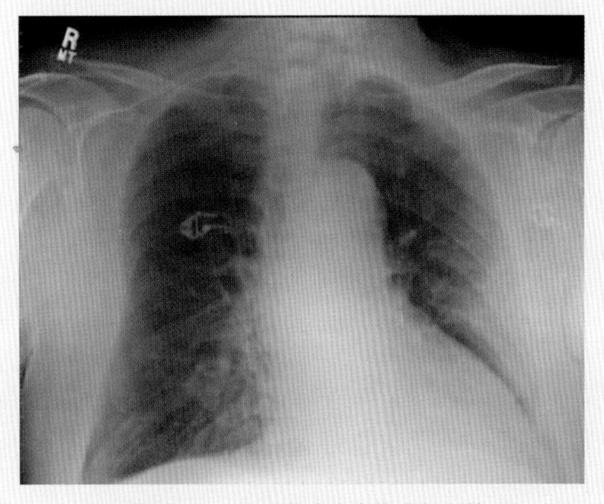

▲ 图 18-1　头颈胸痛患者的胸部正位 DR

【病例解读】

诊断：Stanford A 型主动脉夹层。

诊断依据：胸部 X 线片示纵隔增宽。胸部增强 CT 示 A 型主动脉夹层，主动脉夹层位于主动脉瓣水平上方，累计升主动脉、主动脉弓、降主动脉胸段，延伸至腹主动脉，止于髂总动脉分叉处（图 18-2）。

治疗及转归：请血管外科医师会诊，艾司洛尔和硝普钠静脉滴注控制心率及血压，送急诊手术室手术治疗。

【病例讨论】主动脉夹层。

主动脉夹层是指动脉管壁（管壁分内膜、中膜和外膜）撕裂，血液灌入动脉内膜与中膜之间，形成一个假腔[1]。撕裂往往起源于大动脉内膜，并可向近端或远端撕开，导致相应的临床症状。夹层的分型主要是根据累及的动脉范围而定。据

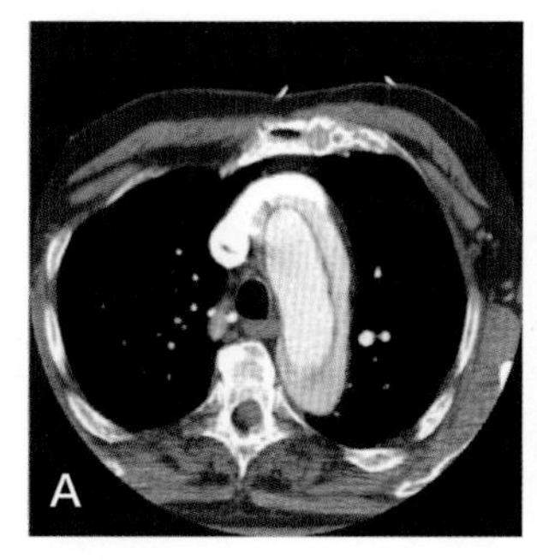

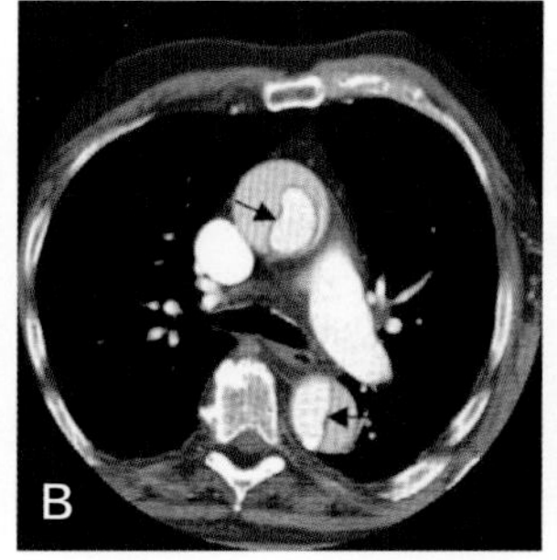

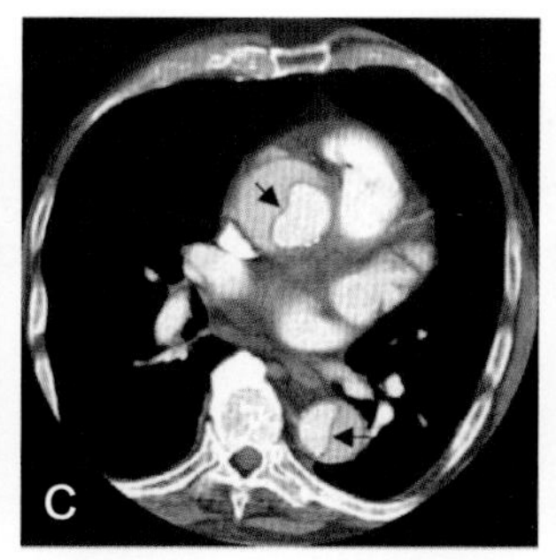

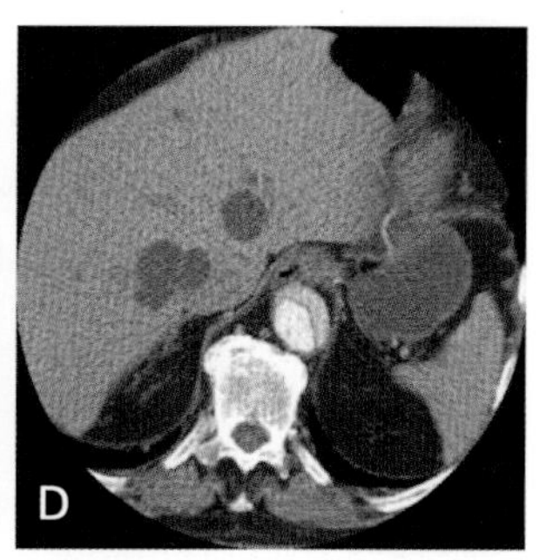

▲图 18-2 CT 示 Stanford A 型主动脉夹层

A. 动脉撕裂自主动脉弓；B 和 C. 延伸至升主动脉，降主动脉；D. 腹主动脉

Stanford 分类方法，A 型是指夹层累及升主动脉，无论是否累及降主动脉；B 型只累及降主动脉（图 18-3）。也可分为急性型（发病＜2 周）和慢性型（发病＞2 周）。大多数就诊于急诊科的胸主动脉夹层是急性的，表现为胸痛或背痛。

美国每年有＞2000 例主动脉夹层患者发病[2]，是主动脉最常见的疾病，大部分发病年龄在 50—70 岁，多见于男性。升主动脉夹层 2 周内未经处理死亡率高达 75%，若诊断不明确，1 年内死亡率高达 90%[2, 3]。在最初 24～48h，估计每小时的死亡率达 1%～2%。

胸主动脉夹层的危险因素包括高血压、高龄、男性、妊娠、二叶型主动脉瓣、主动脉狭窄、结缔组织病（如马方综合征）和吸食可卡因[2]。95% 的主动脉夹层患者有胸痛，大部分是突发胸前区或胸背部疼痛[1-3]。疼痛呈撕裂样痛，尽管如此，却只有 50% 的患者因胸背部撕裂样痛就诊[3]。13% 的患者可合并晕厥，而有 3% 的患者可能以单一晕厥症状就诊。

查体可见 50% 的主动脉夹层患者合并高血压（收缩压＞150mmHg），16% 的主动脉夹层患者合并低血压或休克[3]。少于 1/3 的患者于舒张期可闻及微弱的杂音。5%～17% 的患者可出现脑血管意外的局部神经系统症状[3, 4]。20%～40% 的患者测量双上肢及双下肢的血压提示收缩压差值大于 20mmHg[1]。心肌梗死相对少见于并发于近端主动脉夹层，为 1%～7%。对于这类患者，心电图可见 ST 段抬高或压低的心肌缺血或梗死表现[2, 4]。

85%～90% 的主动脉夹层患者可出现胸部 X 线片异常[1]，在 63% 的 A 型夹层和 56% 的 B 型夹层患者的胸部正位片中最常见的异常是纵隔增宽（＞8cm）[1]。胸部 X 线片还可发现主动脉壁钙化点与主动脉分离＞5mm、主动脉弓部模糊、左胸膜顶受压，左胸腔积液，棘突旁线移位，支气管移位或抬高，气管或食管向右侧移位。

Bushnell 和 Brown 发表了一篇广泛的综述，研究了病史、体格检查和胸部 X 线在检出急性胸主动脉夹层（TAD）方面的作用及其准确性[5]。他们总结突发剧痛、脉搏短促、神经功能缺损增加了诊断主动脉夹层的可能性，而胸部 X 线片正常和缺乏突发剧痛症状可降低诊断主动脉夹层的可

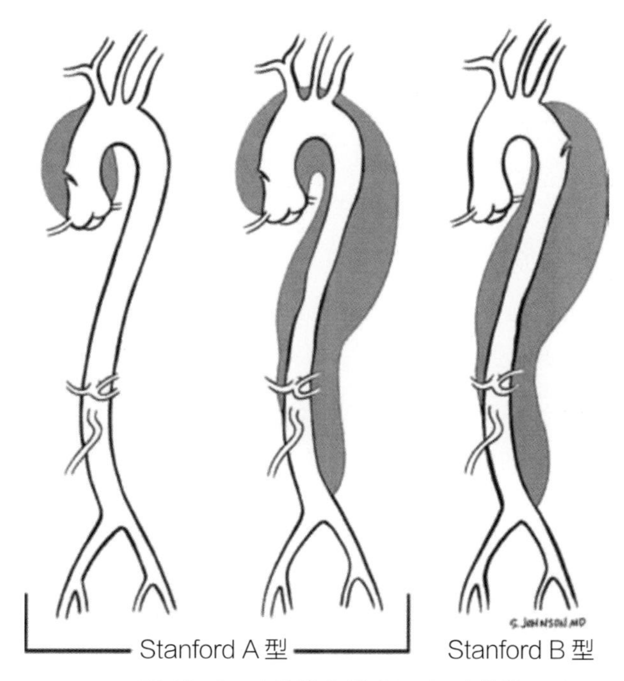

▲图 18-3 主动脉夹层 Stanford 分类

能性。由于主动脉夹层表现具有多样性，诊断并不能完全依靠病史、体格检查、胸部 X 线片；需要进一步检查来明确或排除主动脉夹层[5]。

诊断主动脉夹层取决于现有可获得的临床资料，患者的临床表现及对该病的高度可疑。高度怀疑的不稳定患者不能离开急诊科（除非去手术室）。经食管超声心动图检查（rans-esophageal echocardiography，TEE）对于这类患者，可有心内科医师在床旁完善 TEE。TEE 具有快捷、方便、不需要使用对比剂且可在急诊科完成等优点[1]。对于熟练操作者，其诊断敏感性可达 98%，特异性 63%～96%[1]。主要缺点是不能广泛普及。

胸部 CT 具有快捷、普遍应用、无创、操作人员少、准确率高、敏感性 94%、特异性 87%～100% 的优点[1]。多排 CT 扫描诊断主动脉夹层的敏感性为 99%[3]。此外，CT 尚可提供其他潜在性诊断。缺点是需要使用对比剂及离开急诊室检查。胸主动脉造影是诊断主动脉夹层的金标准，已被 CT 扫描和 TEE 取代。动脉造影敏感性为 87%，特异性为 75%～94%[1]。动脉造影的缺陷是有创，耗时较长，患者需要使用较多的对比剂。MRI 是一种诊断胸主动脉夹层及其准确的诊断方式，未来其应用可能增加。

主动脉夹层的首要处理主要是积极控制心率和血压，对于高血压患者，可使用短效、快速的 β 受体拮抗药（如艾司洛尔或美托洛尔），使心率降至目标心率（60 次 / 分）[1]。经 β 受体拮抗药治疗后，再加用强效的血管扩张药，如硝普钠泵入以维持收缩压在 100～120mmHg。单药拉贝洛尔可作为替代药。麻醉类药物可用来镇痛。对于合并低血压患者，须用生理盐水补充血容量；然而，应避免用血管收缩药，以免其增加大血管剪切力。即使主动脉夹层患者有心肌缺血的表现，也不能抗凝及抗纤维蛋白治疗，因为会造成非常严重的后果[1]。

主动脉夹层是否需要进一步的处理取决于的分型和并发症，近心端的夹层须急诊手术处理。72% 的 A 型夹层患者接受外科治疗，在经验丰富的治疗中心手术死亡率为 7%～36%[1]。B 型往往采取保守治疗。外科手术适应证包括进行性撕裂、血肿进行性增大、大动脉主要分支的受累、夹层即将破裂、破裂致胸膜腔积血。血管支架置入术越来越广泛运用于 A 型和 B 型夹层的治疗。鉴于主动脉夹层的高发生率和高死亡率，患者需要密切监测，所有主动脉夹层患者均应入住 ICU。

【总结】

1. 升主动脉夹层于发病 2 周内未经处理死亡率高达 75%，如果未经诊断发现，1 年内死亡率高达 90%。

2. 主动脉夹层的危险因素包括高血压、高龄、男性、妊娠、二叶型主动脉瓣、主动脉狭窄、结缔组织病（如马方综合征）和吸食可卡因。

3. 由于主动脉夹层临床表现具有多样性，诊断并不能完全依靠病史、体检、胸部 X 线片；需要进一步的检查以诊断或排除主动脉夹层。

参考文献

[1] Gupta R, Kaufman S. Cardiovascular emergencies in the elderly. Emerg Med Clin N Am 2006;24:339–70.

[2] Rogers RL, McCormack R. Aortic disasters. Emerg Med Clin N Am 2004;22:887–908.

[3] Kelly BS. Evaluation of the elderly patient with acute chest pain. Clin Geriatr Med 2007;23:327–49.

[4] Haro LH, Krajicek M, Lobl JK. Challenges, controversies, and advances in aortic catastrophes. Emerg Med Clin N Am 2005;23:1159–77.

[5] Bushnell J, Brown J. Rational clinical examination abstract: clinical assessment for acute thoracic aortic dissection. Ann Emerg Med 2005;46:90–2.

病例 19　几乎晕厥、心动过速、胸痛

【病例概况】女性，74 岁，几乎晕厥，心动过速，胸痛。

【现病史】患者刷牙时出现呼吸困难，中度胸部压榨感，伴头晕目眩。其丈夫测其血压 74/50mmHg，心率 110 次 / 分，遂呼叫救护车。患者于就诊前 6 个月行应激试验检查，在应激状态下，室间隔及下壁可出现中重度缺血。随后行造影，射血分数为 45%，并伴局限性心底下壁运动功能减弱，而冠状动脉无堵塞。患者既往心电图示右束支和左后支束 I 度阻滞。1 周前，患者出现头晕眼花，使其将美托洛尔服用量减半，为 12.5mg/d。

救护人员到达时，患者神志清楚，心电图示宽大畸形、形态单一、节律规整的 QRS 波（图 19−1），心率＞ 200 次 / 分。即刻给予静脉注射利多卡因，心律见图 19−1，患者收缩压达到 100mmHg。患者以Ⅲ级急症送入急诊科，入急诊科后患者仍诉头晕，但否认胸痛、气短。

【既往史】既往有高脂血症，高血压病史。

【体格检查】

一般情况：患者神志清楚，无急性痛苦面容。

生命体征：体温 37℃，脉搏 53 次 / 分，血压 100/60mmHg，呼吸频率 22 次 / 分，血氧饱和度 99%。

五官：无异常。

颈部：颈软，无颈静脉怒张。

心脏：心率慢，律齐，未及心包摩擦音、心脏杂音、奔马律。

肺部：双肺呼吸音清。

腹部：腹软，无压痛、腹胀。

四肢：无杵状指，无苍白、水肿，外周动脉搏动微弱。

神经系统：无异常。

给予心电监测，开放静脉通道，抽血送实验室检查。12 导联心电图示窦性心率且 ST-T 无明显变化（图 19−1）。实验室检查（包括全血细胞数、电解质、肌酐、血糖和肌钙蛋白 I）均正常。

【病例解读】

诊断：完全性房室传导阻滞（三度房室传导阻滞）。

诊断依据、治疗及转归：达到急诊科时，患者心电图仍为三度房室传导阻滞合并交界性逸搏心率（53 次 / 分）。在急诊科通过颈内静脉置入临时起搏器，尽管调整了临时起搏器的灵敏度，但是起搏器的尖峰落在 T 波上，临时关闭起搏器，使起搏器导线重新定位。3min 后患者失去意识、脉搏无法触及。图 19−2 显示的心电节律是多形室性心动过速，符合尖端扭转型室性心动过速节律。立即予 200J 双相电除颤后转复为Ⅱ度房室传导阻滞，患者恢复意识，同时重新启动临时起搏器，设置心率 90 次 / 分以抑制患者固有心率。患者被送至 ICU，行永久性起搏器植入术。

【病例讨论】三支阻滞，完全性心脏传导阻滞及利多卡因。

心室内传导异常导致的心电图异常往往让临床医生感到困惑，并可能掩盖潜在的致死性疾病，如急性心肌梗死 [1]。室内传导异常包括多种形式，每种形式都具有其独特的临床特征。根据受累的神经束数目来对心室传导异常进行分类是非常有益的。希氏束的电活动传导至右束支、左前束支、左后部 [2]。单支传导阻滞，如右束支传导阻滞，

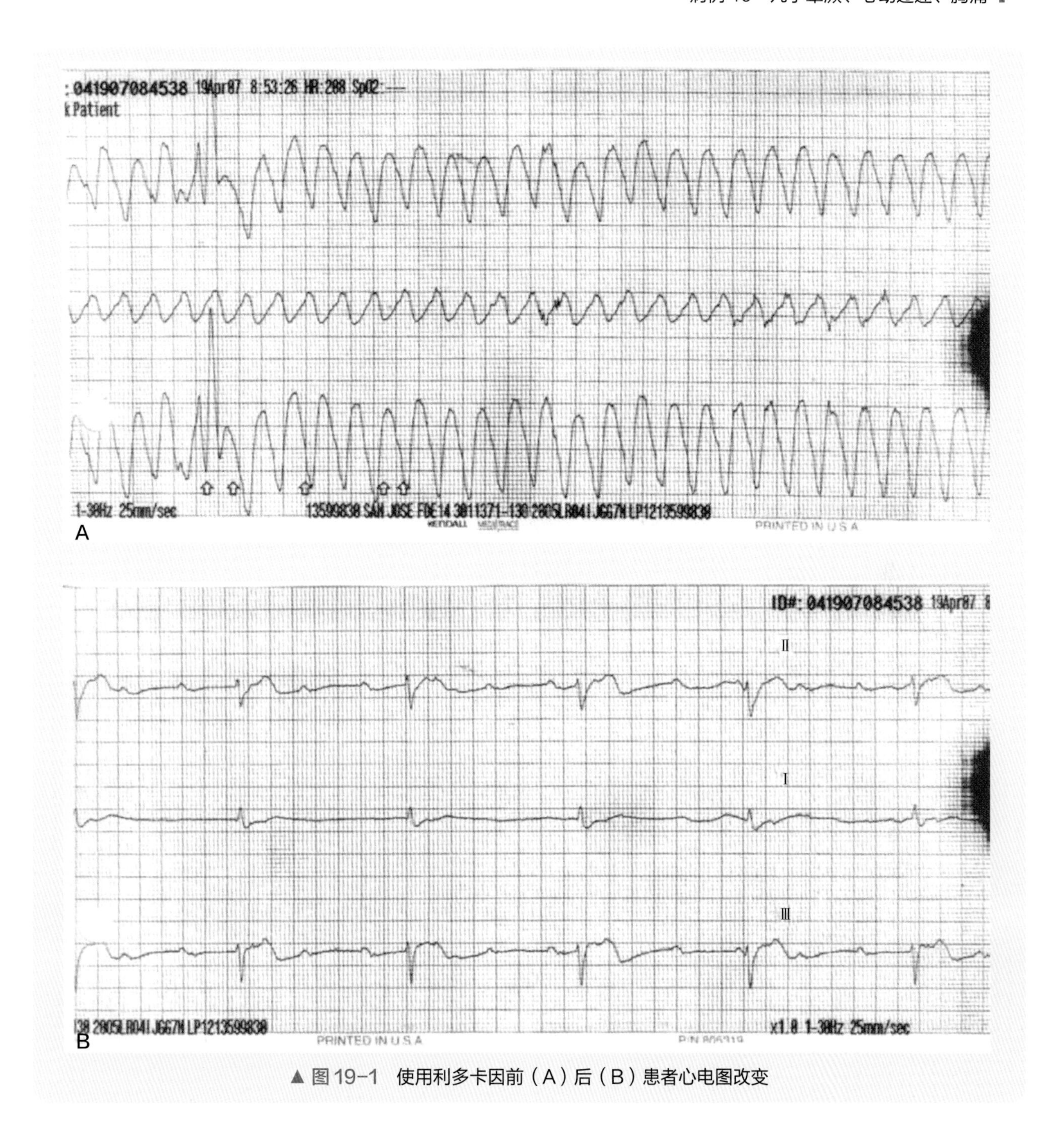

▲图 19-1　使用利多卡因前（A）后（B）患者心电图改变

左后束支传导阻滞，左前束支传导阻滞，都是单支传导紊乱的结果。双支传导阻滞，如左束支传导阻滞，右束支传导阻滞联合左前束支传导阻滞，或者右束支传导阻滞联合左后束支传导阻滞。三支阻滞表示三支均被阻滞[1]。

三支阻滞可表现为双束支阻滞合并Ⅲ度房室传导阻滞，若单支传导阻滞不完全，心电图常显示双支传导阻滞合并一级或二级方式传导阻滞。如果病变的束支传导也失败，则将出现完全性阻滞。多支传导阻滞患者合并高级别的传导系统病变，尽可能进展为完全性的心脏传导阻滞和心源性猝死。双支传导阻滞患者 3 年内死亡率在左束支传导阻滞患者中约为 35%，右束支和左前支传导阻滞的患者为 11%，右束支和左后支患者则为 7%[1]。

利多卡因主要是在钠离子通道开放或失活状态下抑制钠离子内流，具有起效快、作用时间短

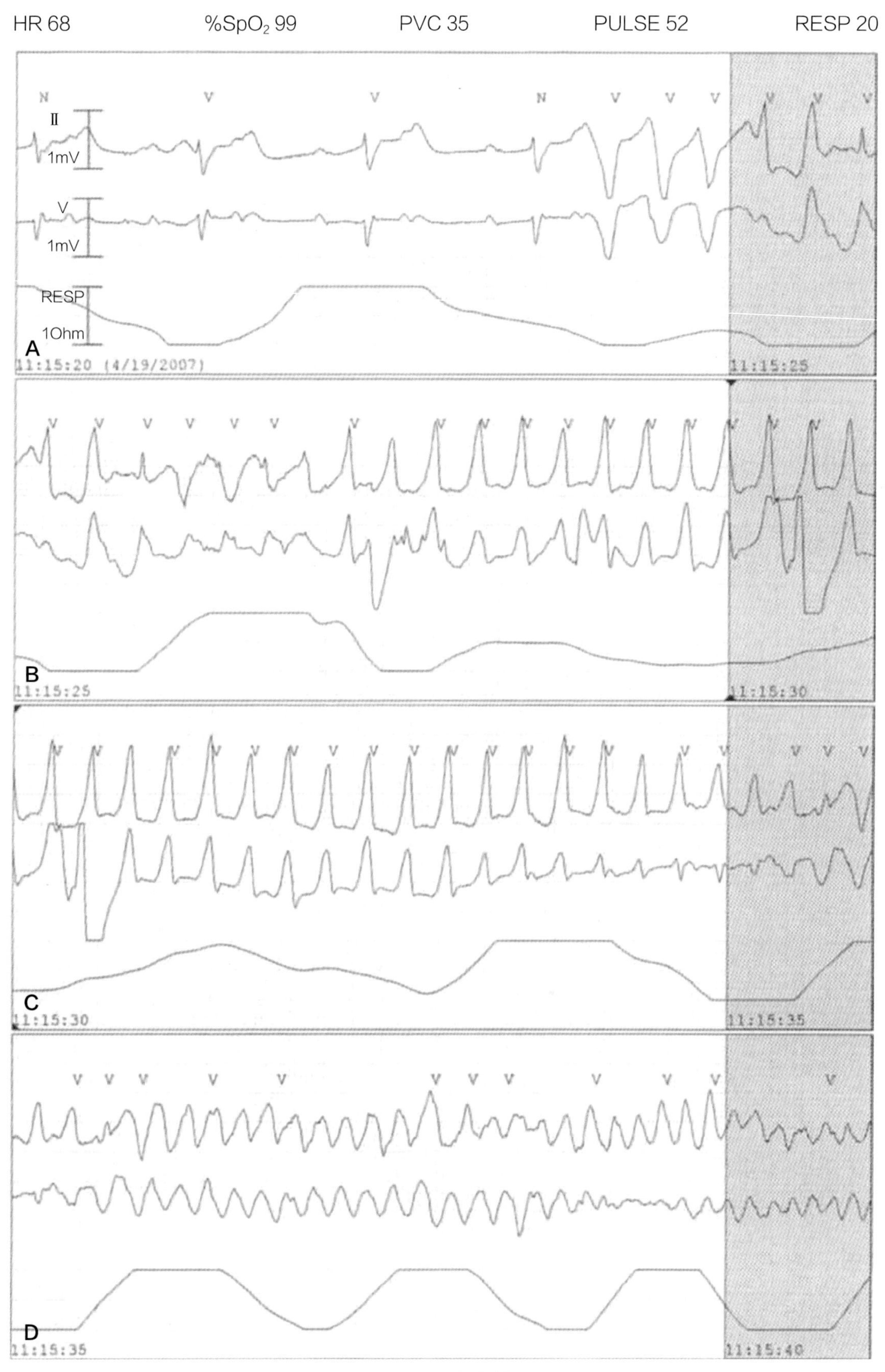

▲图 19-2 关闭起搏器后

A.三度房室传导阻滞转变成宽大 QRS 波；B. 转变成单一室性心动过速；C. 转变为尖端扭转；D. 尖端扭转

的特点，且常规剂量不影响窦房结自律性。体外实验表明，利多卡因可抑制病变和非病变的浦肯野纤维的自律性，同时在去极化早期和晚期也可抑制浦肯野纤维自律性[3]。它可以在缺血期间将单向阻滞区转为双向阻滞，并通过抑制大 F 波变成小 f 波而避免出现心室颤动。在体内试验中，利多卡因对自律性和传导性的影响很小。当患者合并窦房结功能障碍、His-Purkinje 系统传导异常和交界性或室性逸搏心率时，使用利多卡因可抑制心脏的自律性及传导性[3]。偶有报道健康人使用利多卡因后可抑制窦房自律性和 His-Purkinje 系统的传导性。

此患者既往的心电图示不完全三支阻滞（双束支阻滞合并一度房室传导阻滞），增强了进展至三度房室传导阻滞风险。另外，患者本身有 His-Purkinje 疾病，使用利多卡因后抑制了室性心动过速并导致传导功能障碍，而致完全性房室传导阻滞。最后，在就诊前 1 周，患者因头晕目眩而就诊于家庭医生时，患者可能已经发生过 1 次房室传导阻滞，以致当时 β 受体拮抗药改为之前的半量。

【总结】

1. 多束支传导阻滞的患者其高级别传导系统病变，易进展成完全性房室传导阻滞和突发心源性猝死。

2. 所有三度房室传导阻滞的患者均需住有心电监测的普通病房（血流动力学稳定，且经皮起搏器实现夺获）或 ICU 根据医院资源和心内科医师意见决定。

3. 完全性房室传导阻滞患者，合并急性心肌梗死、活动性心肌缺血、充血性心力衰竭、广泛复杂的逸搏心律或者低灌注症状时，可能需要早期植入永久性起搏器，特别是当外部或经静脉的起搏器难以夺获心律时。

4. 已有窦房结功能障碍、His-Purkinje 纤维传导异常、交界处或心室逸搏心律的患者，可在静脉注射利多卡因后出现心脏自律性或传导性降低。

参考文献

[1] Rogers RL, Mitarai M, Mattu A. Intraventricular conduction abnormalities. Emerg Med Clin N Am 2006;24:41–51.

[2] Perron AD, Sweeney T. Arrhythmic complications of acute coronary syndromes. Emerg Med Clin N Am 2005;23:1065–82.

[3] Miller JM, Zipes DP. Therapy for cardiac arrhythmias. In: Libby P, Bonow RO, Mann DL, et al. (eds). Braunwald' s Heart Disease: A Textbook of Cardiovascular Medicine, 8th ed. Philadelphia: Saunders, 2008;788–9.

[4] Levine MD, Brown DFM. Heart block, third degree. eMedicine Website. Available at http://www.emedicine.com/ emerg/topic235.htm. Accessed June 19, 2008.

病例20 胸 痛

【病例概况】女性，75岁，胸痛。

【现病史】患者诉12h前感胸骨后压榨性疼痛，并放射至左侧胸部。压榨感呈持续性不能缓解。患者否认恶心、呕吐、气短、出汗和既往出现类似症状。否认烟酒嗜好，否认家族史及冠状动脉病史。服用赖诺普利和阿替洛尔。

【既往史】既往有高血压病史。

【体格检查】

一般情况：营养良好，无脱水，无急性痛苦面容。

生命体征：体温36.9℃，脉搏128次/分，血压139/70mmHg，呼吸频率18次/分，血氧饱和度98%。

五官：无异常。

颈部：颈软，无颈静脉怒张。

心脏：心动过速，律齐，未及心包摩擦音、心脏杂音、奔马律。

肺部：双肺呼吸音清。

腹部：腹软，无压痛、腹胀。

直肠：软棕色便，粪便潜血试验阴性。

四肢：无杵状指，无苍白、水肿。

神经系统：无异常。

行心电监测，开放静脉通道，抽血送实验室检查。行12导联心电图检查（图20-1）。

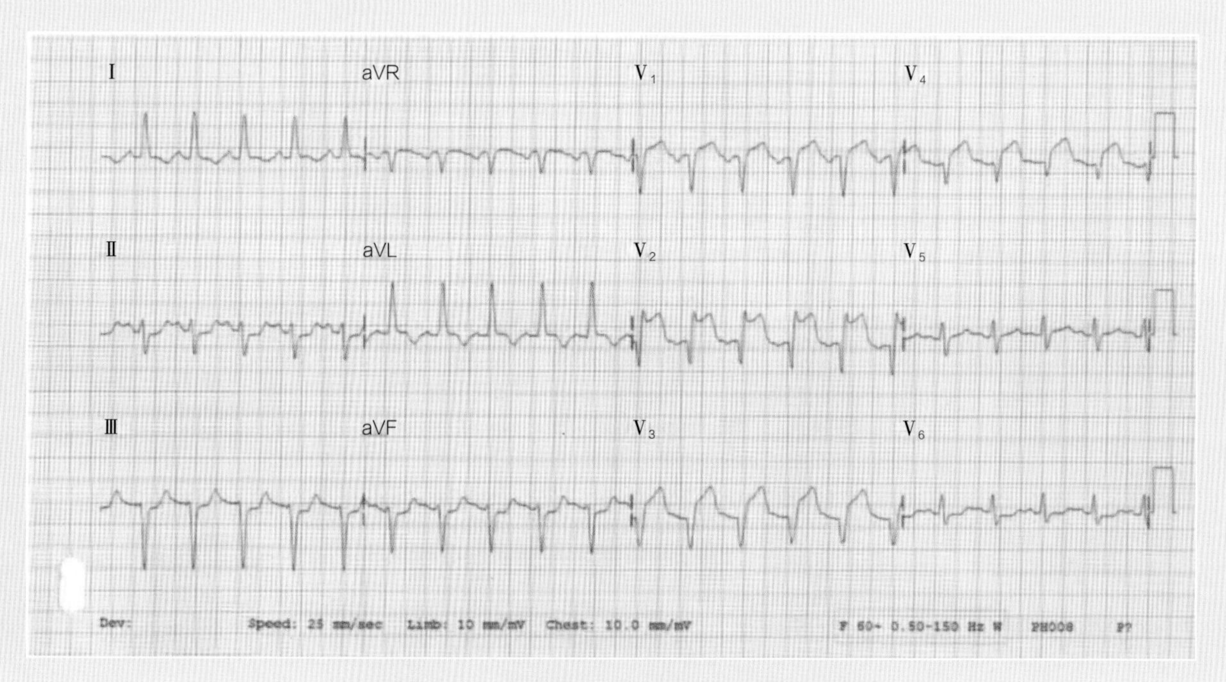

▲图20-1 胸痛患者12h前的12导联心电图

【病例解读】

诊断：急性前壁心肌梗死。

诊断依据：心电图示窦性心动过速，心率128次/分，V_1～V_4导联ST段抬高，Ⅱ、Ⅲ、V_6导联ST段压低。

治疗及转归：患者已经口服阿司匹林，舌下含服硝酸甘油，静脉给予美托洛尔，肝素及依替巴肽（糖蛋白Ⅱb/Ⅲa 抑制药）。紧急行经皮冠状动脉腔内成形术（percutaneous transluminal coronary angioplasty，PTCA），示左前降支 99% 阻塞，左前降支置入支架后（stented）送至 ICU 监护。心电图示 ST 段抬高缓解（图 20-2）。

【病例讨论】前壁心肌梗死。

对于前壁心肌梗死，心电图上见 V_1、V_2 和 V_3 ST 段抬高提示左前降支闭塞 [1]。V_1、V_2、V_3 和 aVL ST 段抬高及 aVF 导联 ST 段压低＞ 1mm 提示左前降支接近闭塞。在此病例中，ST 段矢量向上，朝向 V_1、aVL 和 aVR 导联，并且远离下壁导联。V_1、V_2 和 V_3 导联的 ST 段抬高，无明显下壁导联 ST 压低，说明起源于第一斜角支的左前降支动脉于起源点近端出现闭塞。

V_1、V_2、V_3 导联 ST 段抬高，合并下壁导联抬高，提示起源于左心室的第一对角支绕行及供血于左心室心尖部下壁的左冠状动脉末端堵塞 [1]。V_1 导联示右束支阻滞合并 Q 波出现在 R 波前，是前间壁心肌梗死，左冠状动脉堵塞的特异性标志但不敏感。

冠状动脉疾病在美国是主要的死因。2006 年，约有 120 万美国人患有心肌梗死 [2]。其中 1/4～1/3 的患者表现为 ST 段抬高型心肌梗死（STEMI）。在所有心肌梗死患者中，25% ～ 35% 的患者在就医前死亡，多数死于心室颤动。而到达医疗机构接受及时治疗的患者预后较好，且多年来有所改善：院内死亡率从 1990 年的 11.2% 降至 1999 年的 9.4%[2]。ST 段抬高性心肌梗死患者的死亡率下降归功于早期治疗的改进，包括溶栓和早期行经皮冠脉介入术（PCI）的实施。据美国心肌梗死管理委员会（National Registry of Myocardial Infarction，NRMI）分析，接受再灌注治疗的患者院内死亡率只有 5.7%，而有适应证但未接受这些治疗的患者死亡率高达 14.8%[2]。

与保守治疗相比，溶栓治疗可以改善左心室收缩功能及提高 ST 段抬高或左束支传导阻滞心肌梗死患者的存活率 [2]。但是溶栓治疗也有限制，包括有溶栓禁忌证患者（27%）、溶栓治疗失败（15%），以及溶栓治疗 3 周内动脉再栓塞（25%）[2]。

直接冠状动脉介入治疗包括急诊行球囊扩张术（置入或不置入支架）和联合使用血小板糖蛋白Ⅱb/Ⅲa 抑制药，但在急性 STEMI 行溶栓治疗中不使用血小板糖蛋白Ⅱb/Ⅲa 抑制药。冠状动脉造

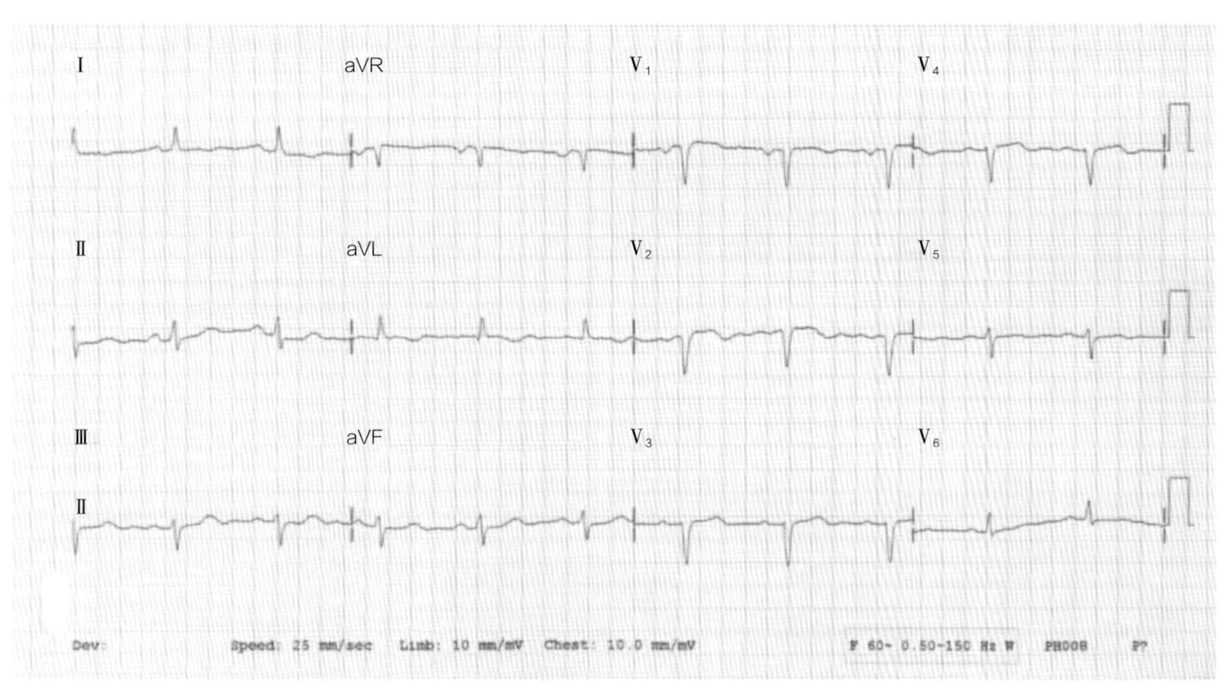

▲图 20-2 患者急性心肌梗死 PTCA 术后 2 周的心电图

影确定栓塞部位后，导管穿过栓塞部位，并行球囊扩张（置入或不置入支架），这是通过机械性的手段恢复了冠状动脉的血流。直接行 PCI 术超过 90% 冠状动脉闭塞患者的冠状动脉血供可得到恢复，而溶栓只能恢复 50%～60% 的患者冠状动脉血供[2]。

一篇纳入 23 篇随机对照试验的 Mate 分析 [PCI（3872 例）与溶栓治疗（3867 例）] 表明，治疗后 4～6 周，直接 PCI 治疗的死亡率低于溶栓治疗（7% vs. 9%），并且有统计学意义[3]，直接 PCI组导致的非致死性再栓塞或心搏骤停的概率也较溶栓治疗组低。所有数据均来自有大样本的介入中心，并且由经验丰富的介入医师，在患者到达介入中心后尽快行介入治疗。如果直接 PCI 数据是来自小样本介入中心或由经验不足的介入医师行介入治疗，或者介入治疗不及时，直接 PCI 介入治疗可能不会优于溶栓治疗。

溶栓的适应证之一是症状持续性存在且小于 12h。一项非系统性的回顾性研究显示一旦出现症状，越早期进行溶栓治疗，获益越多[4]。每延长 1h，死亡绝对危险度降低率（absolute risk reduction，ARR）下降 0.16%（症状出现 6h 内，死亡 ARR=3%；7～12h，死亡 ARR=2%）[4]。在这项回顾性研究中，很少有患者在症状出现 12h 后行溶栓治疗，无法确定 12h 后给予溶栓治疗的获益是否超过风险。

Schomig 及其同事进行了一项研究，评估基于 PCI 支架置入的侵入性策略，与常规保守治疗相比，是否与发病后 12h 以上的急性 STEMI 患者的梗死面积缩小相关[5]。该研究于 2001 年 5 月至 2004 年 12 月进行，纳入 365 例年龄在 18—80 岁无持续性心脏病发作症状的患者，这些患者在起病 12～48h 内被诊断为 STEMI。患者随机分为直接侵入组（*n*=182），主要接受支架置入术加阿昔单抗（Ⅱb/Ⅲa 抑制药）治疗；保守治疗组（*n*=183），主要接受静脉肝素治疗。结果发现 PCI 组左心室梗死面积较保守组明显缩小（中位数 8% vs. 13%）[5]。两组左心室梗死面积的平均差值为 5%，30 天内 PCI 组出现 8 例（4.4%）死亡、心肌梗死再发、卒中；保守治疗组出现 12 例，对于 PCI 组患者，以上事件的风险降低了 33%。这些研究增加了支持侵入性治疗的证据，在重新评估此类患者的治疗指南时值得参考。

【总结】

1. 心电图显示 V_1、V_2 和 V_3 导联 ST 段抬高，与前壁心肌梗死一致（myocardial infarction，MI），提示左前降支（left anterior descending branch，LAD）闭塞。

2. 与保守治疗相比，溶栓治疗可改善 ST 段抬高心肌梗死（STEMI）或左束支传导阻滞（left bundle-branch block，LBBB）患者的左心室收缩功能和生存率。

3. 在超过 90% 的患者中，初次 PCI 可恢复先前血管造影中闭塞血管的血流，而溶栓治疗仅对 50%～60% 的此类患者有效。

参考文献

[1] Zimetbaum PJ, Josephson ME. Current concepts: use of the electrocardiogram in acute myocardial infarction. N Engl J Med 2003;348:933–40.
[2] Keeley EC, Hillis LD. Primary PCI for myocardial infarction with ST-segment elevation. NEngl J Med 2007;356:47–54.
[3] Keeley EC, Boura JA, Grines CL. Primary angioplasty versus intravenous thrombolytic therapy for acute myocardial infarction: a quantitative review of 23 randomised trials. Lancet 2003;361:13–20.
[4] Fibrinolytic Therapy Trialists’ (FTT) Collaborative Group. Indications for fibrinolytic therapy in suspected acute myocardial infarction: collaborative overview of early mortality and major morbidity results of all randomized trials of more than 1000 patients. Lancet 1994;343:311–22.
[5] Schömig A, Mehilli J, Antoniucci D, et al. Mechanical reperfusion in patients with acute myocardial infarction presenting more than 12 hours from symptom onset. A randomized controlled trial. JAMA 2005;293:2865–72.

病例 21 咳嗽、气短

【病例概况】女性，80 岁，咳嗽、气短。

【现病史】诉 2 周前出现气短、咳嗽、气喘和劳力性呼吸困难，并逐渐加重。9 天前在其主治医师的指导下，给予了克拉霉素治疗支气管炎，2 天前，上述症状急剧加重，异丙托溴铵吸入治疗后无缓解。否认发热、畏寒、胸痛、下肢肿胀、乏力、麻木、刺痛感。诉有慢性背痛但未加重。

【既往史】慢性阻塞性肺疾病，高血压，高脂血症，慢性背痛病史。

【体格检查】

一般情况：呼吸急促伴呼吸困难，气短，每句话只能说 4～5 个词。

生命体征：体温 36.8℃，脉搏 95 次 / 分，血压 106/71mmHg，呼吸频率 32 次 / 分，血氧饱和度 87%（无吸氧），93%（2L/h，鼻塞给氧）。

五官：双瞳等大等圆，对光反射灵敏，眼球运动正常。口咽部干燥。

颈部：颈软，无颈静脉充盈。

心脏：心音遥远，律齐，未及心包摩擦音、心脏杂音、奔马律。双侧桡动脉和足背动脉可触及。

肺部：两肺呼吸音弱，弥漫性哮鸣音、干啰音，呼气相延长。

腹部：腹软，无压痛、腹胀。

直肠：直肠指检正常，软棕色便，粪便潜血试验阴性。

四肢：无杵状指，无苍白、水肿。

神经系统：无异常。

开放静脉通道，抽血送实验室检查，床旁行 12 导联心电图及胸部 X 线片检查（图 21-1 和图 21-2）。多种支气管扩张药雾化吸入（沙丁胺醇、异丙托溴铵）。为短时间内改善患者症状，口服泼尼松 60mg。实验室检查白细胞计数 $12.7\times10^3/\mu l$ [参考值为（3.5～12.5）$\times10^3/\mu l$]，中性粒细胞百分比 87%（参考值为 50%～70%），血细胞比容 32%（参考值为 34%～46%），脑钠肽（brain natriuretic peptide，BNP）384pg/ml（参考值＜ 100pg/ml），D- 二聚体阳性，肌钙蛋白 I ＜ 0.02ng/ml（参考值为 0.00～0.09ng/ml），其余检查（心电图、肌酐和血糖）未见明显异常。

【病例解读】

诊断：Stanford A 型夹层。

诊断依据：心电图示窦性心律，93 次 / 分，律齐，广泛 T 波低平。胸部 X 线片示左肺渗出，右下肺间质性肺炎改变，心影增大，纵隔增宽。因 D- 二聚体阳性，为进一步排除肺栓塞，行肺动脉 CTA 检查，证实为主动脉夹层，从主动脉根部撕裂延伸至升主动脉弓，但未累及弓上血管（Stanford A 型），伴心包积液，双侧胸腔积液（图 21-3），升主动脉扩张，最大 5cm，主动脉弓达 3cm。术中诊断为亚急性 A 型主动脉夹层伴早期心脏压塞。

治疗及转归：患者转入心胸外科行紧急修补术。

【病例讨论】主动脉夹层。

急性主动脉夹层（acute aortic dissection，AAD）是一种心血管急症，需要及时诊断和治疗。AAD 常常发生于高血压患者。表现为主动脉内膜撕裂，随后血液进入主动脉中层，形成假腔和真腔[1]。全身性高血压被认为是重要的诱发因素[2]，其他获得性诱因包括主动脉的直接创伤、医源性导管介入退管时对动脉内膜的损伤，以及冠状动脉旁路手术等。可卡因使儿茶酚胺升高，可瞬间导致

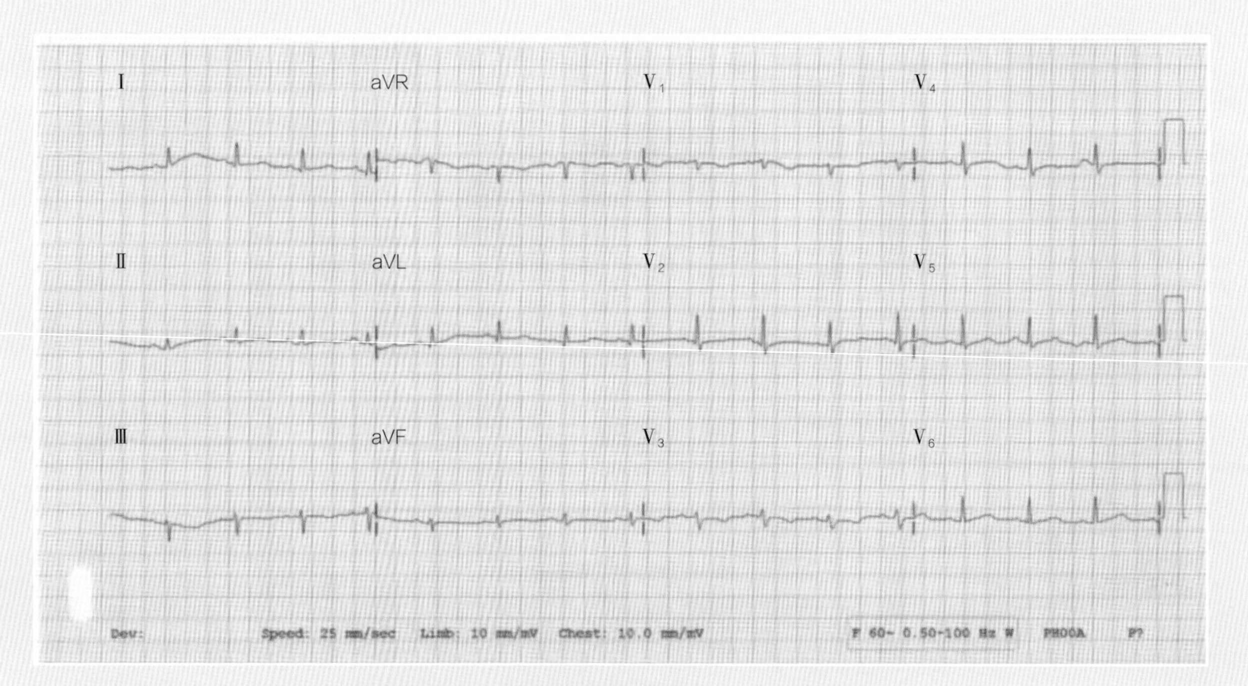

▲图 21-1 伴有咳嗽和气短患者的 12 导联心电图

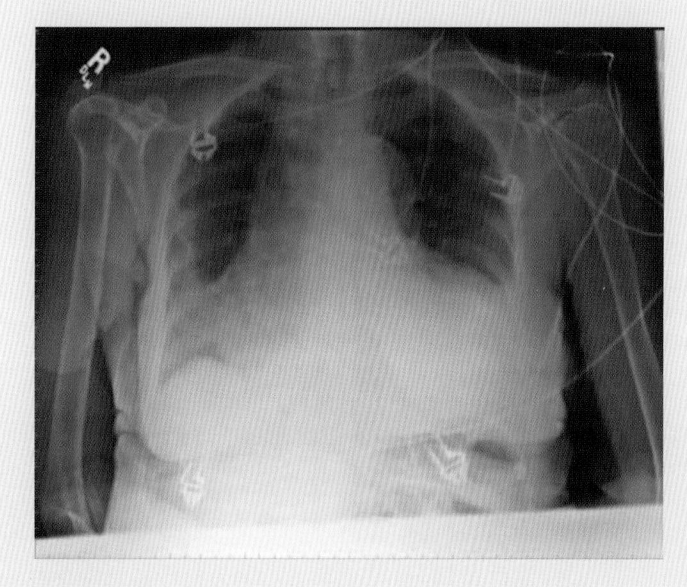

◀图 21-2 患者的床旁胸部 X 线片

血管壁压力增高，也是诱因之一[2]。其他不能解释的是妊娠与其的关联。年轻女性夹层患者有半数在妊娠期间发病。青少年夹层患者与遗传因素有关，如马方综合征、埃勒斯－当洛综合征、先天性二叶主动脉瓣、先天性主动脉狭窄、特纳综合征[2]。根据研究人群的不同，AAD 的年发病率为（5～30）/100 万[3]。

主动脉夹层分型与病变部位相关，在 Standford 分类系统，A 型包括累及升主动脉和（或）降主动脉，B 型整个累及降主动脉[4]。DeBakey 分型为：I 型累及整个主动脉；Ⅱ型累及升主动脉；Ⅲ型仅累及降主动脉，不包括升主动脉和主动脉弓[2]。根据部位对 ADD 进行分型至关重要，因其与治疗方案和预后密切相关。AAD 还可分为急性（＜2 周）和慢性（＞2 周）型[4]。大部分 AAD 为急性。

AAD 最常见的主诉是突发剧烈胸痛，胸痛呈

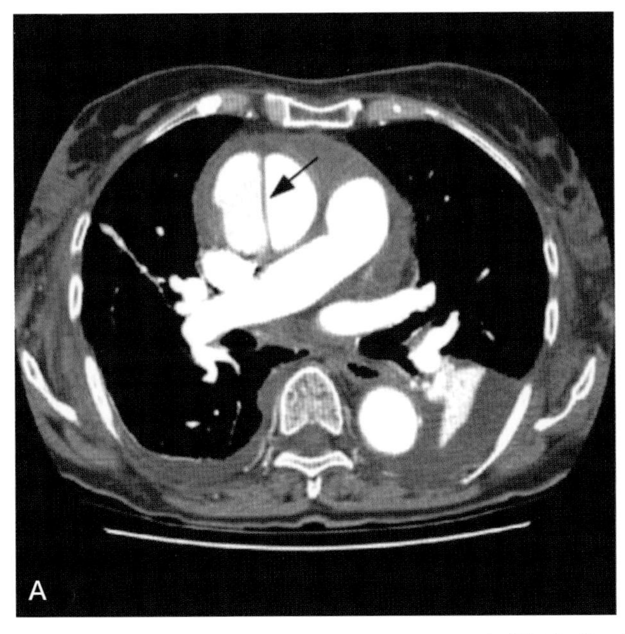

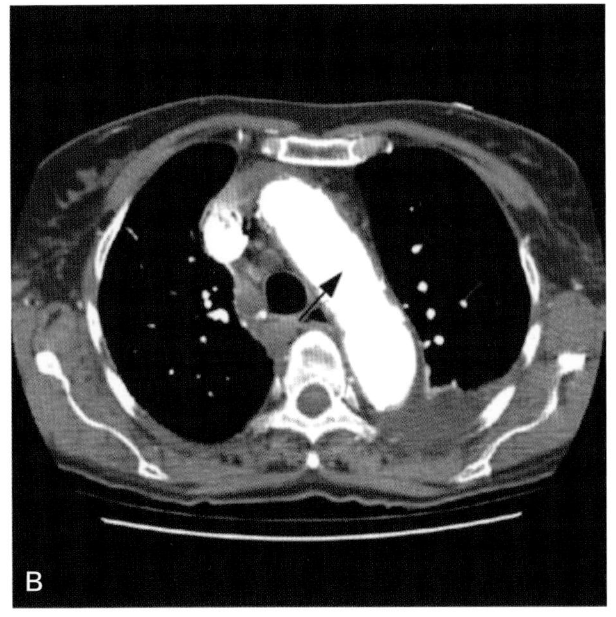

▲ 图 21-3　患者的胸部 CT

A. Stanford A 型夹层；B. 增宽的主动脉弓

刀割样痛、撕裂样痛[3]。并非所有 AAD 患者均出现突发剧烈胸痛，仅有 50% 的 AAD 患者有胸部刀割样、撕裂样痛[3]。降主动脉型 AAD 主要是背痛而不是胸痛，降主脉 AAD 患者往往还有臀部和下肢放射痛。超过 1/3 的 AAD 患者表现累及其他脏器的症状（如神经系统症状、晕厥、腹痛、胃肠出血、吞咽困难和声音嘶哑）[3]。

对于有 AAD 症状的患者，需行心电图检查评估是否有心肌缺血。虽然只有 30% 的 AAD 患者心电图是正常表现，但是心电图结果没有 AAD 特征[4]。85%～90% 的 AAD 患者出现胸部 X 线片异常，纵隔增宽＞ 8cm 是最常见的发现（A 型占 63%，B 型占 56%）[4]。在大部分中心，螺旋 CT 是急诊选择的主要检查，对 AAD 诊断准确率高，达 100%[1, 3]。尽管 MRI 特异性和敏感性达 95%～100%，但是 MRI 检查条件的限制（检查时间长，MRI 检查的限制，监护限制），影响了它在诊断 AAD 的使用。经食管超声心动图检查是诊断 AAD 可接受的诊断手段（据报告，其敏感性达 98%），特别适用于病情不稳定的患者[1, 3]。

所有主动脉夹层的初始治疗都是内科治疗，主要是积极控制心率和血压。对于有高血压的 AAD 患者，可起始给予 β 受体拮抗药（艾司洛尔或美托洛尔），使心率降至 60 次 / 分。随后再使用静脉血管扩张药（硝普钠），使收缩压维持在 100～120mmHg[4]。A 型 AAD 需要外科急诊手术，B 型 AAD 通常选择非手术治疗。

Von Kodolitsch 等进行了一项前瞻性研究，收集了 250 名临床怀疑 AAD 的患者，以评估胸痛、背痛，或者胸背痛症状是否可以作为诊断 AAD 的独立预测因素[5]。突发大动脉急性撕裂样痛，胸部 X 线片中示纵隔增宽、主动脉增宽或纵隔和主动脉均增宽；两侧脉率不等、两侧血压不等或两侧脉率和血压均不等可作为独立预测 AAD 因子（$P < 0.001$）。同时具备三者的概率较低（7%）。大动脉疼痛、纵隔增宽为中等概率，各占 31% 和 39%；出现两侧脉搏不等、两侧血压不等，或者合并三者中的任何一个为高概率事件（＞ 83%）。在这项研究中，4% 的主动脉夹层被分配到低概率组，19% 被分配到中等概率组，77% 被分配到高概率组。

Park 等进行了一项回顾性研究，主要是评估无痛性 AAD 患者的临床特点和预后[6]。在国际急性主动脉夹层登记（International Registry of Acute Aortic Dissection，IRAAD）数据库中收集了1997—2001年的977名患者的相关信息。63名（6.4%）患者为无痛性AAD（组1），914名（93.6%）患者是有痛性AAD（组2）。组1年龄>组2年龄（平均年龄66岁vs. 61岁）。组1中A型夹层更多（74.6% vs. 60.9%），出现晕厥症状（33.9% vs. 11.7%）、充血性心力衰竭（19.7% vs. 3.9%）、脑卒中（11.3% vs. 4.7%）也更多。合并糖尿病（10.2% vs. 4.0%）、动脉瘤（29.5% vs. 19.7%）更常见于1组。第1组的院内死亡率更高（33.3% vs. 23.2%），尤其是B型夹层（43.8% vs. 10.4%），第1组B型夹层患者主动脉破裂的发生率更高（18.8% vs. 5.9%）。

【总结】

1. 急性主动脉夹层是由于主动脉内膜撕裂引起的血管急症。血液随后进入主动脉中层形成假腔和真腔。

2. 在Stanford分类系统中，A型夹层累及升主动脉或同时累及降主动脉；B型夹层仅累及降主动脉。

3. 只有50%的AAD患者出现刀割样或撕裂性疼痛，其他发现包括胸部X线片异常和双上肢之间的脉搏不等或血压不等。

4. 螺旋CT（稳定患者）和经食管超声心动图检查（不稳定患者）是诊断主动脉夹层的首选影像学方法。

5. A型夹层需要外科急诊手术，而B型夹层一般采取非手术治疗（药物严格控制血压）。

参考文献

［1］ Jeudy J, Waite S, White CS. Nontraumatic thoracic emergencies. Radiol Clin N Am 2006;44:273–93.
［2］ Kamalakannan D, Rosman HS, Eagle KA. Acute aortic dissection. Crit Care Clin 2007;44:779–800.
［3］ Winters ME, Kluetz P, Zilberstein J. Back pain emergencies. Med Clin N Am 2006;90:505–23.
［4］ Gupta R, Kaufman S. Cardiovascular emergencies in the elderly. Emerg Med Clin N Am 2006;24:339–70.
［5］ von Kodolitsch Y, Schwartz AG, Nienaber CA. Clinical prediction rule of acute aortic dissection. Arch Intern Med 2000;160:2977–82.
［6］ Park SW, Hutchinson S, Mehta RH, et al. Association of painless acute aortic dissection with increased mortality. Mayo Clin Proc 2004;79:1252–7.

病例 22 虚弱、乏力、气短

【病例概况】男性，88 岁，虚弱、乏力、气短。

【现病史】因“进行性呼吸急促，乏力，全身虚弱 2 周”由救护车送入急诊，否认胸痛、咳嗽、发热、腹痛、头重脚轻或眩晕。近几个月体重增加了 10 磅（4.5kg），期间出现双下肢水肿。患者服用的药物包括二甲双胍、特拉唑嗪、赖诺普利 / 氢氯噻嗪、格列吡嗪、左甲状腺素和洛伐他汀。患者否认吸烟或饮酒史。

【既往史】糖尿病、高脂血症，慢性肾脏病、甲状腺功能减退病史。

【体格检查】

一般情况：患者直立坐位，无急性痛苦面容，说话时有轻微的气短，不能一口气说完一句话。

生命体征：体温 36.9℃，脉搏 38 次 / 分，血压 182/90mmHg，呼吸频率 20 次 / 分，血氧饱和度 94%。

五官：无异常。

颈部：无颈静脉充盈。

心脏：心率慢，律齐，未及心包摩擦音、心脏杂音、奔马律。

肺部：两肺底闻及湿啰音，未闻及干啰音及哮鸣音。

腹部：腹软，无压痛、腹胀。

四肢：双下肢 2+ 凹陷性水肿。

精神神志：无异常。

护理人员完善单条心电节律图（图 22–1），接 12 导联心电图（图 22–2），抽血送实验室检查。肌钙蛋白 I 0.08ng/ml（参考值为 0.0～0.09ng/ml），BNP 为 560pg/ml（参考值＜ 100pg/ml），肌酐 1.5mg/dl（参考值＜ 1.3mg/dl），血钾 5.6mEq/L（参考值为 3.5～5.3 mEq/L）。行胸部正位片检查（图 22–3）。

【病例解读】

诊断：三度房室传导阻滞合并充血性心力衰竭。

诊断依据：节律心电图和 12 导联心电图均显示完全房室分离。胸部 X 线片示双侧胸腔积液和轻微肺血管充血。

治疗：紧急行永久性起搏器植入术。

【病例讨论】三度房室传导阻滞。

三度房室传导阻滞，也叫完全性心脏传导阻滞，无心房冲动传导至心室[1, 2]。因此，房室由各自起搏位点发起，房室分离。心房起搏点可以是窦性的也可以是异位的。室性逸搏也可以来自不同的起搏点，导致不同的节律。但是室性逸搏消失，心搏骤停比较少见。更常见的是逸搏点正好低于房室传导阻滞。

三度房室传导阻滞心房率往往快于心室率，P 波与 QRS 波无关联。P 波节律性地出现，并以特定的节律向房室结传导[1, 2]，QRS 波本应也规律出现，通常情况下以特定的节律向下传导。QRS 波和心室率持续时间由阻滞部位决定。当室性逸搏发生在房室束，心室率将＞ 40 次 / 分，QRS 波变窄[1, 3]。当室性逸搏远离房室束时，心室率＜ 40 次 / 分，QRS 波增宽。

三度房室传导阻滞的急诊处理须特别注意 ABC（气道是否通畅、呼吸和循环是否稳定），处理包括氧气支持、开放静脉通道、密切的血压监测和持续心电监测。避免使用房室结阻滞药物，必要时行经皮起搏器植入术[4]。不能经皮起搏器植入的患者需要紧急经静脉放置起搏器，即使患

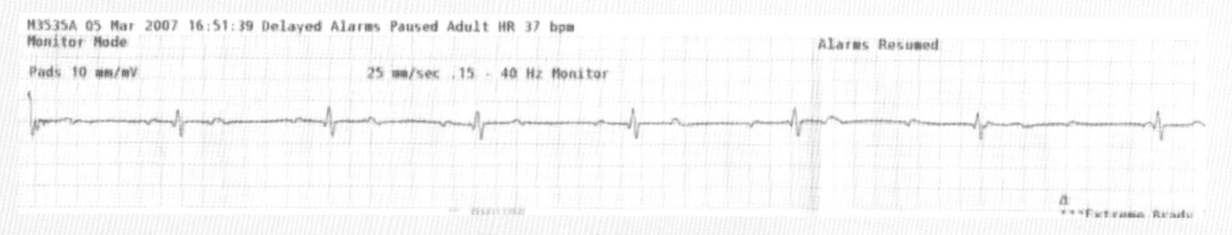

▲ 图 22-1　患者的心电节律图

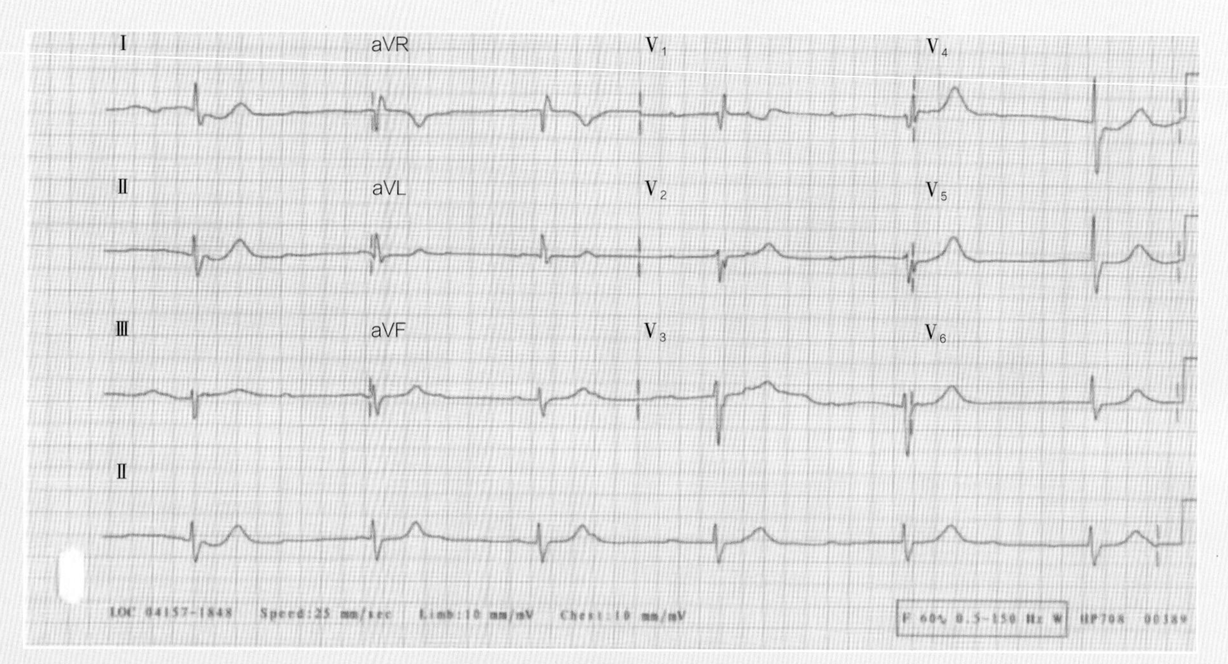

▲ 图 22-2　患者的 12 导联心电图

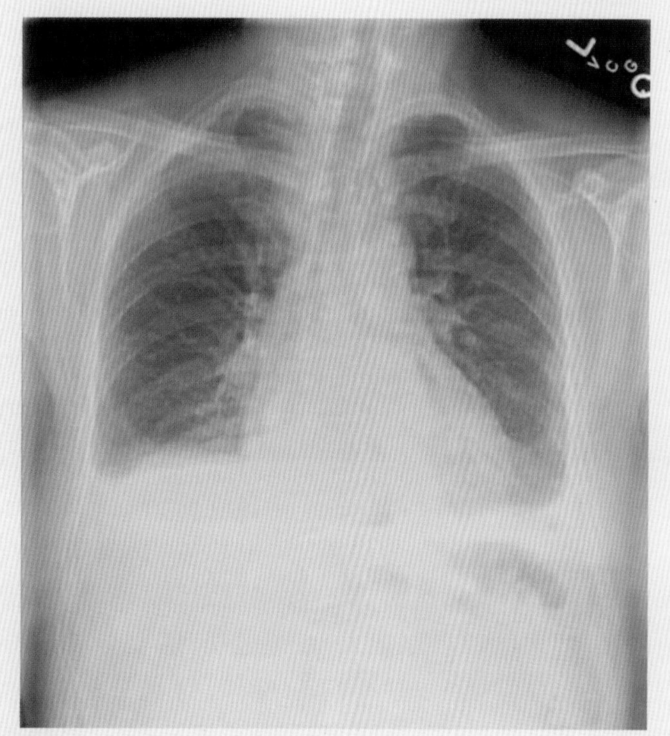

◀ 图 22-3　患者的胸部 X 线片

者无症状。对于血流动力学稳定的三度房室传导阻滞的患者，可在遥测心电监测下或在 ICU 由心内科医师经皮植入起搏器。对于所有三度房室传导阻滞的患者都需要植入永久性心脏起搏器[5]。

血流动力学不稳定的患者需要使用阿托品。然而，对于心率为广泛逸搏的患者，阿托品可能无效[4]。值得注意的是，对于Ⅲ度房室传导阻滞并可疑心肌梗死的患者时，使用阿托品要慎重，因为使用阿托品抑制迷走神经的兴奋后可导致交感神经兴奋的无对抗性，可导致心室易激惹，出现具有潜在危险的室性心律失常。同样，异丙肾上腺素可能加速室性逸搏节律，且疗效低。对于血流动力学不稳定的患者，如果经皮起搏器植入失败或药物治疗无效，须及时请心内科医师急诊行经静脉植入心脏起搏器。

【总结】

1. 完全性Ⅲ度房室传导阻滞时，心房冲动不能通过房室传导系统到达心室。

2. Ⅲ度房室传导阻滞的急诊处理须特别注意 ABC。

3. 不能通过经皮植入心脏起搏器的患者需要紧急通过静脉植入心脏起搏器，即使患者无症状。

4. 血流动力学不稳定的患者应给予阿托品、多巴胺或是异丙肾上腺素，以增加心率，同时启动经皮起搏器植入术。

5. 对于血流动力学不稳定的患者，如果经皮起搏器植入失败或无法改善患者的血流动力学，须急诊行经静脉植入心脏起搏器。

参考文献

[1] Ufberg JW, Clark JS. Bradydysrhythmias and atrioventricular conduction blocks. Emerg Med Clin N Am 2006; 24:1–9.

[2] Brady, WJ, Harrigan, RA. Atrioventricular block. In: Chan TC, Brady WJ, Harrigan RA, et al. (eds). ECG in Emergency Medicine and Acute Care. Philadelphia: Elsevier, 2005;86–8.

[3] Mangrum JM, DiMarco JP. The evaluation and management of bradycardia. N Engl J Med 2000;342:703–9.

[4] Levine, MD. Heart block, third degree. eMedicine Website. Available at http://www.emedicine.com/emerg/topic235.htm. Accessed June 30, 2008.

[5] Kusumoto, FM, Goldschlager, N. Medical progress: cardiac pacing. N Engl J Med 1996;334:89–98.

病例 23 突发背痛

【病例概况】男性，91 岁，突发背痛。

【现病史】因突发剧烈背痛 1h 入急诊科，疼痛为锐痛，放射至整个后背，从上胸至腰部。否认胸痛、呼吸困难、局部无力或麻木。否认服用任何药物，患者为运动员，参与多项运动，曾获奥运会游泳冠军。否认烟酒嗜好。

【既往史】临界性高血压。

【体格检查】

一般情况：患者无脱水，中度不适。

生命体征：体温 36.9℃，脉搏 36.6 次 / 分，血压 220/110mmHg，呼吸频率 22 次 / 分，血氧饱和度 98%。

五官：无异常。

颈部：颈软，无颈静脉充盈。

心脏：律齐，未及心包摩擦音、心脏杂音、奔马律。

肺部：两肺底湿啰音。无哮鸣音、干啰音。

腹部：腹软，无压痛、腹胀，未触及搏动性包块。

四肢：无杵状指，无苍白，双侧桡动脉、股动脉、足背动脉搏动有力。

神经系统：无异常。

接心电监测，开放静脉通道，行 12 导联心电图检查，抽血送实验室检查。实验室检查（全血细胞数、电解质、肌酐、血糖、肌钙蛋白 I）均正常。12 导联心电图示正常窦性心律，心率为 55 次 / 分，无急性 ST-T 改变。床旁胸部 X 线片见图 23-1。

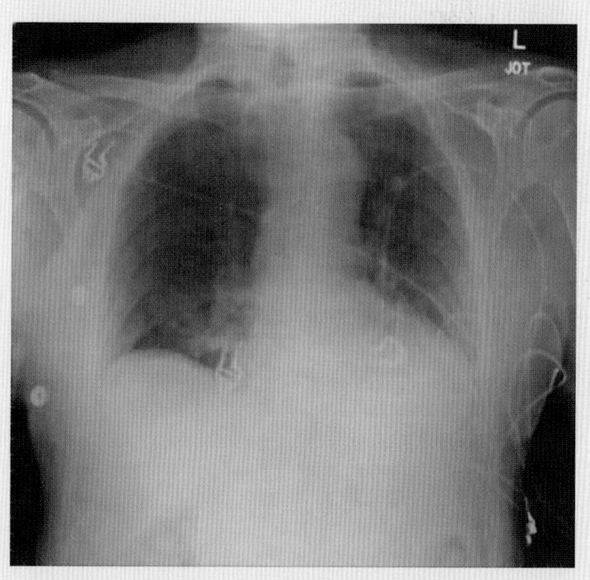

▲ 图 23-1 患者的床旁 X 线片

【病例解读】

诊断：降主动脉壁内血肿（Stanford B 型）。

诊断依据：胸部 X 线片证实纵隔增宽。胸腹部 CTA 示：胸主动脉弓壁内血肿，累及降主动脉和腹主动脉（图 23-2）。大动脉内膜未见明显撕裂口。

治疗及转归：给予硝酸甘油控制血压（130/60mmHg），患者收入心脏外科 ICU 监护，患者入院后无疼痛。在住院第 6 天出院，继续接受胸主动脉壁内血肿的内科治疗。

【病例讨论】主动脉壁内血肿。

主动脉壁内血肿（intramural hematoma，IMH）占急性大动脉综合征的 10%～20%，最常见的诱发因素是动脉高压 [1]。IMH 分为 Stanford A 型（累及升主动脉或升主动脉联合降主动脉）和 Stanford B 型（仅累及降主动脉型），类似于主动脉夹层 [2]。主动脉 IMH 可以看作是另一种形式的急性主动脉夹层，动脉壁内出血，但是无内膜撕裂或内膜撕裂活瓣形成 [2, 3]。因无血管内膜撕裂，主动脉壁内血肿的形成可能是主动脉壁内的

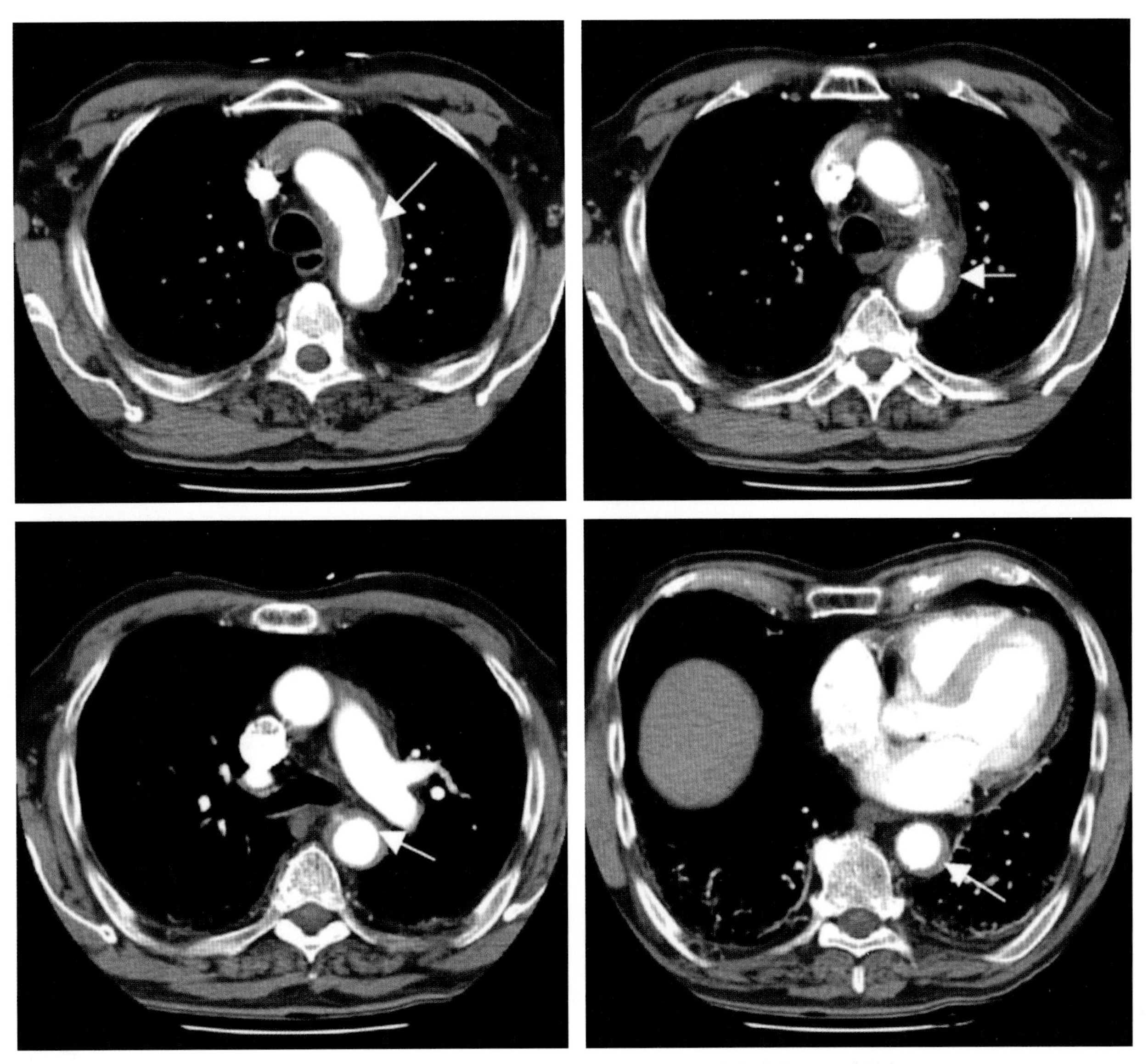

▲ 图 23-2　胸部 CT 血管造影显示主动脉弓和降主动脉 IMH（箭）

小血管（滋养血管）血液渗出造成的。因主动脉壁内血肿血管内膜无撕裂，所以在超声检查中看不见多普勒血流效应。而在增强 CT 检查中，也无强化。然而，在某些病例中，IMH 也可破裂进入动脉内腔，导致动脉夹层形成。主动脉壁内血肿也可向管壁外破裂，穿透到浆膜下，或者穿透全层导致主动脉破裂 [3]。

胸部 X 线片在诊断急性大动脉综合征（主动脉夹层、动脉瘤、内膜血肿）时存在限制。在一项研究中，经委员会认证的放射科医生在对其他诊断结果不知情的情况下，重新评估了主动脉疾病患者的入院胸部 X 线片 [4]。他们评估了每一张 X 线片是否存在 7 种主动脉疾病的影像学特征：①主动脉轮廓连续或驼峰状增宽；②纵隔影增宽；③气管向右移位或左主支气管扭曲；④内膜钙化点向主动脉内侧移位＞ 6mm；⑤主动脉扭曲或弯曲；⑥肺窗中见主动脉结与左肺动脉之间有混浊影；⑦主动脉轮廓模糊或双密度影。胸部 X 线片对于诊断主动脉疾病的敏感性为 64%，特异性为 86%；诊断主动脉夹层的敏感性为 67%；诊断主动脉瘤的敏感性为 61%；诊断主动脉内膜出血或穿透性溃疡的敏感性为 63%。而对于诊断由术后病理证实为近心端的主动脉综合征的敏感性为 47%，要低于诊断远心端主动脉综合征的 77%[4]。

在胸部CT平扫，IMH可表现为主动脉壁内新月形的高密度影[5]。主动脉壁边缘高密度影提示大动脉壁有急性出血，偶尔会累及主动脉的整个管腔。有相关报道指出，IMH进展为主动脉夹层的预测因素，包括穿透性动脉粥样硬化溃疡的存在、血肿的最大厚度增大、真腔变平以致短轴直径小于长轴直径的75%、升主动脉受累者，以及心包或胸腔积液[5]。MRI可评估IMH的形成时长，并可能对IMH具有监测作用。

对于IMH的急诊处理包括严格的血压控制、镇痛，以及请心外科急会诊。如果患者不需要紧急手术，应转入ICU密切监护。主动脉IMH的长期治疗方案类似于主动脉夹层，A型需手术治疗而B型为内科保守治疗[2]。也有人推荐对A型患者采取内科保守治疗，但von等在一项多中心观察性研究中发现，A型血肿患者及时行手术治疗的死亡率为8%，而未接受手术患者的死亡率为55%[6]。

【总结】

1. 主动脉壁内血肿（IMH）占急性主动脉综合征的10%～20%，其中动脉高压是最常见的诱发因素。

2. 在某些情况下，IMH会破裂进入主动脉腔，形成主动脉夹层。

3. 诊断IMH首选CT增强扫描，MRI有助于确定血肿形成的时长和监测IMH变化。

4.IMH的急诊处理包括镇痛、严格控制血压和紧急请心外科会诊。

5. 主动脉IMH的处理与主动脉夹层相似，A型需手术治疗，B型为内科保守治疗。

参考文献

［1］ Tatli S, Yucel EK, Lipton, MJ. CT and MR images of the thoracic aorta: current techniques and clinical applications. Radiol Clin N Am 2004;42:565–85.

［2］ Saborio DV, Sadeghi A, Burack JH, et al. Management of intramural hematoma of the ascending aorta and aortic arch: the risks of limited surgery (case report). Tex Heart Inst J 2003;30:325–7.

［3］ Haro LH, Krajicek M, Lobl JK. Challenges, controversies, and advances in aortic catastrophes. Emerg Med Clin N Am 2005;23:1159–77.

［4］ von Kodolitsch Y, Neinaber CA, Dieckmann C, et al. Chest radiography for the diagnosis of acute aortic syndrome. Am J Med 2004;116:73–7.

［5］ Chiles C, Carr JJ. Vascular diseases of the thorax: evaluation with multidetector CT. Radiol Clin N Am 2005;43:543–69.

［6］ von Kodolitsch Y, Csosz SK, Koschyk DH, et al. Intramural hematoma of the aorta: predictors of progression to dissection and rupture. Circulation 2003;107:1158–63.

第三篇　呼吸系统

PULMONOLOGY

病例 24　胸膜炎性胸痛

【病例概况】男性，27 岁，胸膜炎性胸痛。

【现病史】患者因“右侧进行加重性胸痛 4 天”入急诊科，吸气时胸痛加重。4 天前剧烈咳嗽后突然开始疼痛。感呼吸困难加重，但否认有发热、咯血或近期外伤。

【既往史】既往体健。

【体格检查】

一般情况：患者中度肥胖，无急性面容，无气短。

生命体征：体温 36.1℃，脉搏 88次 / 分，血压 120/80mmHg，呼吸频率 24 次 / 分，血氧饱和度 96%。

五官：无异常。

颈部：颈软，无颈静脉怒张，气管居中。

心脏：律齐，未及心包摩擦音、心脏杂音、奔马律。

肺部：右肺呼吸消失，左肺听诊呼吸音清。

腹部：腹软，无压痛、腹胀。

四肢：无杵状指，无发绀或水肿。

神经系统：无异常。

接心电监测，鼻塞吸氧，开放静脉通道。行胸部 X 线检查（图 24–1）示右侧气胸。将 Thoravent®（胸廓通气和海姆利克氏阀）置入右前胸，使胸腔内气体大量快速的逸出。20min 后，患者描述右胸有“波动”感，并突发呼吸困难、呼吸急促和大汗，氧饱和度下降至 87%（鼻导管给氧 2L/h），再行胸部 X 线复查（图 24–2）。

【病例解读】

诊断：肺复张性肺水肿。

诊断依据：X 线片（图 24–2）示右肺完全复张，右肺毛玻璃样混浊影，符合肺水肿表现。

治疗及转归：立即给予面罩高流量给氧，并立即予呋塞米利尿，心电监测床监护，次日早晨再行 X 线检查。利尿后患者呼吸症状改善，复查 X 线片示肺水肿好转，且无气胸表现。带 Thoravent® 出院后患者症状逐渐缓解，嘱 5 天内来院行胸部手术治疗。再次复查胸部 X 线片未见气胸，拔出 Thoravent® 管。

【病例讨论】复张性肺水肿。

复张性肺水肿（re-expansion pulmonary edema，RPE）可能发生在某些肺不张后迅速复张的患者，如气胸或胸腔积液 [1]。复张性肺水肿可出现不同程度的低氧血症和低血压。据报道，RPE 的发生

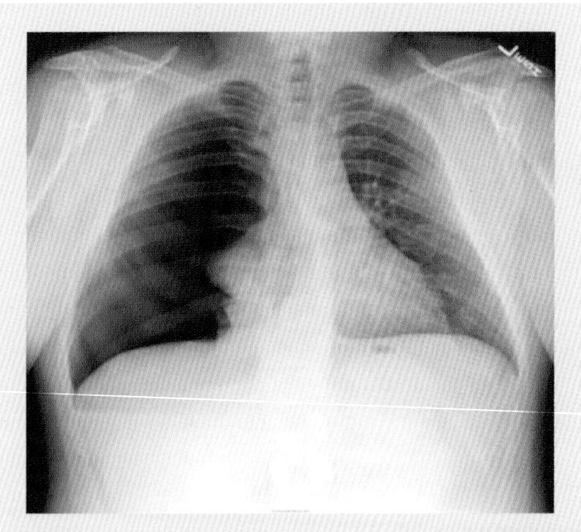

▲图 24-1　27 岁男性右侧胸部 X 线片，胸膜炎性胸痛，表现为右侧完全气胸

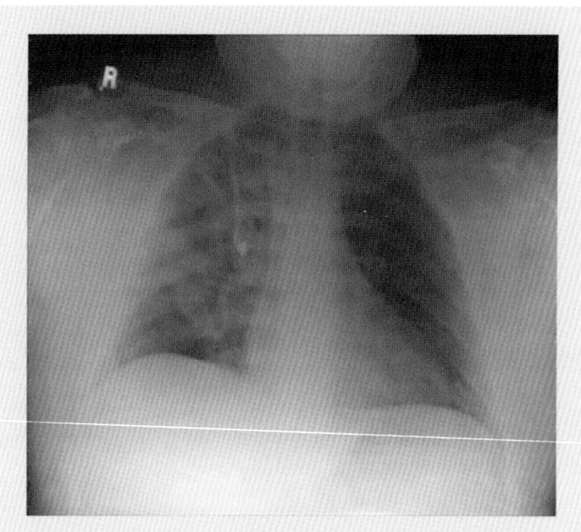

▲图 24-2　胸腔闭式引流后 X 线片

率为 1%～14%[2]。但双侧发生肺水肿少见，双侧肺水肿的患者需要气管插管接呼吸机。因 RPE 导致患者死亡就更加罕见。

形成 RPE 的风险因素包括肺不张＞3 天，大面积气胸，胸膜负压＞ 20cmH$_2$O 和快速肺复张[2]。RPE 的发病机制，包含毛细血管通透性的改变和静水压增加[3]。炎性介质包括中性粒细胞、IL-8 和白三烯在 RPE 发生中起一定的作用。同样，塌陷的缺氧肺组织再氧合也是 RPE 形成的原因，其主要机制可能是肺不张的复张，或者再氧合过程中产生氧自由基和促进白细胞浸润[4]。

RPE 患者通常在胸腔插管或胸腔穿刺术期间或术后立即出现咳嗽或胸闷。症状可持续进展 12～24h，连续胸部 X 线片可见同侧肺水肿逐渐形成，同时有些 RPE 进展，可累及对侧肺[1]。如果患者在第 1 个 48h 内存活，肺可以完全复张。治疗主要是对症支持治疗（供氧和利尿）。必要时行气管插管和呼吸机辅助呼吸[1,3]。

预防 RPE 的措施包括通过间断夹闭胸腔引流管缓慢排出胸腔内的气体[2]。另一种方法是简单地重复抽出＜ 1000ml 的胸腔内的气体，但要避免抽气时气体进入胸腔。对于大量气胸患者，在胸腔穿刺前常规给氧和利尿药[2]。最后，如果患者感胸闷或咳嗽，需立即停止胸腔穿刺术或胸腔引流术，因为胸闷或咳嗽可能提示要发生 RPE[1,3]。

【总结】

1. 继发于气胸或胸腔积液的肺不张一段时间（通常＞ 72h）后，肺迅速复张的患者可能发生复张性肺水肿（RPE）。

2. 发生 RPE 的危险因素包括：受累肺不张＞3 天，大量气胸，胸膜负压吸力＞ 20cmH$_2$O 和快速肺复张。

3. RPE 患者通常在胸腔置管术或胸腔穿刺术中或术后立即出现咳嗽或胸闷。

4. RPE 患者的症状可持续进展 12～24h，连续胸部 X 线片可见同侧肺水肿逐渐形成，同时有些 RPE 进展可累及对侧肺。

5. RPE 的治疗主要是给氧和利尿药，必要时给予气管插管和机械通气。

参考文献

[1] Light RW, Lee YCG. Pneumothorax, chylothorax, hemothorax, and fibrothorax. In: Mason RJ, Murray JF, Broaddus VC, et al. (eds). Murray and Nadel’s Textbook of Respiratory Medicine, 4th ed. Philadelphia: Elsevier, 2005:1507–8.

[2] Beng ST, Mahadevan M. An uncommon life-threatening complication after chest tube drainage of pneumothorax in the ED. Am J Emerg Med 2004;22:615–9.

[3] Genofre EH, Vargas FS, Teixeira LR, et al. Reexpansion pulmonary edema. J Pneumol 2003;29:101–6.

[4] Her C, Mandy S. Acute respiratory distress syndrome of the contralateral lung after reexpansion pulmonary edema of a collapsed lung. J ClinAnesth 2004;16:244–50.

病例 25 突发急性呼吸困难

【病例概况】女性，30 岁，突发急性呼吸困难。

【现病史】患者因“突发呼吸困难伴心悸 5h”入急诊科。患者 2 周前踢足球时不慎致右膝受伤，遂至当地骨科诊所就诊，接诊医生立即给予患者右膝支架固定。患者出院时被诊断为右前交叉韧带撕裂可能，出院后按医生要求继续佩戴膝关节固定支架，直至 1 周后返院复查 MRI。患者诉出院当日即感呼吸困难、费力，伴心悸、头晕、恶心、呕吐（3 次），无胸痛、咳嗽、发热、腹痛。患者诉发现右膝关节及右小腿胫前、胫后自受伤后出现明显肿胀，且无消退迹象。

【既往史】患者既往体健，曾口服避孕药，偶有吸烟、喝酒，否认违禁药品接触史。

【体格检查】

一般情况：患者呼吸急促，大汗淋漓，神情焦虑。

生命体征：体温 36.3℃，脉搏 120 次 / 分，血压 146/54mmHg，呼吸频率 24 次 / 分，血氧饱和度 96%。

头面部：无明显异常。

颈部：颈软，无颈静脉怒张。

心血管系统：心动过速，律齐，无心包摩擦音、心脏杂音、奔马律。

肺部：双肺听诊呼吸音清，未及明显干湿啰音、哮鸣音。

腹部：腹软，无压痛、腹胀。

直肠：直肠指检正常，棕色便，粪便潜血试验阴性。

右下肢：膝关节肿胀伴关节腔中度积液，右胫前、胫后肿胀，膝关节前髌骨下方有压痛，抽屉试验阳性，腘窝处未及包块，足背动脉搏动可扪及。

神经系统：未查。

患者入急诊科后给予心电监测、鼻塞吸氧（2L/min）。开放静脉通道，抽血送实验室检查，完成 12 导联心电图（图 25-1）和床旁胸片（图 25-2），实验室检查肌钙蛋白 I 2.15ng/ml（正常值为 0.00～0.09ng/ml），白细胞 16.3×10^3/μl［正常值为（3.5～12.5）$\times10^3$/μl］，中性粒细胞比值 88%（正常值为 50%～70%），血细胞比容 45%，血清妊娠试验阴性，血糖 193mg/dl（正常值为 60～159mg/dl），电解质和肌酐正常。

入急诊后不久，患者感胸骨后疼痛不适，吸气时加重，呼吸频率上升到 32 次 / 分，血氧饱和度降至 92%（鼻导管给氧，2L/min），这时予以 100% 非循环式呼吸面罩给氧。90min 后，虽经静脉输注了 1000ml 的生理盐水，但患者血压仍降至 88/54mmHg。

【病例解读】

诊断：双侧肺栓塞。

诊断依据及治疗经过：患者 12 导联心电图提示窦性心动过速（110 次 / 分），Ⅲ、aVF、V_3、V_4 导联 T 波倒置。胸部 X 线片正常。考虑患者为肺栓塞的高风险人群，立即安排胸部 CTA 检查。但此时患者出现了血压下降，血流动力学不稳定，完善检查的风险极高，遂先给予其皮下注射依诺肝素 1mg/kg，并再次经静脉输注生理盐水，血压改善不明显。随后使用多巴胺静脉滴入，初始剂量为 5μg/（kg · min），后根据情况逐渐上调至 10μg/（kg · min），患者血压升至 104/68mmHg（脉搏 112 次 / 分）。当患者血流动力学稍稳定后，携带插管设备，由急诊科医师及护士将其护送至 CT

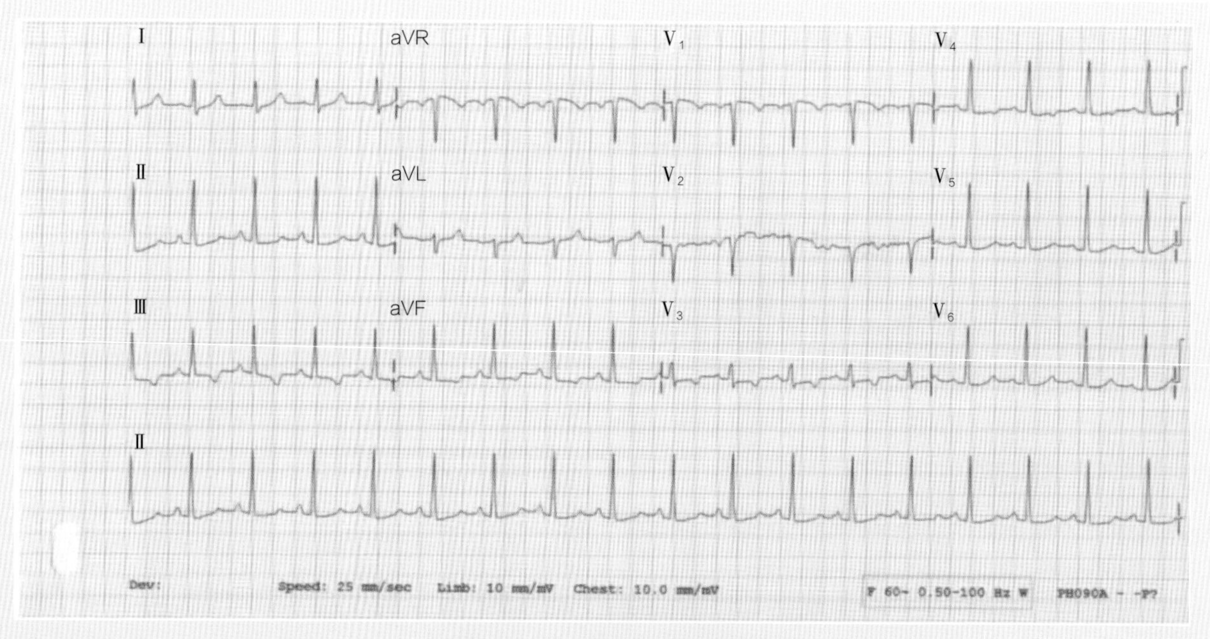

▲图 25-1 患者的 12 导联心电图

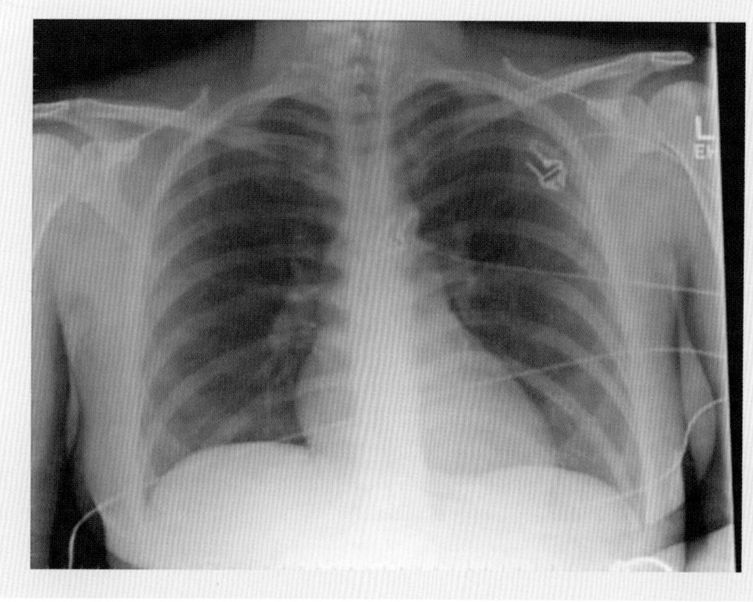

◀图 25-2 患者的胸部正位 X 线片

室完成胸部 CTA 检查。

胸部 CTA 提示患者双侧肺动脉内双侧大面积肺栓塞（图 25-3），检查完成后请重症医学科医师会诊，停止多巴胺的滴入，改为去甲肾上腺素以 2μg/min 的速度泵入，将患者的收缩压维持在 90～100mmHg。非循环式呼吸面罩给氧下查患者动脉血气分析，pH 7.27（正常值为 7.35～7.45），PCO_2 35mmHg（正常值为 35～45mmHg），PO_2 60mmHg（正常值为 80～95mmHg），碳酸氢盐 16.2mmol/L（正常值为 23～28mmol/L）。患者诊断明确，行静脉溶栓术，具体方法为组织型纤溶酶原激活物（tissue-type plasminogen activator，t-PA）以 50mg/h 的速度泵入，共维持 2h，总量 100mg。溶栓结束后，心电监测仪提示脉搏 79 次 / 分，血压 110/74mmHg，呼吸频率 26 次 / 分，血氧饱和度 100%（面罩给氧，氧流量 15L/min），停用去甲肾上腺素后将患者转入 ICU 监护。

翌日，患者在 ICU 复查 12 导联心电图示 T 波

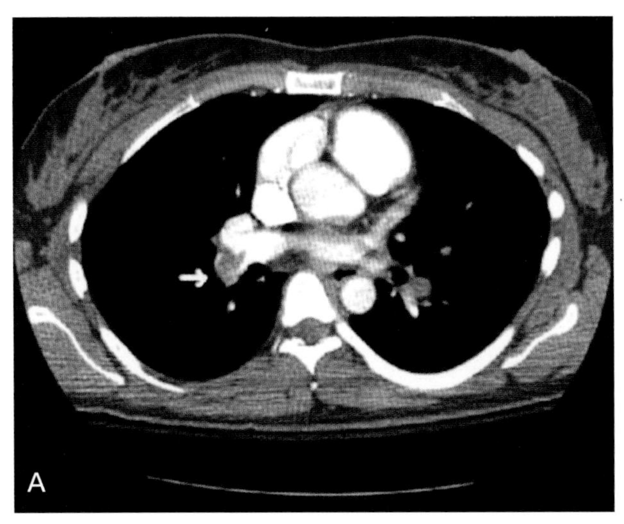

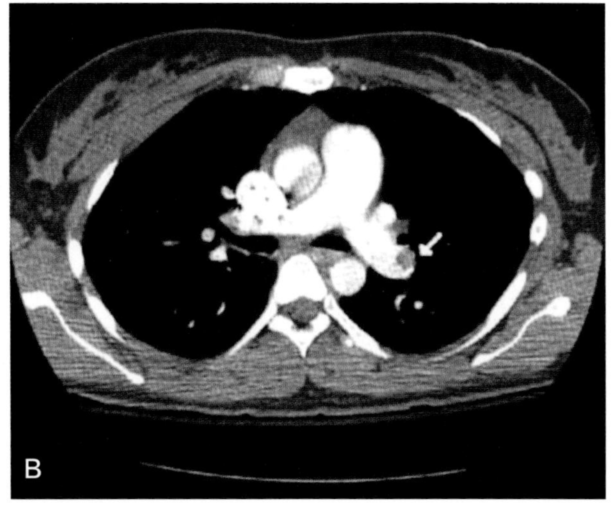

▲ 图 25-3　CTA 提示双肺动脉主干栓塞

A. 右肺动脉栓子（白箭）；B. 左肺动脉栓子（白箭）

倒置情况得到缓解（图 25-4），入院 2 天后查右下肢彩超示患者右股浅静脉远端至腘静脉存在血栓。

【病例讨论】肺栓塞。

发病率及病因：目前肺栓塞（pulmonary embolism，PE）的发病率尚不清楚，在美国每年有 60 万患者发病，其中 10 万～20 万患者因罹患肺栓塞死亡[1]。如果 PE 能被早期诊断且得到有效的治疗，其复发率及死亡率并不高，但如果患者早期即呈现出不稳定的血流动力学，那么该病的死亡率接近 30%[1]。大部分 PE 相关致死原因与误诊有关，而不是现有的治疗手段无效。

大多数 PE 栓子来源于下肢深静脉。尽管下肢深静脉血栓形成（deep venous thrombosis，DVT）始于小腿静脉，但 87% 有症状的患者在被诊断前，血栓就已经蔓延至膝以上的区域[2]。DVT 的形成因素包括静脉血流瘀滞、血管壁炎症损伤及血液高凝状态，即 Virchow 三要素[2]。所有 PE 及 DVT 的发病机制均基于 Virchow 三要素中的一项或多项

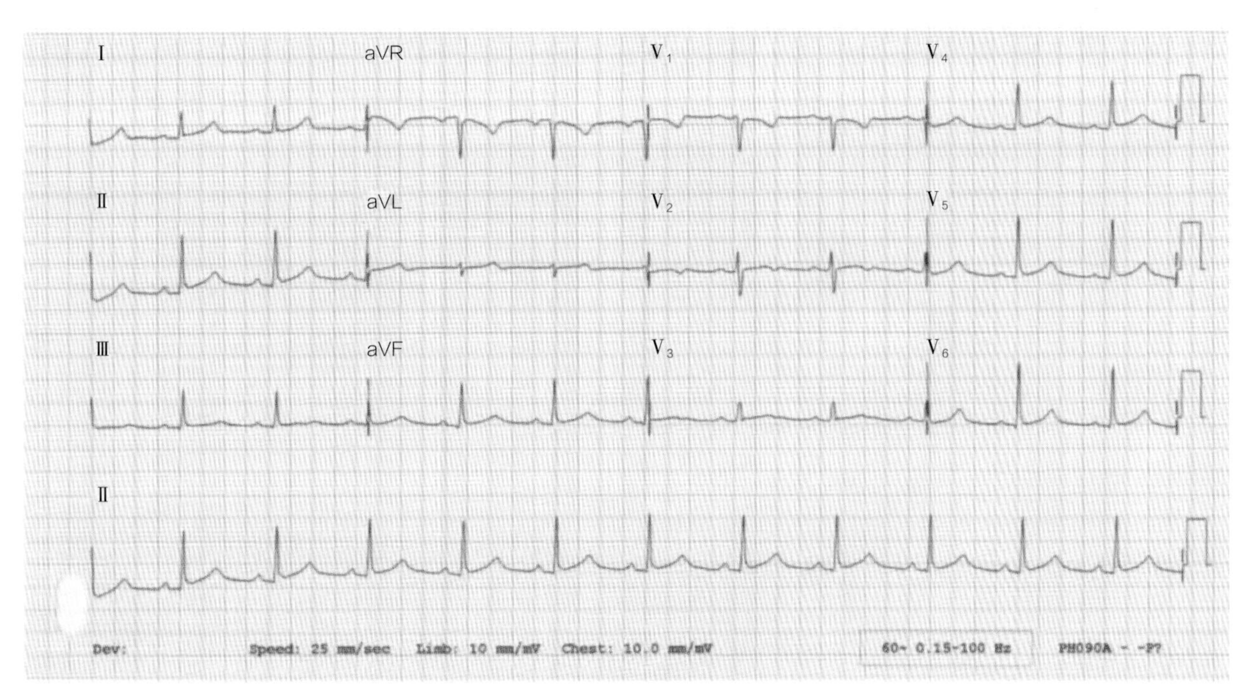

▲ 图 25-4　患者溶栓后的复查心电图

因素，具体的发病高风险因素包括既往 DVT 或 PE 病史、近期外科手术史、关节长期制动、遗传性高凝状态（如抗磷脂综合征、凝血因子Ⅴ Leiden 突变）、高龄、恶性肿瘤、妊娠、充血性心力衰竭、服用避孕药或类固醇激素和久坐飞行等[3,4]。

PE 发病的程度可轻可重，有的可以是偶然发现的、临床不重要的血栓栓塞；有的可以是导致患者猝死的大面积栓塞。下肢、上肢或骨盆的静脉血栓形成后可脱落变成栓子，从而引发肺动脉栓塞并伴有潜在的严重后果[5]。肺动脉的阻塞和血小板释放的血管活性物质（如 5- 羟色胺）会显著提高肺血管阻力，导致肺泡无效腔的增加和异常的通气血流比例，影响气体交换，反射性支气管收缩还可进一步增加气道阻力。随着右心室后负荷的增加，右心室壁张力升高，可能导致右心室扩张、功能障碍和缺血[2]。

症状和体征：应高度怀疑 PE 的症状包括胸痛、呼吸短促、胸壁压痛、背痛、肩痛、上腹痛、晕厥、咯血、呼吸疼痛、新发作的喘息、任何新出现的心律失常或其他与胸部有关的无法解释的症状[2]。忧虑或焦虑也是 PE 患者的常见症状之一。典型的咯血、呼吸困难和胸痛对 PE 诊断既不敏感也不特异，只有＜ 20% 的 PE 患者有这种“经典三联征”。对于非梗死性的 PE 来说，胸痛症状可轻可重，个体差异较大，且有高达 30% 明确诊断为 PE 的患者否认有任何胸痛感觉[6]。PE 患者常出现呼吸困难的症状。应高度怀疑 PE 的体征包括呼吸急促、心动过速、肺部啰音、发热、下肢水肿、心脏杂音、病理性第三心音或第四心音、发绀、低血压和颈静脉扩张[2,3]。

不能用已知的疾病过程来解释顽固性低氧血症（吸入空气时血氧饱和度＜ 95%）时，应高度怀疑 PE 的可能性[6]。相反，如果患者没有低氧血症的证据，则可以联合其他诊断标准排除 PE 的可能。此外，当患者被诊断为 PE 且发生低氧血症时，低氧血症的严重程度则是一个强有力预测其预后的独立因素[6]。

Wells 等学者提炼、验证并发表了 PE 预测概率的临床判定规则[7-10]，该预测标准由 7 大项内容组成（表 25-1）。根据这 7 项评分的总和被分为低危组（＜ 2 分）、中危组（2～6 分）和高危组（＞ 6 分）共 3 个等级，对 PE 的预测率分别为 2%～4%、19%～21% 和 50%～67%。此外，总分也可以划分为 2 大组，包括 PE 排外组（≤ 4 分）和 PE 高疑组（＞ 4 分），对 PE 的预测率分别为 5%～8% 和 39%～41%[7, 8, 10]。

诊断性检查：心电图、胸部 X 线片和动脉血气（arterial blood gas，ABG）分析对 PE 的评价作用有限。心电图的主要用途是能提供其他诊断，如急性冠状动脉综合征或心包炎[3]。窦性心动过速是 PE 患者常见的心电图表现。68% 的 PE 患者可出现胸导联的 T 波倒置，尤其是 V_1～V_4 导联[3,5]。经典的 SⅠQⅢTⅢ心电图表现缺乏敏感性（仅 54%）和特异性（仅 62%）[3]。新发的右束支传导阻滞或心房颤动也可以见于 PE 患者，但不常见[5]。

胸部 X 线检查很少提供具体的信息，但对于其他诊断如肺炎、充血性心力衰竭或气胸可能有用[6]。单侧肺底部不张增加预测 PE 的可能性。如果症状持续＞ 3 天，肺梗死在 DR 片上有时表现为胸膜顶端中央或胸膜基部的楔形浸润区（即“汉普顿峰”）[6]。单侧的肺血量减少征（“韦斯特马克征 / 指关节征”）是大面积肺栓塞的罕见影像学表现。ABG 分析在 PE 的诊断中作用有限，在怀疑有 PE 的典型人群中，ABG 分析 PO_2 的预测价值为 0，甚至为阴性[2]。这项有创操作相对缺乏敏感

表 25-1　Wells 肺栓塞临床预测规则

临床特征及表现	分　值
深静脉血栓的临床症状	3
没有比 PE 更适合解释当前症状的体征的诊断	3
脉搏大于 100 次 / 分	1.5
4 周内有体位固定或外科手术史	1.5
既往 DVT 或 PE 病史	1.5
咯血	1
过去 6 个月内有恶性肿瘤治疗史	1

性和特异性，其结果不能用于诊断或排外 PE[3]。

对于怀疑有静脉血栓栓塞（venous thrombo-embolism，VTE）的患者，血浆中的交联纤维蛋白降解产物（D- 二聚体）的测定是一种高度敏感、但缺乏特异性的筛查试验[1]。其他可引起 D- 二聚体升高的原因包括创伤、术后状态、脓毒症和心肌梗死[3]。对于高龄或合并重大疾病的患者，D- 二聚体的升高用于诊断 PE 的价值有限。目前，D- 二聚体的作用主要被用于排除低风险的 PE 或 VTE[3, 5]。Wells 等证实临床预测发生 VTE 概率低且 D- 二聚体检测阴性的患者可以安全出院，理由是该团队通过一系列跟踪随访发现此类患者发生 VTE 的概率仅为 0.4%，因此他们在住院期间无须进一步进行 PE 相关确诊性检查[11]。

肌钙蛋白 I 水平可能有助于预测急性 PE 患者住院期间的死亡率。La Vecchia 等学者开展了一项前瞻性临床试验，该试验用于评估在不同临界值浓度下 cTnI 阳性的患病率，并评价既往无冠状动脉疾病患者组 cTnI 浓度增加对预后的影响[12]。他们的数据表明，cTnI 浓度的增加与 PE 的严重程度正相关，通过 CTA 检查还可以发现 cTnI 浓度的增加与肺动脉的梗死面积及是否累及近端主干血管有关。此外，患者的其他临床参数（如血氧饱和度、血压、心率、超声心动图右心室的异常改变和估测的肺动脉压力等）都与 cTnI 浓度相关。因此，La Vecchia 等认为 cTnI 浓度的改变可反映 PE 临床表现的严重程度。

大多数肺栓塞栓子来自下肢的深静脉。在接受评估的无下肢症状或体征的患者中，10%～20% 的患者超声提示 DVT（+），而在已确诊 PE 的患者中，50% 的患者超声结果呈阳性[1, 13]。因此，即使双下肢静脉超声检查未发现静脉血栓也不能排除 PE 可能[1]。此外，对于无下肢症状或体征的患者，即使患者超声提示血栓阳性，也不意味着可以作为 PE 诊断和用药治疗的直接证据。因为患者超声可能出现假阳性，或者可能发现牢固的陈旧性贴壁血栓，只有当患者出现相应的临床症状且其他检查、检验结果均支持 PE 诊断时，才可以开始治疗。

通气血流比例（ventilation perfusion ratio，V/Q）的测定对于 PE 的诊断具有重大意义[1]。正常的 V/Q 基本上可以排除 PE，而 V/Q 增高则提示 PE 的可能。正常结果或高度可能提示疾病的结果对诊断非常有帮助，但非诊断性结果一般难以解释且更为常见[5]。很少有通气扫描能阐明肺灌注扫描的结果。此外，在临床怀疑 PE 指数较高，而肺扫描结果提示 PE 的概率低时，可能会无意间引导临床医生偏离正确的诊断。这样的结果应该被解释为非诊断性结果[5]。

目前大多数医院采用 CTA 作为诊断 PE 的主要方法[6]。CTA 图像可以在数秒内获得，因此判断结果所需的时间主要取决于 CT 扫描机器的可用性、图像传输时间和影像科医师的阅片时间。在大多数情况下，影像科医师可以迅速判读 CTA 检查结果为阳性或阴性，判读结果基本与常规经皮肺血管造影相似[6]。与 V/Q 扫描测定的“概率”结果相比，胸部 CTA 结果更为直观且容易指导医师进行医疗决策。血管造影 CT 也可以对患者下肢进行扫描［CT 静脉造影（CT venogram，CTV）］，这样也有利于评估和发现 DVT。最近有研究证实，CTA-CTV 的联合使用比单独使用 CTA 具有更高的诊断敏感性（分别为 90% 和 83%），而特异性类似（分别为 95% 和 96%）[13]。

对于大面积肺栓塞伴血流动力学不稳定的患者来说，行超声心动图（echocardiography，ECHO）具有重要价值。因为它是无创、便携的，可以在床旁完成检查，可以帮助确诊 PE，同时可评估 PE 的严重程度，或者评价患者在实施治疗后的反应[14]。经胸超声心动图（transthoracic echocardiography，TTE）或经食管超声心动图检查（TEE）除用于评估是否存在右心室压力负荷过重外，还可能直接发现心肺血管中的栓子，或者用于鉴别其他诊断，如主动脉夹层、心包疾病、低血容量、心肌顿抑或心肌梗死，以及瓣膜功能不全等。ECHO 对于鉴定 PE 患者是否合并卵圆孔未闭也具有重大意义，卵圆孔未闭可能导致缺血性脑卒中和其他严重并发症的发生，并增加患者的死亡率[14]。

Ryu等学者提出了一种结合临床表现、D-二聚体水平和影像学检查来诊断疑似PE的方案[15, 16]。如果完全不考虑PE或需排外PE可能，患者的D-二聚体水平应该为正常值。如果中等或高度怀疑PE（D-二聚体水平明显增高），则建议行CTA检查明确。当患者存在造影禁忌证时，可选择V/Q扫描测定和下肢静脉超声检查。如果CTA结果不足以确诊PE且临床仍高度怀疑PE时，应考虑行肺动脉造影检查[15, 16]。

肺栓塞的治疗：传统的PE和DVT治疗为应用普通肝素抗凝，并长期口服抗凝药物，如维生素K_1拮抗药华法林。然而，有研究通过对既往发表的数据进行Meta分析证实，低分子肝素的疗效和安全性要优于普通肝素[4, 17, 18]。口服华法林应与低分子肝素抗凝治疗同时进行，直至国际标准化比值INR稳定在2.0～3.0[4]。考虑到低分子肝素主要经肾脏代谢，所以对于严重慢性肾脏病患者来说，不宜使用低分子肝素抗凝，否则可能增加出血风险。最近，一种新型的抗凝药——磺达肝癸钠已应用于PE的治疗，它是一种具有特异性抗Ⅹa活性的合成药物，基于其独特的药理学优势，该药使用过程非常简单，每日执行一次固定剂量的皮下注射即可，无须监测凝血功能[19]。对于血流动力学不稳定的PE患者来说，应用磺达肝癸钠至少能达到静脉注射普通肝素所类似的疗效和安全性[19]。但是，对于治疗PE伴血流动力学不稳定的患者来说，静脉溶栓术才是目前国际上公认的最佳方案[14]。

大面积肺栓塞的溶栓治疗：全身性低血压的出现是考虑大面积肺栓塞诊断的重要征象[20]。对于次大面积的PE来说，尽管及时进行了抗凝治疗，但如若持续存在全身性低血压和右心室功能障碍的情况，那么患者的死亡率将加倍。而对于大面积PE导致血压持续恶化下降的患者，其死亡率会更高[20]。治疗大面积或次大面积的PE首先推荐静脉溶栓术或介入取栓术[21]。美国食品药品管理局（Food and Drug Administration，FDA）批准阿替普酶作为大面积PE治疗的溶栓药物，具体方案为100mg经静脉持续泵入＞2h[21]。运用该方案进行静脉溶栓术，患者出现颅内出血的概率高达3%，因此须根据溶栓的禁忌证谨慎筛选。虽然静脉溶栓术被普遍认为是一种挽救大面积PE患者生命的有效干预措施，但其真正的临床获益程度尚待考究[20]。因为从国际肺栓塞登记管理组织发布的数据分析来看，静脉溶栓治疗并不能降低90天内大面积PE患者的死亡率和复发率[20]。对于次大面积PE患者而言，肺栓塞预后和管理策略组的3号试验证实了他们在接受阿替普酶溶栓治疗时药物剂量应该相应减少[22]。

对于急性大面积PE在接受静脉溶栓治疗后临床症状仍无明显改善者，其下一步治疗将变得未知且棘手。溶栓治疗过程中，右心室功能的恢复是治疗有效的早期标志，也是预测住院天数的指征[23]。此外，静脉溶栓后残留的肺血管血栓若再次造成阻塞（10天内发生率＞30%）则提示预后不良和远期死亡率增加[24]。Meneveau等比较了40名大面积PE患者在首次静脉溶栓治疗失败后的方案选择，结果发现实施抢救性取栓手术的患者比重复溶栓的患者拥有更好的临床结局[23]。

【总结】

1. PE典型的表现是咯血、呼吸困难和胸痛，然而这些表现既不敏感也不特异，只有＜20%的患者会出现“经典”的三联征。

2. 30%的PE患者否认发病时有胸痛症状。

3. Wells等制定的标准将预测PE发病风险分为低危、中危和高危共3个等级，对于预测PE的诊断具有意义。

4. 心电图、胸部X线片、血气分析在诊断PE时都具有自身的局限性。

5. D-二聚体是排除低危PE的重要手段。

6. 目前CTA是诊断PE的主要方法，最近有研究显示CTA-CTV比CTA具有更高的敏感性。

7. 对于血流动力学稳定的PE患者推荐使用低分子肝素或磺达肝素抗凝，并启动华法林口服抗凝，直至 INR 达标后停用低分子肝素或磺达肝素。

8. 对于血流动力学不稳定的 PE 患者（肺动脉主干受累）推荐使用阿替普酶溶栓治疗（100mg 连续静脉注射＞ 2h）并收入 ICU 继续观察。

参考文献

[1] Fedullo PF, Tapson VF. The evaluation of suspected pulmonary embolism.N Engl J Med 2003;349:1247–56.

[2] Feied C, Handler JA. Pulmonary embolism. eMedicine Website. Available at http://www.emedicine.com/emerg/topic490. htm. Accessed on June 25, 2008.

[3] Laack TA, Goyal DG. Pulmonary embolism: an unsuspected killer. Emerg Med Clin N Am 2004;22:961–83.

[4] Rogers RL. Venous thromboembolic disease in the elderly patient: atypical, subtle, and enigmatic. Clin Geriatr Med 2007;23:413–23.

[5] Goldhaber SZ. Medical progress: pulmonary embolism. N Engl J Med 1998;339:93–104.

[6] Kline JA, Runyon MS. Pulmonary embolism and deep vein thrombosis. In: Marx JA, Hockberger RS, Walls RM, et al. (eds). Rosen' s Emergency Medicine: Concepts and Clinical Practice, 6th ed. Philadelphia:Mosby, 2006:1371–81.

[7] Wells PS, Ginsberg JS, Anderson DR, et al. Use of a clinical model for safe management of patients with suspected pulmonary embolism. Ann Intern Med 1998;129:997–1005.

[8] Wells PS, Anderson DR, Rodger M, et al. Derivation of a simple clinical model to categorize patients' probability of pulmonary embolism: increasing the model' s utility with the SimpliRED D-dimer. Thromb Haemost 2000;83:416–20.

[9] Wells PS, Anderson DR, Rodger M, et al. Excluding pulmonary embolism at the bedside without diagnostic imaging: management of patients with suspected pulmonary embolism presenting to the emergency department by using a simple clinical model and D-dimer. Ann Intern Med 2001;135:98–107.

[10] Wolf SJ, McCubbin TR, Feldhaus KM, et al. Prospective validation of Wells criteria in the evaluation of patients with suspected pulmonary embolism. Ann Emerg Med 2004;44: 503–10.

[11] Wells PS, Anderson DR, Rodger M, et al. Evaluation of D-dimer in the diagnosis of suspected deep-vein thrombosis. N Engl JMed 2003;349:1227–35.

[12] La Vecchia L, Ottani F, Favero L, et al. Increased cardiac troponin I on admission predicts in-hospital mortality in acute pulmonary embolism. Heart 2004;90:633–7.

[13] Stein PD, Fowler SE, Goodman LR, et al. Multidetector tomography for acute pulmonary embolism. N Engl J Med 2006;354:2317–27.

[14] Wood KE. Major pulmonary embolism: review of a pathophysiologic approach to the golden hour of hemodynamically significant pulmonary embolism. Chest 2002;121:877–905.

[15] Ryu JH, Swensen SJ, Olson EJ, et al. Diagnosis of pulmonary embolism with use of computed tomographic angiography. Mayo Clin Proc 2001;76:59–65.

[16] Makkar S. Tips from other journals: diagnostic approaches to possible pulmonary embolism. Am Fam Physician 2001; 64:841.

[17] van Dongen CJJ, Van Den Belt AGM, Prins MH, et al. Fixed dose subcutaneous low molecular weight heparins versus adjusted dose unfractionated heparin for venous thromboembolism. Cochrane Database Syst Rev 2004;4:CD001100. DOI:10.1002/14651858.

[18] Quinlan D, McQuillan A, Eikelboom J. Low-molecularweight heparin compared with intravenous unfractionated heparin for treatment of pulmonary embolism: a metaanalysis of randomized, controlled trials. Ann Intern Med 2004;140:175–83.

[19] Buller HR, Davidson BL, Decousus H, et al. Subcutaneous fondaparinux versus intravenous unfractionated heparin in the initial treatment of pulmonary embolism. N Engl J Med 2003;349:1695–702.

[20] Kucher N, Rossi E, De Rosa M, et al. Massive pulmonary embolism. Circulation 2006;113:577–82.

[21] Piazza G, Goldhaber SZ. Acute pulmonary embolism. Part II: Treatment and prophylaxis. Circulation 2006;114:e42–7.

[22] Konstantinides S, Geibel A, Heusel G, et al. Heparin plus alteplase compared with heparin alone in patients with submassive pulmonary embolism. N Engl J Med 2002;347:1143– 50.

[23] Meneveau N, Seronde MF, Blonde MC, et al. Management of unsuccessful thrombolysis in acute massive pulmonary embolism. Chest 2006;129:1043–50.

[24] Meneveau N, Ming LP, Seronde MF, et al. In-hospital and long-term outcome after sub-massive and massive pulmonary embolism submitted to thrombolytic therapy. Eur Heart J 2003;24:1447–54.

病例 26　复发性肺炎

【病例概况】男性，37 岁，复发性肺炎。

【现病史】患者恶心，呕吐，发热 1 天，否认胸痛、气短和咳嗽。曾就诊于诊所，给予补液及异丙嗪肌内注射，症状有所改善。但该患者持续心动过速，并且在不吸氧情况下平卧位时血氧饱和度仅为 93%，端坐位时血氧饱和度可提高至 97%。该患者为求进一步诊治，遂来急诊科就诊。

【既往史】睡眠呼吸暂停综合征及脑积水病史（儿童时期曾行脑室 – 心房分流术）。

【体格检查】

一般情况：营养良好，湿度正常，无急性面容。

生命体征：体温 37.2℃，脉搏 108 次 / 分，血压 110/70mmHg，呼吸频率 26 次 / 分，血氧饱和度 96%。

五官：无异常。

颈部：颈软，无颈静脉怒张。

心脏：心率快，律齐，无心包摩擦音、心脏杂音、奔马律。

肺部：满布低调干啰音，无湿啰音及哮鸣音。

腹部：腹软，无压痛、腹胀。

四肢：无杵状指、发绀、水肿。

神经系统：无异常。

在急诊科，予以沙丁胺醇雾化吸入，1L 生理盐水静脉滴注，异丙嗪肌内注射并完善了胸部 X 线检查（图 26–1）。经治疗后，其心率降至 95 次 / 分，血氧饱和度上升至 97%。离开急诊科时，可进食流质，自主活动。初步诊断为急性胃肠炎。

24h 后该患者因持续性呕吐、呼吸急促、干咳、发热和疲乏再次入急诊科。复查胸部 X 线片示右肺底斑片状阴影，右侧少量胸腔积液（图 26–2）。该患者以肺炎收住入院，并给予莫西沙星静脉滴注。在住院期间，血培养结果为阴性。该患者在最近 2 个月以同样的原因多次住院，诊断为不明原因复发性肺炎，在第 2 次住院期间，血培养发现黏质沙雷菌。

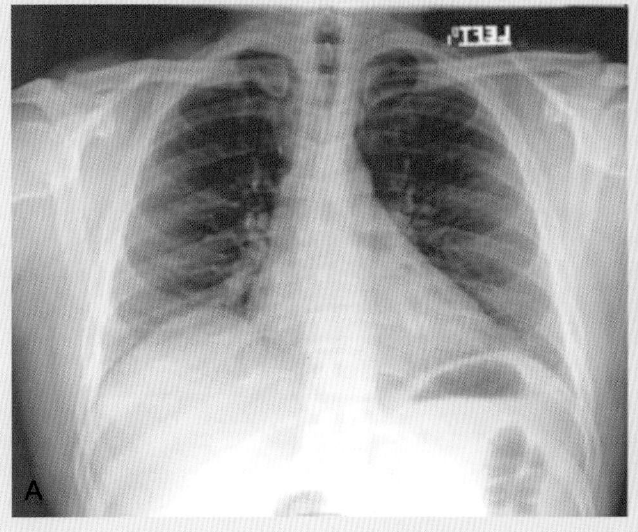

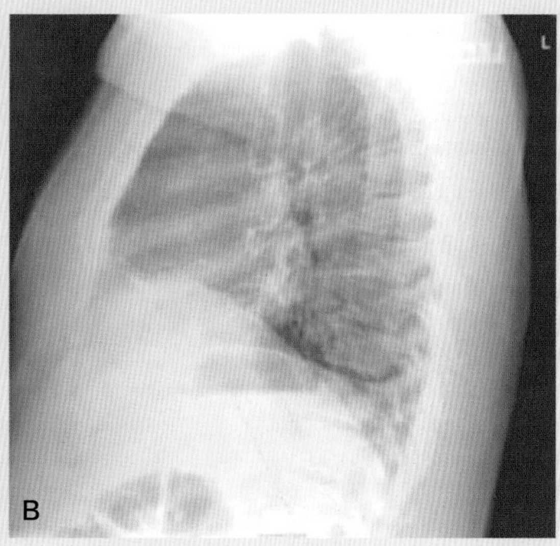

▲ 图 26–1　A. 胸部正位片；B. 胸部侧位片

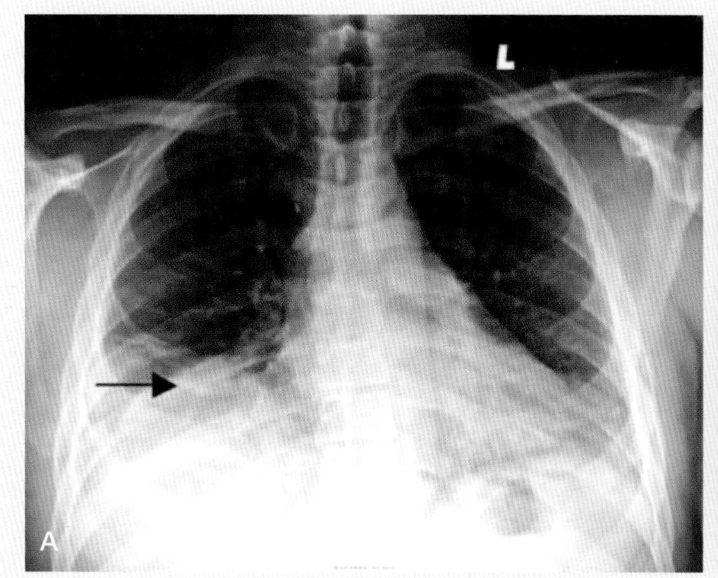

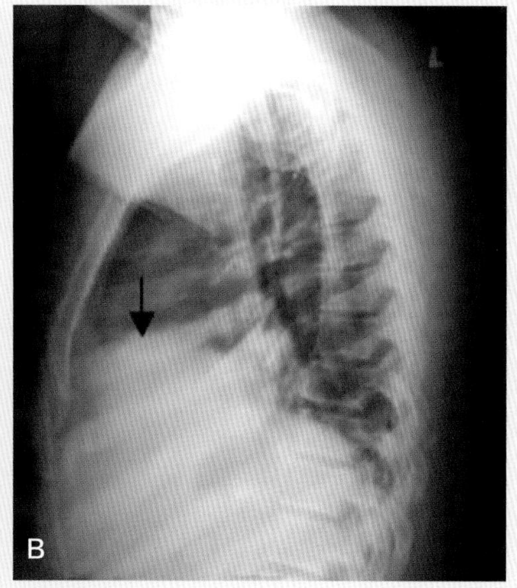

▲ 图 26-2　A. 胸部正位片；B. 胸部侧位片

【病例解读】

诊断：复发性肺炎（脑室 – 心房分流导管相关感染，黏质沙雷菌败血症）。

诊断依据：患者既往曾行脑室 – 心房分流术。超声心动图（图 26-3）示从右心房至右心室可见一穿过三尖瓣的线性密度影（可能是导管）。且在该线性密度影远端可见一个结节，不排除血栓或赘生物。故得出结论：脑室 – 心房导管异位导致肺部反复出现脓栓。

治疗：转入胸外科行手术治疗，去除右心室处的导管尖端。

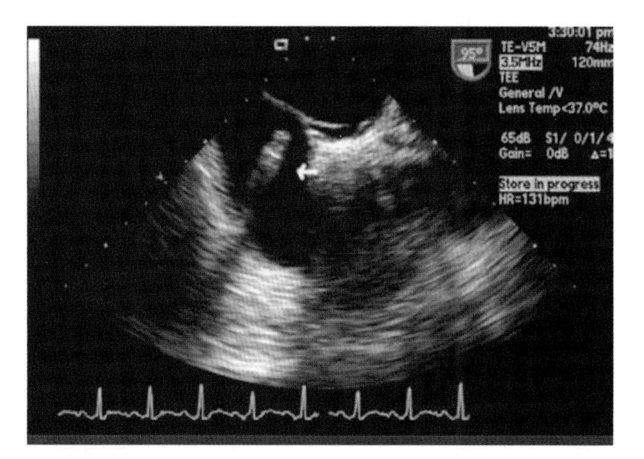

▲ 图 26-3　经胸超声心动图显示 VA 导管尖端（白箭）伸入右心室

转归：治愈出院。

【病例讨论】脑室 – 心房分流术相关感染。

长期植入物相关感染率因植入物类型不同而有所不同，并且致死率也不一致。其中心血管植入物相关感染的死亡率尤其高[1]。这些植入物容易使细菌黏附在其表面，在某些情况下，可形成生物膜。这种生物膜是一种细胞外多糖基质，通过生理和物理因素可以保护细菌[2]。通常，二期翻修感染概率高于初次植入时[1]。在美国，每年进行 25 000 例脑脊液分流术，其中有 18 000 例为首次进行分流术[1]。85% 的患者经历了 ≥ 2 次分流手术。脑室 – 腹腔分流术是神经外科常见的手术方式，其并发症比脑室 – 心房分流术轻[3]。

近年来脑室 – 心房分流术相关感染率平均＜10%[4]。脑室 – 心房分流术相关感染的临床表现具有多样性，主要取决于诸多因素，包括感染的部位（导管近端或远端，导管腔内或腔外）、感染病原体的毒力，以及分流障碍是否存在[4]。导管腔内的感染可以导致菌血症和脓毒症，严重的脓毒症和脓毒症休克罕见，已有文献报道感染性心内膜炎和细菌性肺栓塞的病例[4]。

当出现导管腔内感染时血培养通常呈阳性，这对诊断脑室 – 心房分流术相关感染具有重要意义。与脑脊液分流术相关感染的病原体包括（但不限于）凝固酶阴性葡萄球菌（如金黄色葡萄球菌）、革兰阴性杆菌（如大肠埃希菌、奇异变形杆菌、铜绿假单胞菌、肺炎克雷伯菌、流感嗜血杆菌）、链球菌（如G和B组）、肺炎链球菌和痤疮丙酸杆菌[1]。超声是诊断植入物相关感染的重要手段，当怀疑与人工瓣膜、心电装置或脑室－心房分流相关的感染性心内膜炎时，应采用经胸或经食管超声心动图检查，后者具有更高的敏感性[1]。

治疗脑室－心房分流术相关感染与其他类型的心血管植入物相关感染一样，首选方案是抗菌药物联合去除脑室－心房分流术分流管中的异物[4]。治疗脑室分流术相关感染一般分两个阶段进行手术干预。首先是去除感染的导管，并留置脑室外导管引流脑脊液，监测颅内压[5]。脑室外导管一般每隔5～10天更换1次，并全身应用抗生素10～14天以预防感染。在进行第二阶段手术干预时需要多次进行脑脊液检验，以确保无颅内感染，并且一般是在初次手术后的2周内进行，手术部位选择对侧。

【总结】

1. 在美国每年发生的200万例院内感染中有一半是植入物相关感染。

2. 脑室－腹腔分流术是神经外科中最常见的分流术，与脑室－心房分流术相比，并发症较少。

3. 脑室－心房分流术相关的导管腔内感染可以导致菌血症和脓毒症，右侧感染性心内膜炎，感染性肺栓塞和复发性肺炎。

4. 血培养和经胸或经食管超声心动图检查是诊断VA分流术相关感染的必要手段。

5. 脑室－心房分流术相关感染的治疗包括及时的抗感染治疗和植入物取出。

参考文献

［1］ Sampedro MF, Patel R. Infections associated with long-term prosthetic devices. Infect Dis Clin N Am 2007;21:785–819.

［2］ Schlossberg D. Clinical approach to antibiotic failure. Med Clin N Am 2006;90:1265–77.

［3］ Lam CH, Villemure JG. Comparison between ventriculoatrial and ventriculoperitoneal shunting in the adult population. Br J Neurosurg 1997;11:43–8.

［4］ Baddour LM, Wilson WR. Infections of prosthetic valves and other cardiovascular devices. In: Mandell GL, Bennett JE, Dolin R (eds.). Principles of Infectious Disease, 6th ed. Philadelphia: Elselvier, 2005:1024–32.

［5］ Darouiche RO. Current Concepts: treatment of infections associated with surgical implants. N Engl J Med 2004;350: 1422–9.

病例27 咯 血

【病例概况】男性，47岁，咯血。

【现病史】患者反复咯血3次，当天早些时候咳出1～2勺，色鲜红；否认发热、畏寒、盗汗、气短、倦怠、体重减轻、腹部疼痛、恶心或呕吐；近期无鼻出血。否认吸烟，否认家族及个人癌症史。患者近期无外出旅游史，在马来西亚长大，1年前从居住多年的亚利桑那州搬到加利福尼亚州北部，成年后的大部分时间都在亚利桑那州。

【既往史】开角型青光眼，骨关节炎，肺部感染并规律抗感染6个月（具体抗感染方案不详）。

【体格检查】

一般情况：发育良好，皮肤湿度正常，自主体位，无急性痛苦表情。

生命体征：体温36.5℃，脉搏87次/分，血压165/100mmHg，呼吸频率18次/分，血氧饱和度98%。

五官：双侧瞳孔等大等圆，对光反射存在，眼球运动正常，咽部红润，无病变，无黏膜溃疡及出血。鼻部黏膜红润、无出血。

颈部：颈软，无颈部淋巴结肿大。

心脏：心率规整，律齐，无心包摩擦音、心脏杂音、奔马律。

肺部：双肺听诊呼吸音清，无湿啰音，干啰音及哮鸣音。

腹部：腹软，无压痛、腹胀。

四肢：无杵状指、发绀、水肿。

皮肤：温暖干燥，无苍白，无皮疹，无皮肤破损。

神经系统：无异常。

行胸部正侧位片检查（图27-1）。

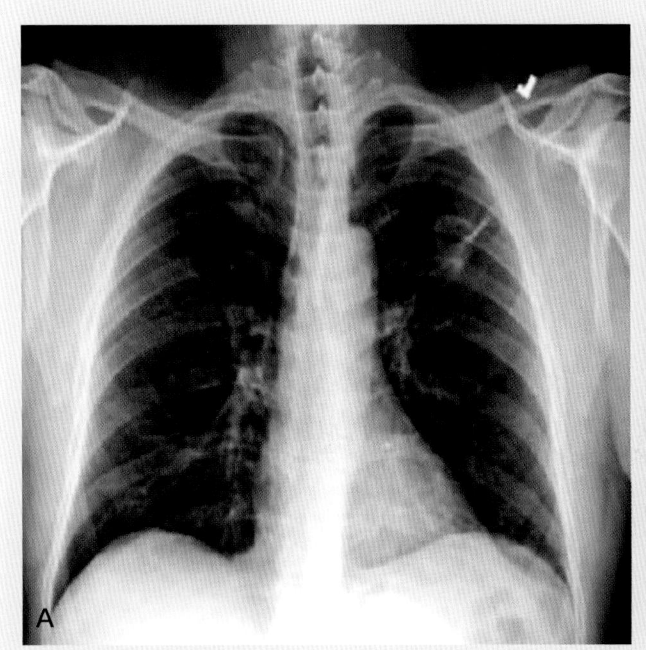

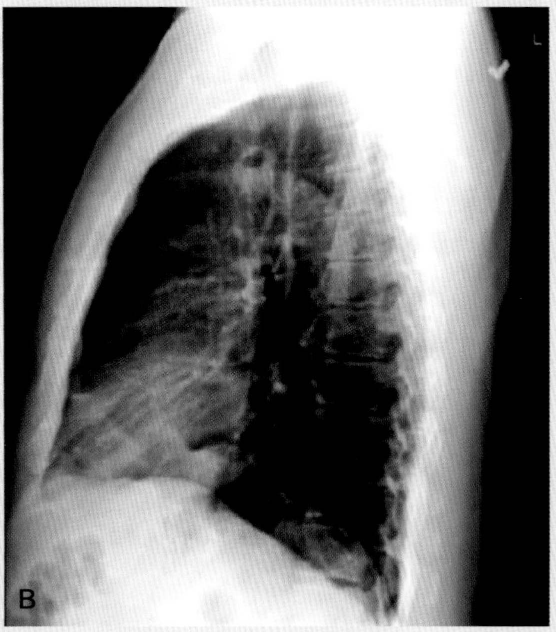

▲图27-1 A. 胸部正位片；B. 胸部侧位片

【病例解读】

诊断：既往球孢子菌病感染引起的空洞性病变继发细菌感染。

诊断依据：X线片提示左侧肺尖部有1个直径2.5cm的空洞（图27-2）。追问病史，患者既往肺部感染过球孢子菌，并予以氟康唑抗感染治疗6个月。行胸部X线片检查后，患者进一步完善了胸部增强CT检查，结果也提示左肺叶前部可见一个直径2cm的球形厚壁空洞（图27-3）。球孢子菌IgG抗体阳性，痰涂片结核抗酸染色阴性。

治疗：氨苄青霉素/舒巴坦钠抗感染治疗。

转归：咯血症状缓解后于住院第2天出院。并安排了呼吸科医师进行随访。

【病例讨论】球孢子菌病。

球孢子菌病是吸入节肢孢子二型真菌属球孢子菌引起的感染[1]。球孢子菌包括粗球孢子菌（从加利福尼亚分离出来）和波萨达斯孢子菌（在加利福尼亚以外分离出来）[1]。球孢子菌病流行区多为半干旱到干旱的生活区，主要流行于美国西南部和墨西哥北部，此外，在阿根廷、巴西、哥伦比亚、危地马拉、洪都拉斯、尼加拉瓜、巴拉圭和委内瑞拉部分地区，也有一定发病率[1]。球孢子菌病高发地区在加利福尼亚州圣华金河谷的克恩县、图拉雷县和弗雷斯诺县，以及亚利桑那州的皮马县、皮纳尔县和马里科帕县。每年美国有150 000名球孢子菌病感染患者[1]。球孢子菌病虽然不属于传染性疾病，不需要隔离治疗，但被患者分泌物污染的物品必须谨慎处理[2]。

60%的患者没有症状或仅有类似于上呼吸道感染的症状[2]。患者症状出现于暴露后1～3周。典型的临床表现是伴有全身症状的下呼吸道感染症状，如发热、发汗、食欲不振、乏力、关节痛、

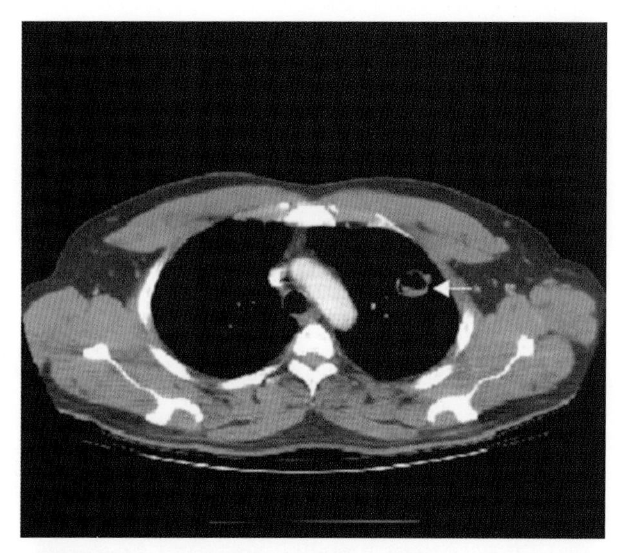

▲图27-3 47岁男性咯血患者的胸部CT显示左上肺野有空洞性病变（白箭）

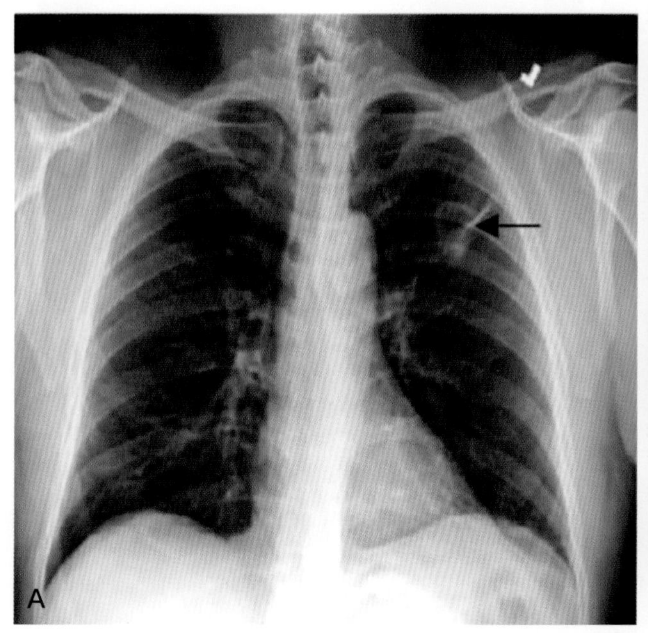

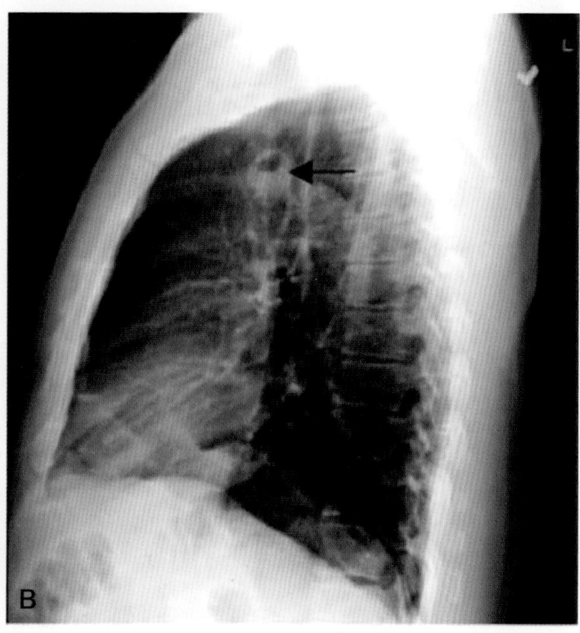

▲图27-2 47岁男性患者的胸部正位片（A）和侧位片（B），球孢子菌病感染后出现空洞病变（黑箭）

咳嗽、咳痰和胸痛[2]。可能出现结节性红斑或多形性红斑。球孢子菌病的诊断依赖于痰培养及血清学检查。胸部平片可出现浸润灶、胸腔积液和肺门淋巴结肿大表现[2]。尽管急性感染患者无须特殊治疗，症状也至少会持续几周。1% 患者会发展为播散性感染[3]。播散性感染的易感人群包括儿童、老年人、某些种群和族群、获得性免疫缺陷综合征患者、免疫抑制患者及孕晚期或产后[4]。除肺部受累之外，最常见的受累部位是皮肤、骨骼、关节和脑膜，腱鞘炎和窦道形成也被报道[4]。对于严重的原发感染或播散性感染患者，建议使用两性霉素 B（静脉注射）或某种唑类药物（如伊曲康唑、氟康唑）治疗，疗程为 6 个月[1-4]。

球孢子菌感染后可发展为不同类型的肺部病变，包括肺结节性病变、肺空洞性病变和进展性肺部感染[4]。结节通常是孤立的，直径 2～3cm，肉芽肿性球孢子菌病与肺癌难以鉴别。0.1% 的患者可出现薄壁空洞，这些患者常在 2 年内可自限性恢复[4]。厚壁空洞可能长期存在。球孢子菌病也可出现慢性纤维空洞性改变，其进行性纤维化与组织胞浆菌病相似，主要发生于肺气肿患者[4]。

有 1/3 的空洞性球孢子菌病患者发生咯血，通常不会危及生命[5]。当空洞位于肺的外缘，可能破入胸膜腔形成液气胸。90% 的空洞是孤立的，70% 位于上肺，60% 的空洞直径 2～4cm[5]。一旦形成空洞，感染就不太可能进一步扩散，可能是因为已经形成细胞免疫机制。空洞患者的症状是由并发症引起的，如咯血或继发感染（可能是细菌或真菌），其中以曲霉最常见[5]。然而，粗球孢子菌可以使菌丝繁殖，产生类似的分枝菌。肺切除术是化学药物期间治疗咯血和空洞增大或空洞破裂的有效手段[2]。手术可以引流脓胸，关闭持续性支气管胸膜瘘，使因空洞性球孢子菌病压缩的肺复张。

【总结】

1. 球孢子菌病是因为吸入球孢子菌属的土壤真菌引起的，在圣华金河谷、加利福尼亚州和亚利桑那州部分地区具有地方流行性。

2. 在美国每年有 15 万例球孢子菌病，典型的球孢子菌病临床表现是伴有全身症状的下呼吸道感染症状，如发热、出汗、食欲不振、乏力、关节痛、咳嗽、咳痰和胸痛。

3. 球孢子菌感染后可发展为不同类型的肺部病变，包括肺结节性病变、肺空洞性病变和进展性肺部感染。

4. 1/3 的空洞性球孢子菌病患者会出现咯血，通常是由继发细菌或真菌感染引起。

5. 对于严重的原发感染或播散性感染患者，建议静脉使用两性霉素 B 或某种唑类药物（如伊曲康唑、氟康唑）治疗 6 个月。

6. 肺切除术是化学药物治疗期间出现咯血和空洞增大或者空洞破裂时的有效治疗手段。

参考文献

［1］ Anstead GM, Graybill JR. Coccidioidomycosis. Infect Dis Clin N Am 2006;20:621–43.

［2］ Stevens DA. Current concepts: coccidioidomycosis. N Engl J Med 1995;332:1077–82.

［3］ Spinello IM, Johnson RH. A 19-year-old pregnant woman with a skin lesion and respiratory failure. Chest 2006;130:611–5.

［4］ Wheat LJ. Endemic mycosis. In: Cohen J, Powderly WG, Berkley SF, et al. (eds.). Cohen & Powderly: Infectious Diseases, 2nd ed. Philadelphia:Mosby, 2004:434–6.

［5］ Nardell EA, Kucyj G. Case 21-1994: a 20-year-old Mexican immigrant with recurrent hemoptysis and a pulmonary cavitary lesion. NEngl J Med 1994;330:1516–22.

病例 28　咳嗽、发热、气短

【病例概况】男性，62 岁，咳嗽、发热、气短。

【现病史】患者持续性咳嗽、咳绿色痰，发热、体温最高达 40℃，伴畏寒、寒战，有气短，咳嗽及深吸气时胸痛明显，伴恶心、呕吐，无腹痛、腹泻，无下肢肿胀。发病前 24h 有饮酒史。近期无旅居史。无吸烟史。

【既往史】有酗酒史。

【体格检查】

一般情况： 看上去比实际年龄更显苍老，呈恶病质面容，中度呼吸困难，每句话只能说 3～4 个字。

生命体征： 体温 40℃，脉搏 120 次 / 分，血压 110/65mmHg，呼吸频率 30 次 / 分，血氧饱和度 96%。

五官： 双侧瞳孔等大等圆，对光反射存在，眼球运动正常，巩膜无黄染，口咽干燥。

颈部： 颈软，无颈静脉怒张。

心脏： 心率快，律齐，无心包摩擦音、心脏杂音、奔马律。

肺部： 满肺可闻及呼气相哮鸣音，右中下肺可闻及散在干啰音、爆裂音和羊鸣音。

腹部： 腹软，无压痛、腹胀。

四肢： 无杵状指、发绀、水肿，双下肢无肿胀。

神经系统： 无异常。

接心电监测，鼻塞给氧（氧流量 2L/min），血氧饱和度可上升至 98%，开放静脉通道，抽血送血培养及实验室检测，12 导联心电图提示窦性心动过速，心率 120 次 / 分，无 ST-T 改变，给予 1L 生理盐水静脉滴注和对乙酰氨基酚口服退热，行床旁胸部平片检查（图 28-1）。实验室检查结果显示白细胞 $20 \times 10^3/\mu l$［参考值为（3.5～12.5）$\times 10^3/\mu l$］，幼稚细胞占 35%（存在异常带），血钠为 125mEq/L（参考值为 137～145mEq/L）。

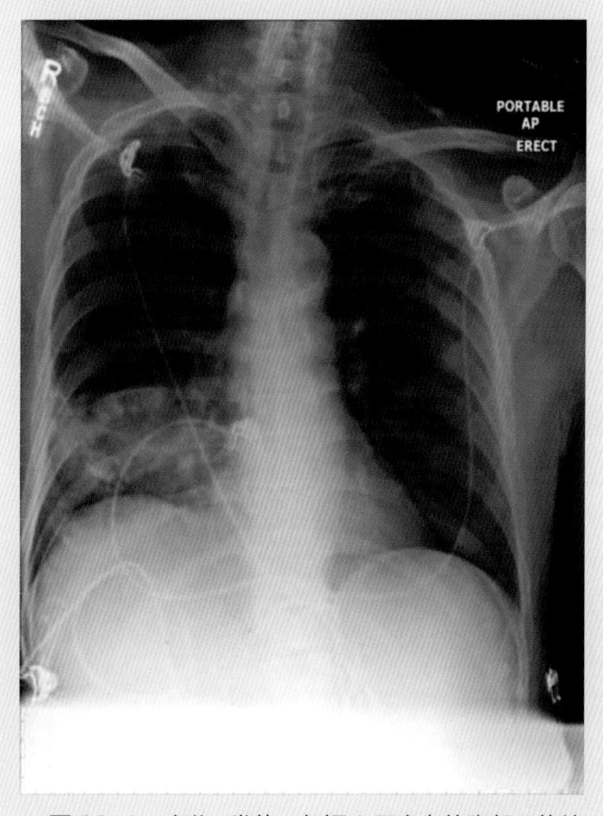

▲ 图 28-1　咳嗽、发热、气短 3 天患者的胸部正位片

【病例解读】

诊断： 社区获得性肺炎（community-acquired pneumonia，CAP）。

诊断依据： 胸部平片提示右肺中叶渗出（图 28-2）。肺炎严重指数（pneumonia severity index，PSI）评分 117 分（62 分：男性患者及其年龄；10 分：呼吸频率＞ 29 次 / 分；15 分：体温 ≥ 40℃；20 分：血钠＜ 130mEq/L），危险级别达Ⅳ级，预计 30 天内死亡风险为 9.3%。

治疗： 莫西沙星 400mg，静脉滴注，沙丁胺

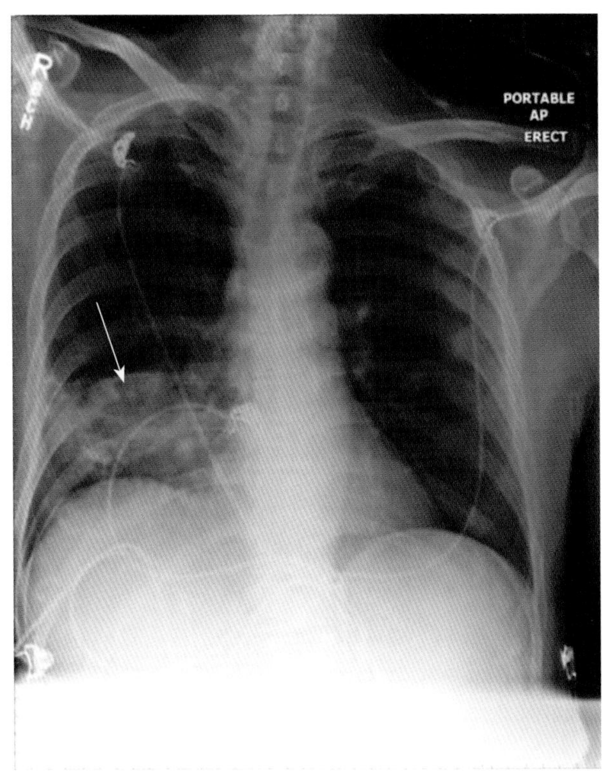

▲ 图 28-2 62 岁男性的胸部正位片显示右肺中叶浸润与肺炎一致（白箭）

醇雾化吸入，收住入院。

转归：入院后继续予以抗生素治疗，住院第 3 天临床症状缓解，不吸氧情况下血氧饱和度达 98%，第 4 天出院，出院后继续口服莫西沙星片完成 10 天的疗程，并与其主治医师建立密切的随访，鼓励患者戒酒，并给予帮助。

【病例讨论】社区获得性肺炎。

肺炎是成人发病和死亡的重要原因，美国每年有 500 万名肺炎患者[1]。社区获得性肺炎患者往往在门诊接受治疗即可，这类患者与需要住院治疗的患者（死亡率 15%）相比，死亡率更低，＜ 1%[2]。社区获得性肺炎是吸入病原体进入肺段或肺叶，引发感染所致[3]。社区获得性肺炎也可来源于其他部位的继发感染，如大肠埃希菌导致尿路感染或菌血症。由误吸或口咽内容物引起的 CAP 是唯一一种通常具有多种病原体的 CAP[3]。肺炎链球菌是社区获得性肺炎住院患者最常见的致病菌[3]。常见的致病菌及严重程度见表 28-1。

表 28-1 社区获得性肺炎的常见致病菌及严重程度

轻度（门诊）	中度（住院）	重度（加强监护病房）
肺炎支原体 肺炎衣原体 肺炎链球菌 流感嗜血杆菌	肺炎链球菌 肺炎支原体 肺炎衣原体 流感嗜血杆菌 嗜肺军团菌 厌氧菌	肺炎链球菌 嗜肺军团菌 金黄色葡萄球菌 革兰阴性杆菌

咳嗽是肺炎患者常见的主诉，然而，只有一小部分咳嗽的患者被诊断为肺炎（4%）[2, 4]。有呼吸系统疾病的患者应在分诊时用脉氧仪进行筛查，因为缺氧是肺炎存在的重要诊断线索[2]。典型的细菌性社区获得性肺炎患者常出现不同程度的发热，通常伴有咳痰、胸膜炎样胸痛[3]。非典型病原体（如肺炎支原体、肺炎衣原体、嗜肺军团菌）引起的 CAP 患者临床表现通常不像典型细菌性病原体（如肺炎链球菌、流感嗜血杆菌）引起的临床表现那么急[3]。对于典型的细菌性社区获得性肺炎，异常的体征通常局限于肺部。在受累的肺叶和肺段常能闻及啰音。如果肺部出现实变，肺部触觉语颤会增强，可闻及支气管呼吸音和羊鸣音[3]。咳脓痰是典型的细菌性病原体感染引起肺炎的特征，但并不是非典型病原体感染所致肺炎的特征，军团菌肺炎除外（嗜肺军团菌）[3]。

虽然胸部平片检查是诊断肺炎的重要手段，但并不是所有有咳嗽症状的患者均应常规行胸部平片检查。对于那些既往无哮喘病史但有肺炎体征（如发热、心动过速、血氧饱和度下降或肺部查体异常）的患者应该完善胸部 X 线检查[2]。在疑似肺炎的患者中，这些临床表现已经通过前瞻性验证，并且比医生的判断更能预测浸润的存在[5]。有严重基础疾病或严重脓毒症 / 脓毒症休克的患者，如考虑住院治疗，应完善胸部 X 线检查[2]。

实验室检查在确定肺炎的诊断和具体病因方面的作用有限。对于那些只需要在家中接受治疗的轻度肺炎患者，很少或不需要完善实验室检查[1]。虽然白细胞计数＞ 15 000/mm^3 提示更有可能是细菌感染，而不是病毒或非典型病原体，但白细胞增多既不敏感也不特异，也不足以帮助做出治疗决定[2]。在有免疫抑制的肺炎患者中，白细胞计数常提示中性粒细胞减少或淋巴细胞减少。对于病情较重需要住院治疗的患者，应该完善电解质、血尿素氮、血糖和全血细胞计数检查。血清乳酸水平有助于识别脓毒症患者，以及评估他们的治疗效果，并且对于已感染或怀疑感染人类免疫缺陷病毒的患者，评估其是否患有肺孢子菌肺炎具有重要意义。

在急诊科并不会常规留取痰标本行革兰染色及痰培养检查。首先是因为对于留取痰标本的最佳时间具有争议，其次在急诊科可能接触到以咳嗽为主诉就医的结核患者。另外，无污染的单一病原体感染标本罕见，如果能获取这样的标本，应给病原学诊断高度不确定或怀疑有不典型病原体感染的严重肺炎患者（如需要入住 ICU 的患者），以及那些预后可能取决于能否得到最佳抗菌治疗的患者群体保留[2]。肺炎患者入院后是否需要常规行血培养也是有争议的[6, 7]。住院治疗的肺炎患者常规行血培养在提高诊断准确性或指导治疗方面显示出好坏参半的结果[8]。对于重症患者，在开始使用抗生素之前进行血液培养被认为是最好的做法[2]。25%～30% 的肺炎链球菌肺炎会发生菌血症，但在血培养结果出来之前诊断和治疗方案基本已经确定[2]。

对于既往身体健康，在门诊被诊断为社区获得性肺炎的患者可给予大环内酯类（红霉素、阿奇霉素或克拉霉素）或多西环素单药治疗[9]。对于那些近期有使用抗生素的患者可以单独使用 A 组抗结核药物（左氧氟沙星、莫西沙星或加替沙星），阿莫西林克拉维酸，或者大剂量阿莫西林联合克拉霉素或阿奇霉素。虽然 A 组抗结核药物只需要每天给药一次，但最近发现分离株对这类药物的耐药率越来越高[9]。那些需要住院但不需要入住 ICU 的患者，推荐使用阿莫西林，或者克拉霉素 +β 内酰胺酶或第三代头孢菌素（如头孢曲松），也可以用呼吸性喹诺酮类单药治疗。对于有假单胞菌感染因素的 ICU 患者，推荐抗铜绿假单胞菌药 + 环丙沙星，或者抗铜绿假单胞菌药 + 氨基糖苷类 + 呼吸喹诺酮类或大环内酯类[9]。

30%～50% 的肺炎住院患者被归为低风险类别，他们中许多人可以在家接受治疗[10]。关于患者是否需要住院治疗取决于其病情是否平稳、死亡及发生并发症的风险是否高、是否存在其他需要积极处理的医疗问题，以及患者的社会心理特征[10]。疾病特异性预测规则可以用来评价肺炎的初始严重程度和预测死亡风险。使用最广泛和执行最严格的规则——肺炎严重指数（PSI）已经在 50 000 个住院和门诊患者中得到验证[11, 12]。PSI 是基于提供的常见数据（表 28-2），将患者分为 5 个风险等级，其中 30 天死亡率在 0.1%～27.0%。PSI 分值越高，死亡率越高，ICU 住院时间越长。

PSI 分级Ⅰ～Ⅲ级患者死亡率低（＜ 1%），因此在没有合适的条件下可以门诊治疗。一些低风险患者，特别是年长患者或 PSI 评分在Ⅲ级，可能看起来很虚弱或不愿意在家接受治疗的患者人群中，大部分可能会短期住院或者留观 23h[10]。PSI 分级Ⅳ～Ⅴ级的患者死亡率上升至 9%～27%，这类患者需要住院治疗。

与 PSI 相似，CURB-65 评分使用起来也很简便[13]。该评分只有 5 项标准来评估患者的病情轻重，包括意识障碍、尿毒症（血尿素氮≥ 20mg/dl）、呼吸频率≥ 30 次 / 分、收缩压＜ 90mmHg 或舒张压＜ 60mmHg、年龄≥ 65 岁。30 天死亡率随着这些危险因素的增加而增加，无危险因素 0.7%，有 2 个危险因素 9.2%，有 5 个危险因素 57%。它建议无危险因素患者在门诊治疗，2 个危险因素患者住院治疗，3 个以上危险因素患者入住 ICU。

【总结】

1. 社区获得性肺炎中在门诊接受治疗的患者死亡率＜ 1%，与此相比，需要住院的患者死亡率为 15%。

2. 肺炎链球菌是社区获得性肺炎住院患者中最常见的致病菌。

3. 典型细菌性社区获得性肺炎表现为不同程度的发热、排痰性咳嗽和胸膜炎性胸痛。典型的

表 28-2　肺炎严重指数（PSI）[11]

项　目		得分#
一般项目	年龄	年龄数（男性）或年龄数 -10（女性）
	居住于疗养院	+10
并存疾病	肿瘤疾病	+30
	肝脏疾病	+20
	充血性心力衰竭	+10
	脑血管疾病	+10
	肾脏疾病	+10
体格检查	神志状态改变	+20
	呼吸频率＜ 30 次 / 分	+20
	收缩压＜ 90mmHg	+20
	体温≤ 35℃或≥ 40℃	+15
	脉搏≥ 125 次 / 分	+10
实验室检查	动脉血 pH ＜ 7.35	+30
	血尿素氮≥ 1.67mmol/L	+20
	血钠＜ 130mmol/L	+20
	血糖≥ 14mmol/L	+10
	血细胞比容＜ 30%	+10
	动脉氧气分压＜ 60mmHg 或氧饱和度＜ 90%	+10
影像学检查	胸腔积液	+10

#.PSI 分级：①年龄＜ 50 岁，无肿瘤、充血性心力衰竭、脑血管、肾脏及肝脏疾病，生命体征正常，为Ⅰ级，30 天内死亡率 0.01%；②得分＜ 70 分为Ⅱ级，30 天内死亡率 0.60%；③得分 71～90 分为Ⅲ级，30 天内死亡率 0.90%；④得分 91～130 分为Ⅳ级，30 天内死亡率 9.30%；⑤得分＞ 130 分为Ⅴ级，30 天内死亡率 27%

细菌性社区获得性肺炎患者常出现不同程度的发热，通常伴有干咳、胸痛。

4. 实验室检查对于门诊社区获得性肺炎的患者意义不大，然而对于需要住院的患者，应该完善电解质、血尿素氮、血糖和全血细胞计数检查。

5. 重症和住院的 CAP 患者最好是在开始使用抗生素之前进行血液培养。

6. CAP 病情评估表（如 PSI 和 CURB-65）可以用来评价肺炎开始时的严重性，预测死亡风险和决定诊断为社区获得性肺炎的患者是否需要住院治疗。

参考文献

[1] Plouffe JF, Martin DR. Pneumonia in the emergency department. Emerg Med Clin N Am 2008;26:389–411.

[2] Moran GJ, Talan DA, Abrahamain FM. Diagnosis and management of pneumonia in the emergency department. Infect Dis Clin N Am 2008;22:53–72.

[3] Cunha BA. Pneumonia, community-acquired. eMedicine Website. Available at http://www.emedicine.com/med/topic3162.htm. Accessed August 19, 2008.

[4] Metley JP, Stafford RS, Singer DE. National trends in the use of antibiotics by primary care physicians for adult patients with cough. Arch Intern Med 1998;158:1813–8.

[5] Emerman CL, Dawson N, Speroff T, et al. Comparison of

physician judgment and decision aids for ordering chest radiographs for pneumonia in outpatients. Ann Emerg Med 1991;20:1215–9.
[6] Moran GJ, Abrahamian FM. Blood cultures for pneumonia: can we hit the target without a shotgun? Ann Intern Med 2005;46:407–8.
[7] Walls RM, Resnick J. The Joint Commission on Accreditation of Healthcare Organizations and Center for Medicare and Medicaid Services community-acquired pneumonia initiative: what went wrong? Ann Emerg Med 2005;46: 409–11.
[8] Kennedy M, Bates DW, Wright SB, et al. Do emergency department blood cultures change practice in patients with pneumonia? Ann Emerg Med 2005;46:393–400.
[9] Patel SM, Saravolatz LD. Monotherapy versus combination therapy. Med Clin N Am 2006;90:1183–95.
[10] Halm EA, Teirstein AS. Clinical practice: management of community-acquired pneumonia. N Engl J Med 2002;347: 2039–45.
[11] Fine MJ, Auble TE, Yealy DM, et al. A prediction rule to identify low-risk patients with community-acquired pneumonia. N Engl J Med 1997;336:243–50.
[12] Auble TE, Yealy DM, Fine MJ. Assessing prognosis and selecting an initial site of care for adults with community acquired pneumonia. Infect Dis Clin North Am 1998;12:741– 59.
[13] Lim WS, Van Der Eerden MM, Liang R, et al. Defining community-acquired pneumonia severity on presentation to hospital: an international derivation and validation study. Thorax 2003;58:377–82.

第四篇　消化系统
GASTROENTEROLOGY

病例 29　腹痛，排尿困难

【病例概况】男性，16 岁，腹痛，排尿困难。

【现病史】患者腹痛，排尿困难 8 天，疼痛以耻骨上方为主，放射至右侧睾丸处，伴尿急、尿频。1 周前该患者因腹痛、排尿困难、发热就诊于其家庭医生。当时他表情自然，无急性面容，测体温达 37.3℃。腹部查体耻骨上方轻度压痛，无反跳痛或肌紧张，肋脊角无压痛，泌尿生殖系统无异常。尿检结果提示感染阴性。初步诊断病毒综合征。

3 天前，患者发热至 39.4℃，伴耻骨上疼痛，程度剧烈。第 2 天，患者疼痛有所减轻，体温较前下降。入急诊科时该患者仍诉耻骨上疼痛，呈绞痛，疼痛评分达 6 分（0～10 分），伴排尿困难、尿急、尿频。无恶心、呕吐，无腹泻、便秘。仅能进食流质。

【既往史】不详。

【体格检查】

一般情况：患者平卧，表现舒适，无严重不适。

生命体征：体温 37.1℃，脉搏 88 次 / 分，血压 120/80mmHg，呼吸频率 20 次 / 分，血氧饱和度 100%。

五官：无异常。

颈部：颈软。

心脏：心率规整，律齐，无心包摩擦音、心脏杂音、奔马律。

肺部：双肺听诊呼吸音清。

腹部：腹软，无腹胀，耻骨上方、脐周及右下腹压痛，无反跳痛或肌卫，耻骨上方压痛最明显，肋脊角无压痛。

直肠：直肠指检正常，棕色便，粪便潜血试验阴性。

泌尿生殖系统：包皮已切，无阴茎分泌物，两侧睾丸下降，睾丸无肿胀或压痛，无疝气。

四肢：无杵状指、发绀、水肿。

神经系统：无异常。

开放静脉通道，抽血送实验室检查。实验室检查白细胞计数 $16\times10^3/\mu l$ [参考值为（3.5～12.5）$\times10^3/\mu l$]，中性粒细胞百分比 84%（参考值为 50%～70%）。电解质、肌酐、血糖、尿液分析均无异常。

【病例解读】

诊断：穿孔性阑尾炎并腹腔脓肿。

诊断依据：患者口服和静脉给予对比剂后行全腹CT，右下腹见一个7cm×4cm的腹腔脓肿（图29-1）。

治疗：收入外科住院，给予环丙沙星+甲硝唑静脉输液，住院第2天在CT引导下行经皮脓肿穿刺引流术。

转归：4天后出院，继续口服抗生素2周。4个月后行阑尾切除术。

【病例讨论】阑尾炎。

阑尾炎通常是粪石、粪便或淋巴样增生阻塞阑尾引起[1]。阑尾腔一旦发生梗阻，刺激炎症反应，腔内压力不断增高，最终造成阑尾缺血，继而出现阑尾肿胀，刺激周围组织发生炎症变化，如在盲肠周围的脂肪或腹腔内出现炎症。阑尾炎若不及时治疗，很有可能会穿孔[1]。阑尾切除术是最常见的急诊手术[2]。在美国，每年有超过25万人因阑尾炎住院，住院费用总计30亿美元[2]。目前阑尾炎的年发病率为86/10万，女性终身患病风险率为6.7%，男性为8.6%[1,2]。

阑尾因解剖位置不同，其发展为阑尾炎的风险不同，且临床症状也不尽相同。对10 000名急性阑尾炎死者进行尸检显示有65%阑尾位于盲肠后位，31%阑尾位于盆位[3]。在接受阑尾炎手术的患者中，这一比例正好相反。盲肠后位的阑尾因其解剖位置的特殊性很少会发生阑尾腔阻塞[3]。

急性阑尾炎起始症状通常为腹痛，主要位于脐周，典型的特点是6～18h后转移至麦克伯尼点（右髂前上棘与脐连线的中外1/3交界处）[4]。如果不及时诊治，疼痛会持续加重，直至阑尾穿孔。阑尾一旦穿孔，局部的疼痛虽会减轻，但腹膜炎所导致的弥漫性腹痛会加重。厌食是仅次于疼痛的第二大常见症状，95%的患者会出现厌食，75%的患者会出现恶心，60%～70%的患者会出现呕吐。在病程后期，阑尾严重发炎或穿孔，使乙状结肠受到刺激时，患者会出现腹泻，或者更准确地说是里急后重感[4]。75%的患者会出现低热，但不能因患者高热或不发热就排除阑尾炎的诊断[5]。

体格检查最常见的体征是局限性的腹部压痛，常位于右下腹，以麦克伯尼点处明显，但由于只有35%的患者阑尾根部位于麦克伯尼点5cm内，故阑尾炎的疼痛可位于其他部位[3]。阑尾炎症累及邻近腹膜时可出现反跳痛[2]。局部的腹膜刺激征也可表现为触诊左下腹时引起右下腹疼痛（如结肠充气试验）。腹肌紧张提示已有炎症累及壁腹膜。腹肌紧张伴反跳痛是阑尾炎的独立预测因素[6]。当阑尾炎症刺激髂腰肌时可引起腰部的疼痛[2]。腰大肌试验是指患者左侧卧位将右下肢向后过伸，引起右下腹痛者为阳性。闭孔内肌试

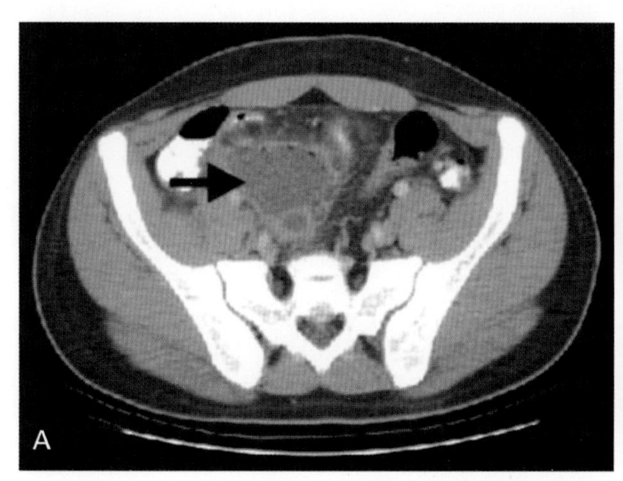

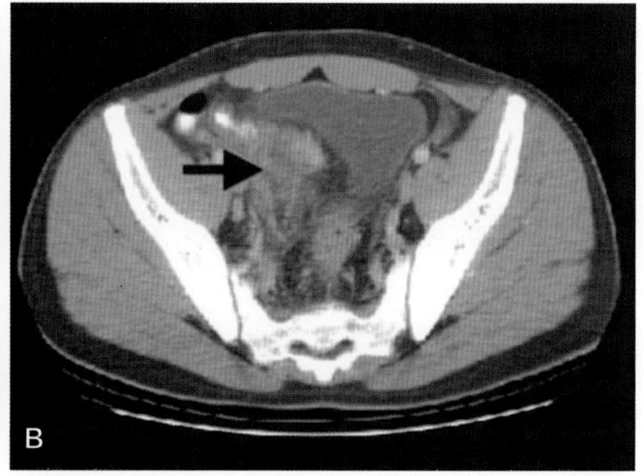

▲图29-1 耻骨上疼痛患者的盆腔CT显示阑尾穿孔导致右下腹部脓肿（黑箭）

验是指患者仰卧位，使右髋和右大腿屈曲，然后被动向内旋转，引起右下腹疼痛者为阳性。虽然患者的体温对于诊断阑尾炎价值不大，但当患者出现高热伴心动过速时，应谨慎是否阑尾穿孔形成腹腔脓肿[2, 7]。

80%～90% 的急性阑尾炎患者白细胞计数＞10 000/mm^3（这一比例在老年人和年幼患者中略低）。但白细胞计数是非特异性的，其他腹痛也常伴有白细胞计数的增高[3]。试验表明，C 反应蛋白（C-reactive protein，CRP）的敏感度为 40%～99%。尿常规有助于鉴别泌尿系统疾病与阑尾炎。当阑尾炎症波及输尿管时可出现轻度无菌性脓尿。然而，典型的脓尿（每个高倍镜视野下＞ 20 个白细胞）提示泌尿系统疾病[3]。所有腹痛的育龄期女性都应完善妊娠试验排除妊娠，也是右下腹疼痛的鉴别诊断试验。

根据患者症状、体征及实验室检查结果仍不能明确诊断时，应进一步完善影像学检查。腹部平片可以显影粪石，但仅有 10% 的阑尾炎患者存在粪石[4]。超声检查可提高急性阑尾炎的临床诊断准确率[3]，对于育龄期女性特别有帮助，因为她们的盆腔情况可能与阑尾炎相似。为避免育龄期女性和儿童受到辐射，超声检查常作为他们的首选检查方式。大多数研究表明，超声对诊断急性阑尾炎的敏感性和特异性分别为 75%～90% 和 85%～95%[3]。

腹部 CT 已成为诊断不典型阑尾炎最重要的影像学检查手段[8]。有研究显示，盆腔 CT 可有效降低疑似阑尾炎患者的阴性开腹率和阑尾穿孔率。相比于其他影像学检查手段，CT 扫描具有更高的灵敏度、准确性、实用性，属于无创操作，并且可以发现潜在性疾病。缺点包括辐射暴露、静脉对比剂可引起过敏反应、口服对比剂显影所需时间长，以及直肠对比剂可引起患者不适[8]。

阑尾穿孔会给患者带来出现严重并发症的风险，包括腹膜炎、脓毒症甚至死亡。阑尾穿孔是一个永久的话题，急性阑尾炎发作到接受手术的间隔时长是阑尾穿孔的一个危险因素。Bickell[9] 等研究表明，急性阑尾炎患者未经治疗，36h 后阑尾发生穿孔的风险为 5%，此后每隔 12h 穿孔的风险增加 5%。他们研究得出的结论是对于阑尾炎发作＞ 36h 的患者，医生应谨慎推迟手术[9]。阑尾炎患者穿孔率为 10%～85%，这主要取决于年龄、性别以及患者就诊医院是否位于市中心[4]。在大多数医院中，患儿的阑尾穿孔率为 20%～40%[4]。这些患者常表现为脱水、全身中毒反应及腹膜炎体征，在接受手术治疗之前应该给予液体复苏及抗感染治疗。

有一小部分穿孔患者是因漏诊或没有到医院就诊而直到病程晚期才发现阑尾穿孔。许多阑尾穿孔的患者病程达 7～10 天，CT 检查显示右下腹可见包裹性脓肿或蜂窝织炎[4]。这些患者常需要给予药物治疗并在 CT 定位下行经皮脓肿穿刺引流术。经皮脓肿穿刺引流术患者，待病情稳定及康复后，可准许出院，但仍需密切随访，遵医嘱完成足疗程的抗感染治疗，并择期行阑尾切除术[2]。

【总结】

1. 目前阑尾炎的年发病率为 86/10 万，女性终身患病风险率为 6.7%，男性为 8.6%。

2. 急性阑尾炎的典型症状为转移性右下腹痛、厌食、恶心、呕吐和发热。

3. 体格检查最常见的体征是局限性的腹部压痛，常位于右下腹，其他体征包括反跳痛、结肠充气试验、闭孔试验和腰大肌试验阳性。

4. 根据患者症状、体征及实验室检查结果仍不能明确诊断时，应进一步完善影像学检查（腹部 CT 或超声）。

5. 一小部分阑尾炎患者在疾病晚期出现阑尾穿孔，并发脓肿或蜂窝织炎。

参考文献

[1] Rybkin AV, Thoeni RF. Current concepts in imaging of appendicitis. Radiol Clin N Am 2007;45:411–22.

[2] Dominguez EP, Sweeney JF, Choi YU. Diagnosis and management of diverticulitis and appendicitis.

Gastroenterol Clin N Am 2006;35:367–91.
[3] Wolfe JM, Henneman PL. Acute appendicitis. In: Marx JA, Hockberger RS, Walls RM, et al. (eds.). Rosen's Emergency Medicine: Concepts and Clinical Practice, 6th ed. Philadelphia: Mosby, 2006:1451–8.
[4] Halter JM, Baesl T, Nicolette L, et al. Common gastrointestinal problems and emergencies in neonates and children. Clin Fam Pract 2004;6:731–54.
[5] Pearl RH, Hale DA, Molloy M, et al. Pediatric appendectomy. J Ped Surg 1995;30:173–81.
[6] Andersson RE, Hugander AP, Ghazi SH, et al. Diagnostic value of disease history, clinical presentation, and inflammatory parameters of appendicitis. World J Surg 1999;23:133–40.
[7] Cardall T, Glasser J, Guss DA. Clinical value of the total white blood cell count and temperature in the evaluation of patients with suspected appendicitis. Acad Emerg Med 2004;11:1021–7.
[8] Craig S. Appendicitis, acute. eMedicine Website. Available at http://www.emedicine.com/emerg/topic41.htm. Accessed June 24, 2008.
[9] Bickell NA, Aufses AH, Rojas M, et al. How time affects the risk of rupture in appendicitis. J Am Coll Surg 2006;202: 401–6.

病例 30　左上腹疼痛

【病例概况】男性，18 岁，左上腹疼痛。

【现病史】患者自诉 1 天前于坐立位时突发左上腹剧烈疼痛，遂就诊于急诊科。疼痛呈刀割样，持续向肩背部放射，吸气时疼痛加重，疼痛评分为 8 级（无痛为 0 级，最疼痛为 10 级），否认恶心、呕吐、发热、腹泻、便秘或排尿困难，近期无外伤史。6 周前，患者诉有发热伴咽部疼痛，全身轻度不适及轻度全腹弥漫性疼痛，经过休息、补液和口服对乙酰氨基酚后逐渐缓解。查 A 型链球菌的咽拭子阴性。

【既往史】既往体健。

【体格检查】

一般情况: 营养良好，无明显脱水，无急性病容。

生命体征: 体温 36.6℃，脉搏 90 次 / 分，血压 117/78mmHg，呼吸频率 20 次 / 分，血氧饱和度 100%。

五官: 双侧瞳孔等大等圆，对光反射存在，眼球运动正常，巩膜无黄染，口咽红润，无渗出物。

颈部: 颈软，颈静脉无怒张。

心脏: 心律齐，未及摩擦音、杂音及奔马律。

肺部: 双肺呼吸音清。

腹部: 腹软，无腹胀，肠鸣音活跃，深触诊可于左上腹触及脾，无压痛、反跳痛或肌卫。

四肢: 无杵状指、发绀或水肿。

皮肤: 皮肤无皮疹。

患者入院后，开放静脉通道，给予吗啡镇痛，抽血送检。查血常规、肌酐、凝血酶原时间（prothrombin time，PT）、活化部分凝血活酶时间（activated partial thromboplastin time，APPT）、INR 均在正常参考值范围内。腹部行增强 CT 检查（图 30-1）。

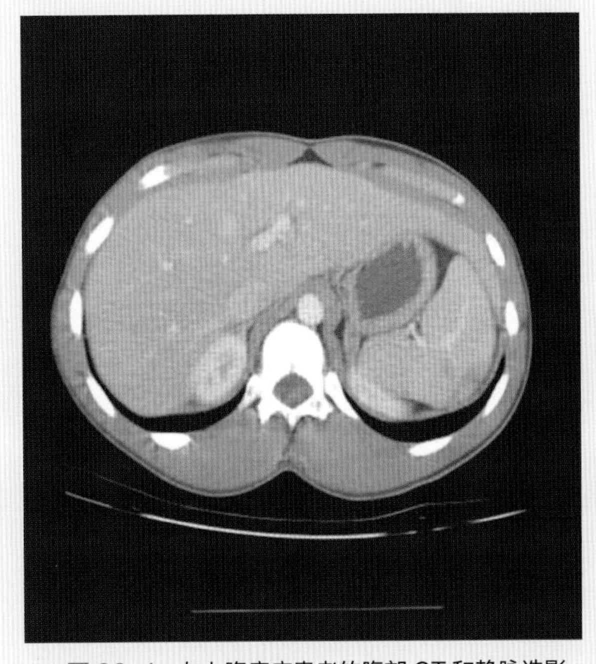

▲ 图 30-1　左上腹疼痛患者的腹部 CT 和静脉造影

【病例解读】

诊断: Ⅰ级自发性脾破裂（继发于单核细胞增多症）。

诊断依据、治疗及转归: CT 扫描显示脾后部及外侧不规则的条带状区域，符合脾裂伤表现（图 30-2）。患者 8 周前初次发病期间，实验室检查结果显示有 16% 的非典型淋巴细胞，且单螺旋试验呈阳性。在诊断为Ⅰ级脾裂伤后，完善术前准备，同时密切观察，暂给予保守治疗。入院后患者的血细胞比容和生命体征始终保持稳定，且疼痛有所改善，于第 3 天出院，要求患者避免剧烈的体力活动及运动 3 周以上。

【病例讨论】传染性单核细胞增多症和脾损伤。

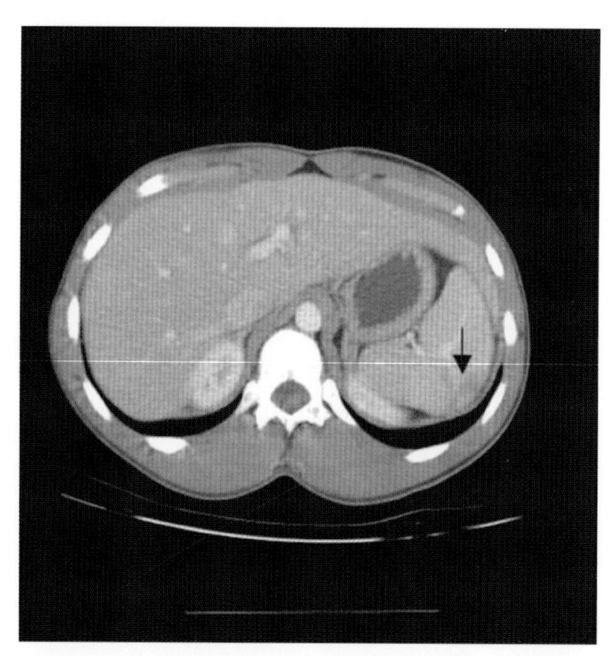

▲图 30-2 18 岁男性的 I 级脾裂伤（黑箭），自发性发作尖锐，左上象限腹痛

传染性单核细胞增多症（infectious mononucleosis，IM）是由 EB 病毒（Epstein-Barr virus，EBV）引起的一种常见的自限性病毒性疾病，最常见于儿童和年轻人。其主要特点为发热、咽炎和淋巴结肿大，以及产生不典型淋巴细胞和异嗜酸性粒细胞抗体，表现为可逆性脾大[1, 2]。超过 90% 的成年人感染 EBV 后可获得终身免疫[3]。EBV 可能是在儿童时期通过唾液传播获得的，一般在家庭中通过直接或间接的接触口腔分泌物而传播。个体对 EBV 的免疫反应高度可变，很大程度上可决定其严重程度或是否引起症状性疾病的发生[4]，而这取决于 T 细胞在感染反应中的增殖和激活。由于目前尚不明确的原因，儿童时期获得的感染通常是无症状的，或者只出现非特异性的症状在发达国家，原发性 EBV 感染可发生于年龄较大人群，其中有 50%～74% 可出现与 IM 一致的症状[3]。到 35 岁以上，出现症状性感染的风险下降了 100 倍[5]。

严重的 IM 并发症通常发生在疾病后。罕见的死亡原因主要是由于神经后遗症和脾破裂[3]。EBV 感染导致单个核细胞增殖，这些细胞聚集在包括脾在内的淋巴组织液中。脾充血、增大，导致包膜变薄；50% 的 IM 患者出现脾大[2]。虽然相对罕见，0.1%～0.5%IM 患者有显著的左上腹疼痛的主诉，应考虑自发性脾挫伤或破裂[3, 6]。出现严重的左肩痛，称为 Kehr 征，表明脾损伤与血液刺激膈神经[3]。

自发性脾挫伤或破裂继发于 IM 的患者常出现严重的急性腹痛，可能是弥漫性，也可局限于左上腹。单纯脾大（没有脾破裂）很少引起疼痛[2]。继发于 IM 的自发性脾破裂除腹部症状外，还可伴有脸色苍白、心动过速、低血压、少尿和晕厥。实验室检查包括低血细胞比容和白细胞增多，非典型淋巴细胞可表现为正常或异常。高达 90% 的患者也可表现为肝功能异常。超声是一种有效的床旁检查，用于观察脾和腹部的游离液体。而 CT 扫描可确诊，并对脾损伤的严重程度进行分级。脾大、脾裂伤、包膜下血肿和腹腔积血很容易用增强 CT 显示[2]。部分病例可见出现急性出血。

关于 IM 中脾撕裂 / 破裂的治疗[1-3]。血流动力学不稳定的患者需要早期的手术干预和脾切除术。最近的推荐指出，如果出血量少（有些人定义为需要输血的量小于 2U），脾撕裂 / 破裂可以保守治疗。[3] 在某些情况下，非手术经皮引流可能是剖腹手术的替代方法。脾的保留将避免发生长期并发症的可能性，包括由于细菌包裹而导致的严重脓毒症的风险[2, 3]。最后，IM 中增大的脾可能延迟数周后破裂，确切时间未知。因此，应建议保守治疗的患者在长时间内避免体力活动，至少持续到脾恢复正常大小（如 4～6 周）。

【总结】

1. 自发性脾裂伤 / 破裂是一种罕见且严重的 IM 后遗症，发生率为 1%。

2. 自发性脾裂伤 / 破裂的症状和体征包括弥漫性腹痛或左上腹痛、左肩痛、苍白、心动过速、低血压和晕厥。

3. 与 IM 相关的自发性脾破裂的异常实验室检查可能包括白细胞增多、不典型淋巴细胞的存在、低血细胞比容和肝功能异常。

4. 床旁超声有助于识别腹部游离液体是否与

自发性脾破裂有关。腹部 CT 扫描对血流动力学稳定的脾损伤患者的严重程度有一定的诊断价值。

5. 继发于 IM 的脾损伤患者应根据血流动力学稳定性、损伤类型和级别，以及许多其他因素接受保守治疗或脾切除术。

参考文献

[1] Rothwell S, McAuley D. Case report: Spontaneous splenic rupture in infectious mononucleosis. Emerg Med 2001;13: 364–6.

[2] Brichkov I, Cummings L, Fazylov R, et al. Nonoperative management of spontaneous splenic rupture in infectious mononucleosis: the role of emerging diagnostic and treatment modalities. Am Surg 2006;72:401–4.

[3] Auwaerter PG. Infectious mononucleosis: return to play. Clin Sports Med 2004;23:485–97.

[4] Baumgarten E, Herbst H, Schmitt M, et al. Life-threatening infectious mononucleosis: is it correlated with virus-induced T cell proliferation? Clin Infect Dis 1994;19:152–6.

[5] Auwaerter PG. Infectious mononucleosis in middle age [clinical conference]. JAMA 1999;281:454–9.

[6] Farley DR, Zietlow SP, Bannon MP, et al. Spontaneous rupture of the spleen due to infectious mononucleosis. Mayo Clin Proc 1992;67:846–53.

病例 31 腹痛呕吐

【病例概况】女性，29 岁，腹痛呕吐。

【现病史】患者因轻度弥漫性腹痛伴恶心呕吐数天就诊于急诊科。自诉腹痛为持续性痉挛痛，疼痛评分可达 4 级（0～10 分），否认腹泻、便秘、排尿困难、发热、寒战、胸痛及气短。自行服用对乙酰氨基酚后，腹痛无缓解。急诊予静脉采血化验、静脉补液及止吐处理并行腹部 X 线检查(包括肾、输尿管、膀胱)（图 31–1）。

X 线检查结果显示存在非特异性肠道积气，无游离气体及气液水平线。实验室检查全血细胞计数、电解质、肌酐、血糖、肝功能、淀粉酶及尿液分析结果均正常。在静脉补液及使用止吐药后，患者症状改善。告知预防症状加重的注意事项后患者出院回家。3 天后，患者因为持续恶心、呕吐、腹痛症状加重返回急诊科。患者否认发热、腹泻，过去 24h 没有排气。

【既往史】8 天前行剖宫产手术。

【体格检查】

一般情况：患者营养状况良好，轻度脱水及不安病容。

生命体征：体温 37℃，脉搏 90 次 / 分，血压 130/90mmHg，呼吸频率 18 次 / 分，血氧饱和度 98%。

头颅及其器官：未见明显异常。

颈部：颈软。

心脏：心率规整，律齐，无心包摩擦音、心脏杂音及奔马律。

肺部：双侧听诊清音。

腹部：腹软，轻微膨胀，触诊全腹弥漫性压痛，无反跳痛及肌卫，听诊肠鸣音消失，手术切口愈合良好，无红斑及分泌物。

直肠：直肠指检无明显异常，粪便少，潜血试验阴性。

四肢：无杵状指、发绀及水肿。

神经系统：无明显异常。

白细胞计数 13.1×10³/μl［正常值为（3.5～12.5）×10³/μl］，中性粒细胞占 77%（正常值为 50%～70%），肌酐 1.7 mg/dl（此前为 0.8 mg/dl）。给予患者静脉输液及止吐药，经口服和静脉注射对比剂后行腹部及骨盆 CT 扫描（图 31–2）。

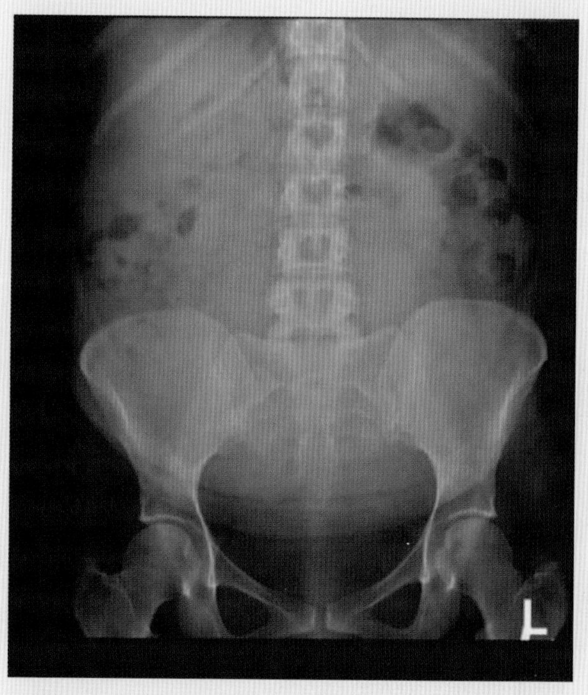

▲ 图 31–1 剖宫产术后出现腹痛、恶心和呕吐患者的腹部 X 线片

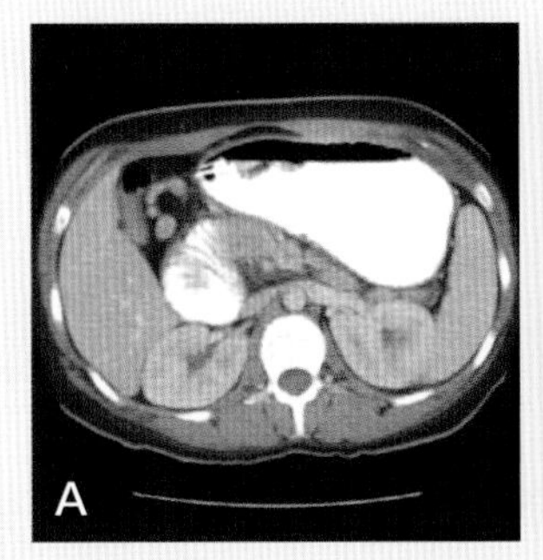

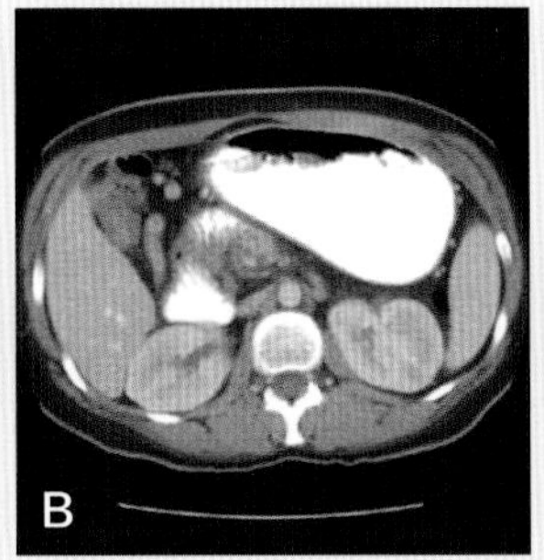

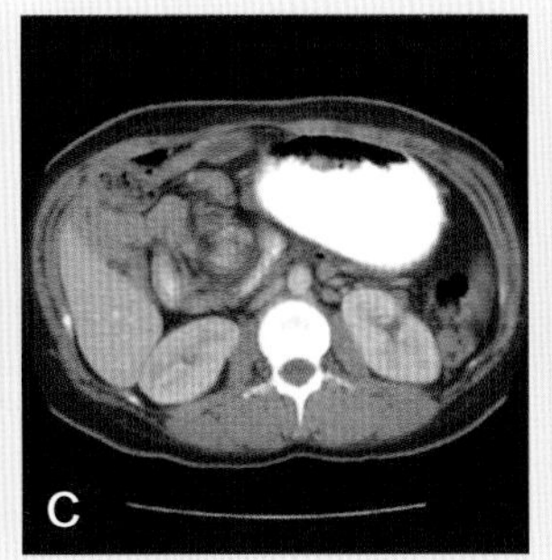

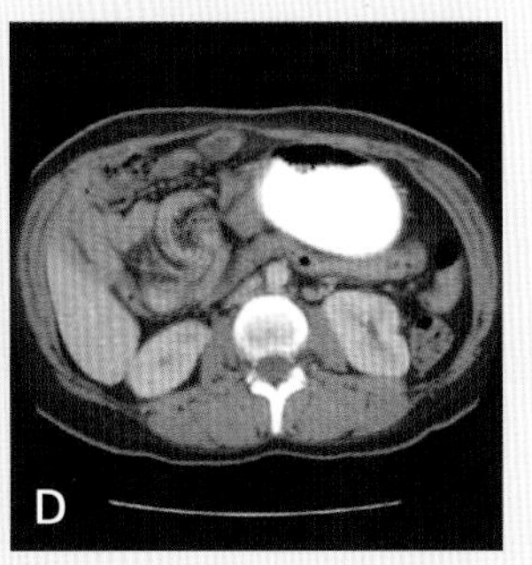

▲ 图 31-2 恶心呕吐、腹痛数天患者的腹部及骨盆 CT 扫描

【病例解读】

诊断：中肠扭转不良。

诊断依据：CT 平扫显示十二指肠近端轻度扩张，胃部扩张，右上腹部可见肠系膜旋转（图 31-3），这些发现对于继发于腹内疝或肠系膜扭转的部分梗阻具有重要意义。

治疗：行剖腹探查并行 Ladd 手术（阑尾切除术后行 Ladd 索带分离术）。术中发现盲肠和右结肠有一条明显的索带穿过旋转不良的十二指肠，将其分开后发现十二指肠未见扭转及局部缺血的表现。

转归：患者恢复良好，于术后第 3 天出院。

【病例讨论】中肠旋转不良。

中肠旋转不良是一个用来描述胎儿肠道绕肠系膜上动脉轴旋转异常的术语[1]。这些先天性异常包括肠系膜不旋转、旋转不完全、反向旋转和固定异常[1, 2]。旋转不良可能发生在任何年龄段，包括老年。然而，80% 的患者在出生后的第 1 个月出现症状[2]。旋转不良的实际发病率尚不清楚。文献统计，活产婴儿肠系膜旋转不良的发病率在 1/6000～1/200[3]。尸检研究发现人群中有 0.5%～1% 存在某种形式的肠系膜旋转不良。肠扭转最令人担忧的并发症是中肠扭转导致的肠缺血性坏死[2]。

不是所有旋转不良的患者都会出现临床症状[4]。许多人生前没有任何不适症状，只是在其死后尸检中偶然发现。有些人则会出现慢性的和不明原因的腹痛，很少数表现出急性的剧烈腹痛。本病例中 CT 提示中肠扭转，显示胃扩张，右上腹肠系膜旋转，症状可能由异常腹膜带（如 Ladd 索带）

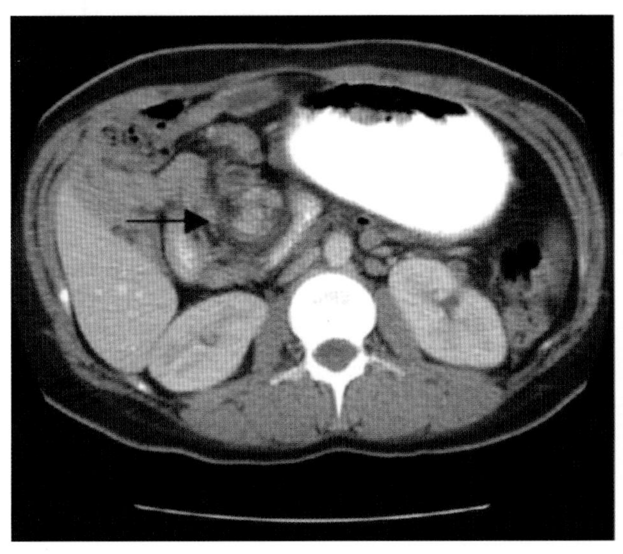
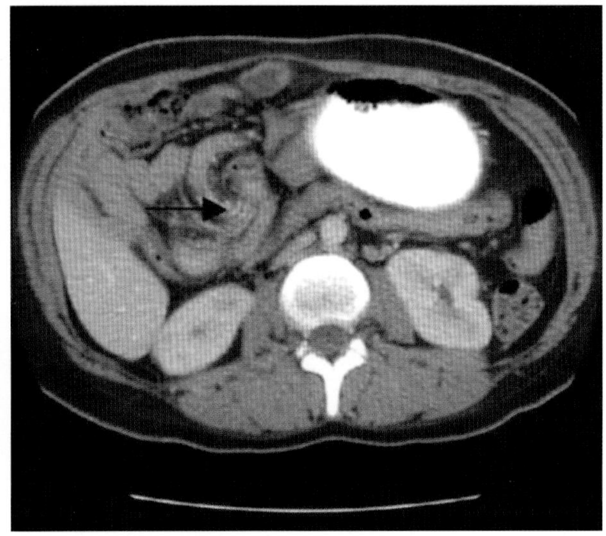

▲ 图 31-3 中肠扭转患者的腹部及骨盆 CT，显示右上腹部肠系膜旋转（黑箭）

或扭转引起的急性或慢性肠梗阻引起。肠旋转异常患者存在Ladd索带可导致呕吐，因为这些腹膜索带位于异常位置的盲肠和右后腹膜之间，压迫十二指肠[2]。患有Ladd索带和肠道旋转异常的患者常有慢性呕吐史（通常为胆汁性呕吐），并伴体重不增[2]。

肠扭转不良可以通过影像学诊断。没有肠扭转的患者，腹部平片几乎没有诊断价值[4]。盲肠气影缺失或小肠袢主要位于右侧应怀疑旋转不良[4]。据报道，上消化道造影（UGI）的准确性＞80%[5]。如果上消化道造影检查发现右侧的十二指肠空肠连接点或近端空肠袢，则高度怀疑肠扭转[5]。CT平扫是诊断肠扭转的首选放射性影像学检查。在CT上旋转不良通过右侧小肠、左侧结肠的解剖位置、肠系膜上血管的异常关系和胰腺钩突的发育不良来诊断[4]。超声检查可发现肠系膜上静脉（superior mesenteric vein，SMV）绕肠系膜上动脉旋转，可用于诊断中肠扭转畸形。该超声征象称为漩涡征，对应于肠系膜上静脉和肠系膜绕肠系膜上动脉顺时针缠绕[6]。这一特征性征象的出现有助于中肠扭转和旋转不良的术前诊断。超声的缺点是依赖操作者水平[6]。

治疗肠不完全扭转的经典方法是Ladd手术，包括右结肠的固定，分离Ladd索带和十二指肠，分离肠系膜上动脉周围的粘连以扩大肠系膜基底部，以及阑尾切除术[4]。通常来说，有症状的肠扭转不良患者需要手术干预。对于无症状的旋转不良患者（如偶然的放射学发现）患者的治疗更具争议，尽管一些外科医生建议所有旋转不良的患者都接受剖腹手术，但无扭转的肠旋转异常已经能够通过腹腔镜手术技术成功治疗[7]。

【总结】

1. 中肠旋转不良是一种胎儿肠道旋转异常，通常出现在出生后第一个月，也可在成年期出现。

2. 有症状的患者可表现为急性肠梗阻和中肠或盲肠扭转引起的肠缺血症状，也可表现为伴或不伴有呕吐的慢性隐匿性腹痛。

3. 十二指肠被Ladd索带压迫的患者，即使没有中肠扭转，也可能出现胆汁性呕吐和腹痛。

4. 中肠旋转不良的影像学诊断可通过上消化道系列（UGI）、腹部的CT扫描或超声检查。腹部的CT扫描是首选的放射检查。

5. 不完全肠旋转的经典治疗方法是Ladd手术，包括右结肠的固定、分离Ladd索带和十二指肠、分离肠系膜上动脉周围的粘连，以及阑尾切除术。

参考文献

[1] Wai C-T, Cheah W-K. Gastrointestinal: midgut malrotation in an adult. J Gastroent Hepatol 2006;21:917.

[2] Gosche JR, Vick L, Boulanger SC, et al. Midgut abnormalities. Surg Clin N Am 2006;86:285–99.

[3] Kapfer SA, Rappold JF. Intestinal malrotation – not just the pediatric surgeon’s problem. J Am Coll Surg 2004;199:628– 35.

[4] Gamblin TC, Stephens RE, Johnson RK, et al. Adult malrotation: a case report and review of the literature. Curr Surg 2003;60:517–20.

[5] Kanazawa T, Kasugai K, Miyata M, et al. Case report: midgut malrotation in adulthood. Intern Med 200;39:626–31.

[6] Chin L-W, Wang H-P. Ultrasonographic diagnosis of elderly midgut volvulus in the ED. Am J Emerg Med 2006;24:900–2.

[7] Mazziotti MV, Stasberg SM, Langer JC. Intestinal rotation abnormalities without volvulus: the role of laparoscopy. J Am Coll Surg 1997;185:172–6.

病例 32 右下腹疼痛伴发热

【病例概况】男性，36 岁，右下腹疼痛伴发热。

【现病史】患者因突发右下腹痛伴发热 1 天，就诊于急诊科，疼痛为持续性绞痛，可放射至右腹股沟，有恶心，无呕吐，无腹泻、便秘、排尿困难、血尿及食欲减退。

【既往史】有多囊肾病史，右腹股沟疝多年，并伴有右侧阴囊肿胀，但没有变化，且疝气皮肤无任何红肿。

【体格检查】

一般情况：发育良好，无脱水貌，痛苦面容。

生命体征：体温 38.3℃，脉搏 87 次 / 分，血压 148/100mmHg，呼吸频率 18 次 / 分，血氧饱和度 98%。

五官：未见明显异常。

颈部：颈软。

心脏：心率正常，律齐，未及杂音、心包摩擦音和奔马律。

肺部：双肺听诊呼吸音清。

腹部：腹软，无膨隆，肠鸣音活跃，右下腹耻骨上区域压痛明显，无反跳痛。

泌尿生殖系统：右侧阴囊可触及一个巨大疝囊，可回纳。疝囊皮肤表面未见红斑，皮温正常。

四肢：无杵状指、发绀或水肿。

神经系统：未见明显异常。

开放静脉通道，抽血送实验室检查，同时予吗啡止痛、昂丹司琼止吐及生理盐水 1000ml 补液。实验室检查示白细胞 11.8×10^3/μl［正常值为（3.5～12.5）$\times10^3$/μl］，中性粒细胞 82%（正常值为 50%～70%），电解质、肌酐、血糖、肝功能检查和尿液检查均在正常范围。经口服和静脉注射对比剂后行腹部及骨盆 CT 扫描（图 32-1）。

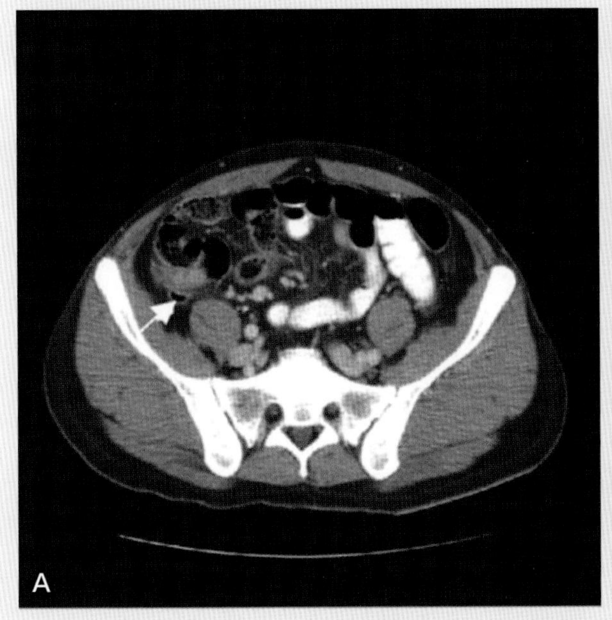

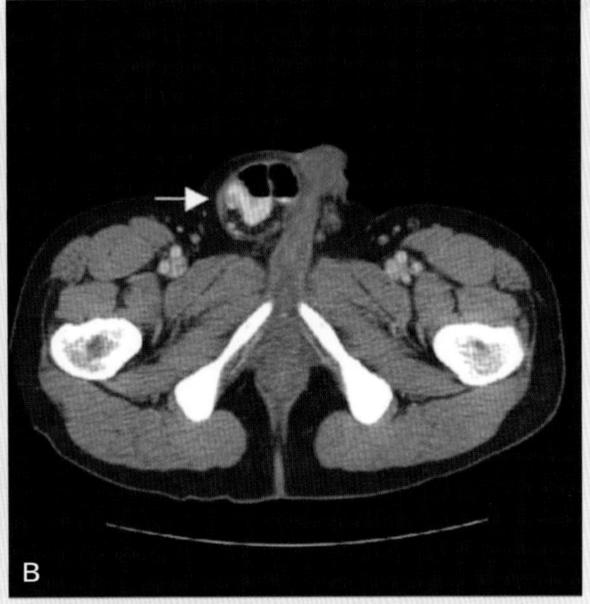

▲ 图 32-1 右下腹疼痛 1 天患者的腹部和骨盆 CT
A. 正常充气阑尾（白箭）；B. 右侧腹股沟疝囊（白箭）

CT报告显示患者阑尾正常，右侧腹股沟疝，疝内容物为小肠，未见绞窄和局部炎症。因为患者使用镇痛药物后症状无明显缓解，遂请外科进行会诊。因疝气可回纳，目前没有进行紧急外科手术的必要。给予氢可酮对症止痛后患者从急诊室出院，并建议患者至外科门诊进一步评估择期行右侧腹股沟疝修补术。

患者出院后36h，出现下腹痛加重，氢可酮无法控制，查体显示患者体温正常，生命体征平稳，中度急性病容，腹部检查显示双侧下腹压痛，右侧压痛明显，有反跳痛。实验室检查与上次比较无明显变化，复查CT（图32-2）。

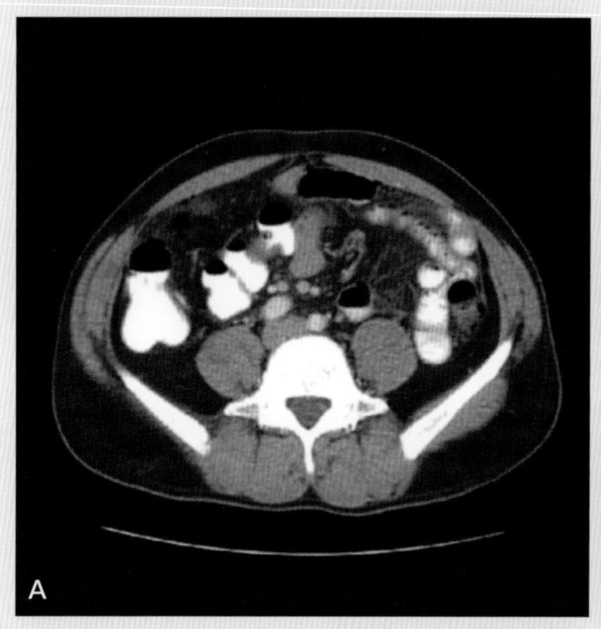

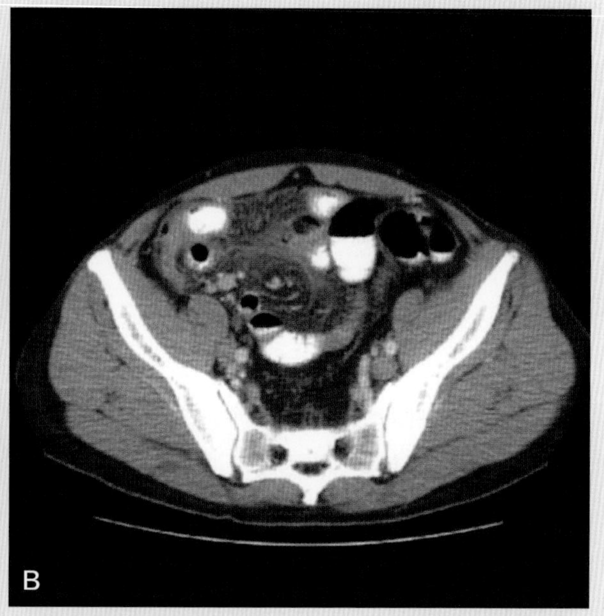

▲图32-2　右下腹疼痛2天患者复查腹部和骨盆CT

【病例解读】

诊断： Meckel憩室炎穿孔。

诊断依据： 复查CT显示右下肠壁增厚，其中一段肠壁为阑尾，观察到邻近脂肪的滞留和浸润，腹腔游离气体（图32-3），疝中的肠袢并未见炎症和增厚。怀疑穿孔性阑尾炎，在静脉注射抗生素治疗后，行剖腹探查术。手术探查右下腹，发现Meckel憩室穿孔进入小肠肠系膜。

治疗： 行小肠切除术以去除穿孔的Meckel憩室，以及阑尾切除术。

转归： 术后康复顺利。

【病例讨论】Meckel憩室。

Meckel憩室是最常见的先天性胃肠道异常（占人口的1%～3%），由卵黄管闭合消失导致[1]。作为先天性变异的Meckel憩室炎常发生于儿童，成年人不太常见。在解剖学上，该病变75%位于75cm的回盲瓣内[2]。Meckel憩室的血供来自于肠系膜上残余的卵黄动脉。有95%因消化道出血而切除的标本和30%～65%的无症状患者在Meckel憩室中发现异位的胃和胰腺黏膜[2]。通常“2S规则”适用于Meckel憩室，2%的人群有这种异常，长度为2英寸，通常在距回盲瓣2英尺范围内发现，通常在2岁以下的儿童中发现，男性发生率是女性的2倍[3]。

有Meckel憩室的人有4%～6%的风险会发生并发症[4]。主要包括出血、梗阻、肠套叠、憩室炎和穿孔。出血是儿童最常见的并发症，而大多数成人出现梗阻、憩室炎或两者兼有[4]。虽然罕见，但Meckel憩室可以成为疝内容物的一部分。

各种成像技术已被用于诊断Meckel憩室。

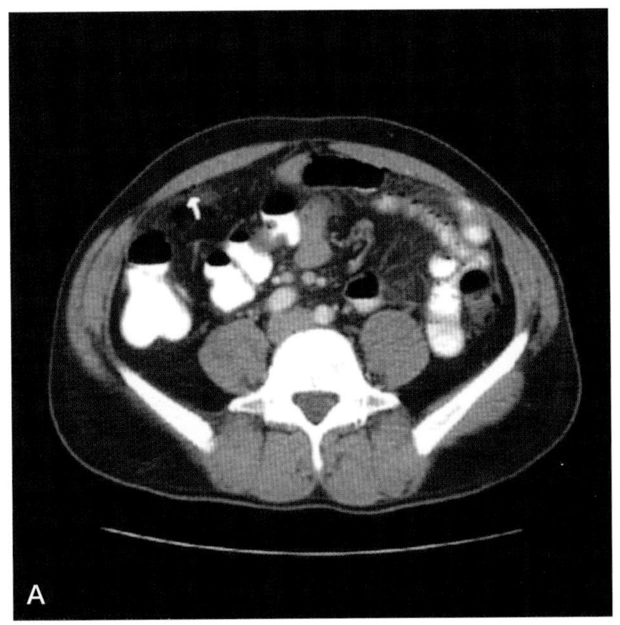

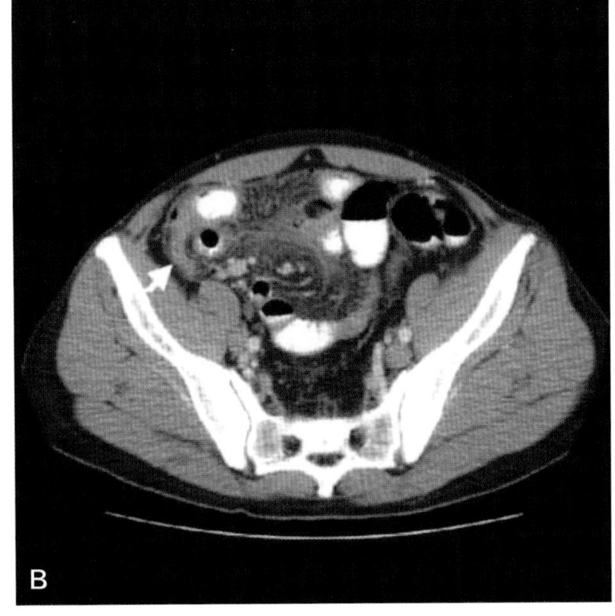

▲ 图 32-3　右下腹疼痛患者复查腹部及骨盆 CT
A. 小面积气腹（白箭）；B. 阑尾有绞窄及邻近脂肪浸润（白箭）

腹部平片价值有限，但可用于显示肠结石、肠梗阻，或者憩室中存在的气体或气液平面[5]。由于 Meckel 憩室的开口小，常充满肠道内容物，蠕动导致快速排空，因此在常规钡餐检查中不常见。通过小肠造影的检查更敏感[5]。尽管其价值有限，超声检查已用于研究 Meckel 憩室[6]，高分辨超声通常显示右下腹充满液体的结构，具有盲端、厚壁肠袢的外观，具有典型的肠道特征，并与蠕动的正常小肠袢有清晰分界。

无并发症的 Meckel 憩室患者在 CT 上与正常小肠是很难区别的[5]。然而，可以看到与小肠相连盲端充满液体或气体的结构。CT 也可以显示肠结石、肠套叠、憩室炎或肠梗阻。CT 小肠造影（CT enteroclysis，CTE）结合了普通 CT 和钡剂灌肠的优点，在诊断 Meckel 憩室时能更好地显示小肠，具有更高的敏感性。多排 CT 改进的空间和时间分辨率，摄入大量的中性肠造影剂，以实现小肠壁的可视化[7]。在急诊使用 CTE 潜在的缺点包括需要放置鼻胃管进行肠内对比剂输注，以及在对比剂输注和 CT 之前通过透视确定鼻胃管的位置。

显像 ^{99m} 锝高锝酸钠在 Meckel 憩室诊断中价值较小和灵敏度有限（60%）[5]。然而，它有助于诊断异位胃黏膜憩室。高锝酸盐被胃黏膜和异位胃组织的黏蛋白分泌细胞吸收。儿科患者（85%～90%）的敏感性高于成人（60%），可能是由于异位胃黏膜早期的症状（如出血）所致[5]。

Meckel 憩室炎与阑尾炎容易混淆。正确的诊断通常是建立在剖腹探查或腹腔镜检查之上。Meckel 憩室炎没有能确定诊断的特异性的特征，很少在术前能做出诊断[8]。两种疾病发病前无明显的区分特点。常规实验室检查包括白细胞和红细胞计数、血清电解质、血糖、血肌酐和凝血相关指标，这些都是有帮助的。CT 和超声检查已用于诊断 Meckel 憩室炎；尽管这些现代成像技术有助于诊断，但其诊断具有挑战性。Rangarajan 等曾描述了一个类似的病例，临床诊断为阑尾穿孔，而腹腔镜检查发现为 Meckel 憩室穿孔[8]。急腹症的鉴别诊断中，应该记住 Meckel 憩室炎。

【总结】

1. Meckel 憩室是胃肠道最常见的先天性异常，最好用“2S 法则”来描述。

2. 有 Meckel 憩室的人一生中有 4%～6% 的风险出现并发症，如出血、梗阻、肠套叠、憩室炎或穿孔。

3. CTE 结合了 CT 和钡灌肠的优点，使小肠更清晰，诊断 Meckel 憩室的敏感性更高。

4. Meckel 憩室炎可能类似阑尾炎，通常在剖腹探查或腹腔镜检查时确定。

5. Meckel 憩室的并发症应被视为任何年龄患者急腹症的鉴别诊断之一。

参考文献

[1] Kaltenback T, Nguyen C, Lau J, et al. Multidetector CT enteroclysis localized a Meckel' s diverticulum in a case of obscure GI bleeding. Gastrointest Endosc 2006;64:441–2.

[2] Gosche JR, Vick L, Boulanger SC, et al. Midgut abnormalities. Surg Clin N Am 2006;86:285–99.

[3] Dumper J, Mackenzie S, Mitchell P, et al. Complications of Meckel's diverticula in adults. Can J Surg 2006;49:353–7.

[4] Zacharakis E, Papadopoulos V, Athanasiou T, et al. An unusual presentation of Meckel diverticulum as strangulated femoral hernia. South Med J 2008;101:96–8.

[5] Elsayes KM, Menias CO, Harvin HJ, et al. Imaging manifestations of Meckel's diverticulum. Am J Roentgenol 2007;189:81–8.

[6] Mostbeck GH, Liskutin J, Dorffner R, et al. Ultrasonographic diagnosis of a bleeding Meckel's diverticulum. Pediatr Radiol 2000;30:382.

[7] Maglinte DDT, Sandrasegaran K, Lappas JC. CT enteroclysis: techniques and applications. Radiol Clin N Am 2007; 45:289–301.

[8] Rangarajan M, Palanivelu C, Senthilkumar R, et al. Laparoscopic surgery for perforation of Meckel's diverticulum. Singapore Med J 2007;48:e102–5.

病例 33　腹痛腹泻

【病例概况】女性，64 岁，腹痛腹泻。

【现病史】患者 4 天前开始出现弥漫性腹痛及反复多次水样腹泻，开始为间歇性绞痛，就诊当天疼痛转为持续性，疼痛评分为 7 级（疼痛等级评分为 0～10 级），每日非血性腹泻至少 10 次，伴恶心，无呕吐，否认发热寒战，今日腹泻停止，肛门停止排气，为求治疗至急诊就诊。

【既往史】腹部全子宫切除手术史。

【体格检查】

一般情况：营养良好，轻度脱水貌，中度疼痛不适。

生命体征：体温 36.5℃，脉搏 95 次 / 分，血压 165/95mmHg，呼吸频率 20 次 / 分，血氧饱和度 98%。

头颅及其器官：无特殊阳性体征。

颈部：颈软，无颈静脉怒张。

心脏：心率规整，律齐，无心包摩擦音、心脏杂音及奔马律。

肺部：双肺听诊呼吸音清。

腹部：下腹可见一个横切口，腹胀，肠鸣音减弱，触诊全腹弥漫性压痛、反跳痛及肌紧张。

直肠：直肠指检无明显异常，褐色大便，粪便潜血试验阴性。

四肢：无杵状指、发绀、水肿。

神经系统：无异常。

开放静脉通道，抽血送实验室检查，并予静脉注射硫酸吗啡与异丙嗪分别用于止痛与减轻恶心，500ml 生理盐水补液。实验室检查血常规，白细胞 8.3×10^3/μl［参考值为（3.5～12.5）× 10^3/μl］；N% 83%（参考值为 50%～70%）。HCT47%（参考值为 34%～46%），尿素氮 24mg/dl（参考值为 7～17mg/dl），肌酐 1.2mg/dl（参考值为 < 1.3mg/dl）。行腹部平片（图 33-1）和 CT 检查（图 33-2）。

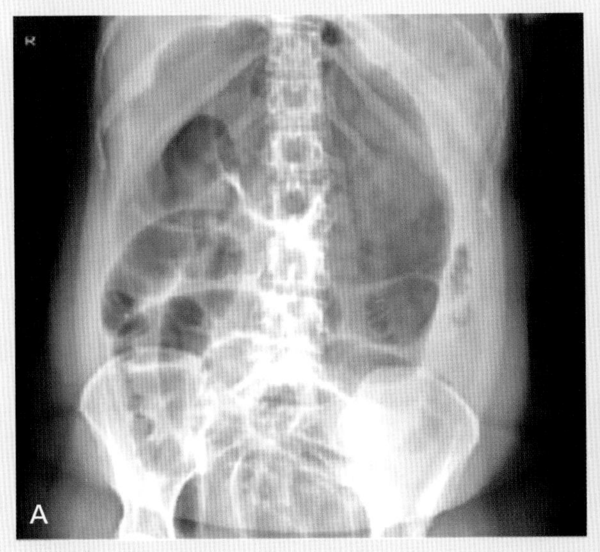

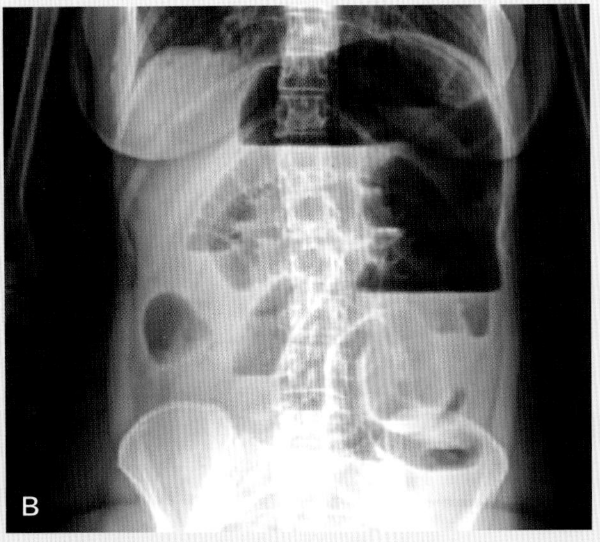

▲ 图 33-1　64 岁女性患者，弥漫性腹痛和腹泻 4 天
A. 仰卧位腹部 X 线片；B. 直立位腹部 X 线片

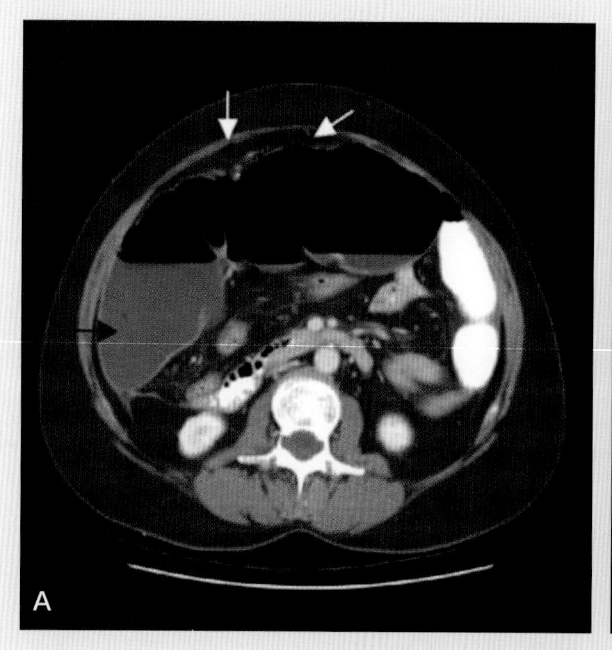

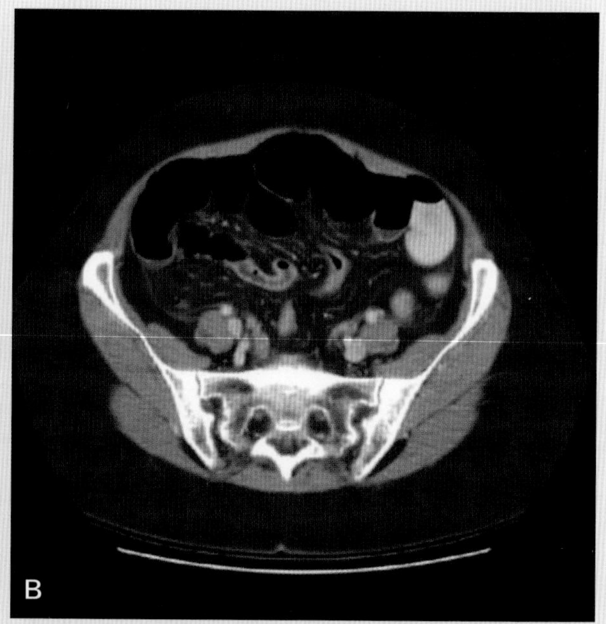

▲图 33-2　64 岁女性盲肠扭转患者的腹部和骨盆 CT

A. 盲肠膨大（黑箭），伴少量游离空气（白箭）；B. 小肠袢扩张，肠膜呈漩涡状

【病例解读】

诊断：盲肠扭转继发肠梗阻并肠穿孔。

诊断依据：腹部 X 线片显示中上腹部有多个扩张的小肠袢，左侧上腹部有一个扩张的大肠袢（图 33-1），平片未发现游离气体。腹部与骨盆 CT 提示位于左上腹部的盲肠明显扩张，小肠扩张至 3cm，有多处游离气体，肠系膜呈漩涡状。提示盲肠扭转并穿孔。

治疗：急诊行右半结肠切除术，并进行回肠与远端升结肠端端吻合。

转归：术后好转出院。

【病例讨论】盲肠扭转。

盲肠扭转是盲肠、升结肠和回肠末端围绕肠系膜蒂的轴向扭转 [1]，盲肠扭转相对少见，发病率为（2.8～7.1）/100 万，在英国、西欧和美国，盲肠扭转约占急性肠梗阻的 1%[1]，它同样可导致近端结肠梗阻和继发小肠扩张。影像学检查中对扩张盲肠的识别是区分肠扭转和孤立性小肠梗阻的关键 [2]。

大部分盲肠扭转患者通常为 60 岁，多数有潜在的先天性或后天畸形，导致盲肠活动增加 [3]。盲肠扭转的典型表现是急性的渐进性腹痛、恶心与呕吐 [4]。腹部平片显示左上腹部扩张的肠袢呈“咖啡豆”状，但这个特征在腹部平片上并不常见 [4, 5]。

CT 可以显示肠扭转的存在和位置，并有助于早期发现潜在的致命并发症，如缺血或穿孔 [6]。肠扭转的一个特殊 CT 征象是“漩涡征”，常用来描述中肠，盲肠和乙状结肠的肠扭转 [6]，“漩涡”由塌陷的盲肠和乙状结肠的螺旋环组成。肠系膜脂肪含量低，血管充盈，从扭曲的肠管中放射出来。在“漩涡”的中心，软组织密度可确定扭转的来源。盲肠旋转的程度甚至可以通过“漩涡”的紧密度来预测 [6]。

盲肠扭转患者的急诊处理包括镇痛、积极补液、胃肠减压和尽早行手术治疗。结肠镜检查能够降低盲肠扭转的发病率，结肠镜发现盲肠扭转低于乙状结肠扭转，此外，盲肠扭转的复发率＞50%[6]，尽管有报道通过钡剂灌肠能够成功复位，但是也能导致更高的穿孔率，因此，盲肠扭转的治疗标准是手术治疗，既可以是盲肠固定术也可以是右半结肠切除术 [5]。

【总结】

1. 肠扭转包括盲肠、升结肠和肠系膜蒂周围的末端回肠的轴向扭曲，导致大肠梗阻。

2. 盲肠扭转通常发生在 60 岁，典型表现为急性腹痛、恶心和呕吐。

3. 腹部平片可显示扩张的大肠特征性的“咖啡豆”外观。

4. 盲肠扭转患者的管理应包括镇痛、补液、胃肠减压和及时的手术治疗。

5. 盲肠扭转的根治方案主要是外科手术，采用盲肠固定术或右侧半结肠切除术；结肠镜检查或对比灌肠成功率低且有潜在的穿孔风险。

参考文献

[1] Majeski J. Operative therapy for cecal volvulus combining resection with colopexy. Am J Surg 2005;189:211–3.

[2] Qalbani A, Paushter D, Dachman AH. Multidetector row CT of small bowel obstruction. Radiol Clin N Am 2007;45:499–512.

[3] Kahi CJ, Rex DK. Bowel obstruction and pseudo-obstruction. Gastroenterol Clin N Am 2003;32:1229–47.

[4] Martinez JP, Mattu A. Abdominal pain in the elderly. Emerg Med Clin N Am 2006;24:371–88.

[5] Hsia R, Chiao A, Law-Courter J. Images in emergency medicine. Ann Emerg Med 2007;49:272, 281.

[6] Moore CJ, Corl FM, Fishman EK. Pictorial essay. CT of cecal volvulus: unraveling the image. Am J Roentgen 2001;177:95–8.

病例 34　直肠和腹部疼痛

【病例概况】男性，70 岁，直肠和腹部疼痛。

【现病史】患者诉突发下腹部和直肠剧烈疼痛数小时，伴有恶心，否认相关的泌尿系统症状，发热及寒战，自发病以来，大便未解。

【既往史】贫血病史，否认腹部手术史。

【体格检查】

一般情况：急性痛苦面容，辗转体位。

生命体征：体温 37.1℃，呼吸频率 79 次 / 分，血压 137/81mmHg，呼吸频率 22 次 / 分，血氧饱和度 100%。

五官：未见明显异常。

颈部：未见明显异常。

心血管系统：心率规整，律齐，无心包摩擦音、心脏杂音及奔马律。

肺部：双侧听诊呼吸音清。

腹部：腹部膨隆，肠鸣音减弱，脐下和脐周触及一个固定柔软包块，压之无回弹，周围组织分界不清。

直肠：直肠黏膜光滑，可触及一个的坚实肿块，指套无血染。

开放静脉通道，抽血送实验室检查，给予静脉注射吗啡止痛，血常规检查，白细胞 $12.2\times10^3/\mu l$［正常值为（3.5～12.5）$\times10^3/\mu l$］、N% 86%（正常值为 50%～70%）、HCT32%（正常值为 39%～51%），其余实验室化验指标（电解质、尿素氮、肌酐、血糖）在正常范围内。行腹部 X 线片（图 34-1）。

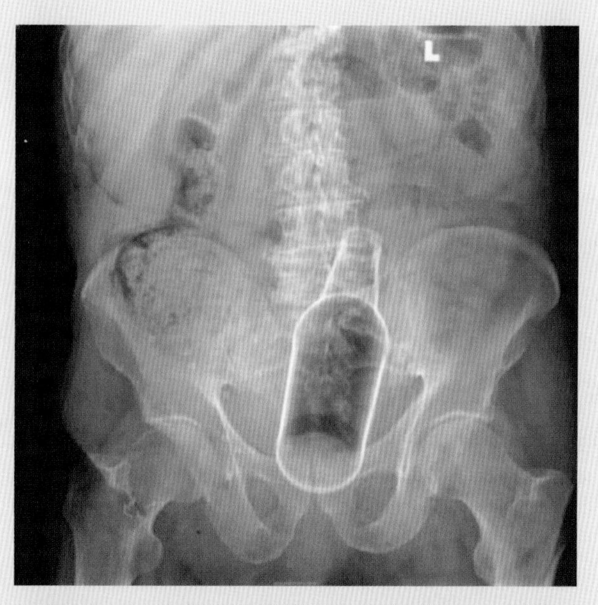

▲ 图 34-1　突然出现腹痛和直肠疼痛患者的腹部 X 线片

【病例解读】

诊断：直肠异物。

诊断依据：腹部 X 线片显示一个不透明瓶子形状影投影在骨盆之上，经测量长 20cm，直径 7cm，胸部 X 线片未见横膈下气体充盈。

治疗：急诊尝试手动移除异物不成功，经患者同意进行手术操作，在手术室全身麻醉下，取出异物。

转归：术后患者恢复正常。

【病例讨论】直肠异物。

结直肠异物大多数是由性刺激引起（60%～78%），但同样也和性侵犯有关联（10%～40%）[1]。因侵犯、外伤或性兴奋而放置的异物，包括性玩具、工具、器械、瓶子、易拉罐、广口瓶、竿子、管子、水果、蔬菜、球状物、气球、伞、灯泡、手电筒 [2]。急诊中高达 20% 的外伤性直肠损伤是由于直肠异物插入所致 [1]。发生直肠异物的患者主要是男性，通常在 30—50 岁，在异物插入后 6～48h 出现症状 [3]。他们经常是通过尝试各种方法移除异物不成功后，因为疼痛来急诊科就诊 [4]，通常由于尴尬而延迟就诊。对于这些患者护理的关键是保护他们的隐私，评估异物的类型及位置，确定是否在急诊室里能成功移除异物，评估是否需要进行手术治疗，以及利用合适的技术来移除异物[4]。直肠异物的死亡率很低，通常由于出血、直肠穿孔、直肠撕裂，以及感染引起的并发症导致[4]。

我们通常通过病史来诊断直肠异物，因此在急诊室，体格检查集中在排除肛门、直肠穿孔，以及判断这是由哪种异物引起的[5]。直肠异物根据其相对于直肠乙状结肠交界处的位置可分为高位或低位[2-4]。在骶骨曲线和直肠乙状结肠交界处上方的异物通常很难看到及移除，并且刚性直肠乙状结肠镜很难达到。直肠指诊通常用于判断出血（提示直肠穿孔或出血），以及判断处于低位或者可触及的物体。直肠指诊同样可以断定哪些患者可以在急诊室取出异物[2, 5]，此类患者应常规行腹部平片检查，可以帮助判断异物的形状、位置、数量，以及评估是否有气腹症[3, 5]。如果结合患者的病史怀疑异物边缘锋利，在做 X 线片检查前临床医生不能进行直肠指诊。

大部分直肠异物在急诊很容易被取出[2]。首先肛门括约肌的松弛十分必要，所以需要镇静来取异物。在急诊室中，如果患者有剧烈腹部疼痛、直肠穿孔症状、异物无法触及，或者直肠中有玻璃碎片时，禁止在急诊室取异物并请外科医师会诊[5]。其他不能在急诊室移除异物的情况，还包括异物难以移除、经验不足，或者设备不足以完成清除异物过程。这些患者通常是通过手术治疗，包括在全身麻醉下，软性直肠乙状结肠镜引导下行可视化取出，极少数情况可能需要通过开腹手术来取出异物[1]。

Chen 等报道了一组病例，描述了 10 位男性患者（平均年龄 57 岁）12 种直肠异物[6]。玻璃瓶、震动棒是最常见的异物。大部分异物可以通过非手术方法取出，其中肛门镜（4 例），硬式乙状结肠镜（2 例），以及结肠镜（1 例），用产钳取出嵌在里面的保龄球瓶。对于出现明显腹膜炎（2 例）、骨盆脓毒症（1 例），以及高位玻璃瓶阻塞的病例进行了急诊开腹手术。62.5% 的非手术治疗病例出现轻微并发症，如黏膜擦伤或浅表撕裂。其中 2 例发生迟发性出血。在这个小样本系列研究中，没有出现死亡病例。

【总结】

1. 直肠异物患者可表现为直肠疼痛、腹痛或直肠出血。

2. 异物的类型、插入的时间、直肠或腹部疼痛的有无、发热或出血是直肠异物患者的重要病史资料。

3. 直肠指检有助于识别有无出血及低位或可触及的物体，以及筛选出能在急诊取出异物的患者。

4. 腹部平片有助于确定物体的形状、位置和数量，以及评估气腹。

5. 虽然大多数直肠异物在急诊中很容易被取出，但对于有严重腹痛或穿孔迹象、无法触及的异物，以及有碎玻璃的患者，急诊取出异物是禁忌的。

参考文献

［1］ Yacov Y, Tsivian A, Sidi AA. Emergent and surgical interventions for injuries associated with eroticism: a review. J Trauma 2007;62:1522–30.

［2］ Hellinger MD. Anal trauma and foreign bodies. Surg Clin N Am 2002;82:1253–60.

［3］ Singaporewalla RM, Tan DEL, Tan TK. Use of endoscopic snare to extract a large rectosigmoid foreign body with review of literature. Surg Laparosc Endosc Percutan Tech 2007;17:145–8.

［4］ Munter DW. Foreign bodies, rectum. eMedicine Website. Available at http://www.emedicine.com/emerg/topic933.htm. Accessed July 8, 2008.

［5］ Strear CM, Coates WC. Anorectal procedures. In: Roberts JR, Hedges JR, Chanmugam AS, et al. (eds.). Clinical Procedures in Emergency Medicine, 4th ed. Philadelphia: Elsevier, 2004:868–80.

［6］ Huang W-C, Jiang J-K, Wang H-S, et al. Retained rectal foreign bodies. J ChinMedAssoc 2003;66:606–11.

病例 35 腹 痛

【病例概况】男性，75 岁，腹痛。

【现病史】患者间歇性上腹及右上腹痛数月余，就诊于急诊科。疼痛呈持续性的钝痛，疼痛评分为 3 级(疼痛等级按 0～10 分级)。否认发热、恶心、呕吐、腹泻、便秘、排尿困难、胸痛及呼吸急促。

【既往史】右半结肠切除术病史。

【体格检查】

一般情况：发育正常，营养良好，未见急性病容。

生命体征：体温 37℃，脉搏 77 次 / 分，血压 145/90mmHg，呼吸频率 20 次 / 分，血氧饱和度 99%。

五官：未见明显异常。

颈部：颈软，未见颈静脉扩张。

肺部：双肺听诊呼吸音清。

心脏：心率规整，律齐，无心包摩擦音、心脏杂音及奔马律。

腹部：下腹部可见中线垂直瘢痕（既往部分结肠切除术后），腹软，肠鸣音活跃，上腹触诊压痛，Murphy 征（-），未触及搏动性包块，双侧股动脉可触及搏动。

直肠：直肠指检无明显异常，大便呈褐色，隐血试验阴性。

四肢：无杵状指、发绀、水肿。

神经系统：未见明显异常。

开放静脉通道，抽血送实验室检查，实验室检查白细胞 10.9×10^3/μl［正常值为（3.5～12.5）$\times10^3$/μl］，N% 87%（正常值为 50%～70%），肝功能、淀粉酶、电解质、葡萄糖，以及血清肌酐未见明显异常。口服和静脉注射对比剂后行腹部及骨盆的 CT 扫描（图 35-1）及右上腹的超声检查（图 35-2）。

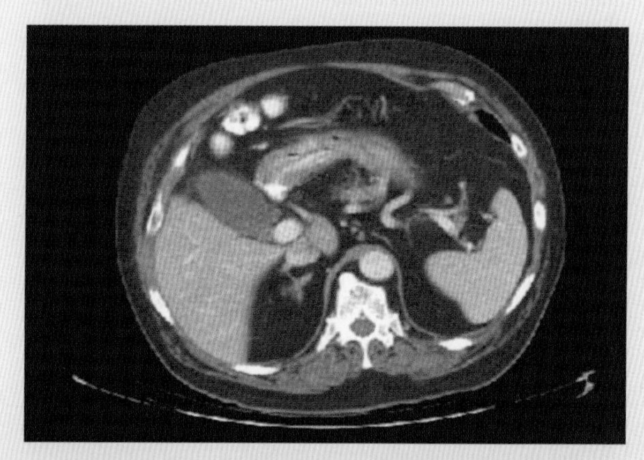

▲ 图 35-1 上腹部及右上腹痛患者的腹部 CT

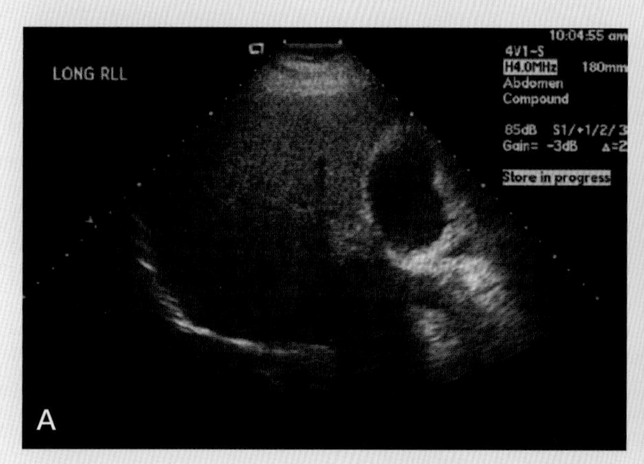

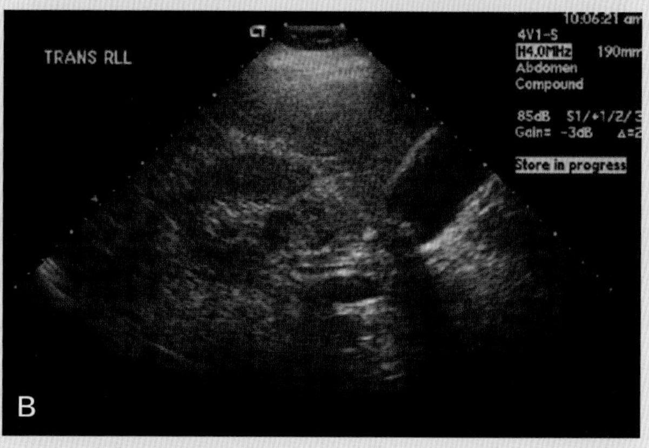

▲ 图 35-2 上腹部及右上腹疼痛患者的超声图像

A. 纵向图像；B. 横向图像

【病例解读】

诊断：急性坏疽性胆囊炎。

诊断依据：患者有上腹痛症状，CT 提示胆囊泥沙，周围无积液，彩超提示胆结石与胆囊壁增厚（图 35-3）。

治疗：行腹腔镜胆囊切除术，术前给予头孢替坦 2mg，静脉注射。

转归：患者术后恢复正常。

【病例讨论】老年性腹痛。

腹痛是老年患者中第四常见的急诊主诉。腹痛患者占≥65 岁的急诊老年患者的 3%～4%[1]。老年腹痛患者发病率和死亡率较高，病情的评估和管理通常需要住院和外科会诊[2]。回顾性研究发现，半数以上的老年急诊科急性腹痛患者需要住院治疗，20%～33% 的患者需要急诊手术[2, 3]。和年轻人群相比，老年患者的手术干预发生率是年轻人群的 2 倍[2]。回顾性研究分析，整体的死亡率在 2%～13%[2, 4]。

由于多种因素的影响，老年患者腹痛难以做出正确诊断。这些因素包括难以从患者处获得病史，缺乏与疾病一致的生理反应（包括发热和白细胞增多），以及由于原有疾病引起令人困惑的临床表现[5]。患者提供病史的能力经常受到沟通能力改变的影响，如由于听力和视力丧失、脑血管意外导致接受性或表达性失语、阿尔茨海默病和其他年龄相关痴呆[5]。获得完整病史的其他障碍，包括患者害怕失去独立性及少言寡语。老年人疼痛感知的改变会影响患者完整充分描述疼痛的能力[5]。

老年人使用药物可能会掩盖或引起新的腹部体征。对乙酰氨基酚或非甾体抗炎药可降低发热可能性，而激素类药物可改变血清白细胞计数及抑制炎症反应，抑制腹膜体征的进展[6]。长期使用麻醉药也会减轻严重腹部疾病引起的疼痛。抗生素可能会引起腹痛、呕吐和腹泻。因此针对老年患者评估其用药情况非常重要[6]。腹痛的老年患者，一开始体格检查可能误认为良性，另外尽管有精准的手术条件，疼痛的局部定位还是比较困难，由于腹壁肌肉减少或者药物（β 受体拮抗药或钙通道阻滞药）减慢了心率，或者本身有心脏疾病而掩盖病情[2]。

老年患者中，许多腹痛的实验室指标检查是非特异性的，这些指标正常时可能会引起一种错觉[5]。例如，发生阑尾炎和胆囊炎时，总白细胞计数有可能是正常的。特定的检测可能有助于某些诊断，如胰腺炎（脂肪酶）或肠系膜缺血（乳酸盐），或者服用华法林期间的凝血时间[5]。在腹痛的老年患者中允许广泛应用影像学检查，从腹部平片（显示腹腔内游离空气或气液水平）到超声（用于胆道及腹主动脉成像）和 CT 检查。CT 应用在老年急诊腹痛患者中非常普遍，尤其是对于有紧急情况的患者，其 CT 结果通常是有诊断意义的[1]。

老年人中引起腹痛的病因包括胆道疾病（胆石症、胆囊炎、胆管炎）、小肠或大肠梗阻、阑尾炎、急性胰腺炎、消化溃疡及穿孔、憩室疾病、腹主动脉瘤、肠系膜缺血，以及非典型原因（如泌尿系统感染、肾盂肾炎、心肌梗死、肺炎、充血性心力衰竭和便秘）。便秘在老年人中很常见，可能是某些含阿片类药物的不良反应，也有可能是液体摄入减少所致。严重腹腔内病变的症状可能被错误地归因于便秘。

胆道疾病仍然是老年人急诊腹部手术的主要原因[6]。年龄越大，胆石症发生的可能性越大，

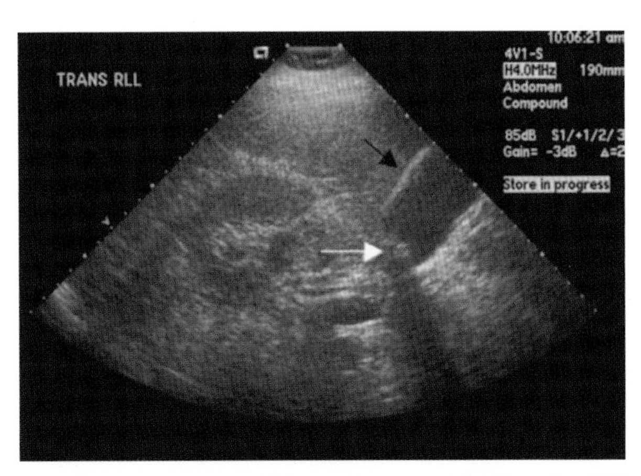

▲ 图 35-3　腹部超声横断图像显示胆囊壁增厚（黑箭）及胆结石（白箭）

且老年人胆石症的严重程度更高。胆囊穿孔、坏疽、气肿性胆囊炎、反流性胆管炎、胆石性肠梗阻、胆总管结石、胆源性胰腺炎的发生概率在老年人群中都更高[6]。老年患者往往有典型右上腹或上腹痛，但超过一半的老年急性胆囊炎患者没有恶心和呕吐，并且很高比例的患者没有发热[5, 6]。30%～40% 的患者没有白细胞升高，且相当一部分患者的肝功能检测正常[6]。超声是诊断胆囊炎的首选方法，对于老年人和年轻人同样敏感[6]。如果没有发现胆结石，但是临床上高度怀疑胆囊炎，应行放射性核素扫描（胆道造影），因为老年患者发生无结石性胆囊炎的可能性较高[5, 6]。

老年患者胆道疾病发生并发症的概率显著增高。一旦诊断为胆道疾病，应立即开始使用广谱抗生素，特别要覆盖革兰阴性杆菌和厌氧菌，并立即进行手术评估。在这一人群中，延迟手术治疗将会增加发病率及死亡率。

【总结】

1. 老年腹痛患者的发病率和死亡率很高，评估和管理通常需要住院和及时的外科会诊。

2. 难以获得准确的病史，缺乏一致的生理反应，因基础疾病而导致的临床表现混乱，以及可能掩盖疾病临床特征的药物治疗，会导致延误诊断。

3. 许多实验室检查（如白细胞计数、肝功能检查）可能在患有腹痛的老年患者出现明显疾病时仍正常。

4. 对于诊断尚不明确的老年腹痛患者，建议广泛使用影像学检查，特别是超声和 CT。

5. 胆道疾病仍然是老年人急性腹部手术的主要原因。一旦确诊，应立即使用广谱抗生素，并立即进行手术评估。

参考文献

[1] Hustey FM, Meldon SW, Banet GA, et al. The use of abdominal computed tomography in older patients with acute abdominal pain. Am J Emerg Med 2005;23:259–65.

[2] Lyon C, Clark DC. Diagnosis of acute abdominal pain in older patients. Am Fam Physician 2006;74:1537–44.

[3] Bugliosi TF, Meloy TD, Vukov LF. Acute abdominal pain in the elderly. Ann Emerg Med 1990;19:1383–6.

[4] Abi-Hanna P, Gleckman R. Acute abdominal pain: a medical emergency in older patients. Geriatrics 1997;52:72–4.

[5] Yeh EL, McNamara RM. Abdominal pain. Clin Geriatr Med 2007;23:255–70.

[6] Martinez JP, Mattu A. Abdominal pain in the elderly. Emerg Med Clin N Am 2006;24:371–88.

病例 36　腹痛厌食

【病例概况】女性，77 岁，腹痛厌食。

【现病史】患者因持续数天逐渐加重的腹痛、乏力、恶心、进食量减少，经救护车送往急诊。自诉腹痛为中至重度，家属代诉患者 3 天前因进食后感腹胀导致进食量明显减少，期间呕吐 1 次，呕吐物呈咖啡色，无发热、寒战，无黑便、便血，无胸痛，休息时伴呼吸急促。

【既往史】因脑卒中致左侧偏瘫，长期卧床，有高血压、冠状动脉粥样硬化性心脏病、癫痫发作病史。患者现服用氢氯噻嗪、苯妥英钠、赖诺普利、奥美拉唑、硝苯地平和洛伐他汀等药物（具体用药不详）。

【体格检查】

一般情况： 面色苍白，脱水貌，表情痛苦。

生命体征： 体温 37.2℃，脉搏 90 次 / 分，血压 100/60mmHg，呼吸频率 24 次 / 分，血氧饱和度 99%。

五官： 双侧瞳孔等大等圆，眼外肌无损伤，黏膜干燥。

颈部： 颈软，无颈静脉扩张。

心脏： 心率正常，律齐，无心包摩擦音，杂音及奔马律。

肺部： 双肺底可及爆裂音，无干啰音及哮鸣音。

腹部： 柔软，中度腹胀，触诊全腹弥漫性轻度压痛，无反跳痛。

直肠： 直肠指检无明显异常，褐色便，隐血试验弱阳性。

四肢： 冰冷，苍白，毛细血管充盈时间迟缓；无杵状指、发绀或水肿。

神经系统： 理解力和定向力正常，左侧肢体偏瘫。

抽血送实验室检查，静脉输液（生理盐水），并进行血型和抗体筛查。实验室检查示白细胞 $7.9\times10^3/\mu l$ [正常值为（3.5～12.5）$\times10^3/\mu l$]，不成熟细胞占 46%，血细胞比容 31%（正常值为 39%～51%），肌酐 2mg/dl（正常 < 1.5mg/dl），血钾 5.6mEq/L（正常值为 3.5～5.3mEq/L），CO_2 18mEq/L（正常值为 22～30mEq/L），阴离子间隙 19mEq/L（正常值为 5～16mEq/L），血乳酸 6.7mmol/L（正常值为 0.7～2.1mmol/L），淀粉酶轻度升高，肌钙蛋白 I 为 0.08 ng/ml（正常值为 0～0.09ng/ml），尿检显示无感染迹象。

在急诊就诊过程中，患者血压突然下降至 60/40mmHg，补液后效果不佳，使用去甲肾上腺素维持血压，呼吸困难逐渐加重，因此快速诱导麻醉后行气管内插管。留置鼻胃管后，生理盐水灌洗出 1L 深褐色的胃内容物。插管后患者在 100% 氧气条件下进行的动脉血气检查显示 pH 7.17（正常值为 7.35～7.45）、PCO_2 47mmHg（正常值为 35～45mmHg），PO_2 147mmHg（正常值为 80～95mmHg）和碳酸氢根 15mmol/L（正常值为 23～28mmol/L），碱过剩为 −11mmol/L（正常 −2.4～2.3mmol/L）。静脉注射对比剂后行腹部（即骨盆）CT 扫描（图 36−1）。

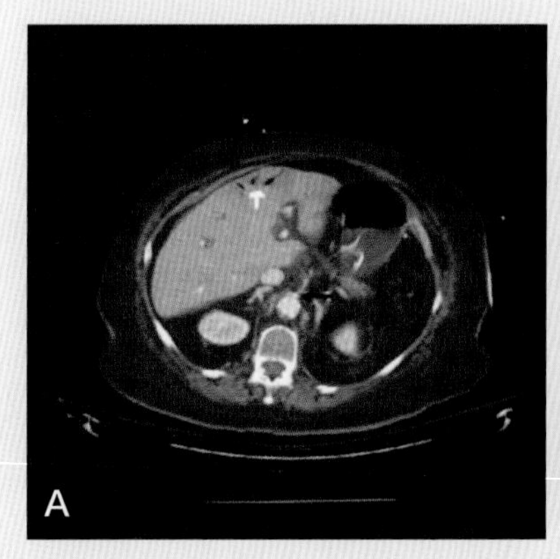

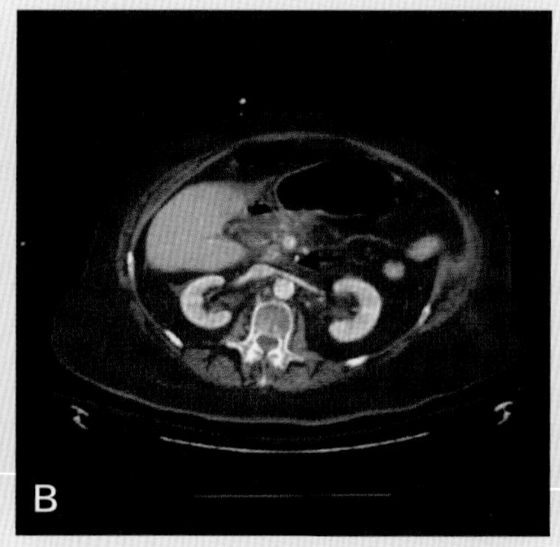

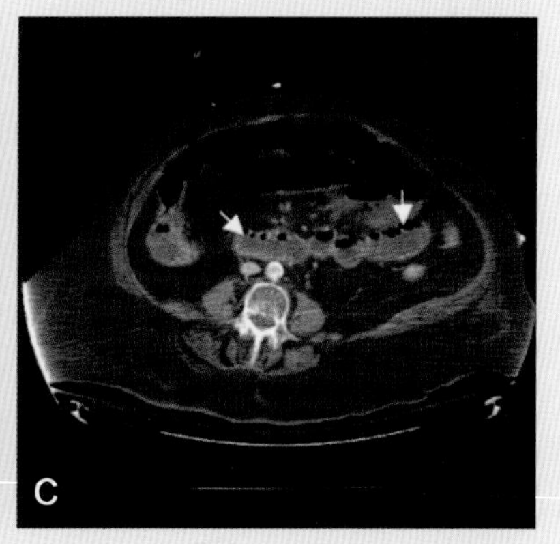

▲ 图 36-1　肠系膜缺血患者的腹部 CT

A. 腹腔干对比剂衰减，血流减少（黑箭）和门静脉气体减少（白箭）；B. 肠系膜上动脉闭塞（黑箭）；C. 小肠袢内的肠积气（白箭）

【病例解读】

诊断：急性肠系膜缺血。

诊断依据：静脉注射对比剂行腹部和骨盆 CT 显示通过腹腔干的对比剂流动衰减和血流量减少，肠系膜上动脉闭塞；肠系膜上静脉腔内充盈缺损，小肠袢轻度扩张伴肠积气。此外，左侧肝叶门静脉积气伴对比剂轻度低衰减，伴有肝梗死。

治疗与转归：家属放弃继续治疗，不久后患者死亡。

【病例讨论】急性肠系膜缺血。

急性肠系膜缺血是由于栓塞、血栓形成或血液流动缓慢致小肠血流中断引起的[1]。它会导致介质的释放、炎症，并最终形成梗死。急性肠系膜缺血的早期发现对于保持肠道活力至关重要，当缺乏明显阳性体格检查结果时，急诊科医师仍必须高度怀疑肠系膜缺血[2]。确诊急性肠系膜缺血困难，因为大多数患者目前没有特异性症状。腹痛是最常见的主诉。通常情况下疼痛与体检体征不相符。但也可出现急腹症表现，并伴有腹胀、肌紧张及低血压，特别是在诊断延误时[3]。发热、腹泻、恶心和厌食是常见的症状；15% 的患者出现黑便或便血，1/2 以上的患者有潜血[3]。

肠系膜上动脉栓塞占肠系膜缺血病因的一半以上[3]。大部分栓子起源于心脏，由于心脏局部缺血所致心律失常或收缩功能下降而产生。有 25% 的可能血栓形成发生于已存在的动脉粥样硬化病变中。许多患者的慢性症状与既往急性肠系膜缺血一致。非闭塞性肠系膜缺血症状占所有类似患者的 20%～30%。微血管收缩是非闭塞性肠系膜缺血的潜在过程，由心输出量减少或肾脏、肝脏疾病引起的内脏低灌注导致[3]。

任何怀疑急性肠系膜缺血的患者都应进行全血细胞计数、电解质测定、凝血检查、肝功能和淀粉酶或脂肪酶水平检测。最常见的化验结果异常是血液浓缩、白细胞增多，以及伴有高阴离子间隙和乳酸浓度增高的代谢性酸中毒[4]。化验结果经常可以看到血清淀粉酶、谷草转氨酶、乳酸脱氢酶和肌酸激酶水平增高，但它们对于诊断肠系膜缺血的特异性和敏感性不高。高磷血症和高钾血症通常是晚期表现，常常与肠坏死相关[4]。腹部平片可排除其他原因引起的腹部疼痛，如梗阻或穿孔，但对肠系膜缺血的早期诊断没有帮助[5]。肠系膜血管造影是诊断动脉原因引起的急性肠系膜缺血的金标准。然而，腹部 CT 检查对排除其他原因引起的腹部疼痛，以及区分急性肠系膜缺血可能的原因有价值。Kirkpatrick 等使用双相 CT 对 62 名疑似急性肠系膜缺血患者进行了前瞻性评估，包括血管造影 CT[6]。他们发现，出现以下其中一种情况，如肠积气、静脉气体、肠系膜动脉闭塞、腹腔或肠系膜下动脉闭塞伴远端肠系膜动脉疾病、动脉栓塞时，或者肠壁增厚加肠壁局部缺乏增强、实性器官梗死或静脉血栓形成，对急性肠系膜缺血的敏感性和特异性分别为 96% 和 94%。

急性肠系膜缺血的起始治疗包括积极复苏（静脉输液，气道稳定），稳定心功能与使用广谱抗生素[5]。血管收缩药物应停用。如果存在腹膜炎的证据，应进行外科会诊和剖腹探查术。手术探查过程中可以完成梗死肠管及栓子的切除[3]。对于肠系膜上动脉栓塞，恢复肠道血流量包括血管成形术、动脉溶栓、动脉血管扩张或全身抗凝。

【总结】

1. 急性肠系膜缺血的早期发现对保护肠道活力至关重要。急诊科医师必须保持警惕，特别是缺乏体格检查结果时。

2. 通常情况下，腹痛与体格检查结果不相符。然而，伴有腹胀、肌紧张、低血压的急腹症也可能发生，特别是诊断延误时。

3. 急性肠系膜缺血最常见的异常实验室结果包括血液浓缩、白细胞增多，以及伴有高阴离子间隙及乳酸浓度的代谢性酸中毒。

4. 肠系膜血管造影是诊断动脉病变引起的急性肠系膜缺血的金标准。然而，腹部 CT 检查对排除其他原因引起的腹痛，以及区分急性肠系膜缺血可能的原因有相当的价值。

5. 急性肠系膜缺血的治疗包括积极复苏、稳定心功能、使用广谱抗生素、手术或放射介入治疗。

参考文献

[1] Acute mesenteric ischemia: acute abdomen and surgical gastroenterology. Merck Manual Professional Website. Available at http://www.merck.com/mmpe/sec02/ch011/ch011c.html. Accessed June 30, 2008.

[2] Sharieff GQ, Shad JA, Garmel G. An unusual case of mesenteric ischemia in a patient with new-onset diabetes mellitus. Am J Emerg Med 1997;15:282–4.

[3] Sreenarasimhaiah J. Clinical review: diagnosis and management of intestinal ischaemic disorders. BMJ 2003;326: 1372–6.

[4] Oldenburg WA, Lau LL, Rodenberg TJ, et al. Acute mesenteric ischemia: a clinical review. Arch Intern Med 2004;164:1054–62.

[5] Tessler D, Fogel R. GI consult: mesenteric ischemia syndromes (website). Available at http://www.emedmag.com/html/ pre/gic/consults/121502.asp. Accessed June 30, 2008.

[6] Kirkpatrick IDC, Kroeker MA, Greenberg HM. Biphasic CT with mesenteric CT angiography in the evaluation of acute mesenteric ischemia: initial experience. Radiology 2003; 229:91–8.

病例 37　突发背部疼痛

【病例概况】男性，84 岁，突发背部疼痛。

【现病史】患者因突发背部疼痛被送入急诊科就诊。疼痛放射至腹部，伴双下肢麻木、疼痛，否认胸痛、气促。

【既往史】有高血压病、慢性阻塞性肺疾病、吸烟史（40 包 / 年）。

【体格检查】

一般情况：患者神志嗜睡，可唤醒，痛苦面容。

生命体征：体温 36.4℃，脉搏 100 次 / 分，血压 135/75mmHg，呼吸频率 24 次 / 分，血氧饱和度 98%。

头面部：无明显异常。

颈部：颈软，无颈静脉怒张。

心血管系统：心动过速、心律齐，无心包摩擦音、心脏杂音、奔马律，双侧股动脉搏动较弱。

肺部：双肺听诊轻微呼气相喘息，未及明显干湿啰音。

腹部：腹部膨隆，肠鸣音弱，全腹弥漫性压痛，无反跳痛及肌卫，未及搏动性包块。

直肠：直肠指诊正常，软棕色便，粪便潜血试验阴性。

四肢：双下肢可见皮肤斑点、末梢冰凉，伴毛细血管充盈时间延迟。

神经系统：神志嗜睡，有应答，其他无明显异常。

予以心电监测，快速行床旁腹部超声（图 37–1），开放静脉通道 2 条，抽血送检，血细胞比容 34%（正常值为 39%～51%）。

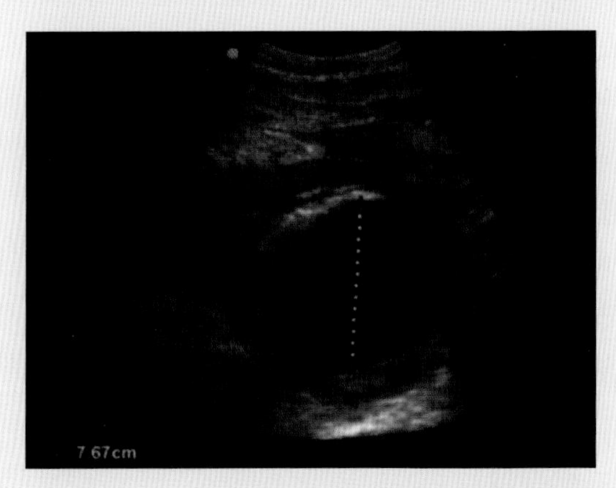

▲ 图 37–1　突发背部疼痛患者的床旁腹部彩超

【病例解读】

诊断：腹主动脉瘤（abdominal aortic aneurysm，AAA）破裂。

诊断依据：床旁腹部彩超提示腹主动脉瘤破裂，瘤体最大直径 7.7cm。

治疗及转归：请血管外科急会诊，对患者进行血型检查和交叉配型，并输注 10U 浓缩红细胞。应血管外科医生要求，立即完善腹部及盆腔 CTA 检查以评估 AAA 破裂情况。CTA 扫描结果显示患者确诊为 AAA，瘤体直径 10cm，有活动性对比剂外渗和周围包裹的巨大血肿（图 37–2）。

患者由血管外科医师直接从 CT 室护送至手术室，术中将一枚血管覆膜支架置入血管瘤内，但随后发现患者的腹肌紧张加重，考虑到腹腔间隔室综合征症状加重，遂立即行剖腹探查术。术中打开腹膜腔见大量的鲜血从腹主动脉及髂动脉附近区域喷涌而出，手术医师尝试控制出血，但没有成功，短时间内患者抢救无效在手术室内死亡。

【病例讨论】腹主动脉瘤。

腹主动脉瘤是一种真性动脉瘤，涉及血管壁的 3 层（内层、中层、外层）结构均有扩张 [1]。腹主动脉瘤定义为直径大于肾动脉 1.5 倍的动脉瘤。一般来说腹主动脉瘤的直径＞ 3cm 就可以考虑为动脉瘤 [1]。腹主动脉瘤的年发病率为 36/10 万，

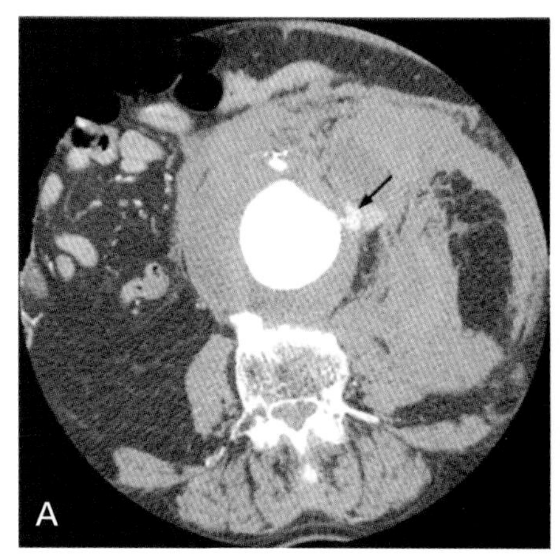

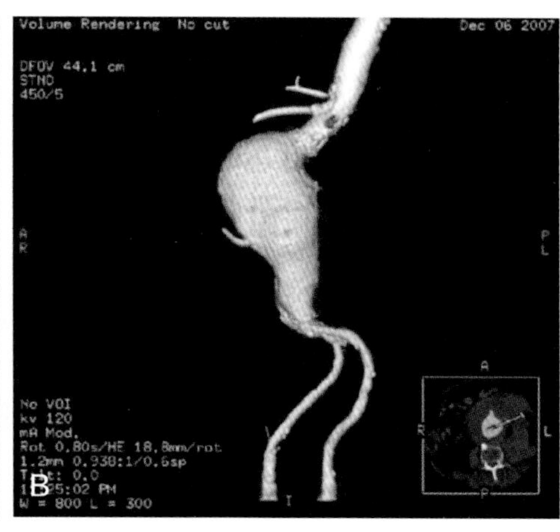

◀图 37-2　突发背部疼痛患者的腹部及盆腔 CTA，诊断为 AAA

A. 动脉外渗（黑箭）；B. 血管 3D 重建

并且还在不断地增加[1]。患者的发病率随着年龄的增长而升高。据统计，55—64 岁的男性患者发病率仅为 1%。以后每长 10 岁，临床上大动脉瘤（直径＞4cm）发病率增加 3%～4%[1]。吸烟、高血压、AAA 家族史和男性都是 AAA 发病的临床危险因素[2]。在美国，AAA 破裂是第 13 大死亡原因[3]。

动脉瘤的瘤体大小是决定动脉瘤是否破裂的最重要因素，破裂的风险随瘤体尺寸的增大而显著增加，大多数破裂的动脉瘤直径＞5cm[4]。然而，没有任何一个动脉瘤是“绝对安全”的，所有的动脉瘤都可能破裂，并可能导致相应的临床症状。AAA 破裂一般发生在腹膜后，腔隙小，破裂部位形成的血栓和局部血肿的压塞可暂时止血。如果破裂发生在游离腹腔内，将有 10%～30% 的 AAA 破裂患者迅速死亡[4]。AAA 破裂偶尔也可破入胃肠道，形成主动脉肠瘘，或者破入下腔静脉导致主动脉腔静脉瘘。即使 AAA 未破裂也可能引发一系列并发症，AAA 血管壁常有血凝块和动脉粥样硬化斑块附着，这些物质脱落可能导致远端血管闭塞或血栓形成。主动脉内血栓形成的概率可能不大，但是巨大的瘤体也可能压迫、冲击附近的组织而引发相应的临床表现和并发症[4]。

大多数未破裂的 AAA 一般没有临床症状，很多时候是在诊治其他疾病的过程中被发现。未破裂的动脉瘤可能引起背部、腰部及腹部疼痛，尤其是当瘤体迅速增大时症状更明显[1]，然而一旦出现临床症状，就预示着 AAA 破裂的风险显著增加。有综述总结了关于 AAA 体格检查的实用性，结果表明唯一有诊断价值的腹部触诊是发现腹主动脉搏动范围增大[5]。这篇文章揭示腹部触诊发现 4cm 以下动脉瘤敏感性为 29%，4～5cm 的敏感性为 50%，而直径＞5cm 的 AAA 敏感性为 76%[5]。然而，肥胖会使腹部触诊的敏感性下降。其他体征如血管杂音、震颤、血管搏动力度和变异度等均不是诊断 AAA 的敏感性指标[1, 5]。

AAA 破裂的临床典型三联征为低血压、腹痛或背痛和腹部搏动性的包块[2]。破裂通常是 AAA 的首发临床表现。大多数 AAA 破裂的患者会感到腹部、背部或腰部的疼痛[4]。疼痛呈急性、持续性剧烈疼痛，通常向胸部、大腿、腹股沟或阴囊放射。AAA 破裂可伴有恶心和呕吐，突然大出血可引起晕厥。低血压是三联征中表现最不一致的，仅 1/2 或 2/3 的患者有此症状，且通常在疾病晚期才出现[4]。在部分患者中，AAA 破裂最初发生在腹膜后，失血量小，症状出现较迟或不明显。AAA 破裂的患者偶尔会在入院前数天或数周出现相应症状，因此，症状持续的时间不能作为排除 AAA 破裂的选项[4]。

大量研究已经证实超声在及时诊断 AAA 破裂的临床应用上具有重大意义。超声检测 AAA 的敏感性接近 100%，如果由经过培训的急诊科医师执行，超声将会是一种快速且精确的检查手段。对于怀疑有 AAA 的患者，超声应该是首选的检查方案[6]。它可以显著缩短转移到手术室的时间，从而降低病死率。虽然超声是识别和诊断 AAA 的理想方法，但它通常不能很好地体现出血液外渗的情况[6]。对于超声诊断 AAA（或已知为 AAA）的患者，生命体征不平稳、血流动力学不稳定是急诊剖腹探查的手术指征。然而，对于病情尚稳定的患者来说，可能需要进一步的影像学检查以确定 AAA 是有原因的还是偶然发病。AAA 破裂的患者 CT 表现包括腹膜后血肿、管壁钙化的局灶性不连续性，高衰减的血管内新月影，主动脉壁轮廓欠清，对比剂外渗[6]。除了更好地识别对比剂外渗外，CT 扫描有助于手术方案的制订，同时可额外了解腹腔内其他病变情况。

破裂、渗漏或者有症状的 AAA 必须积极处理。当考虑可能诊断为 AAA 时，需对患者进行连续的心电监测，开放静脉通道 2 条，并立即快速输注生理盐水进行液体复苏[1]。同时尽快明确患者血型，并交叉配血，申请 10U 以上的红细胞。对于绝大多数患者而言，应用生理盐水和血液制品进行液体复苏需将目标收缩压控制在 90～100mmHg，用以维持大脑和终末器官的血流灌注[1]。过高的血压可使 AAA 破裂的风险增加。发现该病后应立即请血管外科医师会诊，并参与整个病情评估和处理过程。一旦明确应立即进行外科手术干预，手术不应该被额外的或不必要的检查所延误。

患者的病情决定了医师选择疾病诊断策略。低血压患者需要床边超声检查。超声证实腹主动脉的直径在正常范围即可有效地排除 AAA，但对于血流动力学不稳定的患者而言，如果证实该诊断需立即启动手术治疗[1]。血流动力学尚稳定的患者，应尽快完善 CTA 检查明确有无出血外渗或破裂情况[1, 4]。当患者需行 CT 检查时，应有医务人员陪同并携带相关的抢救设施。对于完整的（尚未破裂）、有症状的 AAA 来说，急诊手术比择期手术死亡率更高[1]。

AAA 主要的两种治疗方法是开腹手术和血管内介入术。传统的开腹手术包括经主动脉和经髂动脉两种入路[2]。开腹手术效果确切，术后基本上不需要影像学随访。大部分进行开腹修复手术的患者，其余生不会出现严重的移植物相关并发症[2]。但也存在严重的并发症，如引起消化道大出血的主动脉肠瘘。AAA 的血管介入手术主要是经过股动脉上方小切口进入主动脉腔内操作。移植物通常是带有外骨架的支架，放置在 AAA 管腔内，向远端延伸至髂动脉。介入修复后通常需要密切随访，术后第 1 个月、6 个月、12 个月需要返院复查 CT，以后每年复查 1 次，用以明确患者置入物是否达到预期目标（包括是否有症状、AAA 尺寸有无缩小、支架结构是否完整、支架有无移位和支架固定部位情况等）[2]。

【总结】

1. 在美国，AAA 破裂是第 13 大死亡原因。

2. 动脉瘤的瘤体大小是决定动脉瘤是否破裂的最重要因素，大多数破裂的动脉瘤直径＞ 5cm。

3. AAA 破裂的临床典型三联征为腹痛或背痛、腹部搏动性包块和低血压。

4. 床旁超声检查适用于诊断血流动力学不稳定的 AAA 破裂患者，而对于血流动力学稳定且诊断不明确的患者应行 CT 检查。

5. AAA 治疗方案包括心电监测、积极液体复苏、完善血型和交叉配型并申请 10U 以上的红细胞，以及血管外科医师急会诊并制订手术修复方案。

参考文献

[1] Gupta R, Kaufman S. Cardiovascular emergencies in the elderly. Emerg Med Clin N Am 2006;24:339–70.

[2] Upchurch GR, Schaub TA. Abdominal aortic aneurysm. Am Fam Physician 2006;73:1198–206.

[3] Martinez JP, Mattu A. Abdominal pain in the elderly. Emerg Med Clin N Am 2006;24:371–88.

[4] Bessen HA. Abdominal aortic aneurysm. In: Marx JA, Hockberger RS, Walls RM, et al. (eds.). Rosen’s Emergency Medicine: Concepts and Clinical Practice, 6th ed. Philadelphia: Mosby, 2006:1330–40.

[5] Lederle FA, Simel DL. Does this patient have abdominal aortic aneurysm? JAMA 1999;281:77–82.

[6] Haro LH, Krajicek M, Lobl JK. Challenges, controversies, and advances in aortic catastrophes. Emerg Med Clin N Am 2005;23:1159–77.

病例 38　阵发性腹痛

【病例概况】女性，86 岁，阵发性腹痛。

【现病史】患者 1 天前开始出现间断性腹部疼痛。否认恶心、呕吐、发热、排尿困难、胸痛及呼吸急促。腹痛当日早些时候大便正常，无解黑便或鲜血便，腹痛每 20min 发作 1 次，间隔期间疼痛完全缓解。患者在 1 个月前接受了腹部 CT 检查，提示腹主动脉瘤稳定，支架在位。

【既往史】有严重的冠状动脉疾病史，多年前已行冠状动脉搭桥术，3 个月前因腹主动脉瘤行支架置入术。

【体格检查】

一般情况: 无脱水表现，无急性痛苦病容。

生命体征: 体温 36.7℃，脉搏 76 次 / 分，血压 128/60mmHg，呼吸频率 16 次 / 分，血氧饱和度 97%。

五官: 双侧瞳孔等大等圆，对光反射灵敏，眼球运动正常，无巩膜黄染，口咽红润。

颈部: 颈软，无颈静脉怒张。

心脏: 心率规整，律齐，无心包摩擦音、心脏杂音、奔马律。

肺部: 双肺听诊呼吸音清。

腹部: 腹软，中度腹胀，伴叩诊鼓音，肠鸣音弱，无压痛及肿块。

直肠: 直肠指检正常，软棕色便，粪便潜血试验阴性。

四肢: 灌注良好，无杵状指、发绀、水肿。

神经系统: 无特殊。

开放静脉通道，抽血送实验室检测。实验室检查包括全血细胞计数、电解质、肌酐、葡萄糖、血清乳酸和尿液分析，结果均在正常范围。患者在急诊科期间出现数次间歇性腹部剧烈疼痛，发作周期为 30min。口服及静脉应用对比剂后完善腹部和盆腔 CT 增强扫描（图 38-1）。

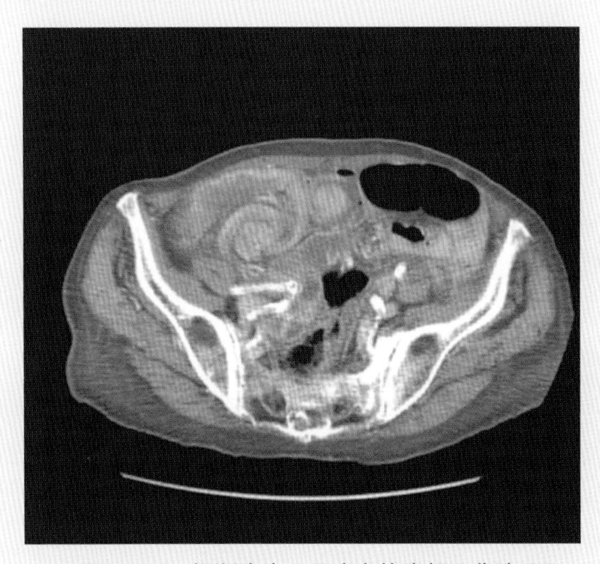

▲ 图 38-1　间断腹痛 1 天患者的腹部及盆腔 CT

【病例解读】

诊断: 回盲瓣肿瘤引起的回盲部肠套叠，伴小肠穿孔和腹膜内游离空气。

诊断依据: CT 扫描示右下象限异常，小肠和大肠袢周围有低衰减环，提示肠套叠或肠内疝（图 38-2），同时可见少量的游离气体。且在术中发现患者回盲瓣处有一个 6cm 大小的肿瘤，考虑其为继发回盲部肠套叠的病因。

治疗: 静脉注射抗生素后，患者入手术室，行右半结肠切除术切除肠套叠，并行末端回结肠吻合术。

【病例讨论】成人肠套叠。

肠套叠是指一段肠管及相邻的肠系膜嵌入远端肠管腔内[1]。肠壁及肠腔内任何导致肠道蠕动

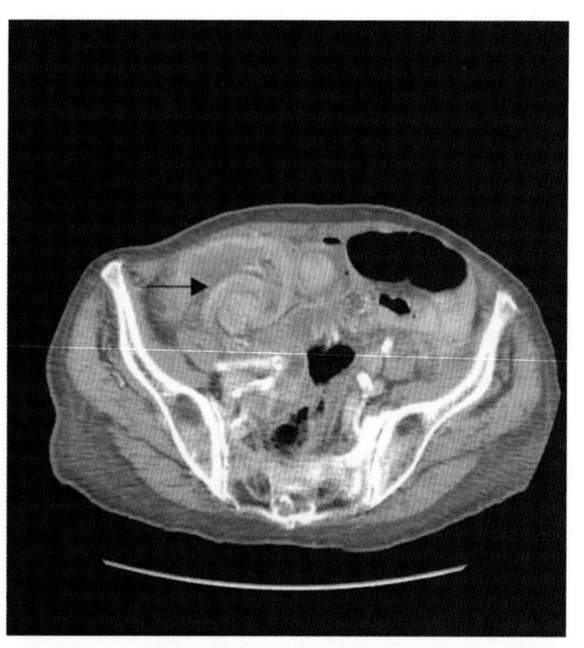

▲ 图 38-2　腹部骨盆 CT 示右下象限小肠和大肠袢异常，肠袢周围有低衰减“环”（黑箭），提示肠套叠

改变或不平衡的异常都会引起肠道套叠。尽管已有报道的数据较低，但 90% 以上有症状的病例存在诱因[1]。成年人肠套叠发病率不高，其临床表现、病因及治疗均不同于儿童肠套叠[2]。肠套叠在成人中罕见，占肠梗阻患者的 1%，占所有住院患者的 0.003%～0.02%[3]。肠套叠可表现为各种各样的急性、间歇性或慢性症状，成人肠套叠很少表现为典型的呕吐、腹痛和便血三联征，这也就使诊断难度增加[2, 3]。

成人肠套叠的发生常有病理性因素，如肿瘤、炎症病变或 Meckel 憩室[4]。大部分成人肠套叠是由恶性肿瘤引起的，小肠肠套叠通常伴良性病变，如脂肪瘤、腺瘤性息肉、淋巴样增生或间质细胞肿瘤[4]，无症状肠套叠的病因较多见于良性病变，缺少诱因，如果套叠长度＜ 3.5cm，通常具有自限性[1, 4]。

通过 CT 或 MRI 很容易诊断肠套叠[5]。在肠腔内出现肠道结构，无论其是否含有脂肪或肠系膜血管均是肠套叠的特异[5]。肠套叠的其他诊断方法还包括消化道造影和彩色多普勒超声检查[4]。由于大部分有器质性病变，且恶性病变率高，持续性的、有症状的成人肠套叠一般通过外科手术治疗，特别是结肠套叠[6]。小肠肠套叠恶性率低，因此适宜的小肠套叠治疗方案更具争议。对于一过性肠套叠，在已知为良性病因（如乳糜泻）的条件下，外科手术切除或干预并非必要[6]。在相对无症状的患者中通过 CT 扫描检出的暂时性、非梗阻性短肠套叠可能不需要干预。固定或有症状的小肠肠套叠，尽管病理上相较于结肠套叠更可能为良性病变，但在相当一部分病例中可能为恶性病变。在这种情况下，除非有必要保留肠管长度，一般建议切除而不是复位[6]。

【总结】

1. 肠套叠是成人罕见疾病，占肠梗阻病因的 1% 和住院患者总数的 0.003%～0.02%。

2. 成人肠套叠临床很少表现为典型的呕吐、腹痛及便血三联征，从而加大了诊断的难度。

3. CT 是诊断成人肠套叠最有效的影像学检查。

4. 由于大部分有器质性病变，且恶性病变率高，持续性的、有症状的成人肠套叠一般通过外科手术治疗，特别是结肠套叠。

5. 套叠长度＜ 3.5cm，没有诱因或其他潜在病因的无症状小肠套叠，通常具有自限性，临床意义不大。

参考文献

［1］ Jain P, Heap SW. Intussusception of the small bowel discovered incidentally by computed tomography. Australas Radiol 2006;50:171–4.

［2］ Croome KP, Colquhoun PHD. Intussusception in adults. Can J Surg 2007;50:E13–4.

［3］ Azar T, Berger D. Adult intussusception. Ann Surg 1997;226:134–8.

［4］ Lin H-H, Chan D-C, Yu C-Y, et al. Is this a lipoma? Am J Med 2008;121:21–3.

［5］ Warshauer DM, Lee JKT. Adult intussusception detected at CT or MR imaging: clinical-imaging correlation. Radiol 1999;212:853–60.

［6］ Huang BY, Warshauer DM. Adult intussusception: diagnosis and clinical relevance. Radiol Clin N Am 2003;41:1137– 51.

第五篇 泌尿生殖系统和妇科

GENITOURINARY AND GYNECOLOGY

病例 39 右下腰部疼痛

【病例概况】女性，20 岁，右下腰部疼痛。

【现病史】既往孕 1 产 1，入急诊 4h 前突发右下腰部疼痛，呈持续性剧烈疼痛，放射至右下腹部，伴恶心及呕吐 1 次，无发热、寒战、排尿困难、血尿、便秘、腹泻。患者目前处于正常的月经周期。以前无类似发作史。

【既往史】否认近期外伤史及个人和家族肾结石病史。

【体格检查】

一般情况：营养中等，无脱水表现，中度不适。

生命体征：体温 36.6℃，脉搏 96 次 / 分，血压 109/79mmHg，呼吸频率 20 次 / 分，血氧饱和度 98%。

五官：双瞳等大等圆，对光反射存在，眼球运动正常，咽部红润，无水肿及分泌物。

颈部：颈软。

心脏：心率规整，律齐，无心包摩擦音、心脏杂音、奔马律。

肺部：双肺听诊呼吸音清。

腹部：腹软，无压痛、腹胀。肋脊角无压痛。

盆腔：阴道无分泌物及出血，子宫大小正常，宫颈口闭合，无触痛，可触及右侧附件包块伴轻度触痛。

神经系统：无异常。

开放静脉通道，抽血送实验室检测。分别静脉给予硫酸吗啡、酮咯酸和昂丹司琼镇痛止呕。尿妊娠试验阴性，清洁尿液分析可见大量红细胞，肌酐正常。行腹部和盆腔 CT 平扫（图 39–1）。

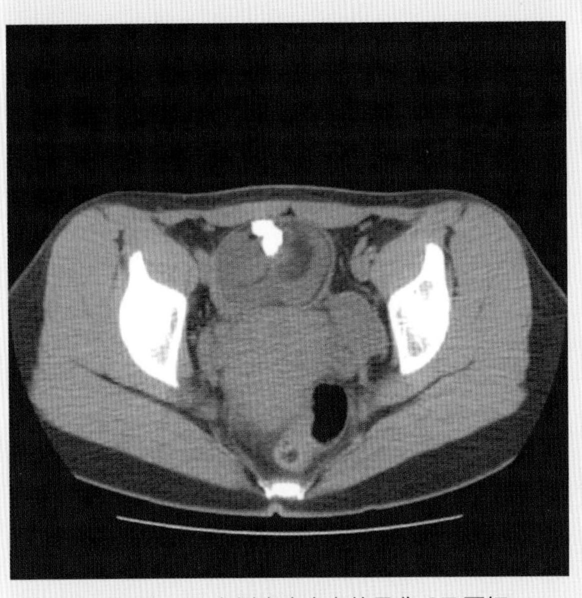

▲ 图 39–1 右侧腹痛患者的骨盆 CT 平扫

【病例解读】

诊断：右侧卵巢囊肿蒂扭转。

诊断依据：腹部和盆腔 CT 平扫显示在右侧骨盆前正中线处可见一个大小 6.8cm×5.1cm 不均匀肿块，内含钙、脂肪和软组织成分，考虑为皮样囊肿（图 39-2）。盆腔内其他器官未见异常。术中可见右侧卵巢一个直径 6cm 的卵巢皮样囊肿蒂扭转。

治疗及转归：请妇产科会诊后，患者被送进手术室行腹腔镜检查。术中可见右侧卵巢一个直径 6cm 的卵巢皮样囊肿蒂扭转，腹腔镜下切除卵巢皮样囊肿，卵巢尚有活性，后对卵巢切口行电凝止血。术后患者恢复良好。病理诊断为成熟性囊性畸胎瘤。

【病例讨论】卵巢皮样囊肿蒂扭转。

皮样囊肿（囊性畸胎瘤）是一种良性的病变，包含了 3 个胚层，包括内胚层、中胚层、外胚层。卵巢皮样瘤占卵巢肿瘤的 10%～15%。尽管在青春期前和老年患者中也有报道，但它主要发生于年轻的育龄期女性[1]。卵巢皮样囊肿常表现为疼痛不适、压迫症状或合并相关并发症。而其中卵巢蒂扭转是其最常见的并发症，发生率为 3.5%[1]。已有表现为阑尾炎或肾绞痛的病例报道[2, 3]。只有＜ 1% 的皮样囊肿是恶性肿瘤。卵巢皮样囊肿可以用超声、CT、MRI 等方式检出，CT 是用于明确卵巢囊性畸胎瘤的最佳影像学检查[4]。

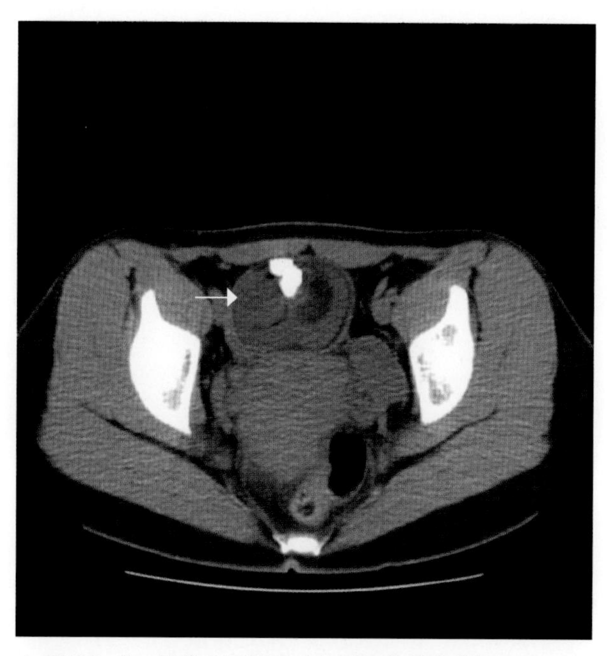

▲ 图39-2　骨盆 CT 平扫示右侧骨盆前旁线处 6.8cm × 5.1cm 不均匀肿块（白箭），与皮样囊肿一致

子宫附件扭转是妇产科急症，它可以累及输卵管、卵巢或其他附件组织。需要及时诊断和紧急手术治疗。卵巢扭转的危险因素包括卵巢扩大、附件包块（包括肿瘤）、妊娠、服用促排卵药物，以及曾经有过盆腔手术史[5]。其中最主要的危险因素是皮样囊肿（32%）[5]。正常卵巢也可发生扭转。虽然附件扭转通常被认为是不常见的疾病，但有研究证明它是妇科第五大常见的急症，占外科急诊手术的 2%～3%[6]。

卵巢扭转是由卵巢蒂绕其长轴部分或完全旋转引起的，可能影响其静脉和淋巴回流。如果旋转是部分或间歇性的，静脉和淋巴充血及其相关症状可能会迅速消退[6]。如果卵巢蒂旋转是完全的和持续的，可形成动脉、静脉血栓，导致附件梗死。疼痛程度和扭转引起的循环障碍程度成正比，完全性扭转表现为难以忍受的疼痛，并伴恶心、呕吐[5]。若扭转可自行解除，疼痛可缓解。附件扭转好发于右侧，双侧扭转罕见，在年轻女性中更为常见，20—30 岁年龄组的发病率最高[6]。

卵巢扭转的体格检查和疼痛性质多变。“典型”的卵巢扭转表现为突发下腹部绞痛，放射至腰部及腹股沟，类似肾绞痛[7]。然而在一项研究中，只有 44% 诊断为卵巢扭转的患者有这种痉挛痛或绞痛[7]。此外，在同一研究中，51% 的患者有疼痛放射到侧腹、背部或腹股沟。59% 的病例是急性起病，而 43% 的患者此前有类似发作病史，该研究中，大多数患者出现恶心、呕吐（70%），下腹部疼痛（90%），但这些症状与多种腹痛疾病类似，对于诊断卵巢扭转不具有特异性[7]。

在体格检查中，卵巢扭转进行盆腔查体时有 50%～80% 的机会可触及明显腹部包块[5]。实验室检查应包括尿液或血清 β 人绒毛膜促性腺激素（human chorionic gonadotropin，β-hCG）以排除异位妊娠，尿液分析明确是否存在尿路感染和泌尿系统结石。研究证明 16%～38% 的卵巢扭转患者有明显白细胞升高，但不具有特异性[6]。疑为卵巢扭转时，可首选超声诊断，> 93% 的附件扭转患者超声可有阳性发现[6]。超声检查结果取决于扭转持续时间和卵巢缺血程度，最常见的表现是卵巢增大[8]。在卵巢扭转的早期阶段，卵巢增大伴外周卵泡突出，完全性、持续性的卵巢扭转，梗死可表现为囊性、凝固性坏死。在彩色多普勒超声检查上观察到血流异常可提高诊断扭转的准确性，但扭转也可以伴有不完全性血管阻塞。因此，观察到正常血流并不能排外卵巢扭转的可能[6, 8]。

皮样囊肿或其他病变导致的卵巢扭转的治疗，若卵巢仍有活性时，应复位卵巢并切除囊肿；失活的卵巢则必须切除[5]。腹腔镜和剖腹切除术都可选用。在过去，卵巢切除术被认为是标准的治疗，因为附件松解复位可能引起静脉血栓脱落，导致突发肺栓塞[6]。也有一些研究认为，在卵巢没有严重坏死的情况下，进行附件扭转复位和保留卵巢，并没有明显的血栓形成风险[9, 10]。相反，卵巢扭转出现出血性梗死或坏疽性改变时不应尝试复位，应行手术切除[6]。

【总结】

1. 卵巢囊肿蒂扭转是一种妇产科急症，需要及时诊断和紧急外科手术治疗。

2. 蒂扭转是皮样囊肿最常见的并发症，发生率为 3.5%。

3. 卵巢扭转的疼痛与循环障碍的程度成正比。若是完全性扭转，疼痛为急性剧烈疼痛，常常伴随恶心、呕吐症状。

4. 体格检查中，最符合卵巢扭转的表现为触及包块。

5. 彩色多普勒超声检查到的异常血流可提高诊断扭转的准确性，但扭转也可伴有不完全的血管阻塞。因此，血流并不能排外扭转的可能。

6. 皮样囊肿或其他病变导致的卵巢扭转的治疗，若卵巢仍有活性时，包括卵巢复位及切除囊肿；失活的卵巢则必须切除。

参考文献

[1] Williams KM, Bain CJ, Kelly MD. Laparoscopic resection of a torted ovarian dermoid cyst. World J Emerg Surg 2007;2:12.
[2] Torbati SS, Krishel SJ. Dermoid tumor with ovarian torsion masking as appendicitis. J Emerg Med 2000;18:103.
[3] Huang C-YC, Chen C-C, Lee Y-K, et al. Ovarian torsion caused by teratoma masquerading as renal colic. Emerg Med J 2008;25:182.
[4] Buy J-N, Ghossain MA, Moss AA, et al. Cystic teratoma of the ovary: CT detection. Radiology 1989;171:697–701.
[5] Schwartz G. Radiological case of the month: Torsed ovary with a dermoid cyst. Arch Pediatr Adolesc Med 1998;152: 503–4.
[6] Martin C, Magee K. Ovarian torsion in a 20-year-old patient. Can J Emerg Med 2006;8:126–9.
[7] Houry D, Abbott JT. Ovarian torsion: a fifteen-year review. Ann Emerg Med 2001;38:156–9.
[8] Albayram F, Hamper UM. Ovarian and adnexal torsion: spectrum of sonographic findings with pathologic correlation. J Ultrasound Med 2001;20:1083–9.
[9] Cohen SB. Laparoscopic detorsion allows sparing of the twisted ischemic adnexa. J Am Assoc Gynecol Laparosc 1999;6:139–43.
[10] Zweizig S, Perron J, Grubb D, et al. Conservative management of adnexal torsion. Am J Obstet Gynecol 1993;168: 1791–5.

病例 40　右下腹疼痛

【病例概况】女性，28 岁，右下腹疼痛。

【现病史】患者孕 0 产 0。患者诉今晨出现右侧腹部疼痛，为持续性剧烈疼痛，疼痛程度约 8 分(疼痛程度分级 0～10 分)，固定在右下腹。伴恶心、呕吐 3 次，有解稀便，否认阴道出血及分泌物。有发热、寒战伴纳差数天，最高体温 38.9℃。

【既往史】末次月经是 2 周前，否认既往腹部手术史及性行为。

【体格检查】

一般情况：中度肥胖，无脱水，中度急性痛苦病容。

生命体征：体温 38.9℃，脉搏 21 次 / 分，血压 154/87mmHg，呼吸频率 22 次 / 分，血氧饱和度 99%。

五官：无明显异常。

颈部：颈软。

心脏：窦性心动过速，律齐，无心包摩擦音、心脏杂音、奔马律。

肺部：双肺听诊呼吸音清。

腹部：腹软、无腹胀，肠鸣音活跃，右腹部有压痛，以右下腹明显，墨菲征及结肠充气试验阴性，右侧肋脊点压痛明显。

直肠：直肠指检正常，未见肿块，棕色便，粪便潜血试验阴性。

盆腔：无宫颈举痛，子宫附件无压痛；宫颈无流血及分泌物。

四肢：无杵状指、发绀、水肿。

神经系统：无异常。

开放静脉通道，抽血送实验室检测，给予患者异丙嗪、氢吗啡酮以止吐、止痛。血常规白细胞计数 $18\times10^3/\mu l$ [参考值为（3.5～12.5）$\times10^3/\mu l$]，中性粒细胞百分比 90%（参考值为 50%～70%）。取中段清洁尿行尿液分析显示亚硝酸盐和白细胞酯酶缺乏，尿液显微镜下可见 11～25 个红细胞，11～25 个白细胞，细菌较多，鳞状上皮细胞 50 个以上。血清肌酐值在正常范围。静脉滴注 2L 生理盐水，口服和静脉给予对比剂后行腹部和盆腔 CT 检查（图 40–1）。

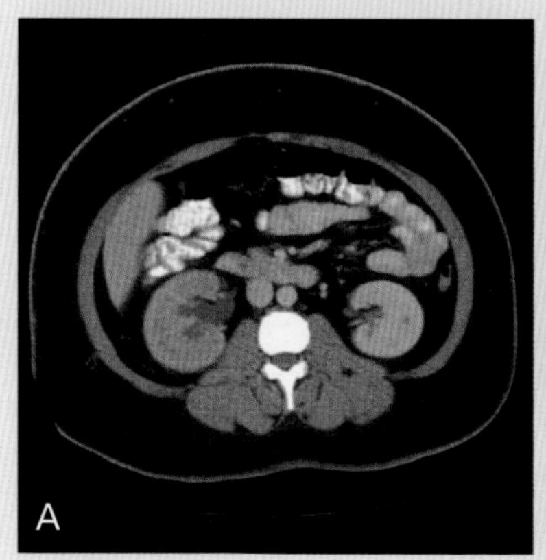

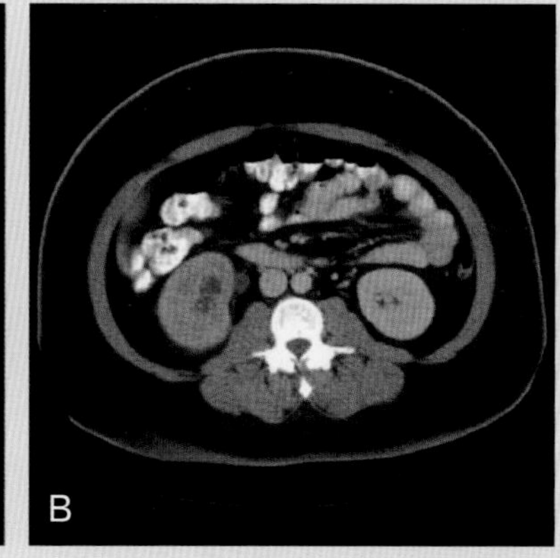

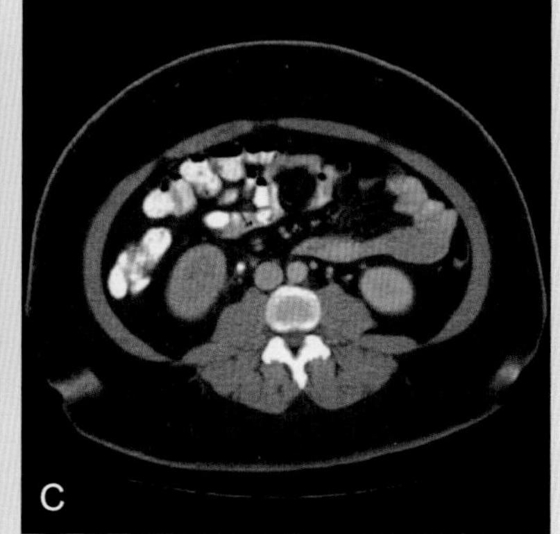

▲图 40–1　右下腹疼痛 1 天患者的腹部 CT

【病例解读】

诊断：梗阻性右侧输尿管结石伴上尿路感染，可能为泌尿系统败血症。

诊断依据：腹部、盆腔 CT 平扫结果示在右侧近端输尿管可见一个直径 5mm 的结石（图 40-2），导致右侧轻度肾盂积水（图 40-1），阑尾未见异常。在急诊科留取的中段尿液培养只有 10～25 000 CFU/ml 革兰阴性杆菌，考虑为污染。

治疗及转归：环丙沙星 400mg，静脉滴注抗感染，请泌尿外科医生会诊后，患者被送入手术室，医师绕过结石置入长 6cm 的双 J 管支架于患者右侧输尿管。治疗第 2 天患者临床情况较前好转，嘱患者出院后 1 周内不适泌尿外科门诊随访，继续环丙沙星抗感染治疗至 14 天。

【病例讨论】输尿管绞痛和感染性输尿管结石。

据报道，有高达 12% 的人在其一生中会患泌尿系统结石，其复发率高达 50%[1]。55% 的复发性结石患者均有尿石症家族史，其患尿石症的风险是一般人的 3 倍[1]。泌尿系统结石的典型临床表现是突发急性的一侧腹部绞痛，并可放射至腹股沟处，当结石下降至输尿管时，疼痛感会局限于结石所在的腹部区域，放射至睾丸或子宫，查体无明显腹膜炎体征。当结石掉至输尿管、膀胱连接处时，下腹部疼痛放射至输尿管底端，并出现尿频、尿急、排尿困难等类似于膀胱炎的症状[1]。体检时可发现患者呈被动体位，肋脊角或下腹部可能有压痛。90% 的患者出现肉眼或镜下血尿，但即使没有血尿也不能排外泌尿系统结石[2]。

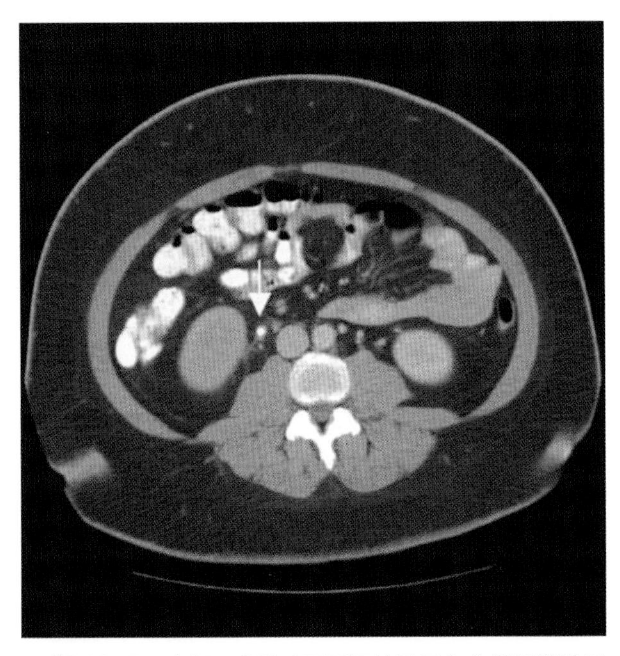

▲ 图 40-2　腹部、盆腔 CT 平扫结果示在右侧近端输尿管可见一个直径 5mm 大小的结石（白箭）

诊断急性腹痛患者是否是泌尿系统结石的首选影像学检查是腹部 + 盆腔螺旋 CT 平扫[1, 3]。某项研究指出，CT 诊断泌尿系统结石的敏感性是 96%，尿路造影的敏感性为 87%，而特异性分别为 100% 和 96%（$P < 0.001$）[3]。CT 检查的阳性预测值和阴性预测值分别是 100% 和 91%，而尿路造影的阳性预测值和阴性预测值分别为 97% 和 74%。CT 扫描未见结石的患者中，有 57% 的患者出现其他异常，包括阑尾炎、盆腔炎症、憩室炎、腹主动脉瘤和膀胱癌[3]。若无 CT 检查条件，则采用腹部 X 线检查，因为 75%～90% 的泌尿系统结石是不透 X 线的[1]。尽管超声检查有较高的特异性（＞ 90%），但它的敏感性却远低于 CT，为 11%～24%[1]。因此，超声诊断不是泌尿系统结石首选检查，但是是孕期泌尿系统结石最重要的诊断方法[4]。

如患者有泌尿道梗阻和感染、肾功能恶化、顽固性疼痛或呕吐、无尿、孤立肾或移植肾严重梗阻时须行紧急外科干预[4]。梗阻性肾盂肾炎是肾结石最严重的并发症之一。梗阻性肾盂肾炎可进一步导致肾积脓，这也与患者肾衰竭及高病死率密切有关[5]。革兰阴性杆菌所致的脓毒症常伴肾盂肾炎，这同样也会带来严重后果。由于泌尿系统结石的多种严重并发症存在也就形成了如下相应治疗原则，可疑泌尿系统结石合并有感染，应实行急诊减压术，可采用经皮肾造瘘术或逆行输尿管支架置入术[5]。其次，中段尿液培养对诊断尿路感染和尿道梗阻有很低的敏感性（30.2%）和特异性（73%）[6]。对于输尿管梗阻的患者，获取的膀胱内尿液（在输尿管镜检查中通过输尿管插管获得）进行检测，这对于尿路感染诊断具有更高的敏感性和准确性[6]。

【总结】

1. 泌尿系统结石患者中，90% 的患者有肉眼或镜下血尿；然而没有血尿不能排外泌尿系统结石。

2. 对于急性腹痛的泌尿系统结石患者来说，确诊泌尿系统结石的影像学方法首选腹部、盆腔螺旋 CT 平扫。

3. 如患者合并有泌尿道梗阻、感染、肾功能恶化、顽固性疼痛或呕吐、无尿、孤立肾或移植肾严重梗阻时须紧急行外科干预。

4. 泌尿系统结石疑似合并梗阻伴感染者，应紧急采取泌尿系统减压术。

参考文献

［1］ Teichman JMH. Acute renal colic from ureteral calculus. N Engl J Med 2004;350:684–93.

［2］ Bove P, Kaplan D, Dalrympl N, et al. Reexamining the value of hematuria testing in patients with acute flank pain. J Urol 1999;162:685–7.

［3］ Vieweg J, Chu T, Freed K, et al. Unenhanced helical computerized tomography for the evaluation of patients with acute flank pain. J Urol 1998;160:679–84.

［4］ Shokeir AA, Mahran MR, Abdulmaaboud M. Renal colic in pregnant women: role of renal resistive index. Urology 2000;55:344–7.

［5］ Pearle MS, Pierce HL, Miller GL, et al. Optimal method of urgent decompression of the collecting system for obstruction and infection due to ureteral calculi. J Urol 1998;160: 1260–4.

［6］ Mariappan P, Loong CW. Midstream urine culture and sensitivity test is a poor predictor of infected urine proximal to the obstructing ureteral stone or infected stones: a prospective clinical study. J Urol 2004;171:2142–5.

病例 41　右腹痛伴阴道出血

【病例概况】女性，33 岁，右腹痛伴阴道出血。

【现病史】患者孕 0 产 0。诉 2 天前开始出现右下腹疼痛，呈持续性绞痛，无放射痛，疼痛程度 8 分（疼痛程度分级 0～10 分），伴阴道出血，每 4h 换 1 次护垫；同时合并恶心、头晕、乏力和呼吸急促。无发热、胸痛、腹泻、便秘，无阴道分泌物及排尿困难。

【既往史】末次月经是 8 周前。

【体格检查】

一般情况：面色苍白，病态面容，无急性痛苦面容。

生命体征：体温 36.6℃，脉搏 110 次 / 分，血压 90/60mmHg，呼吸频率 22 次 / 分，血氧饱和度 99%。

五官：无异常。

颈部：颈软，无颈静脉怒张。

心脏：窦性心动过速，无心包摩擦音、心脏杂音、奔马律。

肺部：双肺听诊呼吸音清。

腹部：无腹胀，右下腹压痛、反跳痛明显伴肌卫。

盆腔：阴道穹隆少量出血，宫颈口闭合状态，无宫颈举痛，右侧附件触痛明显。

四肢：无杵状指、发绀、水肿。

神经系统：无异常。

开放静脉通道 2 条，抽血送实验室检查，行床旁腹部创伤重点超声评估（focused assessment with sonography for trauma，FAST）（图 41-1）。

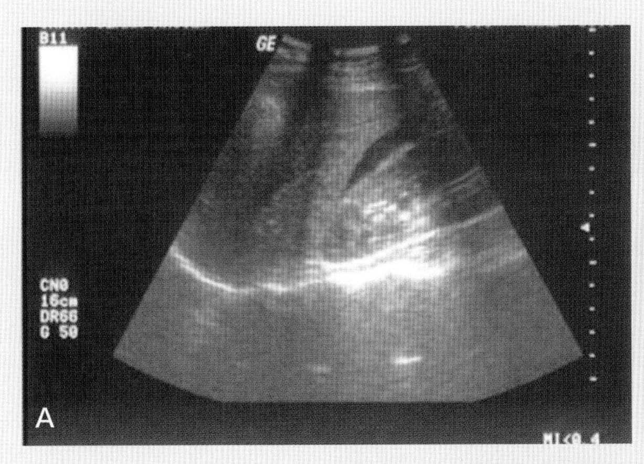

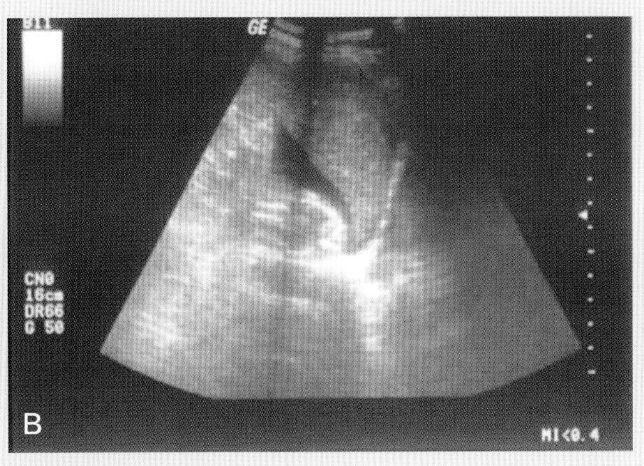

▲ 图 41-1　腹痛伴阴道出血患者的腹部超声图像（FAST）

A. 右上象限；B. 左上象限

【病例解读】

诊断：异位妊娠破裂。

诊断依据：腹部超声显示在右上腹的肝肾隐窝（莫里森囊）（图 41-2）有游离液体，左上腹脾肾隐窝（图 41-2）有游离液体，符合异位妊娠破裂出血。血清妊娠检查阳性，血细胞比容是 36%（正常为 34%～46%）。术中可见患者右侧输卵管破裂并充满血液凝块。

治疗及转归：在实验室检查出来前已请妇产科医师急会诊，患者被送往手术室行手术治疗，术前备 6 个单位红细胞，术中可见右侧输卵管破裂并充满血液凝块，行破裂输卵管修补术，并清

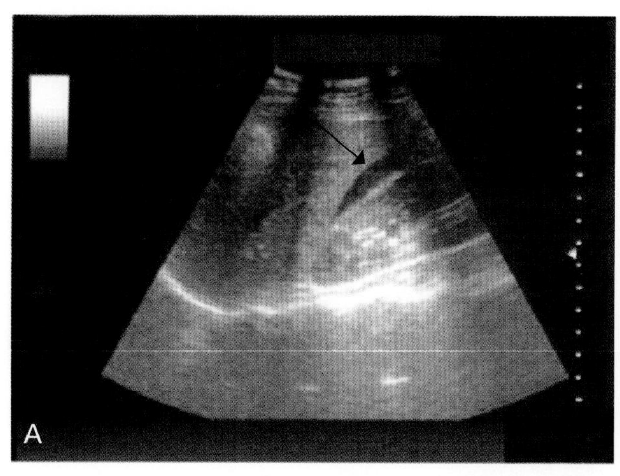

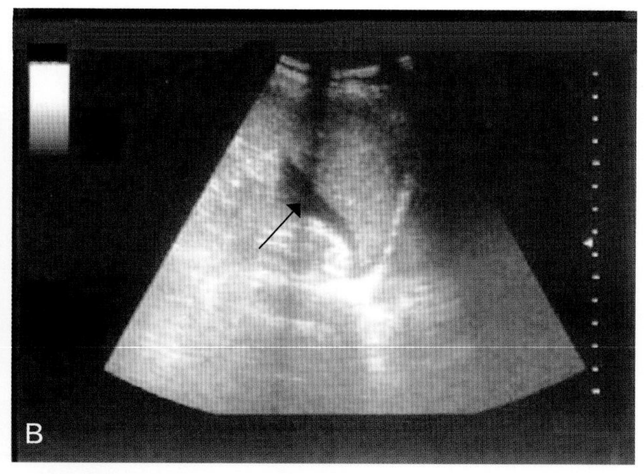

▲ 图 41-2 腹痛伴阴道出血患者的腹部超声图像（FAST）

A. 右上腹部的肝肾隐窝（黑箭）；B. 脾肾隐窝（黑箭）有游离液体

除腹腔内血凝块，术后再次抽血检测血细胞容积下降到 26%（与最初的 3h 前抽血化验对比），术后未输血。患者术后无并发症且恢复良好。

【病例讨论】异位妊娠。

异位妊娠是指受精卵在子宫体腔外着床的妊娠。它也是美国女性在孕早期死亡的主要原因[1]。异位妊娠是一种高风险疾病，发生率为 1.9%[2]。其中 97% 发生在输卵管位置[1, 2]。尽管异位妊娠的发生率有所增加，但病死率却由 1876 年的 69% 下降至 1970 年的 0.35%，后又降至 1986 年的 0.05%[1]。有文献记载，正常宫内妊娠的女性同时发生异位妊娠的风险为 1/30 000～1/10 000[1]。正在接受不孕症治疗的女性，患异位妊娠的风险将会增加为 1/100。

异位妊娠的危险因素包括既往有盆腔炎症、异位妊娠史、输卵管或子宫手术史或器械检查史、子宫或输卵管发育畸形、服用促排卵药物和吸烟[3]。宫内节育器并未证实是异位妊娠或盆腔炎症的危险因素，但是，对于使用宫内节育器的孕妇，必须排除异位妊娠。曾有过 1 次异位妊娠的女性其复发率是 15%～20%，如果之前有过 2 次异位妊娠史，那么其复发率会增加至 32%[3]。此外，据文献报道 35 周岁以上及非白种人女性异位妊娠的发生率更高。

因异位妊娠就诊于急诊科的育龄期女性，常表现为急性下腹部或盆腔疼痛。异位妊娠特异性的三联征为：下腹部疼痛、阴道流血、闭经，但患者往往不会同时出现以上 3 个症状[4]。当育龄期女性出现以上三联征中的其中一种时，均应该完善检查排外异位妊娠。腹痛是异位妊娠最常见的临床症状，最常见的体征则为腹部压痛[4]。考虑到异位妊娠的高病死率，任何因腹痛来急诊室就诊的育龄期女性，都应完善血或尿液的 β 人绒毛膜促性腺激素（β-hCG）检查以排除异位妊娠。

异位妊娠的诊断性试验包括尿妊娠试验、超声检查、β-hCG 测量、血清孕酮水平检测，必要时行经阴道后穹隆穿刺术和诊断性刮宫术[2]。诊断异位妊娠的第一步是评估是否为宫内妊娠，经阴道超声检查（TVUS）可在孕 5.5 周后明确宫内妊娠，准确率约为 100%[1]。确定宫内妊娠基本可以排外异位妊娠的可能。在不能明确末次月经的情况下，β-hCG 水平有助于评估异位妊娠。临界值（即 β-hCG 在该水平时的宫内妊娠可观察到）应用于辅助超声检查[1]。对于腹部超声检查，一般将 β-hCG 临界值定在 6500mIU/ml，随着阴道超声的使用，可以将此临界值降至 1500～2500mIU/ml[1-3]。当 β-hCG 水平达到临界值水平，而不能确定宫内妊娠时，则应高度怀疑异位妊娠。

血清孕酮水平既可用于筛查宫外孕，又能用于判断胚胎是否存活[5]。当血清孕酮值在 25ng/ml 以上，则异位妊娠的发生概率很低（1%～2%）[5]。

当血清孕酮值低于 5ng/ml，继续妊娠的可能性也很低（0.16%）。异常 β-hCG 上升伴低孕酮值水平，则流产的可能性为 100%[5]。在一项对 718 名因出现相关症状就诊于急诊室的妊娠早期患者的前瞻性研究中，没有异位妊娠的患者孕酮水平均＞22ng/ml，进一步支持孕酮水平有助于排除异位妊娠的观点[6]。

在诊断性刮宫中若未发现绒毛膜，则应高度怀疑异位妊娠[2]。只有当 β-hCG 水平持续下降，或 β-hCG 水平升高但超声检查未发现宫内妊娠时，才可考虑行诊断性刮宫[2]。诊断性刮宫术可能终止预期望的妊娠，因此只有当患者不希望继续妊娠的情况下才考虑使用。由于超声检查的出现，经阴道后穹隆穿刺术不常规运用于情况稳定的疑似异位妊娠患者[5]。在检测腹腔内积血方面，它的敏感性与特异性均低于超声检查，一些报道，有 1/4 的腹腔出血患者阴道诊断性穿刺为阴性[5]。然而对于不能耐受超声检查时间的不稳定患者，或者是妇产科会诊后为了确定进一步治疗方案，可考虑行后穹隆穿刺明确有无腹腔内积血。

关于异位妊娠的治疗不断发展，取决于患者病情是否稳定[3]。68%～77% 的异位妊娠患者可以自愈[3]。当患者血流动力学稳定且依从性较好时，可行期待疗法或药物治疗。非侵入性治疗与手术相比，可避免输卵管瘢痕的形成进而减少继发异位妊娠的风险。如果输卵管异位妊娠直径＜3.5cm 并伴 β-hCG 水平低下，期待疗法最有效[3]。在药物治疗中，甲氨蝶呤是治疗早期异位妊娠最常用的药物。甲氨蝶呤可破坏快速分裂的胚胎细胞，并使妊娠复旧[5]。药物治疗最常应用于输卵管妊娠囊直径＜ 4cm 且超声提示异位妊娠囊完整的患者，药物治疗的成功率有 85%[5]。在服用甲氨蝶呤后，即使治疗有效，60% 的患者可出现盆腔疼痛症状。血红蛋白数值进行性下降、严重盆腔积液、生命体征不稳定等提示药物治疗失败，应选择手术治疗。所有接受甲氨蝶呤治疗的患者都需要密切随访，直到 β-hCG 数值降到 0，整个疗程需要 2～3 个月[5]。尽管腹痛是甲氨蝶呤疗法的常见副作用，但需考虑到已知的异位妊娠破裂。

一般说来，有 20% 的异位妊娠患者出现需要紧急外科干预的症状或体征[5]。包括严重的血容量减低、大量腹腔积液、宫颈口开放[5]。对于血容量显著下降患者，应行快速容量复苏，包括静脉输液或必要时输注血液制品，测定血红蛋白基线水平、血型和交叉配血[5]。对于病情不稳定，伴有宫颈口开放的患者，应行急诊子宫内膜内容物诊断性刮宫术检查。若经相关处理后病情仍不稳定，则行急诊手术治疗。

腹腔镜保守手术（保留输卵管术）是治疗异位妊娠的主要手术方法，几乎取代了传统剖腹探查术及输卵管切除术[4]。腹腔镜手术具有和药物治疗相近的输卵管再通率和生育率[2]。对于那些经过保守治疗后血流动力学稳定，但是有严重腹膜刺激征、经超声检查可疑或确诊的异位妊娠患者，都应积极采用腹腔镜探查术[5]。所有 RH 阴性血型的异位妊娠患者都应常规肌内注射 Rh 免疫球蛋白 50μg。

【总结】

1. 受精卵在子宫腔以外着床称为异位妊娠，是美国女性在孕早期死亡的主要原因。

2. 异位妊娠的危险因素包括既往有盆腔炎症、异位妊娠史、输卵管或子宫手术史、器械检查史、子宫或输卵管发育畸形、服用促排卵药物和吸烟。

3. 所有因腹部疼痛就诊于急诊科的育龄期女性都应完善血或尿液 β-hCG 检查排除异位妊娠。

4. 异位妊娠的诊断性试验包括尿妊娠试验、超声检查、β-hCG 测量、血清孕酮水平检测，必要时行经阴道后穹隆穿刺术和诊断性刮宫术。

5. 血流动力学稳定，输卵管包块小且依从性好的患者，若没有破裂的证据，可行期待疗法或药物治疗并密切随访。

6. 对于血流动力学不稳定的异位妊娠患者，手术（腹腔镜或开腹手术）是最主要的治疗方法。

参考文献

[1] Mukul LV, Teal SB. Current management of ectopic pregnancy. Obstet Gynecol Clin N Am 2007;34:403–19.
[2] Lozeau A-M, Potter B. Diagnosis and management of ectopic pregnancy. Am Fam Physician 2005;72:1707–14, 1719–20.
[3] Ferentz KS, Nesbitt LS. Common problems and emergencies in the obstetric patient. Prim Care Clin Office Pract 2006;33:727–50.
[4] Bhatt S, Ghazele H, Dogra VS. Sonographic evaluation of ectopic pregnancy. Radiol Clin N Am 2007;45:549–60.
[5] Lipscomb GH, Stovall TG, Ling FW. Nonsurgical treatment of ectopic pregnancy. NEngl J Med 2000;343:1325–9.
[6] Buckley RG, King KJ, Disney JD, et al. Serum progesterone testing to predict ectopic pregnancy in symptomatic firsttrimester patients. Ann Emerg Med 2000;36:95–100.

病例 42 阴茎胀痛

【病例概况】男性，34 岁，阴茎胀痛。

【现病史】患者因剧烈的阴茎疼痛被医务人员送入急诊室。患者诉 18h 前其女友将一枚金属环放入他的阴茎底部，后无法取出，金属环在其阴茎根部停留一夜。他现在感到阴茎肿痛明显，伴耻骨上方疼痛，无恶心、呕吐，自起病以来一直未解小便，否认出现过类似事件。

【既往史】既往有多次静脉注射毒品史。

【体格检查】

一般情况：平车推入病房，急性痛苦病容，辗转体位。

生命体征：体温 37.0℃，脉搏 110 次 / 分，血压 140/90mmHg，呼吸频率 24 次 / 分。

腹部：腹软，耻骨上方可触及膨胀膀胱，触痛明显；无反跳痛及肌卫。

外生殖器：在患者阴茎根部可见一个 1.3cm 宽、0.5cm 厚金属环，正好卡在阴茎与阴囊的连接部，金属环难以手动取出。金属环远端阴茎的周长 18cm，远端阴茎红肿、张力高、触痛明显（图 42-1）。阴茎体和尿道口感觉无异常。睾丸已下降，触之无疼痛。

开放静脉通道，抽血送实验室检查，静脉给予吗啡止痛。

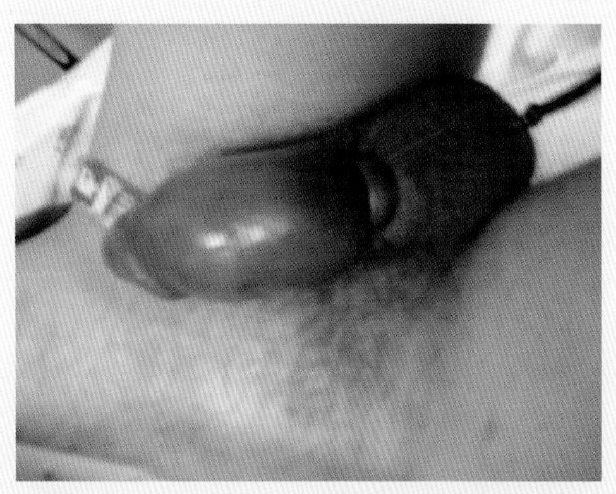

▲ 图 42-1 34 岁男性，放置金属环后出现严重的阴茎疼痛

【病例解读】

诊断：阴茎嵌顿。

治疗及转归：在急诊科尝试用标准的环形切割机切割嵌顿在阴茎上的金属环失败。后请泌尿外科医师急会诊，患者被送入手术室先行耻骨上膀胱造瘘术导尿处理，引出 1L 清洁尿液。后使用镶嵌有 10 金刚石的圆形手提式钻头切割，经过 2h 努力后，在金属环 180° 相对的 2 个点被顺利切开并移除。嵌顿解除后，阴茎静脉充血和肿胀情况得到缓解，尿道镜检查术可见尿道黏膜呈粉红色，患者入住泌尿外科接受进一步观察。入院后第 4 天，患者可通过尿道排尿；住院第 5 天为患者移除了耻骨上造瘘管，于当日出院。在泌尿科医生 1 个月后的随访中，患者报告其阴茎功能正常。

【病例讨论】阴茎嵌顿。

将各种材料制成的缩窄性器械套在阴茎上，一般是为了增加性能力或自慰的快感[1]。虽然大部分导致阴茎嵌顿的材料都是金属环，但是更严重的阴茎损伤往往是由非金属环造成的[2]。将收缩环套在一个疲软或半勃起的阴茎上，一旦阴茎勃起，因为静脉回流受阻将导致阴茎难以消肿，金属环将难以取出，因此患者通常就诊于急诊科[1]。阴茎嵌顿很容易被诊断，其症状主要取决于套环的材料和嵌顿时间长短。

阴茎嵌顿患者的评估包括阴茎颜色、温度、

感觉、排尿能力、血流量大小（通过多普勒流量计测定）[1]。若患者在嵌顿 2h 内前来求诊，患者可能只需要通过某些器材来去除套环，然后通过保守疗法来加快血液流动和促进排尿[3]。如果嵌顿时间较长（＞2h）可导致尿道损伤和阴茎组织坏死[4]。阴茎嵌顿会导致多种临床症状，从轻微的血管阻塞致阴茎轻微缺血（通过减压后可缓解）到阴茎有明显的缺血，出现阴茎坏疽和肾功能损伤[5]。

因缩窄性器械导致阴茎嵌顿的患者首要处理包括由急诊科医师使用普通医疗器械（如环形截管器、断线器、机械旋转刀具）来去除嵌顿物。在切割过程中要注意保护阴茎皮肤和组织，为了便于取出，切割方向应在环的两个相对点上切割。如果不成功，医师应该注射吗啡类镇痛药物缓解患者疼痛，并请泌尿外科医师会诊，考虑使用更大型的器械用以切割（如大型气动砂轮机、圆盘刀锯、便携式牙科钻头）[1]。引流淤积的血液将有助于减轻器官肿胀程度，帮助去除嵌顿物。如果嵌顿物没有及时去除，或者嵌顿物去除后患者仍不能自主排尿，以及临床高度怀疑有尿道损伤，均需要行耻骨上膀胱造瘘术。

【总结】

1. 将收缩环套在一个疲软或半勃起的阴茎上，一旦阴茎勃起，因为静脉瘀血将导致阴茎难以消肿，金属环难以取出。

2. 阴茎嵌顿患者的评估包括阴茎颜色、温度、感觉、排尿能力、血流量大小（通过多普勒流量计测定）。

3. 阴茎嵌顿可导致多种临床症状，从减压后可缓解的轻度、不明显的血管阻塞，到阴茎坏疽伴肾功能受损。

4. 缩窄性器械导致的阴茎嵌顿患者最初的处理包括急诊科医师尝试手动去除嵌顿物，如果不成功，应注射吗啡类镇痛药物缓解患者疼痛，并请泌尿外科医师会诊协助去除嵌顿物。

参考文献

[1] Yacobi Y, Tsivian A, Sidi A. Emergent and surgical interventions for injuries associated with eroticism: a review. J Trauma 2007;62:1522–30.

[2] Silberstein J, Grabowski J, Lakin C. Penile constriction devices: case report, review of literature, and recommendations for extrication. J Sex Med 2008. E-pub ahead of print.

[3] Perabo FG, Steiner G, Albers P, et al. Treatment of penile strangulation caused by constricting devices. Urology 2002; 59:137.

[4] Van Ophoven A, de Kernion JB. Clinical management of foreign bodies of the genitourinary tract [review]. J Urol 2000;164:274–87.

[5] Ivanovski O, Stankov O, Kuzmanoski M, et al. Penile strangulation: two case reports and review of the literature. J Sex Med 2007;4:1775–80.

病例 43 流产后反复阴道出血

【病例概况】女性，39岁，流产后反复阴道出血。

【现病史】患者孕 14、产 4，自发性流产 2 次，人工流产 8 次。就诊于急诊科，诉早晨出现阴道出血。1 个月前患者有自发性流产，此次为第 3 次因阴道流血症状就诊。患者诉前两次就诊时阴道流血症状可自行缓解，检测血细胞比容正常后离院。最近一次就诊时，妇产科医师会诊后，患者离院前予甲氨蝶呤口服。此次就诊，患者自述约 5h 前突发阴道流血，在此期间浸湿 5 块护垫，并排出一些小血块。当病人到达急诊室时，出血速度明显降低。

【体格检查】

一般情况：营养良好，无脱水，无急性痛苦病容。

生命体征：体温 36.6℃，脉搏 71 次 / 分，血压 108/60mmHg，呼吸频率 20 次 / 分，血氧饱和度 100%。

五官：未见明显异常。

颈部：颈软。

心脏：心率规整，律齐，无心包摩擦音、心脏杂音、奔马律。

肺部：双肺听诊呼吸音清。

腹部：腹软，无腹胀，耻骨上轻压痛、无反跳痛及肌卫。

盆腔：阴道后穹隆可见中量血液及少量血凝块，宫颈口闭合，可见少量血液流出。子宫质韧，如孕 8 周大小，子宫轻微压痛，子宫附件无触痛和触及明显肿块。

四肢：无杵状指、发绀、水肿。

神经系统：无异常。

皮肤：温暖，灌注良好，无皮疹、皮肤无苍白。

开放静脉通道，抽血送实验室检测，实验室检查示血细胞比容 36%（6 天前就诊时数值为 41%）；血清 β-hCG 6mIU/ml（上次就诊时数值为 11mIU/ml）。行盆腔超声检查（图 43-1）。

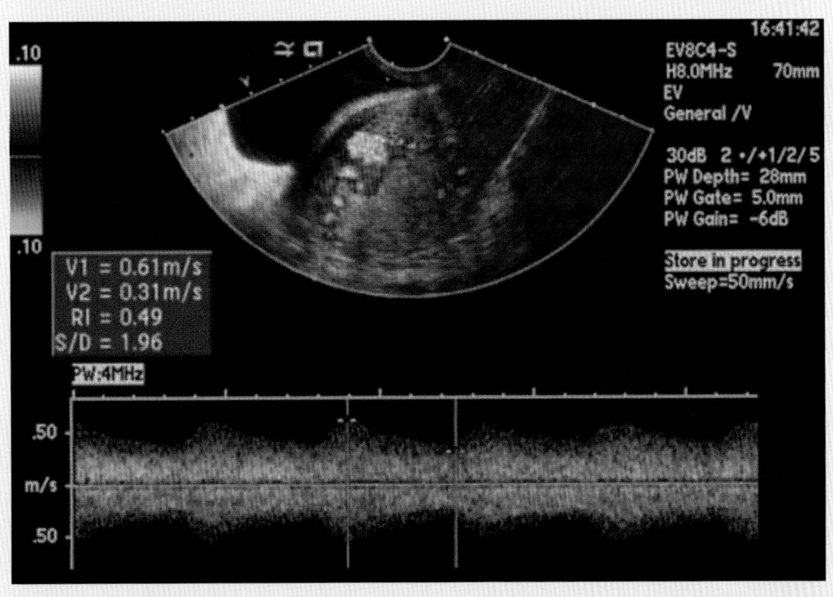

▲ 图 43-1 自然流产后 1 个月复发性阴道出血患者的骨盆彩色多普勒超声检查图像

【病例解读】

诊断：子宫动静脉畸形。

诊断依据：彩色多普勒超声检查示子宫内膜有着丰富的血管网，血流收缩期峰值为 61cm³/s，阻力指数相对较低。以上检查结果提示为后天获得性子宫动静脉血管畸形。

治疗及转归：请妇产科医师急会诊，复查阴道镜检查未见出血。与患者讨论手术方册选择手术的选择，包括子宫切除术，患者考虑延期手术。暂给予相应预防出血的保守疗法，患者出院，嘱妇产科密切随诊。

【病例讨论】子宫动静脉畸形。

子宫动静脉畸形（arteriovenous malformation，AVM）是一种极少见，但可以危及生命的妇科疾病。由于动静脉之间存在异常的交通网，患者可出现不规律、大量的阴道出血症状。无论是意外出血、大量出血和间歇性阴道出血，都应考虑子宫动静脉畸形，尤其是生产或子宫外科手术后[1]。该病需及时诊断和治疗。

子宫动静脉畸形的发病率迄今为止尚不清楚[2]。截至目前，只有少数案例报道或个案分析，因此很难估计其真正的发病率。据了解，动静脉畸形好发于女性，且以盆腔部位血管为主，很少累及子宫[2]。一般来讲，动静脉畸形的发生包括先天性与获得性[1-3]。其中获得性病因包括创伤、手术、肿瘤、感染[3]。组织学上显示动静脉血管之间形成了异常通道，即动静脉瘘。伴随着血管内膜增厚，以及血管壁弹性蛋白增多，使动脉和静脉在形态学上难以区分[3]。关于获得性动静脉畸形的具体机制目前还不是很明确，可能是由于局部损伤或胎盘附着部位退化所致。鉴于此患者有多次人工流产病史，故损伤性因素可能性大。

动静脉畸形临床症状多样，若间歇性大量出血，则考虑为动脉出血[1]。动静脉畸形可能表现为继发性或产后晚期出血。子宫动静脉畸形很少引起流产后的异常出血，而术后出血是子宫动静脉畸形的典型特征[1]。彩色多普勒超声检查按照它们的分辨率不同有助于发现这些病变（能显示这些血管血液流向）[3]。经阴道超声检查能显示多向走行的血管网，类似于马赛克图形[4]。通过频谱多普勒超声发现子宫内血流呈高流速、高舒张期湍流动脉血流，即可确诊此病。动静脉畸形的收缩期峰值速度很快，一般在 40～100cm/s[5]。三维彩超通过显示更加清晰的畸形血管网血流走向，而有助于评估子宫动静脉畸形情况。彩色多普勒超声检查有助于监测畸形动静脉血管栓塞后的血管反应或复发情况[5]。

对于子宫动静脉畸形的紧急处理包括稳定生命体征和处理活动性出血。可以将 Foley 球囊导管插入子宫堵塞住急性出血部位[2]。也可静脉注射雌激素，从而促进子宫内膜增殖覆盖动静脉畸形部位达到止血目的[2]。在过去，子宫动静脉畸形治疗的关键在于患者是否有生育意愿，若患者没有生育意愿，首选子宫切除术治疗有症状的子宫动静脉畸形[2]。然而，随着子宫动脉栓塞术的不断成熟，子宫动脉栓塞术这一治疗不仅推荐用于有生育要求的患者，也是各年龄段患者的首选治疗方法[1]。

对于没有严重出血的子宫动静脉畸形患者来说，长期的药物治疗也是一种不错选择[1]。据报道，一位患者口服复方避孕药（雌激素 / 孕酮）3 个月后，超声显示其病变组织消退[6]。肌肉注射后口服麦角新碱马来酸甲酯能够治疗已确诊的 AVM，复查超声检查，但研究者强调非侵入性治疗仅适用于能够密切随访的患者[3]。所以，对于病情稳定、不伴严重出血的患者来说，若有条件可以密切临床随访，期待疗法可能有效[1]。

【总结】

1. 子宫动静脉畸形是一种极少见，但可以危及生命的妇科疾病。当出现意外、大量和间歇性阴道出血时，应考虑子宫动静脉畸形，尤其是生产或外科手术后（如人工流产、扩宫及刮宫）。

2. 经阴道超声检查是诊断子宫动静脉畸形的首选影像学方法。

3. 对于有大量出血的子宫动静脉畸形患者，

初步处理包括维持患者生命体征稳定，Foley 球囊填塞止血，静脉注射雌激素，静脉补液扩容，必要时可输血。

4. 子宫动静脉畸形的根本治疗方案包括子宫动脉栓塞和子宫切除术。生命体征稳定无严重出血且能密切临床随访的患者，才可采用药物治疗或期待疗法。

参考文献

［1］ Grivell RM, Reid KM, Mellor A. Uterine arteriovenous malformations: a review of the current literature. Obstet Gynecol Surv 2005;60:761–7.

［2］ Hoffman MK, Meilstrup JW, Shackelford DP, et al. Arteriovenous malformations of the uterus: an uncommon cause of vaginal bleeding. Obstet Gynecol Surv 1997;52:736–40.

［3］ Flynn MK, Levins D. The noninvasive diagnosis and management of a uterine arteriovenous malformation. Obstet Gynecol 1996;88:650–2.

［4］ Sheth S, Macura K. Sonography of the uterine myometrium: myomas and beyond. Ultrasound Clin 2007;2:267–95.

［5］ Bhatt S, Dogra VS. Doppler imaging of the uterus and adnexae. Ultrasound Clin 2006;1:201–21.

［6］ Khatree MHD, Titiz H. Medical treatment of uterine arteriovenous malformation. Aust N Z J Obstet Gynaecol 1999;39:378–80.

病例 44　阴囊红肿疼痛

【病例概况】男性，75 岁，阴囊红肿疼痛。

【现病史】患者阴囊进行性红肿疼痛 4 天。伴低热、下腹部轻微疼痛。否认恶心、呕吐、腹泻或排尿困难。自述休息时疼痛程度为 5 分（疼痛程度分级 0～10 分），当触诊阴囊或活动时疼痛程度可达 10 分。症状出现前 1 周口服了 10 天环丙沙星。

【既往史】近期被诊断为前列腺癌，已接受多次放射治疗。3 周前被诊断为双侧附睾炎。

【体格检查】

一般情况：老年男性，中度肥胖，无急性痛苦病容。

生命体征：体温 37.4℃，脉搏 105 次 / 分，血压 109/57mmHg，呼吸频率 16 次 / 分，血氧饱和度 97%。

五官：双侧瞳孔等大等圆，对光反射灵敏，眼球运动正常，口咽干燥。

颈部：颈软，颈静脉无充盈。

心脏：心动过速，律齐，无心包摩擦音、心脏杂音、奔马律。

肺部：双肺听诊呼吸音清。

腹部：腹软，下腹部轻微压痛，无反跳痛及肌卫。

泌尿生殖：肉眼可见阴囊表面数个脓包，区域性坏死，伴弥漫性水肿、红斑，阴囊皮温高，触痛明显，无捻发音。由于阴囊明显的水肿和压痛，睾丸无法触及。

开放静脉通道，抽血送实验室检测，同时给予静脉滴注 1L 生理盐水和硫酸吗啡。实验室检查结果示白细胞 $16\times10^3/\mu l$［参考值为 $(3.5\sim12.5)\times10^3/\mu l$］，中性粒细胞百分比 95%（参考值为 50%～70%），血细胞比容 28%（参考值为 39%～51%）。电解质、尿素氮、血糖水平均在正常范围内。

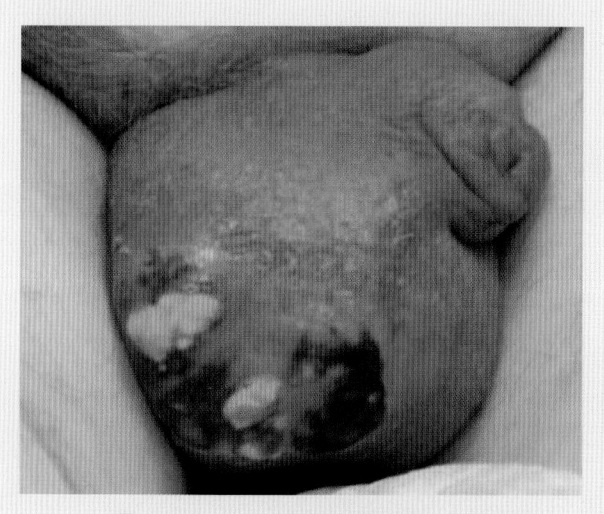

▲ 图 44-1　75 岁男性阴囊疼痛及肿胀数天

【病例解读】

诊断：双侧坏死性附睾睾丸炎伴阴囊和睾丸脓肿。

诊断依据：请泌尿外科急会诊后，完善腹部和盆腔 CT 平扫（图 44-2），阴囊皮肤呈弥漫性增厚并炎性改变，双侧小范围高密度鞘膜积液伴广泛不规则强化，炎性改变，符合阴囊脓肿和感染性鞘膜积液改变。

治疗及转归：给予哌拉西林 / 他唑巴坦静脉滴注抗感染治疗，泌尿外科医师将其带入手术室行阴囊探查术。术中可见双侧睾丸脓肿并坏死，双侧睾丸血流量明显减少。双侧附睾炎症、纤维化伴局部梗死明显。同时双侧阴囊见明显脓肿伴局部皮肤缺血坏死。行双侧睾丸切除及坏死皮肤组织清除术，并于术区置入 Foley 导尿管引流，住院 4 天后出院，嘱患者继续口服抗生素（头孢

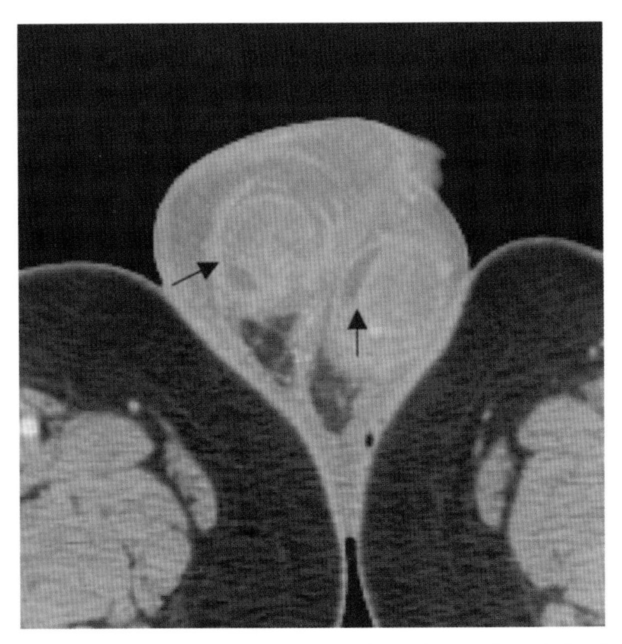

▲ 图 44–2　阴囊 CT 示双侧阴囊脓肿和感染的鞘膜积液（黑箭）

氨苄）。

【病例讨论】附睾睾丸炎、睾丸脓肿及坏死性筋膜炎。

睾丸炎是睾丸的炎症。急性睾丸炎是指睾丸突发疼痛和肿胀，与睾丸的急性炎症相关[1]。附睾炎是附睾的炎症。急性附睾炎一般表现为突发附睾肿痛，与附睾急性炎症相关。大多数睾丸炎，尤其是细菌性睾丸炎，继发于同侧附睾炎的局部扩散。男童及老年男性的常见潜在病因是尿路感染（urinary tract infections，UTI）[1]。对于性活跃的年轻人，性传播疾病往往是罪魁祸首。因为细菌性睾丸炎往往和附睾炎相关，一般由尿路病原体引起，如大肠杆菌、假单胞菌属，少见的病原体还包括葡萄球菌或链球菌。最常见的性传播病原体包括淋病奈瑟球菌、沙眼衣原体和梅毒螺旋体。

附睾睾丸炎患者往往表现为单侧睾丸疼痛，伴发热、排尿困难，以及阴囊肿痛[2]。患侧触痛明显，可触及肿胀的附睾。同样在患侧可出现尿道分泌物、鞘膜积液、阴囊红斑或水肿[3]。辅助诊断的实验室检查包括尿液分析、尿培养、尿沉渣镜检[1]。若考虑患者有性传播疾病，应取尿道拭子进行培养，对于年轻男性与孩童来说最重要的鉴别诊断是睾丸扭转[1, 3]。睾丸扭转通常很难与急性睾丸炎区分。阴囊超声（用彩色多普勒超声检查探查睾丸血流）有助于鉴别睾丸扭转和急性炎症疾病，如附睾睾丸炎[1]。

附睾睾丸炎的治疗包括卧床休息、抬高阴囊、止痛及口服抗生素及支持治疗[3]。在细菌药敏试验结果出来前，一般给予经验性抗生素治疗。抗生素方案的选择应建立在获得的患者相关资料上，如年龄、性活动史、最近尿道有无器械损伤、导尿，以及患者有无任何已知的泌尿系统异常[3]。35 岁以下的男性应经验性使用覆盖沙眼衣原体、淋病奈瑟菌的抗生素，通常使用头孢曲松联合多西环素或阿奇霉素[4]。青春期前和＞ 35 岁的男性患者抗菌范围应覆盖大肠杆菌（肠道革兰阴性杆菌和假单胞菌属），可选择复方磺胺甲噁唑抗生素；＞ 35 岁的男性患者还可选择喹诺酮类（如环丙沙星等）抗生素。

若附睾睾丸炎患者未经合理的治疗，会出现鞘膜积液、睾丸梗死、睾丸脓肿、阴囊脓肿、暴发性坏死性筋膜炎（Fournier 坏疽）等并发症[2]。睾丸内脓肿通常继发于附睾 – 睾丸炎，其他原因还包括腮腺炎、睾丸外伤、睾丸梗死[5]。睾丸内脓肿的超声表现包括内壁粗糙不规则，局部低回声，偶有周围血流丰富[5]。睾丸脓肿的发生比较罕见，一旦发生则必须采取经皮或开放引流术。

Fournier 坏疽是发生在会阴、生殖器或肛周的坏死性筋膜炎[6]。感染过程引起皮下血管血栓形成，导致被覆皮肤坏疽。这些病理过程可能影响机体其他部位。一般说来，Fournier 坏疽的出现往往预示着病情预后不良，病死率高达 67%[6]。坏死性筋膜炎的演变过程特点是病情进展迅速，最终可导致死亡。患有这种疾病的患者通常被认为有其他潜在的全身系统性疾病，常见的有糖尿病（见于 40%～60% 的患者），慢性酒精中毒（25%～50%）[6]。器官移植后、化疗或恶性疾病，或者 HIV 感染引起的免疫抑制，也会增加 Fournier 坏疽的风险[6]。

Fournier 坏疽最开始表现是阴囊和会阴处肿胀，伴局部瘙痒不适[7]。随后可出现水肿和捻发感，并伴发热、白细胞增多、贫血及电解质紊乱等系统性全身症状。Fournier 坏疽的确切病因尚不清楚。会阴部创伤、肛周上行性感染、微血管病变、尿路感染、尿道狭窄、尿道憩室、睾丸附睾疾病都是重要的诱因[7]。

一旦考虑为 Fournier 疽，应立即开始积极的液体复苏，使用覆盖革兰阳性菌、革兰阴性菌、厌氧菌的抗生素，纠正电解质紊乱[8]。推荐行需氧、厌氧共生微生物培养。已有报道可致此病的病原体包括梭状芽孢杆菌、克雷伯菌属、链球菌属、棒状杆菌属、葡萄球菌属、类杆菌属，以及大肠杆菌属[8]。紧急手术清创是治疗的基石。手术团队和患者均需做好扩大清创手术的准备。由于睾丸血供主要来源于腹部大血管，所以很少受影响。某些研究证明辅助高压氧治疗有助于病情恢复，但其作用存在不少争议[8, 9]。一旦败血症的危险因素被清除，患者临床症状得到改善，下一步治疗的关键点就是病灶区组织的重建[8]。

【总结】

1. 附睾睾丸炎患者往往表现为单侧睾丸疼痛，伴发热、排尿困难，以及阴囊肿痛。

2. 附睾睾丸炎的治疗包括卧床休息，抬高阴囊，止痛及口服抗生素，密切监测病情变化。

3. 附睾睾丸炎如果不及时治疗，可进展为睾丸和阴囊脓肿，以及 Fournier 坏疽。

4. Fournier 坏疽是一种发生在会阴、生殖器或肛周的坏死性筋膜炎，是泌尿外科急症。

5. Fournier 坏疽的四大治疗原则包括积极液体复苏、抗生素使用、清创术，以及适时可采用病灶区组织重建术。

参考文献

[1] Nickle JC. Inflammatory conditions of the male genitourinary tract: prostatitis and related conditions, orchitis, and epididymitis. In: Wein AJ, et al. (eds.). Campbell-Walsh Urology, 9th ed. Philadelphia: Saunders, 2007:327–9.

[2] Muttarak M, Chiangmai WN, Kitirattrakarn P. Necrotizing epididymo-orchitis with scrotal abscess. Biomed Imaging Interv J 2005;1:e11. Available at http://www.biij.org/2005/2/e11. Accessed June 23, 2008.

[3] Walker P, Wilson J. National guideline for the management of epididymo-orchitis (UK). Sex Transm Infect 1999;75:515–35.

[4] Brooks MB. Epididymitis. eMedicine Website. Available at http://www.emedicine.com/emerg/topic166.htm. Accessed June 23, 2008.

[5] Dogra V, Bhatt S. Acute painful scrotum. Radiol Clin N Am 2004;42:349–63.

[6] Smith GL, Bunker CB, Dinneen MD. Fournier’s gangrene. Br J Urol 1998;81:347–55.

[7] Corman JM, Moody JA, Aronson WJ. Fournier’s gangrene in a modern surgical setting: improved survival and aggressive management. BJU International 1999;84:85–8.

[8] Aho T, Canal A, Neal DE. Fournier’s gangrene. Nature Clin Pract Urol 2006;3:54–7.

[9] Chang I-J, Lee C-C, Chen S-Y. Fulminant gangrenous and crepitating scrotum. Arch Dermatol 2006;142:797–8.

第六篇　神经系统

NEUROLOGY/NEUROSURGERY

病例 45　左侧肢体乏力

【病例概况】男性，13 岁，左侧肢体乏力。

【现病史】家属代诉患者于 2h 前做作业时突感左侧肢体乏力、意识模糊，无头痛、头晕、颈项强直、发热、视物模糊，无癫痫发作，遂就诊于急诊科。到达医院急诊科后患者症状完全缓解。既往无类似发作史。

【既往史】体健。

【体格检查】

一般情况：患者身体状况良好，无急性痛苦病容。

生命体征：体温 37.0℃，脉搏 90 次 / 分，血压 110/70mmHg，呼吸频率 20 次 / 分，血氧饱和度 100%。

五官：双侧瞳孔等大等圆，对光反射灵敏，眼球运动正常，面部表情对称。

颈部：颈软，无脑膜刺激征。

心脏：心率规整，律齐，无心包摩擦音、心脏杂音、奔马律。

肺部：双肺听诊呼吸音清。

腹部：腹部平坦，腹软，无压痛、腹胀。

四肢：无杵状指、发绀、水肿。

神经系统检查：理解力和定向力正常，脑神经Ⅱ～Ⅻ无异常，四肢肌力 5 级，无旋前肌漂移，无辨距不良，步态正常。

开放静脉通道，抽血送实验室检查，实验室检查患者全血计数、电解质、肌酐、血糖测定均在正常范围。在急诊科完善头部 CT 平扫（图 45-1），再次出现左侧肢体物理，性质与 3h 前首发症状相似（复查左上肢及左下肢肌力 3/5 级）。

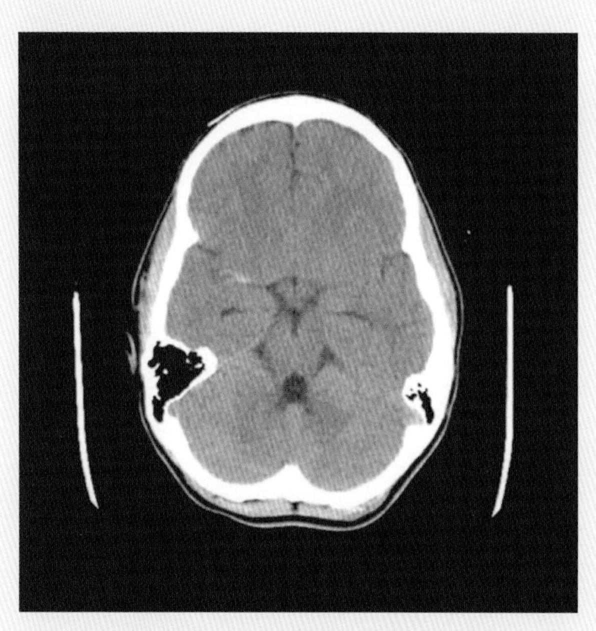

▲ 图 45-1　13 岁患儿的头部 CT 平扫

【病例解读】

诊断：右大脑中动脉（middle cerebral artery，MCA）部分闭塞继发急性脑血管意外（acute cerebrovascular accident，CVA）。

诊断依据：最开始的头颅CT提示右侧大脑中动脉有一个明显血栓（大脑中动脉高密度显影区）。当患者肢体乏力症状再次出现时请神经内科会诊，由于对儿童溶栓药物使用的研究甚少，且患者的症状已较前有所改善，故暂不给予阿替普酶（t-PA）溶栓。为患者完善脑血管造影CT检查，结果显示在右侧大脑中动脉近端有明显充盈缺损，符合血栓性病变（图45-2）。

治疗及转归：给予患者普通肝素静脉注射，并继续使用普通肝素静脉滴注维持［滴速20U/（kg·h）］，患者被收入儿科重症监护病房继续治疗。住院期间患者症状逐渐改善，住院第5天头颅MRI显示右侧豆状核、右侧尾状核、部分尾状体核及外囊均出现急性梗死情况（图45-3），可见轻微的局部占位效应，无中线偏移。后续完善一系列检查显示患者无血液高凝，超声心动图无异常。患者于住院第4天改用皮下注射低分子肝素（依诺肝素），并于住院第6天症状完全缓解出院。嘱患者出院后继续注射依诺肝素，每日2次，持续5个月。

【病例讨论】儿童脑卒中。

脑卒中是一种多因素疾病，是导致儿童死亡和慢性病的重要原因。儿童脑血管疾病的估计发病率在新生儿中为25/10万，在1—18岁儿童中发病率为（1.3～13）/10万，其中一半以上是由缺血引起的[1]。缺血性卒中一般定义为除了血管性因素外无其他病因，出现＞24h局灶性神经功能缺损的症状；短暂性脑缺血发作（transient ischemic attacks，TIA），出现神经功能缺损症状的持续时间＜24h，通常与儿童的脑梗死有关，许多儿童的系列疾病都与TIA有关[1]。

多种因素会增加儿童罹患缺血性脑卒中的风险。其中先天性心脏病是一个极为重要的危险因素[2]。其他危险因素包括动脉粥样硬化、非动脉粥样硬化性心血管病、血红蛋白病（如镰状细胞贫血）、脑炎、脑膜炎、血栓形成状态、脱水、脓毒症和脑外伤等[2, 3]。在患有急性缺血性卒中（acute ischemic stroke，AIS）的儿童中，1/3～1/2的患者发病之前即有血栓性疾病[3]。但是50%的儿童在发病前无任何临床征兆[3]。

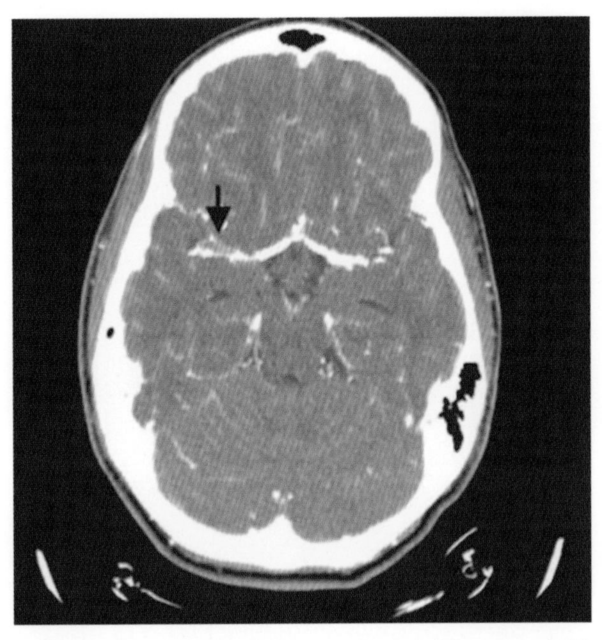

▲图45-2 脑血管造影CT显示右侧MCA血栓（黑箭）

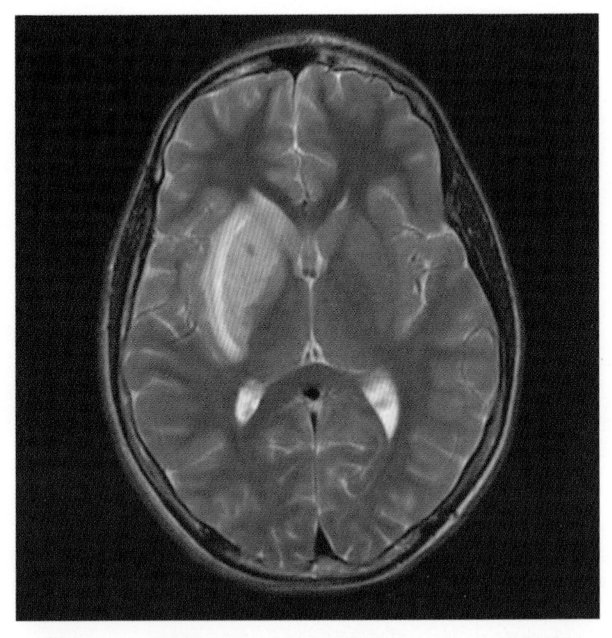

▲图45-3 颅脑MRA，显示急性梗死，涉及右侧豆状核、右侧尾状头和部分尾状体及外被膜

急性缺血性脑卒中的临床表现取决于儿童的年龄、卒中的部位及大小[4]。1 岁内的婴幼儿脑卒中典型表现是惊厥发作、肌张力减退、呼吸暂停或意识水平下降。稍年长患儿可表现为偏瘫、失语、癫痫发作或其他局灶性神经功能缺损表现[4]。儿童急性缺血性脑卒中的症状和体征表现常被误诊为其他全身性或神经系统性疾病[4]。AIS 缺乏特异性症状，且其症状与其他常见疾病相似，往往导致延误就医和诊断。

头部 CT 平扫是儿童急性缺血性脑卒中首选检查方法，因其能够鉴别急性脑出血。随后还需要完善一系列检查包括 MRI、磁共振血管成像（magnetic resonance angiography，MRA），当无法确定明确的出血风险或患者存在多种危险因素时，部分病例还可选择完善常规四血管造影术[2]。常规检验除了全血细胞计数、电解质、血糖测定、一般凝血功能测定，还须完善全套凝血检查，特别是在有血栓形成或出血家族史的情况下。

儿童急性缺血性脑卒中初步处理包括快速诊断、尽快稳定生命体征，特别是对于呼吸和循环的支持。尽管有一些病例报道溶栓药物在儿童急性缺血性脑卒中治疗中有明显效果，但它的具体疗效在该群体中尚未明确，所以血管内溶栓治疗仍存在争议[5-8]。组织型纤溶酶原激活药（t-PA）与其他溶栓药物相比（如尿激酶、链激酶）具有选择性溶解血凝块的作用且半衰期较短，能产生低水平的纤维蛋白原降解产物，但是没有试验数据支持此药物在儿童脑卒中人群中应用的安全性[2]。儿童急性缺血性脑卒中往往会被延误诊断，这降低了患儿及早接受评估和进一步使用溶栓药物获益的可能性[2]。仅推荐特殊情况下的儿童急性缺血性脑卒中使用溶栓治疗，且仅在拥有能够应对其并发症的神经内科、放射科、小儿神经外科支持下的机构中进行[4]。

运用抗血小板药物和抗血栓疗法是基于成人研究和专家意见而形成的[4]。关于儿童急性缺血性脑卒中共识指南也已经发布[9, 10]，来自于美国胸科医师协会在第七次会议上关于抗栓和溶栓治疗方面的内容，包括儿童“非镰状细胞相关的”缺血性脑卒中应采取 5～7 天的抗凝治疗（低分子肝素或普通肝素），随后改为口服阿司匹林［3～5mg/（kg · d）］；儿童“镰状细胞相关的”缺血性脑卒中应接受紧急血液置换；颈动脉和椎动脉解剖异常相关或心源性急性缺血性脑卒中应接受 3～6 个月的抗凝治疗（低分子肝素或普通肝素）。随后转为口服阿司匹林［3～5mg/（kg · d）］[4, 10]。

【总结】

1. 儿童急性缺血性脑卒中远比以前人们认为的发生率高，对于任何出现急性局部乏力、神经功能减弱或其他脑卒中样症状的儿童，必须将 AIS 纳入鉴别诊断。

2. 儿童罹患急性缺血性脑卒中的危险因素包括先天性心脏病、动脉粥样硬化和非动脉粥样硬化性心血管病、血红蛋白病（如镰状细胞病）、脑炎、脑膜炎、血栓形成状态、脱水状态、脓毒症和脑外伤。

3. 1 岁内的婴幼儿脑卒中典型表现是惊厥发作、肌张力减退、呼吸暂停或意识水平下降。稍年长患儿可表现为偏瘫、失语、癫痫发作或其他局灶性神经功能障碍表现。

4. 血管内溶栓疗法在儿童急性缺血性脑卒中治疗上仍存在争议，目前在该群体中的疗效尚未明确。

5. 儿童急性缺血性脑卒中的治疗包括利用普通肝素或低分子肝素抗凝治疗，以及抗血小板药物的使用（如阿司匹林）。镰刀细胞性缺血性脑卒中患者则推荐紧急血液置换。

参考文献

［1］ Nowak-Gottl U, Gunther G, Kurnik K, et al. Arterial ischemic stroke in neonates, infants, and children: an overview of underlying conditions, imaging methods, and treatment modalities. Semin Thrombos Hemost 2003;29:405–14.

［2］ Carvalho KS, Garg BP. Arterial strokes in children. Neurol Clin N Am 2002;20:1079–100.

［3］ DeVeber G. Arterial ischemic strokes in infants and children: overview of current approaches. Semin Thrombos

Hemost 2003;29:567–73.

[4] Lynch JK, Han CJ. Pediatric stroke: what do we know and what do we need to know? Semin Neurol 2005;25:410–23.

[5] Thirumalai SS, Shubin RA. Successful treatment for stroke in a child using recombinant tissue plasminogen activator. J ChildNeurol 2000;15:558.

[6] Carlson MD, Leber S, Deveikis J, et al. Successful use of rt-PA in pediatric stroke. Neurology 2001;57:157–8.

[7] Shuayto MI, Lopez JI, Greiner F. Administration of intravenous tissue plasminogen activator in a pediatric patient with acute ischemic stroke. J ChildNeurol 2006;21:604–6.

[8] Cannon BC, Kertesz NJ, Friedman RA, et al. Use of tissue plasminogen activator in a stroke after radiofrequency ablation of a left-sided accessory pathway. J Cardiovasc Electrophysiol 2001;12:723–5.

[9] Paediatric Stroke Working Group. Stroke in Childhood: Clinical Guidelines for Diagnosis, Management and Rehabilitation. London: Royal College of Physicians, 2004.

[10] Monagle P, Chan A, Massicotte P, et al. Antithrombotic therapy in children: the Seventh ACCP Conference on Antithrombotic and Thrombolytic Therapy. Chest 2004;126: 645S–87S.

病例 46　剧烈头痛

【病例概况】女性，23 岁，剧烈头痛。

【现病史】患者 3h 前静坐时突发剧烈头痛，波及整个头部，疼痛程度为 10 分（疼痛程度分级为 0～10 分）。伴随恶心、呕吐、畏光；无颈强直、发热、畏寒、视力改变、局部无力、肢体麻木和外伤。既往无类似发作史，否认成瘾物质使用史；近期唯一服用药物是避孕药，末次月经是 2 周前。

【既往史】既往体健。

【体格检查】

一般情况：营养良好，无脱水，精神萎靡，急性痛苦病容。

生命体征：体温 36.6℃，脉搏 94 次 / 分，血压 118/69mmHg，呼吸频率 18 次 / 分，血氧饱和度 100%。

五官：双瞳等大等圆，对光反射灵敏，眼球运动正常，无眼球震颤，中度畏光。

颈部：颈软，无脑膜刺激征。

心脏：心率规整，律齐，无心包摩擦音、心脏杂音、奔马律。

肺部：双肺听诊呼吸音清。

腹部：腹软，无压痛、腹胀。

四肢：无杵状指、发绀、水肿。

神经系统：呈嗜睡状态但易唤醒，理解力和定向力正常，脑神经Ⅱ～Ⅻ无异常，四肢近远端肌力 5 级，感觉正常，无旋前肌漂移，指鼻试验无异常。

开放静脉通道，抽血送实验室检查，行头部 CT 平扫检查（图 46–1）。静脉给予硫酸吗啡和昂丹司琼止痛和止吐。实验室检查全血细胞计数、电解质、肌酐、血糖、凝血功能均无异常，血清妊娠试验阴性。

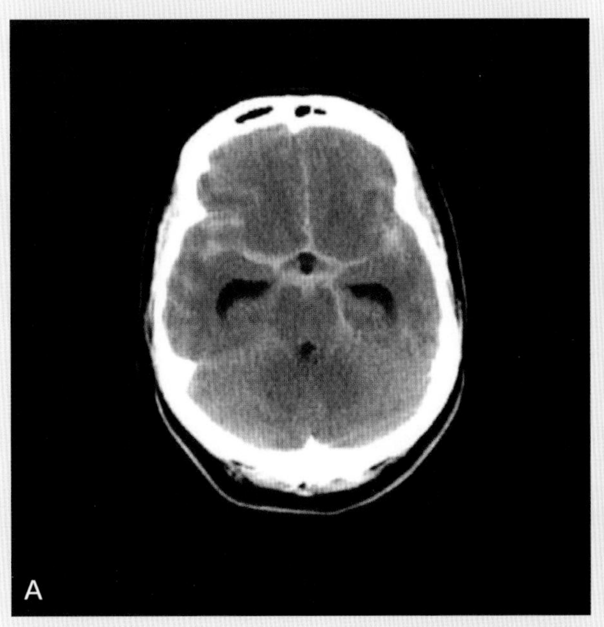

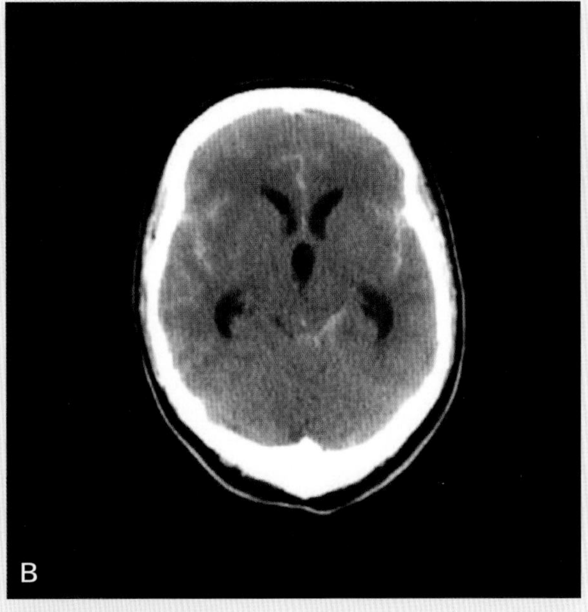

▲图 46–1　23 岁女性患者的头部 CT 平扫

【病例解读】

诊断：自发性蛛网膜下腔出血（subarachnoid hemorrhage，SAH）。

诊断依据：头部 CT 平扫可显示弥漫性蛛网膜下腔出血，伴脑水肿和基底池消失，并已出现小脑幕裂孔疝（图 46-2）。头部 CT 平扫 5h 后，为患者行脑血管造影显示其右侧大脑中动脉分叉处动脉瘤（图 46-3）。

治疗：患者神志进一步恶化，为保持呼吸道通畅快速诱导下紧急行气管插管，适度使其过度通气以减轻患者脑水肿。为减轻脑水肿，防止脑疝进一步加重，患者被转送至神经外科紧急行右侧额部脑室造口引流术。成功行颅内动脉瘤栓塞术（图 46-3B）。

转归：患者神经系统症状持续改善，于住院第 3 天拔除气管插管。

【病例讨论】蛛网膜下腔出血。

非创伤性（自发性）蛛网膜下腔出血（SAH）

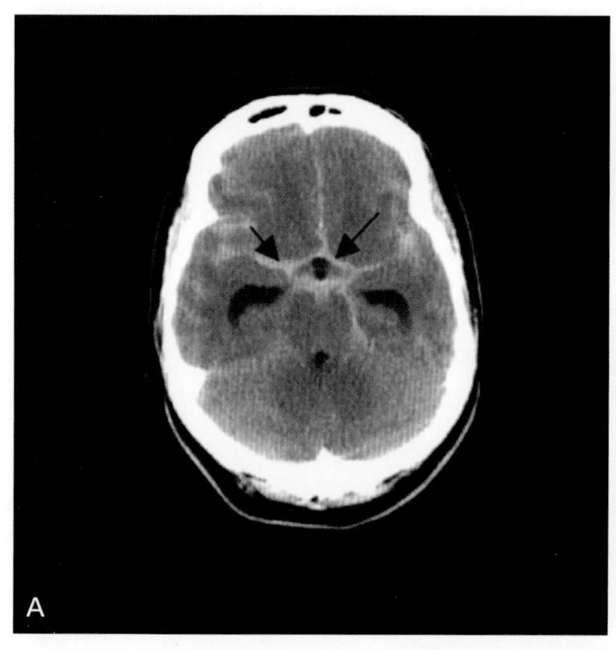

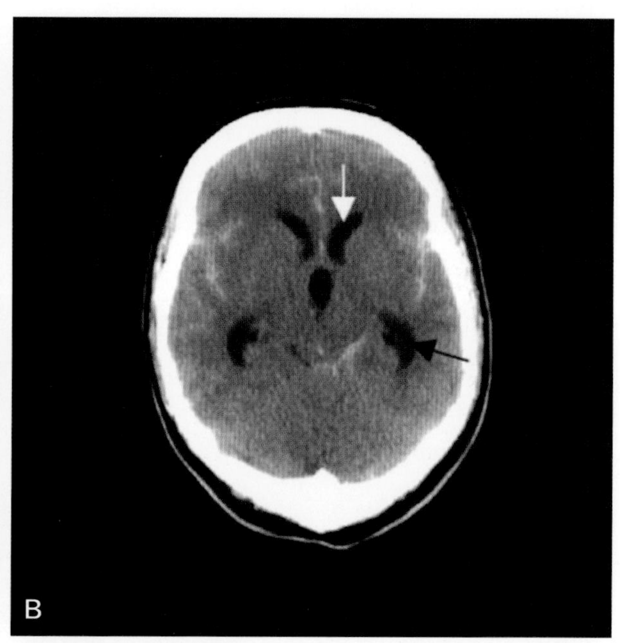

▲ 图 46-2　23 岁女性患者的头部 CT 平扫

A. 弥漫性 SAH（黑箭）；B. 侧脑室额角（白箭）和前庭（黑箭）脑积水

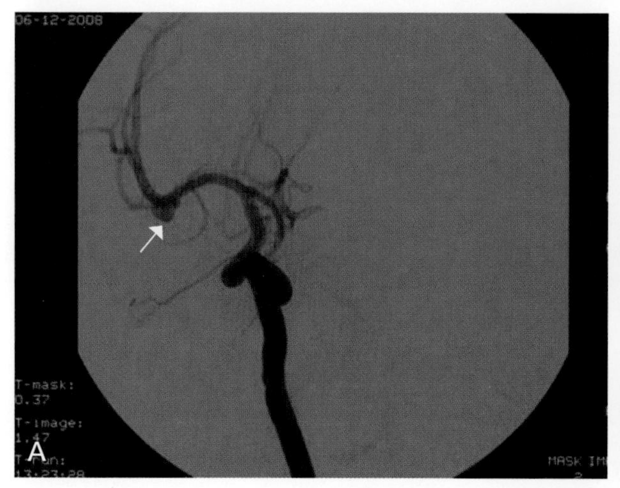

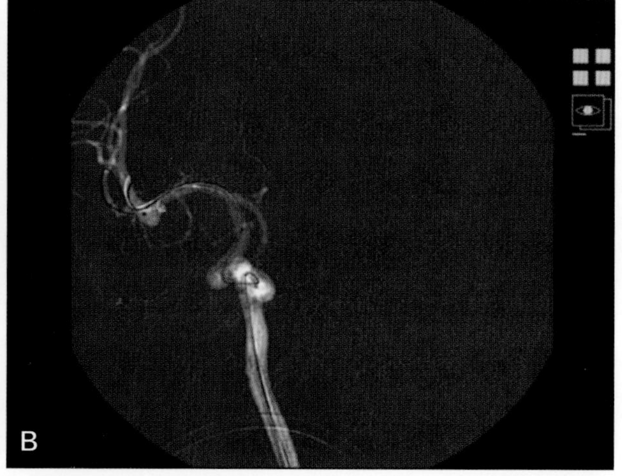

▲ 图 46-3　23 岁女性患者的右侧颈内动脉脑血管造影

A. 右侧大脑中动脉分叉处有动脉瘤（白箭）；B. 血管内栓塞动脉瘤

是神经外科急症，主要特点是血液涌入充满脑脊液的中枢神经系统间隙[1]。自发性蛛网膜下腔出血的主要原因是颅内动脉瘤破裂，占 80%，并有极高的并发症发生率及死亡率[1]。非动脉瘤破裂型蛛网膜下腔出血，如单纯的中脑周围蛛网膜下腔出血，占 20%，其预后良好，神经系统并发症不常见。Edlow 等的一篇研究报道指出，因头痛就诊于急诊科的患者中，每 100 个就有 1 例蛛网膜下腔出血。[2]。突发剧烈头痛，但神经系统查体正常的患者中，10% 为蛛网膜下腔出血。在美国，动脉瘤性蛛网膜下腔出血的发病率为（6～10）/10 万（每年有 3 万人）[3, 4]。

非洲裔和西班牙裔比白种人更易罹患蛛网膜下腔出血，绝经后的女性蛛网膜下腔出血发生率比男性高[2]。蛛网膜下腔出血的主要危险因素包括酗酒、吸烟、高血压、蛛网膜下腔出血家族史、吸食可卡因或口服避孕药。与蛛网膜下腔出血相关联的其他疾病包括常染色体显性遗传多囊肾病、Ⅳ型先天性结缔组织发育不全综合征（Ehlers-Danlos 综合征），以及Ⅰ型多发性神经纤维瘤[2]。自发性蛛网膜下腔出血常与瓦氏动作有关（如在排便或提重物时发生），也可发生在性生活后。

对于出现典型临床表现的就诊患者，首先应该排外蛛网膜下腔出血，包括突发剧烈头痛（常被描述为生平以来最剧烈的头痛），伴随着恶心、呕吐、颈部疼痛、畏光、意识丧失或意识改变[1]。体格检查可发现视网膜出血、颈项强直、烦躁不安、意识水平下降和局部神经系统异常体征[5]。如果没有典型的体征和症状，蛛网膜下腔出血可能会被误诊。在首次就诊的患者中，误诊的概率可能高达 50%[1]。常见的错误诊断包括偏头痛和紧张性头痛。一项加拿大的研究显示，在 2002—2005 年，有 1/20 的蛛网膜下腔出血患者在急诊科就诊时被误诊，其中以视力下降为表现的患者更容易被误诊[6]。

对于可疑蛛网膜下腔出血的患者首要检查是头部 CT 平扫。最近的一项回顾性研究显示，在 149 名自发性蛛网膜下腔出血患者中，CT 平扫的整体敏感度是 93%[4]。头部 CT 平扫虽然有着较高的精确度，但就像所有的检查一样，它也有其特有的限制性[2]。第一个限制性就是由于脑脊液循环及其导致的血液稀释、分解，其准确度会随时间延长而逐渐降低[2]。第二个限制性就是“频谱偏差”，在清醒的患者当中（或许是少量出血），头部 CT 平扫很难显示出血情况[5]。第三个限制性就是贫血患者（血细胞压积＜ 30%）的颅内血液与大脑密度几乎一致，因此也就很难发现血管破裂出血情况[2]。最后，许多 CT 平扫资料的敏感性依赖于有经验的神经系统放射学专家来解读这些影像资料，而由普通影像科医师、神经科医师和急诊科医师阅片则准确率较低[2, 5]。

对于任何 CT 平扫结果异常的患者，应立即请神经内科或神经外科医师会诊。在诊断 SAH 超早期具有 100% 敏感度或超现代 CT 平扫问世之前，对于所有考虑蛛网膜下腔出血的患者，如果头部 CT 平扫显示正常、技术不足或诊断困难时应进行腰椎穿刺检查[1, 2]。收集脑脊液时，应连续收集 4 管，并分析比较第 1～4 个试管的红细胞计数。符合 SAH 的结果包括颅内压力升高、从第 1～4 管红细胞计数未下降，以及脑脊液黄染（由于红细胞破裂，通过分光光度法检测到的由血红蛋白转化为胆红素引起的脑脊液呈黄色）[1]。不确定或行诊断性腰穿的患者，应该完善进一步影像学检查（如 CT 脑血管造影或脑血管成像）并请神经外科专家会诊[1]。对于 CT 和腰椎穿刺正常的患者，一般考虑对症治疗头痛、出院和密切门诊随访[5]。

所有蛛网膜下腔出血患者都应进行基本的急诊评估和处理并维持气道和血流动力学稳定[1]。生命体征稳定后，应将患者转至专门的神经科专科，最好是有神经科重症监护病房的中心。专科医师和急诊医师应商议解决以下几个问题：气道管理、急性脑水肿的治疗或预防、血压控制、预防癫痫和血管痉挛、适当镇痛和维持理想的颅内压[2]。患者进入重症监护病房后，治疗（包括疼痛控制）的主要目标是预防再出血、血管痉挛，以及其他神经系统并发症的治疗。目前，在专科中心，对于动脉瘤破裂根治性治疗方法是显微血管外科夹闭和血管内栓塞动脉瘤[1]。

【总结】

1. 非创伤性蛛网膜下腔出血的典型表现包括突发剧烈头痛（常被描述为生平以来最剧烈的头痛），伴恶心、呕吐、颈部疼痛、畏光、意识模糊或意识改变，但非所有症状同时出现。

2. 80% 的自发性蛛网膜下腔出血的主要原因是颅内动脉瘤的破裂。

3. 可疑蛛网膜下腔出血患者应首先完善头部 CT 平扫检查，若 CT 结果正常或不明确时，应进一步完善腰椎穿刺术。

4. 对于 CT 结果和腰椎穿刺结果正常的患者，一般可出院密切随访。

5. 蛛网膜下腔出血的急诊处理包括维持气道通畅、稳定呼吸和循环功能、控制疼痛和恶心感、防止颅内压升高，并请神经外科专家会诊。

参考文献

[1] Suarez JI, Tarr RW, Selman WR. Current concepts: aneurysmal subarachnoid hemorrhage. N Engl JMed 2006;354:387–96.

[2] Edlow JA, Malek AM, Ogilvy CS. Aneurysmal subarachnoid hemorrhage: update for emergency physicians. J Emerg Med 2007;34:237–51.

[3] Edlow JA. Diagnosis of subarachnoid hemorrhage in the emergency department. Emerg Med Clin N Am 2003;21:73–87.

[4] Byyny RL, Mower WR, Shum N, et al. Sensitivity of noncontrast cranial computed tomography for the emergency department diagnosis of subarachnoid hemorrhage. Ann Emerg Med 2008;51:697–703.

[5] Edlow JA, Caplan LR. Avoiding pitfalls in the diagnosis of subarachnoid hemorrhage. N Engl J Med 2000;342:29–36.

[6] Vermeulen MJ, Schull MJ. Missed diagnosis of subarachnoid hemorrhage in the emergency department. Stroke 2007;38:1216–21.

病例 47　双下肢无力

【病例概况】女性，26 岁，双下肢无力。

【现病史】患者由救护车转运至急诊科，诉进行性加重性双下肢肌体无力。就诊当天，患者发现双下肢无法承重，不能移动，伴麻木感，排尿困难。数周前患者自觉感冒，有类流感症状伴干咳，左耳疼痛，自觉有发热。其初级保健医师考虑为中耳炎，予阿莫西林治疗。此次就诊 4 天前，患者再次就诊于其初级保健医师处，诉胸椎右侧肩胛旁区疼痛，诊断为肌肉骨骼痛，予布洛芬治疗。随后患者开始出现腰部以下双下肢针刺感。否认颈部疼痛，上肢无力或麻木，头晕、头痛及恶心。否认静脉注射毒品史。每天吸烟，半包 / 天；偶尔饮酒。

【既往史】睡眠呼吸暂停综合征。

【体格检查】

一般情况：发育良好，体型肥胖，平车推入病房，无急性痛苦病容。

生命体征：体温 37.8℃，脉搏 95 次 / 分，血压 115/85mmHg，呼吸频率 20 次 / 分，血氧饱和度 99%。

五官：无明显异常。

颈部：颈软，无颈静脉怒张。

心脏：心率规整，律齐，无心包摩擦音、心脏杂音、奔马律。

肺部：双肺听诊呼吸音清。

腹部：腹软，无压痛、腹胀。

直肠：肛门括约肌紧张度消失，肛周感觉麻痹，棕色便，粪便潜血试验阴性。

背部：胸椎触痛明显。

神经系统：理解力及定向力正常，第Ⅱ～Ⅻ对脑神经无异常，双上肢近端和远端肌力 5 级，双下肢近端和远端肌力 0 级。胸部乳头以上感觉大致正常，乳头以下水平轻触觉及针刺觉消失。

开放静脉通道，抽血送实验室检查。实验室检查血常规，白细胞 $10.9 \times 10^3/\mu l$［参考值为（3.5～12.5）$\times 10^3/\mu l$］；中性粒细胞百分比 85%（参考值为 50%～70%）；红细胞沉降率 108mm/h（参考值为 0～20mm/h）。电解质、肌酐、血糖、PT、PPT 和 INR 均无异常。行胸部和腰椎 X 线检查均无异常。

【病例解读】

诊断：硬脊膜外脓肿伴脊髓受压。

诊断依据：胸椎 MRI 显示右侧硬膜外肿块，压迫 T_3～T_8 段脊髓，将其推向相邻椎体的后部（图 47-1 至图 47-3）。

治疗：给予患者抗生素（万古霉素、萘夫西林），静脉滴注；地塞米松 10mg，静脉推注，并由脊柱外科医师带入手术室行 T_3～T_8 椎板切除术及清创术并椎管冲洗及 T_2～T_9 减压。脊髓减压后可见大量脓液，术中对椎管进行了充分冲洗和清创。术中可见 T_5 处脊髓受压明显。术后患者被送入 ICU 继续抗感染治疗。患者血培养结果提示金黄色葡萄球菌，对所有试验的抗生素均敏感。

转归：住院第 5 天，尽管双下肢恢复部分感觉，仍无法自行移动；后行进一步康复治疗。

【病例讨论】硬脊膜外脓肿。

据文献报道，每 10 万名住院患者中有 0.2～2 例硬脊膜外脓肿（spinal epidural abscess，SEA）[1]。SEA 是连续性感染过程中的一部分，通常由未经治疗的椎间盘炎发展而来。大部分硬脊膜外脓肿

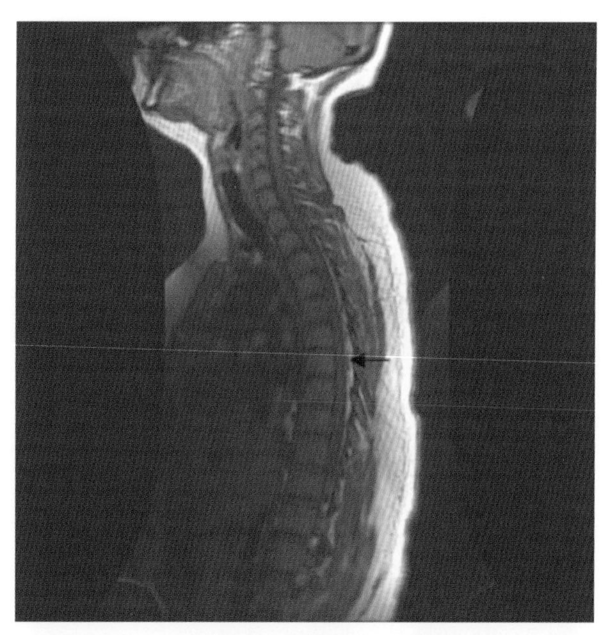

▲ 图 47-1 26 岁女性，下肢无力，胸椎 MRI T_1 加权图像显示 $T_3 \sim T_8$（黑箭）背部硬膜外大脓肿

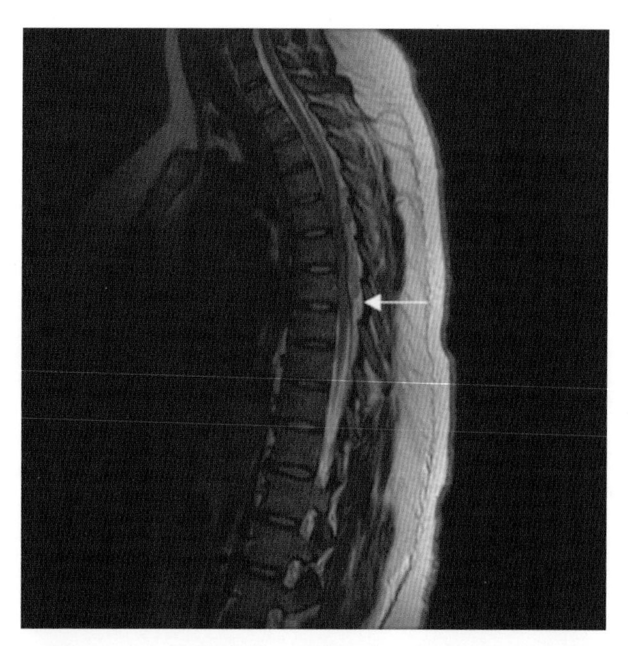

▲ 图 47-2 26 岁女性，下肢无力，胸椎 MRI T_2 加权图像显示硬脊膜外脓肿（白箭）

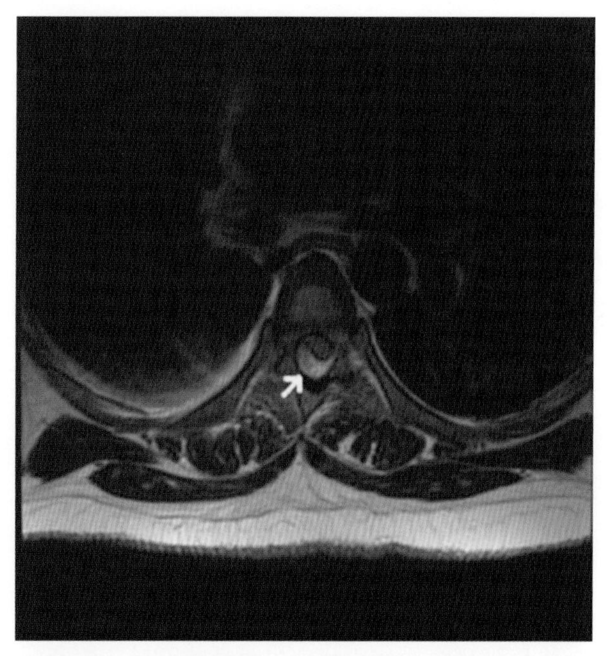

▲ 图 47-3 26 岁女性，双下肢无力，胸椎矢状位 MRI T_2 加权显示脊髓背侧硬膜外脓肿受压（白箭）

患者通常存在 1 种或多种易感因素，如某些基础性疾病（糖尿病、酗酒、HIV 感染等）、脊椎畸形或受到外界干预（如退行性关节病变、创伤、手术、注射药物或置入外物等）、潜在的局部或全身性感染（如皮肤和软组织感染、骨髓炎、尿路感染、败血症、留置血管导管、静脉药物使用、神经针灸治疗、文身、硬膜外镇痛或神经阻滞等）[2]。各年龄段患者都可发病。已报告的病例中年龄最小患者为出生 10 天的新生儿，年龄最大的患者是 87 岁[1]。硬脊膜外脓肿可发生在各段脊髓，以胸椎和腰椎处多发。此外，脓肿一般呈跨脊髓节段发展，脓肿一般平均跨越 3～5 个脊髓节段[1]。

2/3 的硬脊膜外脓肿是由金黄色葡萄球菌引起，皮肤和软组织感染是致病细菌最常见的来源[3]。目前耐甲氧西林金黄色葡萄球菌（methicillin resistant staphylococcus aureus，MRSA）的发病率正逐渐上升。由于胸椎硬膜外间隙的脂肪组织比腰椎更多，所以其发病率更高[3]。同理，由于硬脑膜直接附着于椎体前方，因此硬脊膜外脓肿几乎都是在其后面出现。

硬脊膜外脓肿患者的主诉一般为剧烈背痛伴神经根疼痛[4]。发热也是常见的症状，但并不是所有患者都会出现。典型阳性实验室检查还包括白细胞、红细胞沉降率升高，同时出现发热和背部疼痛的临床表现，诊断相对简单[4]。但是只有 20% 的患者出现发热、背部疼痛及神经功能障碍三联征，所以临床上对该疾病应保持高度警惕[1, 2, 4]。

硬脊膜外脓肿是一种进展性疾病，一般说来，早期阶段的 SEA（Ⅰ期和Ⅱ期）以脊柱疼痛为主，有时也可单独或合并存在牵涉痛、神经根疼痛[5]。经过以上的“静止期”阶段，开始进入急性期，临床上表现为体温升高和疼痛加剧。最终导致肌肉无力或瘫痪（Ⅲ期和Ⅳ期）。由于Ⅰ期Ⅱ期的临床表现相对无明显特异性，以上分期的临床应用有限，通常到Ⅲ期和Ⅳ期时才能明确诊断，也就导致了神经系统预后不良[5]。

硬脊膜外脓肿的诊断应基于其临床表现，并有实验室数据和影像学资料的支持。但是它只能通过外科手术来确诊[2]。60% 的硬脊膜外脓肿患者检测出合并有菌血症，尤其是感染金黄色葡萄球菌[2]。钆增强 MRI 显影和脊柱 CT 脊髓造影对于诊断硬脊膜外脓肿具有高灵敏度（大于 90%）[2]。由于 MRI 创伤性更小，能够显示脓肿在脊柱纵向和椎旁两个方位的侵犯情况（对于手术计划至关重要），并且能够基于图像表现和信号强度帮助区分感染和肿瘤，所以 MRI 是首选的影像学检查[2]。

由硬脊膜外脓肿导致的瘫痪很快会进展为不可逆。首要治疗目标为减轻炎症肿块对脊髓的压迫，使用抗生素清除致病菌[3]。24h 内行手术减压对改善长期预后至关重要，术后的神经功能恢复情况与临床干预前神经功能障碍持续的时间间接相关。25% 的患者会出现不可逆的截瘫，更多的是遗留肢体乏力后遗症[3]。目前只有少量的文献报道类固醇类激素（如地塞米松）用于治疗硬脊膜外脓肿[6, 7]。虽然有报道称使用糖皮质激素治疗与严重 SEA 患者的不良结局相关[8]，但患者在等待外科手术减压之前，使用激素可能有助于减轻肿块压迫所致的进行性神经功能损害[2]。

【总结】

1. 硬脊膜外脓肿的发病诱因，包括糖尿病、静脉注射毒品、免疫抑制、酒精中毒、脊柱病变或治疗、潜在局部或全身感染等。

2. 只有 20% 的硬脊膜外脓肿患者有典型的三联征：发热、背痛、神经功能障碍。

3. 2/3 的硬脊膜外脓肿是由金黄色葡萄球菌引起，皮肤和软组织感染是致病细菌最常见的来源。

4. 增强 MRI 扫描是诊断硬脊膜外脓肿的首选影像学检查。

5. 对于硬脊膜外脓肿的治疗应采用手术减压和静脉抗生素，静脉注射地塞米松等类固醇激素以减轻压迫所致的神经功能损害。

参考文献

[1] Winters ME, Kluetz P, Zilberstein J. Back pain emergencies. Med Clin N Am 2006;90:505–23.

[2] Darouiche RO. Spinal epidural abscess. N Engl J Med 2006;355:2012–20.

[3] Marsh EB, Chow GV, Gong GX, et al. A cut above. Am J Med 2007;120:1031–3.

[4] Tarulli AW, Taynor EM. Lumbosacral radiculopathy. Neurol Clin 2007;27:387–405.

[5] Davis DP, Wold RM, Patel RJ, et al. The clinical presentation and impact of diagnostic delays on emergency department patients with spinal epidural abscess. J Emerg Med 2004;26:285–91.

[6] Wessling H, de las Heras P. Cervicothoracolumbar spinal epidural abscess with tetraparesis. Good recovery after nonsurgical treatment with antibiotics and dexamethasone. Case report and review of the literature. Neurocirugia (Astur) 2003;14:529–33.

[7] Anand S, Maini L, Agarwal A, et al. Spinal epidural abscess – a report of six cases. Int Orthop 1999;23:175–7.

[8] Danner RL, Hartman BJ. Update of spinal epidural abscess: 35 cases and review of the literature. Rev Infect Dis 1987; 9:265–74.

病例 48　头痛、头晕、颈部疼痛

【病例概况】男性，35 岁，头痛、头晕、颈部疼痛。

【现病史】患者 3 周前开始出现右侧颈部疼痛，疼痛呈持续状态，活动时加重；1 周前感右侧头枕部疼痛加重，疼痛呈搏动性并放射至前方。颈部活动后痛感加剧；就诊当天头痛加重，伴恶心、呕吐和行走困难，行走时感觉“失去平衡”。否认视力改变、肢体乏力及麻木感。

【既往史】近期无头部或颈部外伤史。

【体格检查】

一般情况：意识清醒，无急性痛苦病容。

生命体征：体温 36.9℃，脉搏 70 次 / 分，血压 175/85mmHg，呼吸频率 18 次 / 分，血氧饱和度 100%。

五官：双瞳等大等圆，对光反射灵敏，眼球运动正常，无眼球震颤。

颈部：颈软，颈部无触痛，颈动脉听诊无杂音。

心脏：心率规整，心律齐，无心包摩擦音、心脏杂音、奔马律。

肺部：双肺听诊呼吸音清。

腹部：腹软，无压痛、腹胀。

四肢：无杵状指、发绀、水肿。

神经系统：理解力及定向力正常，四肢近远端肌力 5 级，感觉正常；无旋前肌漂移，双侧指鼻试验轻度辨距不良；行走时存在共济失调，向左倾斜并需要搀扶。

开放静脉通道，抽血送实验室检测，患者全血计数、电解质、肌酐、血糖、凝血酶原时间等均在正常值范围。行头部 CT 平扫检查（图 48-1）。

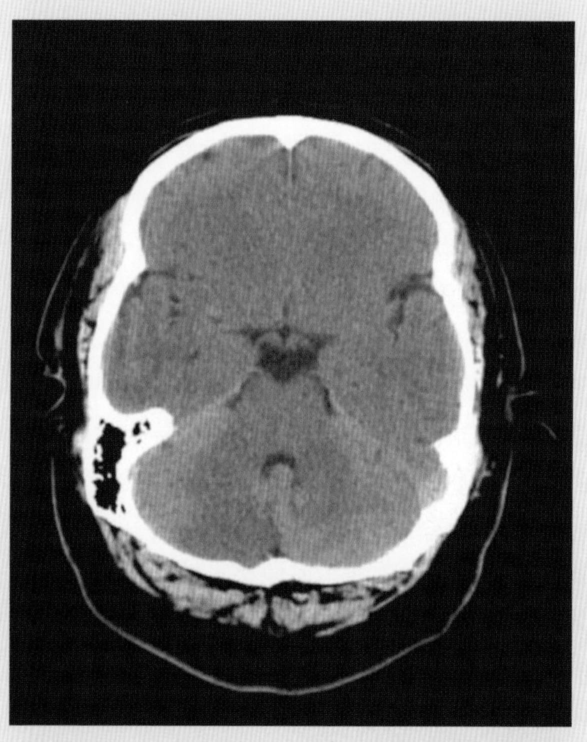

▲图 48-1　35 岁男性，头晕、头痛伴颈部疼痛，头部 CT 平扫

【病例解读】

诊断：椎动脉夹层并发小脑卒中。

诊断依据：CT 平扫（图 48-1）显示在右侧小脑可见一个大小为 3.5cm×2.5cm 的低密度区域。在 CT 平扫 3h 后行脑 MRI 扫描，显示在右侧小脑半球可见一个大小为 4cm×5cm 的急性梗死区域，位于右侧小脑后下动脉（图 48-2）。颈动脉和椎动脉磁共振血管成像（MRA）显示夹层位于基底动脉起始处下方 4～5cm 的右上方椎动脉处（图 48-3）。

治疗：请神经内科医师会诊后，患者被收入神经内科住院进一步治疗。就抗凝方案选择

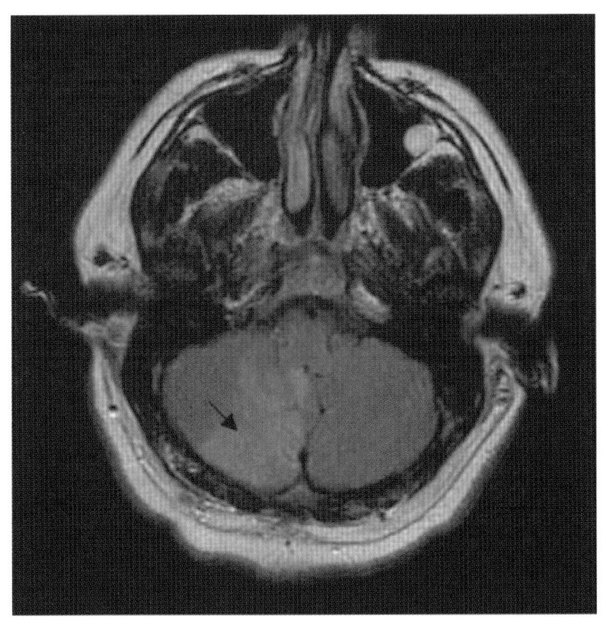
▲ 图 48-2　35 岁男性，头痛、颈部疼痛伴共济失调，颅脑 MRI 显示右侧小脑半球急性梗死（黑箭）

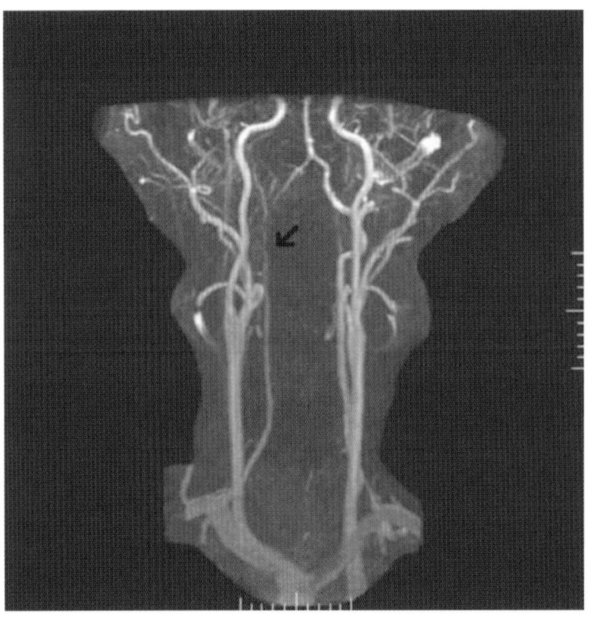
▲ 图 48-3　35 岁男性，头痛、颈部疼痛伴共济失常，颈动脉和椎动脉的 MRA 显示右侧椎动脉夹层（黑箭）

与患者及其家属沟通后，拒绝肝素治疗，选择阿司匹林保守治疗。住院第 3 天，患者自述头痛加剧，复查头部 CT 显示小脑梗死程度加重，伴轻度后颅窝占位效应：基底池受压加重，侧脑室和第三脑室轻度扩张（图 48-4）。患者随后转入神经外科进一步诊治，考虑行脑室分流术，但神经外科医生认为目前暂无行脑室分流术的必要。

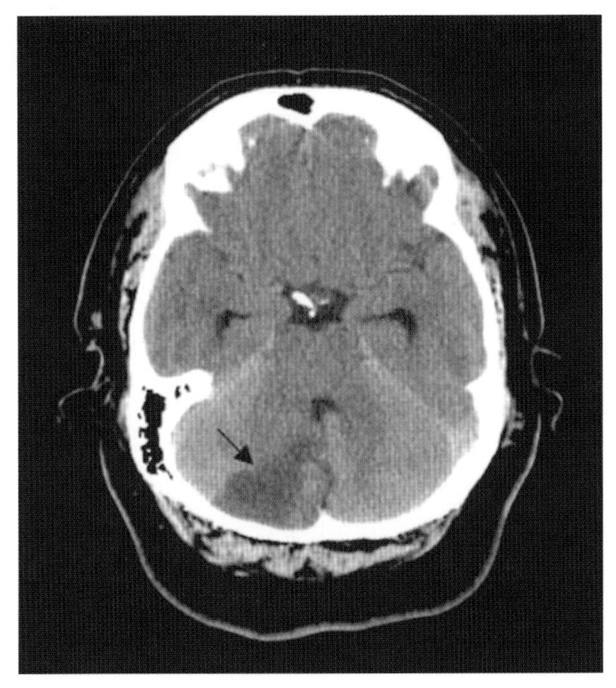
▲ 图 48-4　35 岁男性，住院第 3 天复查头部 CT，表现为不断发展的小脑梗死（黑箭）

转归：5 天后复查 CT 未见病情进一步进展，但患者神经系统功能稳定。患者出院，并嘱继续口服阿司匹林。

【病例讨论】颈动脉夹层。

颈动脉夹层（carotid dissection，CAD）是由于动脉内膜某处撕裂造成的，可以自发形成或由重大（或微小）创伤引起[1]。内膜撕裂后血液在动脉压的作用下进入血管壁内，形成了血管壁内血肿，这就是所谓的“假腔”[2]。尽管 CAD 很少见，但颈内动脉或椎动脉夹层一般发生在 C_1～C_2 椎体水平，是引起青年和中年人缺血性脑卒中的重要原因。虽然总体来说发病无性别偏向，但是女性发病的平均年龄比男性小 5 岁[2]。在美国和法国以社区为基础的研究中，每年自发性 CAD 的人群发病率为（2.5～3）/10 万[2]。而从大型医院对颈动脉和椎动脉夹层的详细研究来看，每年自发性椎动脉夹层的人群发病率为（1～1.5）/10 万[2, 3]。

自发性夹层可以在全身多处动脉发生。与其

他类似大小的颅外动脉（如冠状动脉和肾动脉）比，颈动脉和椎动脉的颅外段更易形成夹层。这或许是因为颅外段颈动脉和椎动脉的活动度更大，以及这两个动脉与骨性结构（如颈椎骨和茎突）相连，更易受损[2]。

自发性颈动脉或椎动脉夹层患者往往考虑有潜在性的血管壁结构缺陷，尽管血管病变的类型在大部分病例仍然难以确定。最常见的导致自发性颈动脉、椎动脉夹层的是遗传性结缔组织疾病Ⅳ型 Ehlers-Danlos 综合征，其他疾病还包括马方综合征、常染色体显性遗传多囊肾病和成骨不全[2]。自发性颈动脉或椎动脉夹层的发生往往都是有诱因的。颈动脉、椎动脉夹层与颈部按摩有关，据估计颈椎按摩导致的脑卒中发生率为 1/20 000[2]。然而，1/4 的椎动脉夹层患者存在广泛性结缔组织疾病，椎动脉夹层的最初症状通常类似于颈部肌肉骨骼疼痛，患者常因此在最初去看脊椎治疗师[2]。

颈动脉和椎动脉夹层最常见的症状是头痛，也可伴颈部疼痛[1-4]。50% 的椎动脉夹层患者伴有头痛和颈部疼痛，25% 的颈动脉夹层患者伴有头痛和颈部疼痛[5]。罹患以上两种夹层的患者有 60%～70% 表现为典型的头痛，但不全是枕部疼痛[5]。据报道，从表现头痛开始到出现其他神经系统症状所需要的中位时间，颈动脉夹层患者为 4 天，椎动脉夹层患者为 14.5 小时[5]。据病例报道，在椎动脉夹层的患者中，从出现颈部疼痛到并发其他症状之前的时间为 2 周[2]。

椎动脉夹层的典型表现是颈后部和头部疼痛，一般伴随着大脑后循环缺血的神经系统受损表现。然而，椎动脉夹层的最初临床表现不如颈动脉明显，常被误认为一般的肌肉骨骼疼痛[2]。90% 以上的椎动脉夹层患者会出现脑缺血性症状，可能累及脑干，特别是延髓背外侧（瓦伦贝格综合征），以及丘脑、大脑半球或小脑半球。单独的颈段脊髓缺血表现是一种不常见但越来越被公认的椎动脉夹层并发症[2]。罹患椎动脉夹层的患者其短暂性脑缺血发生率较颈动脉夹层患者低。

一直以来血管造影是诊断动脉夹层的金标准，因为它能识别动脉腔，无论颈动脉或椎动脉是否存在解剖变异情况。磁共振正在取代传统血管造影术成为诊断颈动脉、椎动脉夹层的金标准，因为磁共振血管造影的分辨率与血管造影接近，而且能显示血管壁血肿内部本身[2]。MRI 在诊断无血管腔结构异常性夹层和非特定性闭塞性夹层方面优于血管造影技术。超声检查用于可疑颈动脉夹层患者的初步评估具有一定运用价值。尽管夹层部位很难确定，但＞ 90% 的患者可发现有异常血流[2]。最后，螺旋 CT 血管造影作为一种微创检查技术，可以提供动脉腔和血管壁的高分辨率图像。据报道，此项技术在诊断和随访 CAD 患者中与 MRI 类似，但临床使用经验尚不足[2]。

为防止血栓栓塞并发症的发生，对于所有急性颈动脉、椎动脉夹层患者，不管症状的类型如何，除非有使用禁忌证（如颅内夹层不断扩大），均推荐先静脉注射肝素抗凝，然后口服华法林抗凝[2]。然而，目前只有极少数临床证据支持以上治疗方式[1]。无论采用何种治疗方案，急性脑卒中、早期脑卒中复发及晚期脑卒中复发的概率非常小[1]。大部分夹层可以自愈，颈动脉夹层血管壁撕裂处组织通常在夹层发生 3 个月后闭塞或形成狭窄。自愈过程可以通过连续性颅脑 MRI、MRA 或双侧颈动脉彩超来证实[1, 2]。

在一项对 48 名 CAD 患者的回顾性研究中，最常见的初始治疗是抗凝（64%）[3]，31% 的患者最初接受的是单纯抗血小板治疗（一般是阿司匹林）。2 名患者（4%）既不接受抗凝治疗也不接受抗血小板治疗。4 名患者接受急诊介入治疗：其中 2 名患者接受静脉注射组织型纤溶酶原激活物（t-PA）治疗，另 2 名患者接受动脉内溶栓治疗。平均随访 7.8 年（最高 17.7 年），后临床结果显示，大部分患者的临床转归良好（92%）[3]。

【总结】

1. 在青年和中年患者中，颈动脉或椎动脉内夹层是缺血性脑卒中发作的一个重要原因。

2. 对于有颈部疼痛或枕后部疼痛，特别是伴有近期颈部外伤或有神经系统症状（如有共济失调、脑卒中或 TIA）的患者，一般要考虑椎动脉夹层可能。

3. MRI 和 MRA 是诊断颈动脉夹层的首选影像学手段。

4. 尽管缺乏相关的数据支持，仍推荐抗凝治疗作为颈动脉夹层的起始治疗。

参考文献

［1］ Rothrock JF. Headaches due to vascular disorders. Neurol Clin N Am 2004;22:21–37.
［2］ Schievinik WI. Current concepts: spontaneous dissection of the carotid and vertebral arteries. N Engl J Med 2001;344: 898–906.
［3］ Lee VH, Brown RD, Mandrekar JN, et al. Incidence and outcome of cervical artery dissection: a population-based study. Neurology 2006;67:1809–12.
［4］ Bogduk N. The neck and headaches. Neurol Clin N Am 2004; 22:151–71.
［5］ Schwedt TJ, Matharu MS, Dodick DW. Thunderclap headaches. Lancet Neurol 2006;5:621–31.

病例 49　腰背部疼痛、乏力

【病例概况】男性，37 岁，腰背部疼痛、乏力。

【现病史】患者 2 天前无明显诱因出现腰背部疼痛伴乏力，进行性加重。疼痛向双下肢放射，伴双下肢及鞍区感觉减退，排尿困难。否认发热、寒战，无腹痛。

【既往史】L_3～L_4 椎板切除术 5 年，疫苗接种史不详，否认静脉吸毒史及糖尿病史。

【体格检查】

一般情况：患者发育良好，平车推入，中度不适。

生命体征：体温 37℃，脉搏 85 次 / 分，血压 150/90mmHg，呼吸频率 22 次 / 分，血氧饱和度 100%。

五官：无明显异常。

颈部：颈软，无颈静脉怒张。

心血管系统：心率规整，节律齐，无心包摩擦音、心脏杂音、奔马律。

肺部：双肺听诊呼吸音清。

腹部：腹部平坦，腹软，无压痛，无腹胀，无搏动性包块。

直肠：鞍区麻木，直肠紧张度消失。

四肢：无杵状指、发绀、水肿。

神经系统：神志清楚，定向力正常。第Ⅱ～Ⅻ对脑神经正常。上肢近端及远端肌力 5/5 级。双侧髂腰肌、股四头肌、腘旁肌群肌力 4/5 级，伴右足下垂。前庭球反射消失，左侧膝反射正常、右侧消失，双侧踝反射消失，双侧 Babinski 征消失。

开放静脉通道，抽血送实验室检查，并给予硫酸吗啡镇痛。实验室检查血常规、电解质、凝血功能均正常。

【病例解读】

诊断：马尾综合征。

诊断依据：急行腰椎 MRI 检查，L_4 椎体占位性病变（L_4～L_5 椎间盘突出），马尾神经受压（图 49-1）。

治疗及转归：给予地塞米松 10mg，静脉注射，转神经外科治疗，行 L_4 椎板减压术及 L_4～L_5 椎间盘切除术。患者感觉和肌力恢复出院。

【病例讨论】马尾综合征。

成人脊髓终止于 L_1～L_2 水平，椎管内的腰椎神经和骶神经末端形成下方的马尾神经。随后，神经根分离，在其特定的孔洞处退出。马尾神经受压最常见的原因是腰椎间盘严重突出，与退行性病变或先天性椎管狭窄相关，可导致马尾综合征（cauda equina syndrome, CES）[1]。马尾综合征并非脊髓实质损伤，而是神经管内腰骶神经根的损伤[2]。马尾综合征的病因还包括肿瘤、骨折、穿透性外伤、腰椎融合术、化学髓核溶解术、术后血肿、游离硬膜外脂肪或强直性脊柱炎等罕见原因。

腰椎间盘突出的危险因素包括肥胖、男性、年龄＞40 岁、重体力劳动者和有背部疾病史[1]。腰椎间盘突出患者中 95% 表现为坐骨神经痛，4% 表现为腰背部疼痛[3]。马尾综合征使得 2% 的腰椎间盘突出患者病情复杂化[4]。马尾综合征特征性的临床表现为会阴部及其他腰骶部神经根支配区域感觉减退，下肢运动无力，大小便失禁，性功能障碍，腰背部疼痛，单侧或双侧坐骨神经痛[3-5]。然而，一项回顾性研究显示诊断为马尾综合征 4 年以上的患者中只有 19% 会出现典型的双侧坐骨神经痛、下肢运动无力、鞍区麻木、括约肌功能失调[6]。在这项研究中，马尾综合征最显著的特征是腰背部疼痛、腰骶部感觉消失和排尿困难。

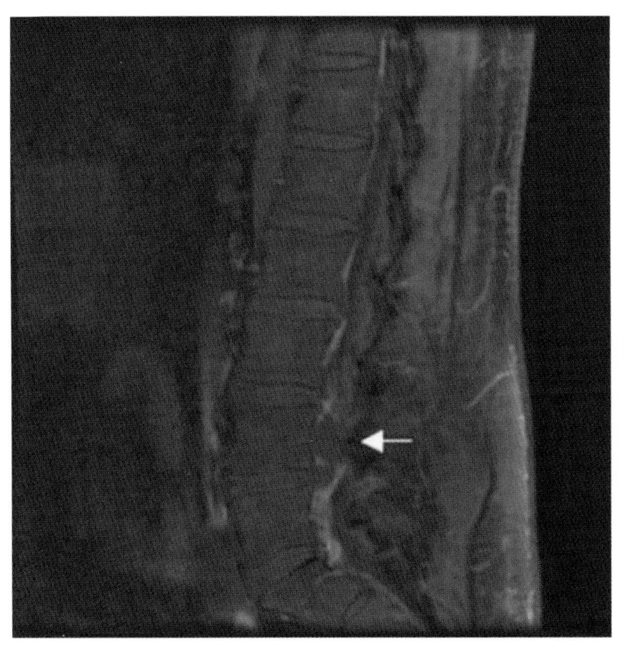
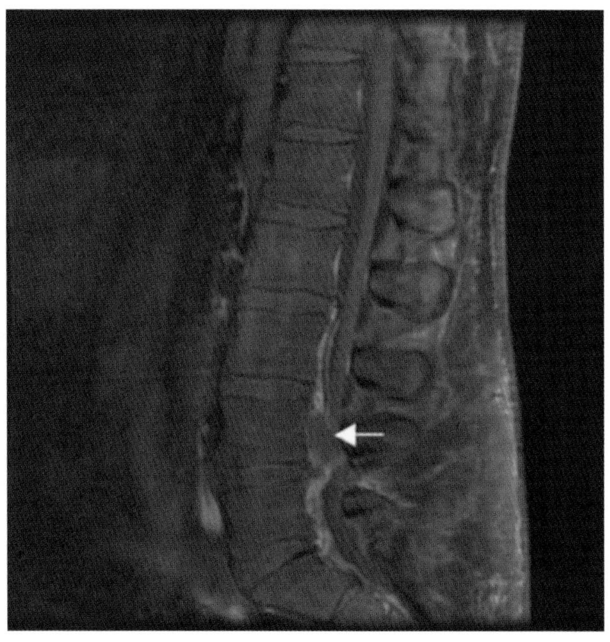

▲ 图 49-1　37 岁患有严重腰痛的男性患者的腰椎 MRI，显示 L_4～L_5 腰椎间盘突出，马尾上有肿块（白箭）

马尾综合征可分为 3 类：①急性起病，通常没有腰背部疼痛史；②有背痛及坐骨神经痛病史的患者，出现急性神经功能障碍；③有慢性背痛和坐骨神经痛病史的患者逐步进展至马尾综合征。85% 以上的患者在 24h 内出现马尾综合征的症状和体征。

出现腰背部疼痛及神经系统症状的患者，体格检查应包括完整的神经、肌肉和骨骼检查，尤其是腰背部、下肢及会阴部。直腿抬高试验是指患者取仰卧位，检查者将患者下肢伸直抬高 70°，当抬高至 30°～60° 时，患者出现单侧或双侧膝以下放射性疼痛，则考虑腰椎间盘突出，神经刺激征阳性。神经系统检查应评估各个神经根。腰椎间盘突出常影响膨出椎间盘的下一神经根。因此，L_4～L_5 腰椎间盘突出常使 L_5 神经根受累。感觉检查应同时包括轻触和针刺检查（L_1～S_1 神经根感觉、反射、运动总结见表 49-1）。

当患者出现腰背部疼痛伴鞍区麻木，大小便失禁时，应考虑马尾综合征或脊髓受压。膀胱功能障碍通常继发于逼尿肌无力或无反射膀胱，常导致尿潴留，随后出现充溢性尿失禁。背痛伴尿失禁患者若神经系统检查正常则应行残余尿量检查，残余尿量＞ 100ml 提示充溢性尿失禁，需进一步检查。

肛门反射是指轻划肛周皮肤，正常表现为肛门括约肌收缩。同样，前庭球反射是指牵拉龟头或阴蒂（或轻柔牵拉留置的 Foley 导尿管），肛门括约肌收缩，应用于检查 S_3～S_4 神经。若出现马尾综合征的特征性表现，则应常规进行直肠指检评估肛门括约肌紧张度及感觉。

MRI 是公认的用于评估严重脊髓病变的检查方法，当考虑马尾综合征时应紧急行 MRI 检查。MRI 检查可以发现无症状患者，因此，MRI 应用于有神经系统症状患者的确诊，而不是筛查。

明确诊断并请专科医生会诊后，应用大剂量的甾体类激素可以快速缓解患者疼痛并改善神经功能 [1]。通常静脉途径给予地塞米松 4～100mg。马尾综合征是急诊减压手术的指征，可选择性行椎板切除术 + 马尾松解术（避免神经系统损害并发症）或椎间盘切除术 [1]。过去认为，马尾综合征患者出现症状 24h 内行外科手术治疗有利于临床恢复。然而，部分研究发现，24h 内手术的患者，相较于 24～48h 手术的，预后未见明显改善 [7]。

【总结】

1. 马尾综合征通常是由于退行性病变或先天性椎管狭窄致椎间盘突出，从而压迫马尾神

表 49-1 不同神经根所对应的感觉部位、支配运动及神经反射

神经根	感觉部位	支配运动	神经反射
L_1	· 大腿前侧	· 髋关节屈曲（髂腰肌）	
L_2	· 大腿前侧	· 髋关节屈曲 · 伸膝	膝跳反射
L_3	· 大腿前侧	· 髋关节屈曲 · 伸膝	膝跳反射
L_4	· 大腿内侧 · 足部、大蹋趾	· 伸膝 · 距小腿关节背屈和足内翻（胫前肌群）	膝跳反射
L_5	· 足外侧 · 第一跖骨区域	· 蹋趾背屈 · 髋关节外展（臀部肌群）	
S_1	· 足外侧 · 小腿后外侧	· 足外翻（腓骨肌群） · 踝跖屈曲	跟腱反射
S_2	· 会阴区、肛周	· 踝跖屈曲 · 肠管、膀胱功能控制	肛门反射
S_3	· 会阴区、肛周	· 足内肌运动 · 肠管、膀胱功能控制	肛门反射
S_4	· 会阴区、肛周	· 足内肌运动 · 肠管、膀胱功能控制	肛门反射

经许可转载，引自 Ho DPE，“A case study of cauda equina syndrome，”Permanente J 2003；7：15.

经所致。

2. 马尾综合征的典型临床表现为腰背部疼痛病史，双侧坐骨神经痛，腰骶部麻木，感觉、运动障碍，括约肌功能障碍。

3. 85% 以上的患者在 24h 内出现马尾综合征的症状和体征。

4. MRI 是评估严重脊髓病变患者的标准。

5. 马尾综合征需早期应用大剂量激素，神经外科会诊并急诊行外科手术减压。

参考文献

［1］ Ho DPE. A case study of cauda equina syndrome. Permanente J 2003;7:13–7.

［2］ McKinley W, Santos K, Meade M, et al. Incidence and outcomes of spinal cord injury clinical syndromes. J Spinal Cord Med 2007;30:215–24.

［3］ Kinkade S. Evaluation and treatment of acute low back pain. Am Fam Physician 2007;75:1181–8.

［4］ Winters ME, Kluetz P, Zilberstein J. Back pain emergencies. Med Clin N Am 2006;90:505–23.

［5］ Bartleson JD. Spine disorder case studies. Neurol Clin 2006; 24:309–30.

［6］ Jalloh J, Minhas P. Delays in the treatment of cauda equina syndrome due to its variable clinical features in patients presenting to the emergency department. Emerg Med J 2007;24:33–4.

［7］ Ahn UM, Ahn NU, Buchowski JM. Cauda equina syndrome secondary to lumbar disc herniation. Spine 2000;25:1515–22.

病例 50　左侧头痛伴左上肢麻木无力

【病例概况】女性，44 岁，左侧头痛伴左上肢麻木无力。

【现病史】患者今日突发左侧头痛（与既往偏头痛类似）并逐步加重，伴左上肢麻木、无力。1 周前因异常子宫出血开始口服激素类药物，偏头痛的频率及持续时间延长。有恶心，否认视力变化、颈部疼痛、呕吐或口齿不清，来急诊就诊。

【既往史】既往偏头痛（口服利扎曲坦治疗）、高血压、月经过多（口服左炔诺孕酮－炔雌醇片剂治疗）病史。否认酗酒、吸烟及吸毒。

【体格检查】

一般情况：神志清楚，无急性面容。

生命体征：体温 36.4℃、脉搏 79 次 / 分、血压 159/90mmHg、呼吸频率 16 次 / 分、血氧饱和度 100%。

五官：双侧瞳孔等大等圆，对光反射存在，眼球活动正常，无眼球震颤、视野缺损。

颈部：颈软，无脑膜刺激征。

心脏：心率正常，节律齐，无摩擦音、杂音及奔马律。

肺部：双肺呼吸音清晰。

腹部：腹部平软，无压痛、无腹胀。

直肠：直肠指检正常，棕色便，粪便潜血试验阴性。

四肢：无杵状指、发绀或水肿，双侧上下肢形态及脉搏对称。

神经系统：神志清楚，定向力正常，第Ⅱ～Ⅻ对脑神经大致正常。左侧面部及左上肢浅感觉减弱，左上肢肌力 4/5 级、旋前肌漂移，未见不对称或其他局部性异常。

开放静脉通道，抽血送实验室检查。急诊床旁测血糖 66mg/dl。静脉注射 1 支 50% 葡萄糖，乏力症状无明显好转。12 导联心电图示正常窦性心律，无急性 ST-T 波改变。实验室检测显示血细胞比容为 29%（正常的 34%～46%），电解质、肌酐和肌钙蛋白 I 均在正常范围内。行头部 CT 平扫（图 50-1）。

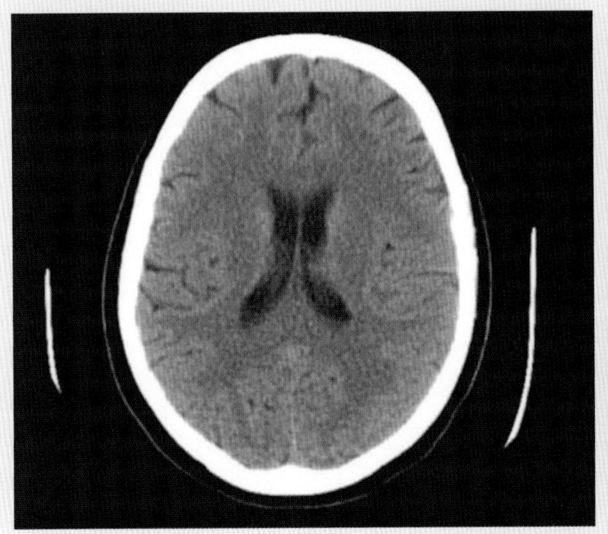
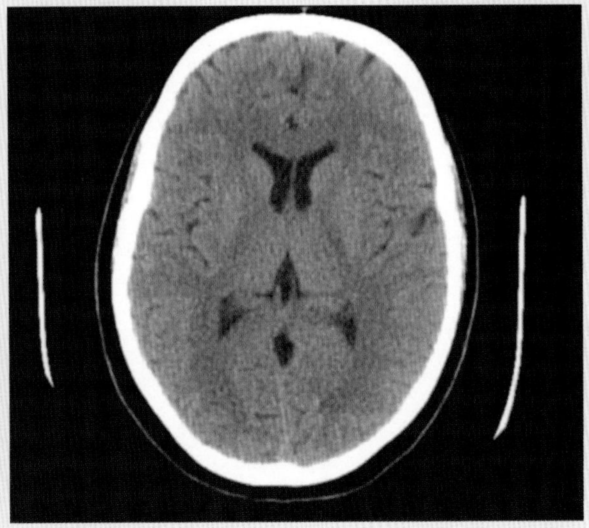

▲ 图 50-1　44 岁女性，头痛伴左上肢无力，头部 CT 平扫

【病例解读】

诊断：大脑静脉窦血栓形成。

诊断依据：头部 CT 平扫未见颅内出血、肿物及中线偏移。颅脑 MRI 平扫在磁共振成像液体衰减反转恢复序列和 T_2 加权像显示双侧顶叶枕叶大脑皮质密度增加、弥散受限，提示有超急性、急性大脑皮质血管缺血。一过性的大脑皮质改变或脑脊髓炎（图 50-2）。腰椎穿刺术取脑脊液检测排外脑炎，结果为阴性。住院第 3 天复查颅脑 MRI 增强扫描，发现上矢状窦充盈缺损，提示静脉窦血栓形成（图 50-3）。磁共振静脉血管成像显示上矢状窦和部分横窦有充盈缺损，与静脉窦血栓形成相符（图 50-4）。

治疗及转归：住院期间患者频发癫痫，给予

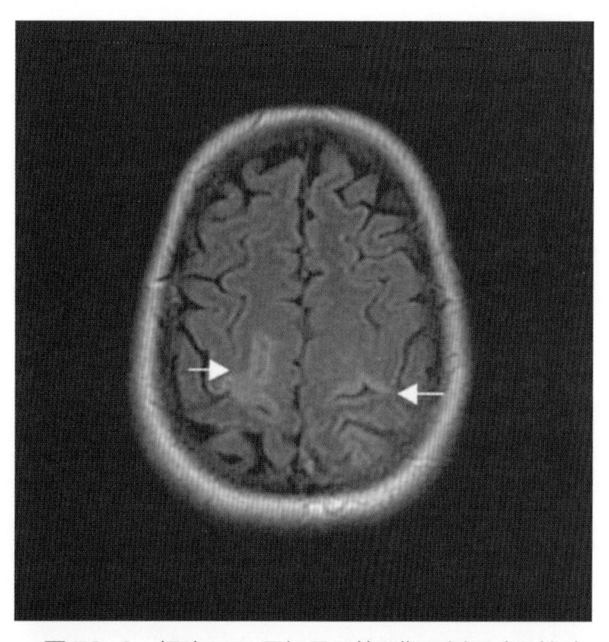

▲ 图 50-2　颅脑 MRI 平扫显示箭所指双侧顶叶和枕叶异常明亮信号密度增加

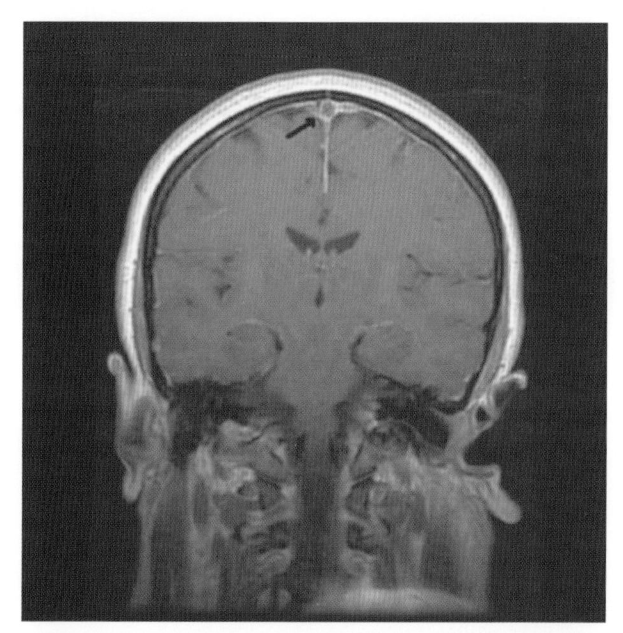

▲ 图 50-3　颅脑 MRI 造影显示箭所指上矢状窦充盈缺损

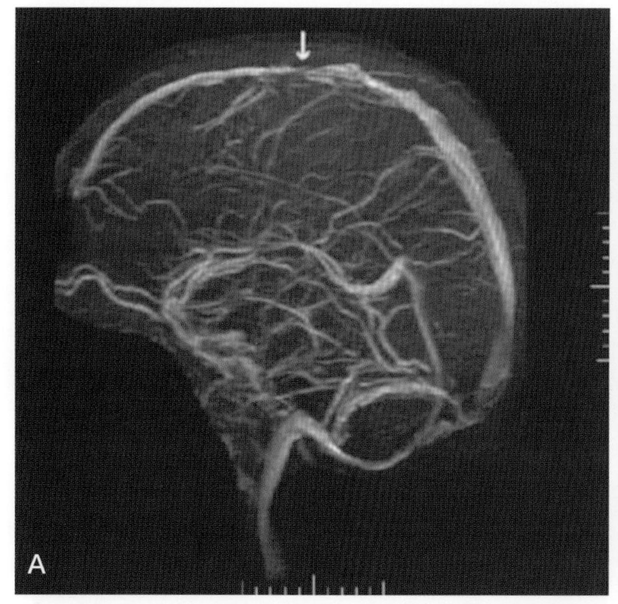

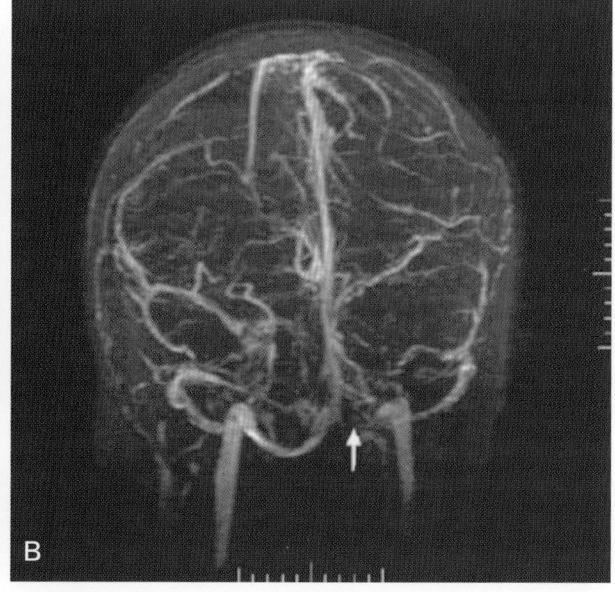

▲ 图 50-4　颅脑 MRV

A. 充盈缺损部位右横窦；B. 矢状窦充盈缺损部位

苯妥英钠治疗。同时给予依诺肝素和香豆素进行抗凝治疗，患者临床症状及神经系统症状明显好转，神经功能缺损完全消失。第 5 天出院，出院带药依诺肝素、香豆素和苯妥英钠。

【病例讨论】静脉窦血栓。

脑静脉窦的血栓形成，是一种特殊的脑血管疾病，与脑动脉卒中不同的是，其多发生于年轻人和儿童。估计每年发病率是 0.0003%～0.0004%，而儿童患病率高达 0.0007%[1]，其中 75% 的成年患者是女性。由于过去 10 年来对该病诊断的认识不断提高，神经影像学技术不断进步及有效治疗手段的产生，80% 的患者有神经系统预后良好[1]。

85% 的窦性血栓形成患者有血栓形成的危险因素或直接诱因[1]，通常来说，对于有遗传性静脉窦血栓形成的患者，头部外伤及分娩是静脉窦血栓形成的诱发因素。在妊娠的最后 3 个月和分娩后，静脉窦血栓形成的风险增加[1, 2]。病例回顾分析发现服用口服避孕药的女性静脉窦血栓形成的风险增加。有文章报道，因雌激素低而口服避孕药的女性静脉血栓形成风险也增加 3～4 倍。其他诱发因素除头部外伤，还有颈内静脉置管、脱水、腰椎穿刺、感染（如中耳炎、乳突炎）、恶性肿瘤和炎性病变（如贝赫切特综合征）[1, 3, 4]。

脑静脉窦血栓形成（cerebral venous thrombosis，CVT）有多种临床症状与发病表现，因此易出现误诊。最常见的症状和体征有头痛、癫痫、局部神经功能缺损、意识改变和视盘水肿，这些症状单独出现或伴随其他症状。80% 的 CVT 患者早期出现头痛[3]，其中 15% 的患者表现为“剧烈头痛”，除此之外，CVT 的头痛几乎没有明显的特征。患者可能出现颅内高压的症状、体征和脑脊液（cerebrospinal fluid，CSF）感染表现，相关的头痛可能会持续数天到数年[3]。其他患者可能经历更剧烈、临床表现更差和潜在致命的过程，伴随着进行性局灶性神经功能缺损和多发性癫痫发作。

诊断 CVT 最敏感、准确的方法是 MRI+MRV，MRI 的 T_1、T_2 加权可呈现静脉窦血栓形成的高密度影。信号的强弱取决于血栓形成的时间，前 5 天和 1 个月后 T_1 加权下的影像信号是同等的。静脉窦异常信号与相应血管内血流信号缺失，可诊断 CVT。如果条件不允许做 MRI，CT 平扫可用于早期排除其他急性颅脑疾病，并可提示静脉梗死和出血。CT 平扫的结果也可能完全正常[1]，CT 静脉造影是一种重建脑静脉系统有效新方法。若完善 MRI 或 CT 静脉造影仍不能确诊，可考虑采用脑血管造影。如果 CVT 已确诊或采用所有有效不能排外 CVT 者，应请神经病学专科医生会诊。

CVT 中溶栓的治疗目的是梗死的静脉或静脉窦的再通，防止血栓范围进一步加大和治疗潜在的血栓。这是为了防止其他部位的血栓形成（如肺栓塞）和 CVT 再发[4]。一线抗凝药主要是按体重调整剂量皮下注射低分子肝素和静脉注射肝素。大多数神经病学专家提倡一旦诊断 CVT，立即予以肝素抗凝治疗，即使存在出血性梗死灶[1]。

CVT 急性期后口服抗凝药物治疗的最佳持续时间尚不清楚。[1]。有 2% 患者再发 CVT，4% 患者 1 年内发生颅外血管栓塞[1, 5]。通常在静脉窦血栓形成的早期，口服维生素 K 拮抗药（香豆素）6 个月在静脉窦血栓形成的早期服用 6 个月（有血栓形成易感因素患者服药时间需要更长），以达到目标国际标准化比值（INR）2.5。

血管内溶栓也可用于 CVT 的治疗，常用的是链激酶（如尿激酶），有时也联合介入取栓。目前已发表的报道主要是病例报道和非对照研究，因此不能得出血管内溶栓治疗效果优于全身肝素治疗的结论[1, 4]。在获得更有力的证据之前，可以在有神经介入治疗经验的中心进行血管内溶栓治疗，但这种治疗应仅限于预后不良的患者[1]。

【总结】

1. 大脑静脉或静脉窦血栓形成是一种罕见

的、特殊的颅内血管疾病，多发生于年轻人和儿童。

2. CVT 最常见的症状和体征是头痛、癫痫、局部神经功能障碍、意识改变和视盘水肿。

3. 确诊 CVT 最敏感的方法是 MRI+MRV。

4. 如果考虑或确诊 CVT，须与神经病学和神经放射学（如果有）密切交流。

5. 一线抗凝药主要是按体重调整剂量的低分子肝素皮下注射和肝素静脉注射。

参考文献

[1] Stam J. Current concepts: thrombosis of the cerebral veins and sinuses. N Engl J Med 2005;352:1791–8.

[2] Petitti DB. Combination estrogen-progestin oral contraceptives. N Engl JMed 2003;349:1443–50.

[3] Rothrock JF. Headaches due to vascular disorders. Neurol Clin N Am 2004;22:21–37.

[4] Bousser MG, Ferro JM. Cerebral venous thrombosis: an update. Lancet Neurol 2007;6:162–70.

[5] Gosk-Bierska I, Wysokinski W, Brown RD, et al. Cerebral venous sinus thrombosis: incidence of venous thrombosis recurrence and survival. Neurol 67 2006;67:814–9.

病例 51　头痛、癫痫发作

【病例概况】女性，45 岁，头痛、癫痫发作。

【现病史】患者有癫痫及偏头痛病史，30min 内突发 4 次强直 – 阵挛发作就诊于急诊科。每次发作持续 1～2min，间歇期仍意识模糊、嗜睡。患者癫痫发作时正躺在床上，有 1 次癫痫发作时从床上摔至地上，在第 4 次发作缓解后无法恢复意识，患者丈夫拨打急救服务，来急诊就诊。据其丈夫诉，患者当天早些时候诉有偏头痛，为此患者服用了舒马曲坦（Imitrix®），但偏头痛没有明显缓解。由于头痛，患者当天未服用抗癫痫药物，包括左乙拉西坦（Keppra®）和拉莫三嗪（Lamictal®）。患者有吸烟史。否认饮酒史和吸毒史。患者最近的癫痫发作史很频繁，连续几年内，每周有 1～2 次小癫痫发作，患者最后一次强直 – 阵挛发作是在 1 个月前。

【既往史】既往癫痫（服用左乙拉西坦和拉莫三嗪治疗）、偏头痛（服用舒马普坦治疗）病史。

【体格检查】

一般情况：嗜睡，可唤醒，可移动四肢躲避刺痛，但不能完成指令性动作。

生命体征：体温 35.9℃，脉搏 110 次 / 分，血压 170/72mmHg，呼吸频率 28 次 / 分，血氧饱和度 98%。

五官：无外伤，头颅正常，双侧瞳孔等大等圆，对光反射存在，双眼眼球共轭运动（震颤），口咽红润，无舌外伤。

颈部：颈软，无脑膜刺激征。

心脏：心动过速，心律齐，无摩擦音、杂音和奔马律。

肺部：双侧听诊呼吸音清晰。

腹部：腹软，无压痛和腹胀。

四肢：无杵状指、发绀及水肿。

神经系统：呼之能睁眼，刺痛收缩，言语不清，GCS 评分 10 分（E3 M4 V3）。

接心电监测，防止癫痫发作，开放静脉通道，抽血送实验室检查。实验室检查白细胞计数 34×10^3/μl［正常值为（3.5～12.5）×10^3/μl］，血细胞比容 50%（正常值为 34%～46%），肌酐 1.5mg/dl（正常值＜1.1mg/dl），血糖 261mg/dl（正常值为 60～159mg/dl），CO_2＜5mEq/L（正常值为 22～30mEq/L），血妊娠试验阴性，酒精浓度＜10mg/dl。给予劳拉西泮 2mg，静脉注射，随后给予苯妥英 1mg，静脉注射（负荷剂量＞1h）。行头部 CT 平扫（图 51–1）。

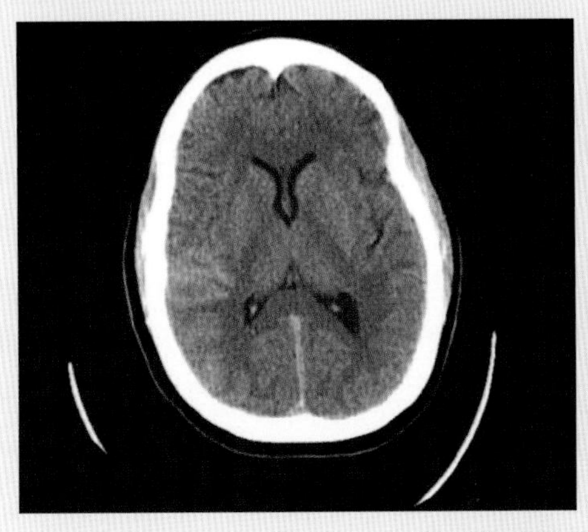
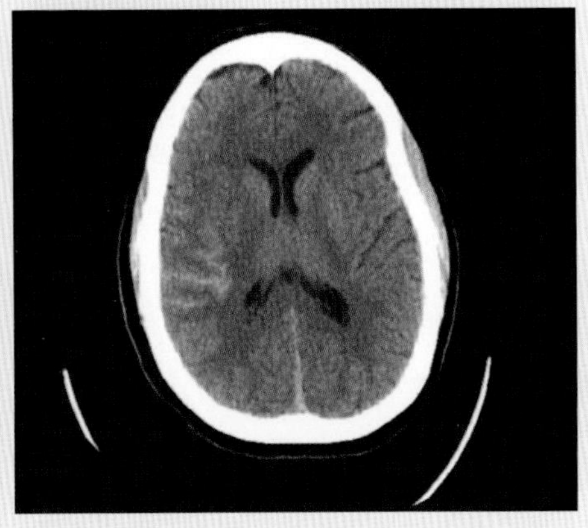

▲图 51–1　45 岁头痛并抽搐的急诊患者头部 CT 平扫

【病例解读】

诊断：癫痫持续状态（30min 内发作 4 次抽搐，期间未恢复），蛛网膜下腔出血（可能是外伤后）。

诊断依据：头部 CT 平扫提示急性蛛网膜下腔出血，从右侧枕叶和颞叶到上顶叶和额顶叶交界处脑沟出血改变（图 51–2），大脑沟回和脑室形态、位置正常，无明显脑组织移位和中线偏移。神经外科紧急评估，在急诊科患者神经症状持续改善。脑 CTA 血管造影未见血管异常和动脉瘤，结合病史、血管造影结果和蛛网膜下腔出血的位置，考虑是外伤所致的蛛网膜下腔出血。

治疗及转归：患者继续服用苯妥英钠及其他抗癫痫药物；第 5 天出院。

【病例讨论】癫痫持续状态和创伤性蛛网膜下腔出血。

癫痫持续状态（status epileticus，SE）是一种特殊的癫痫状态，不是单纯的发作时间延长，它代表的是大脑的兴奋和抑制网络的重新分配[1]，癫痫发作时间延长或癫痫再发应考虑 SE 的进行性恶化。典型的癫痫持续 1～2min，SE 指的是持续时间＞ 5～10min 的癫痫发作，或者≥ 2 次的多次癫痫发作且间歇期意识不能完全恢复[1, 2]。据统计，美国每年有 10 万～15 万例 SE，其中死亡率高达 20%～25%[1, 2]。

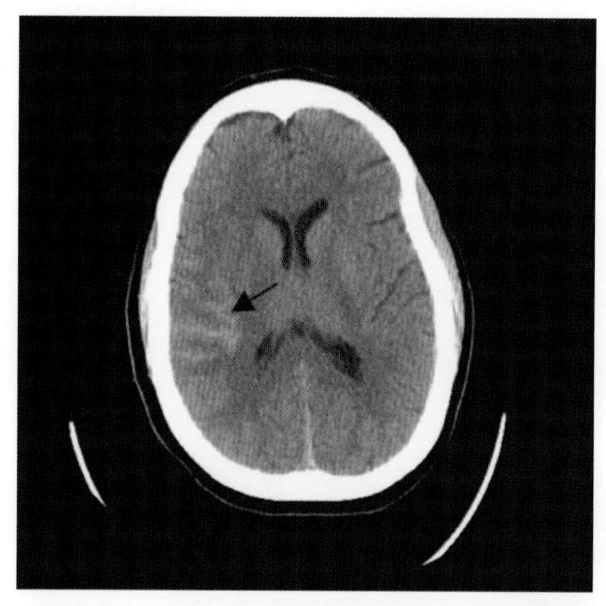

▲ 图 51–2　45 岁头痛并抽搐患者的头部 CT 平扫（黑箭指脑沟出血部位）

SE 大致有 2 种类型，包括惊厥型和非惊厥型[3]。尽管惊厥型 SE 更易诊断，但因抽搐的强度随时间而减弱，因此癫痫的持续时间往往估计不足。非惊厥型 SE 是精神状态的改变[3]，患者表现为思维迟缓、意识模糊、反应迟钝、严重的异常运动、抽搐、咂嘴、模仿或不自主运动。首次发生 SE 的患者，未来出现 SE 和发展为慢性癫痫的风险很大[2]。

SE 的急性发病因素包括代谢紊乱（如电解质紊乱、肾衰竭和脓毒血症）、中枢神经系统感染、脑卒中、头部外伤、药物中毒和低氧血症[2]。这些急性病因造成的癫痫通常很难控制，并且与死亡率更高有关系，特别是低氧血症所致的 SE 和老年 SE 患者[2]。SE 的慢性病因包括既往有癫痫病史或停用抗癫痫药、慢性酗酒、中枢神经系统肿瘤或脑卒中后期[2]。总体来说，这些原因导致的 SE 应用抗癫痫药物治疗有效，可在急性癫痫发作后恢复。

SE 患者的初始治疗包括气道、呼吸和循环的迅速评估，并予以适当的处理，使气道开放和呼吸稳定[2, 3]。有时动脉血气分析显示严重的代谢性酸中毒（pH ＜ 7.0），癫痫控制后，往往可自行纠正[2]。患者意识不清时应用面罩给予 100% 纯氧，予以口咽通气或鼻咽通气开放气道。若有呼吸受限的临床证据，应行经口气管插管。肌肉痉挛阻碍插管时，尽量给予短效肌肉松弛药（如维库溴铵 0.1mg/kg）辅助插管，避免影响医生评估癫痫是否仍在发作[2]。如果 SE 诊断不明确，可应用脑电图确诊，尤其是怀疑非惊厥型 SE 时[3, 4]。

SE 的主要治疗原则是迅速停止癫痫发作和预防再次发作。苯二氮䓬类（如地西泮、劳拉西泮、咪达唑仑）是有效、快速的抗癫痫药物，因此作为首选药物（特别是劳拉西泮和地西泮）。尽管劳拉西泮和地西泮作为初始治疗是等效的，但劳拉西泮的抗癫痫作用持续时间（12～24h）比地西泮（15～30min）长，在癫痫治疗方面优于地西泮[2, 3]。劳拉西泮的首次剂量是 0.05～0.1mg/kg（最大剂量≤8mg）以2mg/min的速度静推，起效时间2～3min[3]。静脉用苯二氮䓬类药物的不良反应有呼吸抑制、低血压和意识改变。

苯妥英可作为苯二氮䓬类控制急性SE发作后的维持用药或苯二氮䓬类无效时的替代用药[2]。推荐的首次剂量是20mg/kg，最快以50mg/min的速度静脉滴注，有些患者需要30mg/kg的剂量才可控制症状。苯妥英的不良反应有低血压和心律失常（心动过缓和异位搏动）。磷苯妥英是苯妥英的前体，经非特异性磷酸酶可转化为苯妥英。相比苯妥英钠，磷苯英妥具有一定的药代动力学优势，例如，苯妥英钠在葡萄糖溶液中会形成沉淀，而磷苯妥英可加入标准的静脉溶液中直接输注；可肌内注射；输注速度可比苯妥英快3倍[5]。然而两者控制SE的药效相似。尽管苯妥英钠比磷苯妥英的注射并发症（静脉炎和软组织损伤）少，但是目前没有报道证实苯妥英和磷苯妥英导致的低血压和不良的心脏影响有显著的临床差异[2]。

苯巴比妥用于治疗SE，与苯二氮䓬类药物联用苯妥英的效果相当。然而，苯巴比妥对呼吸驱动、意识水平和血压的抑制作用可能使管理复杂化，尤其是在应用苯二氮䓬类后使用苯妥英钠时。因此，仅在苯二氮䓬类和苯妥英治疗失败后推荐使用苯巴比妥（20mg/kg，滴注速度50～75mg/min）。须保持呼吸和血压支持可用。

苯二氮䓬类、苯妥英和苯巴比妥治疗均无效的SE被认为是难治性SE，需要更有效的治疗。最有效的方法是连续静脉输注麻醉剂量的咪达唑仑、丙泊酚、巴比妥类[2]。通常，患者在脑电图监控下，持续予以药物静脉滴注[3]。滴定剂量直至EEG峰值抑制，或者出现暴发抑制模式[3]。因为这样的治疗需要更好的神经病学、心脑血管监护和通气支持，势必需要一个医疗小组的支持，包括神经病学医生、重症监护病房医生和麻醉科医生。

创伤性蛛网膜下腔出血常见于头部外伤后。早期CT平扫可见在脑沟和脑池中出现正常的低密度影消失[6]。CT的敏感性取决于稀释在脑脊液中的血容量和血细胞比容，也与受伤后行CT检查的时间密切相关。创伤性蛛网膜下腔出血通常在伤后几天消失。与动脉瘤导致的蛛网膜下腔出血相同，CT平扫也可根据出血的总量和分布给创伤性蛛网膜下腔出血分类。相比没有蛛网膜下腔出血的头部外伤，创伤性蛛网膜下腔出血发生不良预后（重度残疾，永久植物人状态和死亡）的概率更大[6]。

蛛网膜下腔出血患者的紧急治疗包括稳定生命体征和适当的对症支持治疗。监测生命体征、心搏节律和氧饱和度，开放静脉通道。床头抬高30°以促进血液循环和降低颅内压。继发通气不足、昏迷、缺氧、高碳酸血症、气道保护性反射丧失或肺水肿的呼吸损害患者需要给予气管插管和通气支持。请神经外科医生急会诊协助治疗。控制通气使PCO_2水平保持在25～30mmHg可降低颅内压[7]。

在与神经外科医生协商下使用降压药物及抗癫痫药物。对于大多数血压显著升高的患者（舒张压为120～130mmHg），应使用短效静脉降压药物（硝普钠）泵入。并在20～30min内使舒张压下降至100～110mmHg。应避免使用硝苯地平或肼屈嗪，因为其不能泵入，并可能导致低血压。

预防癫痫和降低颅内压可减少再次出血的风险，苯妥英钠是预防癫痫的常用药物，如发生癫痫应积极处置。地西泮及劳拉西泮是治疗癫痫发作的首选药物，并随后加用苯妥英钠。苯巴比妥负荷治疗也是一种有效的替代治疗，但其镇静作用可能会干扰对神经系统的评估。

止吐药（如昂丹司琼、普鲁氯嗪或异丙嗪）可用于控制恶心呕吐，伴有头痛和颈部疼痛的患者可应用麻醉镇痛药。钙通道阻滞药，如尼莫地平（口服或经鼻饲）、尼卡地平（静脉滴注），可显著预防和减轻脑血管痉挛。蛛网膜下腔出血后有相对较好的神经系统状态的患者预后良好[7, 8]。蛛网膜下腔出血患者应立即前往医院进行神经系统监测并评估是否需要神经外科干预。一旦确诊是蛛网膜下腔出血，立即请神经外科医生协助治疗，并且视情况安排患者于神经外科监护或重症监护病房住院治疗。

【总结】

1. SE 指的是持续时间＞ 5min 的癫痫发作，或者多次癫痫发作，间歇期意识不能完全恢复。

2. 苯二氮䓬类（劳拉西泮、地西泮、咪达唑仑）和苯妥英是治疗 SE 的一线用药，当两者无效时，可应用苯巴比妥。

3. 苯二氮䓬类、苯妥英和苯巴比妥均治疗无效的 SE 被认为是难治性 SE，需要更有效的治疗（如持续静脉输注麻醉剂量的咪达唑仑、丙泊酚、巴比妥类维持镇静状态）。

4. 相比没有蛛网膜下腔出血的头部外伤，创伤性蛛网膜下腔出血发生不良预后的概率更大。

5. 创伤性蛛网膜下腔出血的急救包括对呼吸困难、气道保护性反射消失、需高潮气量通气降低颅内压的患者进行气道评估及气管插管，予以苯妥英预防癫痫再次发作，同时视情况收入神经外科监护或重症监护病房住院治疗。

参考文献

[1] Mirski MA, Varelas PN. Seizures and status epilepticus in the critically ill. Crit Care Clin 2008;24:115–47.

[2] Lowenstein DH, Allredge BK. Status epilepticus. N Engl J Med 1998;338:970–6.

[3] Garmel GM, Jacobs AK, Eilers MA. Tonic status epilepticus:an unusual presentation of unresponsiveness. Ann Emerg Med 1991;21:223–7.

[4] Rubin DH, Kornblau DH, Conway EE, et al. Neurologic disorders. In: Marx JA, Hockberger RS, Walls RM, et al. (eds.). Rosen' s Emergency Medicine: Concepts and Clinical Practice, 6th ed. Philadelphia: Mosby, 2006:1621–2.

[5] Nandhagopal R. Generalised convulsive status epilepticus: an overview. Postgrad Med J 2006;82:723–32.

[6] Mattioli C, Beretta L, Gerevini, S, et al. Traumatic subarachnoid hemorrhage on the computerized tomography scan obtained at admission: a multicenter assessment of the accuracy of diagnosis and the potential impact on patient outcome. J Neurosurg 2003;98:37–42.

[7] Fontanarosa P, Callaway C. Subarachnoid hemorrhage. In: Harwood-Nuss A (ed.). The Clinical Practice of Emergency Medicine, 3rd ed. Philadelphia: Lippincott Williams & Wilkins, 2001:978–83.

[8] Harders A, Kakarieka A, Braakman R, et al. Traumatic subarachnoid hemorrhage and its treatment with nimodipine. J Neurosurg 1996;85:82–9.

病例 52　突发意识改变

【病例概况】男性，66 岁，突发意识改变。

【现病史】患者因近几天出现重度头晕、呕吐、枕部头痛和突发意识改变由医务人员送至急诊科。据其姐姐诉，患者在过去的几天内一直有间歇性枕骨处头痛、头晕、站立时眩晕、恶心呕吐等症状。在就诊当天，患者的症状不断加重伴不能直立行走，遂由其姐姐拨急救电话送入医院。患者无酗酒、吸烟及滥用毒品史，无药物过敏史。他目前使用的药物有特拉唑嗪、法莫替丁。

【既往史】既往前列腺癌（放射治疗）病史，视觉性偏头痛。

【体格检查】

一般情况：初步查体，营养良好，自主呼吸，呼吸缓慢，仅能在刺激胸骨前皮肤时短暂唤醒患者。

生命体征：体温 36.9℃，脉搏 84 次 / 分，血压 123/59mmHg，呼吸频率 22 次 / 分，血氧饱和度 99%。

五官：头部正常，未见明显创伤，双侧瞳孔等大等圆，直径偏小，对光反射迟钝，检查眼运动时可见眼球旋转和垂直震颤（患者在唤醒时能短暂地遵循指令），口咽呈粉红色、干燥。

颈部：颈软，无颈静脉扩张，无脑膜刺激征。

心脏：心率正常，心律齐，无摩擦音、杂音和奔马律。

肺部：双肺呼吸音清。

腹部：腹软，无压痛和腹胀。

直肠：直肠指检正常，棕色便，粪便潜血试验阴性。

四肢：无杵状指、发绀、水肿，未见注射针孔痕迹。

神经系统：患者嗜睡，刺激胸骨前皮肤可唤醒，醒后可用 1～2 个词回答问题，随即又意识模糊。刺痛躲避，唤醒后可移动四肢，但不能完成简单的指令动作（如前臂旋前，指鼻试验）。

开放静脉通道，抽血送实验室检查，同时进行尿液分析和毒物尿液检测。行胸部 CT 及胸部 X 线检查。床边血糖检测恢复正常为 100mg/dl。第 1 次检查 20min 后，再次进行神经系统检查。患者保持昏迷状态，即使强烈刺激胸骨前皮肤也不能唤醒。对刺痛躲避反射消失，微弱的咽刺激反射存在。四肢反射亢进，双侧 Babinski 征阳性。生命体征尚稳定（脉搏 85 次 / 分，血压 120/60mmHg，呼吸 22 次 / 分，血氧饱和度 99%，鼻导管给氧，2L/min）。静脉注射纳洛酮 0.4mg 无反应。患者随后在依托咪酯和琥珀胆碱静脉快速诱导麻醉下行气管插管。行头部增强 CT 扫描。插管 1h 后，患者仍无反应，瞳孔检查显示双侧瞳孔中等偏大，对光反射消失。患者被送进 ICU，在首次 CT 检查 6h 后再次进行脑部 CT 检查（图 52-1）。

【病例解读】

诊断：急性缺血性脑卒中（基底动脉闭塞），累及脑干、中脑和脑桥。

诊断依据：入院时头部 CT 平扫未见明显急性颅内病变，6h 后复查 CT 提示顶枕部的正中区域沟回变浅，颅后窝出现低密度影（图 52-1），这些结果提示后循环出现急性脑血管缺血改变。患者插管时仍无反应，住院第 2 天再次神经系统

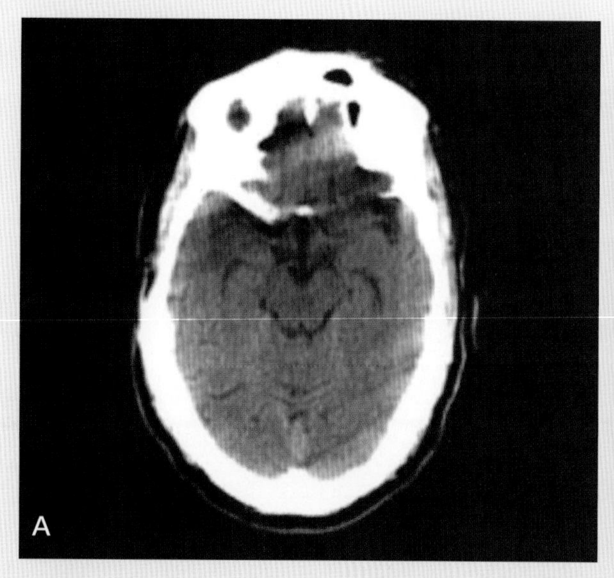

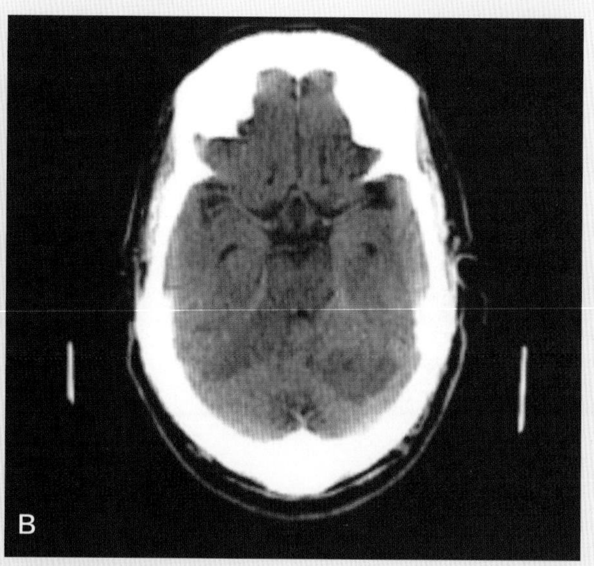

▲图 52-1　66 岁突发意识障碍患者头部 CT 平扫

A. 入院时检查结果；B.6h 后复查

检查显示去大脑强直、反射亢进、双侧 Babinski 征、瞳孔反射消失，但角膜反射正常。住院第 2 天行颅脑 MRI（图 52-2），提示双侧小脑、脑干、左侧丘脑 / 下丘脑、右颞叶后内侧发生急性脑血管意外，以及双侧枕叶后内侧点状出血。Willis 环的 MRA（图 52-3）提示基底动脉顶端至右侧大脑后动脉、左侧小脑上动脉和右侧小脑上动脉的近端栓塞。

治疗及转归：经家属同意，不予以进一步治疗，撤离呼吸机，第 4 天自动出院。

【病例讨论】基底动脉卒中和基底动脉尖综合征。

80% 的卒中是缺血性的，其中 20% 的缺血性卒中发生在后循环（基底动脉供血的组织）[1]。基底动脉卒中最常见的病因有栓塞、大动脉粥样硬化、小动脉穿支疾病和动脉夹层 [1]，常见临床表现有头晕、目眩、头痛、呕吐、复视、失明、双侧肢体麻痹无力。

基底动脉是大脑后循环最大的动脉，也是该循环的中心枢纽 [2]，累及脑干的基底动脉梗死伴随脑干症状进行性加重提示预后差。年轻患者的发病机制通常是心源性栓塞，不常见的是椎动脉夹层栓塞。在老年患者中，局部动脉粥样硬化性血栓更常见 [3]。

该患者的症状反映了基底动脉栓塞与相应的脑干栓塞表现。双侧颅内基底动脉或基底动脉近尾部（近心端）栓塞的典型症状有眩晕、恶心、吞咽困难和构音障碍 [3]。外侧延髓栓塞的临床表现与 Wallenberg 综合征的尾侧脑神经损伤的临床表现相似，表现为眼球震颤、偏身共济失调、偏身感觉缺失（痛觉减退）和同侧 Horner 综合征。基底中动脉栓塞引起的桥脑梗死可引起意识水平下降、严重的偏瘫或四肢软瘫（偶尔伴有手臂姿势）、同侧第Ⅶ对脑神经麻痹、眼球运动异常（针尖瞳孔，核间性眼肌瘫痪，同侧凝视瘫痪或一个半综合征）和偏瘫伴小脑上动脉（superior cerebellar artery，SCA）受累 [3]。

基底动脉尖综合征指的是基底动脉尖（远端）栓塞所致的中脑、丘脑、颞叶及枕叶部分梗死 [4]。事实上也是最常见的栓塞部位。基底动脉尖综合征患者的表现为昏迷、伴眼球运动障碍（反向偏斜，内外动眼神经麻痹，垂直凝视瘫痪）、重度偏瘫和少见的四肢软瘫或偏身共济失调 [3]。还有常见的瞳孔异常（瞳孔缩小但反射正常，瞳孔散大

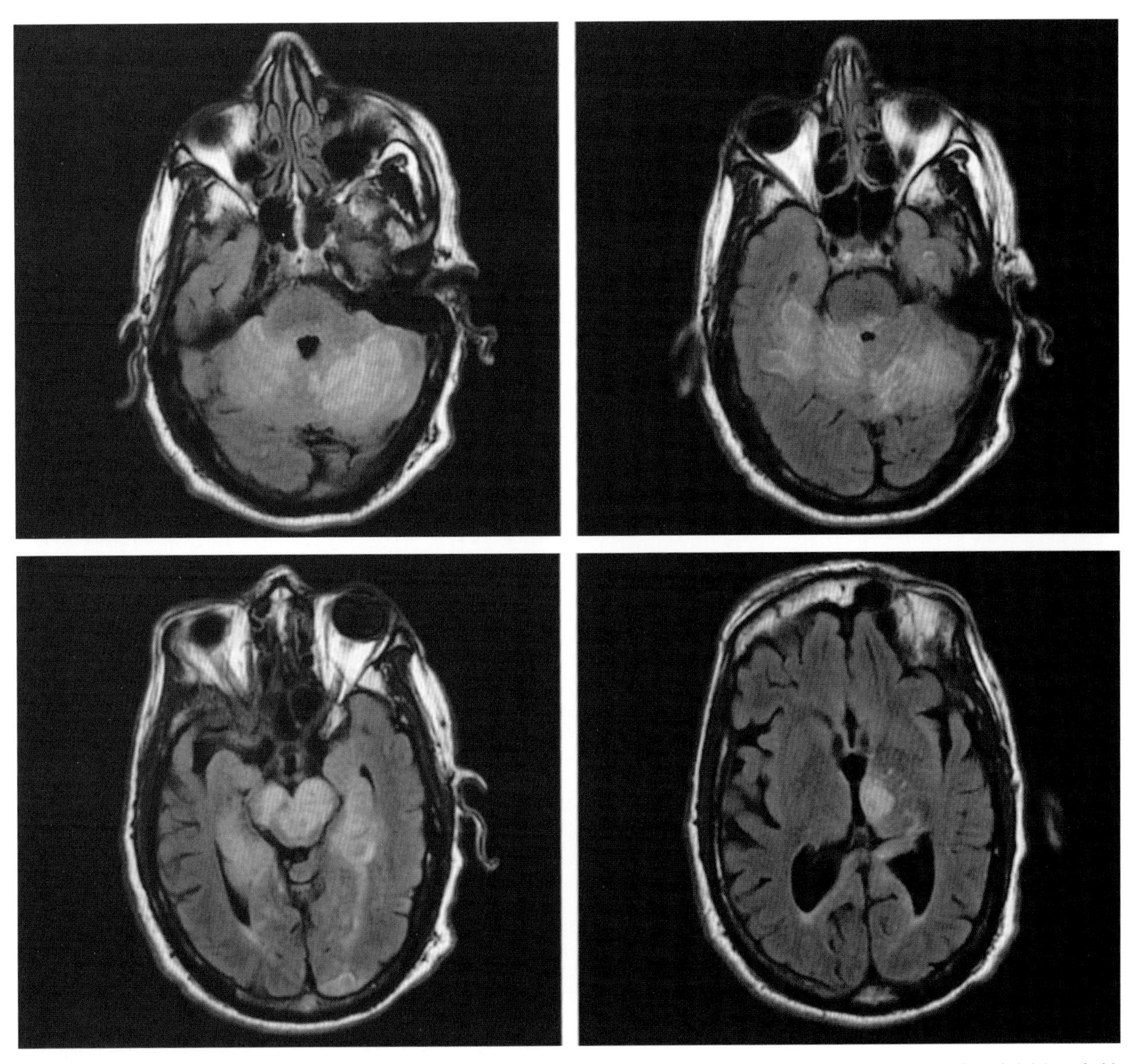

▲ 图 52-2 66 岁男性，急性意识改变，MRI 图像显示双侧小脑、脑干、左侧丘脑 / 下丘脑和右颞叶后内侧出现急性缺血性 CVA（高信号区）

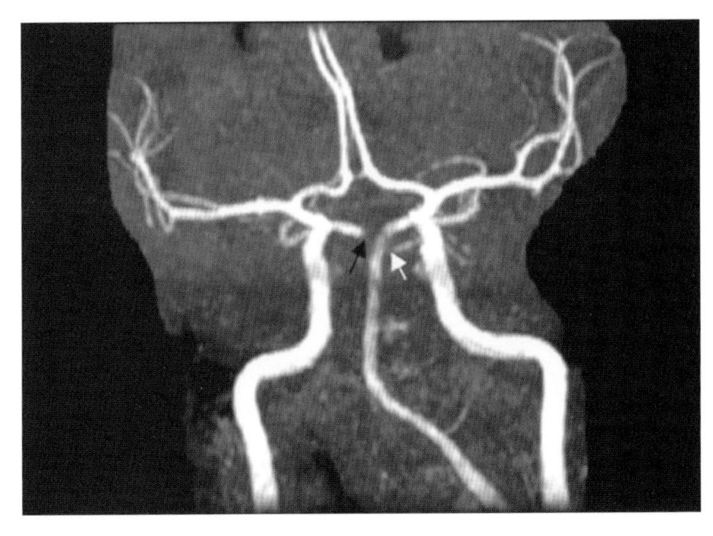

◀ 图 52-3 66 岁男性，急性缺血性脑干卒中，Willis 环 MRA 显示基底动脉血栓形成，其尖端延伸至右侧小脑下后动脉（黑箭）和左侧小脑上动脉（白箭）的近端

或中位瞳孔或瞳孔固定，瞳孔异位，偶尔也有椭圆形瞳孔）[4]。

根据回顾性研究，基底动脉栓塞有 4 项临床表现，包括构音障碍、瞳孔障碍、延髓症状和意识障碍。有这 4 种临床表现的患者预后差 [5]。在 100% 的非尸检病例和 87% 的尸检中发现，意识障碍或伴随其他 3 项临床表现是提示患者预后差的最重要因素。也有相似的研究证实，意识障碍、四肢软瘫和瞳孔异常是基底动脉梗死患者预后差的临床预测指标 [2]。

椎－基底动脉卒中综合征患者需立即从气道、呼吸和循环 3 个方面稳定生命体征。随后床旁检测血糖排除低血糖导致的症状。昏迷患者立即行气管插管保护气道，行头部 CT 平扫排外颅内出血，及时发现梗死早期征兆。其他重要的检查手段有 CTA、MRI 和 MRA。

一旦排除出血和其他禁忌证，且梗死症状在 3h 以内，应立即静脉注射组织型纤溶酶原激活物（t-PA）进行静脉溶栓 [1]。对于使用静脉溶栓药物治疗椎基底动脉梗死，一些小型研究得出了不同的结论 [1]。因为基底动脉梗死的致死率和致残率极高，结合大量动脉溶栓的经验，一些专家推荐即便在患者卒中发作 12～24h 后，也可行脑血管造影和动脉溶栓 [1, 3, 6]。目前已发表的报道生存预测显示基底动脉再通有统计学意义（未再通的致死率 87% 相比再通的 39%，$P < 0.001$）[6]。尽管对于急性基底动脉梗死的血管再通还没有大量的随机研究，血管内溶栓治疗相比保守治疗效果肯定更佳，因此现在一致认为这种治疗方法是有效的 [6]。

【总结】

1. 20% 的缺血性卒中发生在后循环（椎－基底动脉）供血的组织，临床表现有头晕、目眩、头痛、呕吐、复视、失明、两侧肢体麻痹无力。

2. 基底动脉尖综合征指的是基底动脉尖（远端）栓塞所致的中脑、丘脑、颞叶及枕叶部分梗死。

3. 基底动脉尖综合征表现为昏迷、眼球运动障碍、重度偏瘫（少数发生四肢瘫）、瞳孔异常，这些症状提示预后差。

4. 急性基底动脉卒中患者应立即从气道、呼吸和循环 3 个方面稳定生命体征，行头部 CT 平扫排外颅内出血，及时发现梗死早期征兆。

5. 即使椎动脉梗死的患者静脉溶栓可使部分患者获益，但对于基底动脉栓塞推荐动脉溶栓，即便在卒中发作 12～24h 后。

参考文献

［1］ Savitz SI, Caplan LR. Current concepts: vertebrobasilar disease. N Engl JMed 2005;352:2618–26.

［2］ Voetsch B, DeWitt D, Pessin MS, et al. Basilar artery occlusive disease in the New England Medical Center Posterior Circulation Registry. Arch Neurol 2004;61:496–504.

［3］ Brandt T. Diagnosis and thrombolytic therapy of acute basilar artery occlusion: a review. Clin Exp Hypertens 2002; 24:611–22.

［4］ Love BS, Billar J. Neurovascular system. In: Goetz CG (ed.). Textbook of Clinical Neurology, 3rd ed. Philadelphia: Saunders, 2007:424–5.

［5］ Devuyst G, Bogousslavsky J, Meuli R, et al. Stroke or transient ischemic attacks with basilar artery stenosis or occlusion: clinical patterns and outcomes. Arch Neurol 2002;59: 567–73.

［6］ Smith WS. Intra-arterial thrombolytic therapy for acute basilar occlusion: pro. Stroke 2007;38:701–3.

第七篇　创　伤

TRAUMA

病例 53　撞车后左上腹疼痛

【病例概况】男性，13 岁，骑自行车撞车后左上腹疼痛。

【现病史】患者自诉数小时前骑自行车与卡车相撞，车把手撞击腹部，疼痛局限于左上腹和上腹部，疼痛剧烈，移动及呼吸时疼痛加剧，向左肩部放射。否认头晕、呕吐、胸痛和呼吸困难，佩戴头盔，否认头部外伤，否认有意识改变和其他部位受伤。

【既往史】既往体健。

【体格检查】

一般情况：抱腹屈膝仰卧位，平车入院，痛苦面容。

生命体征：体温 36.6℃，脉搏 115 次 / 分，血压 122/75mmHg，呼吸频率 22 次 / 分，血氧饱和度 98%。

五官：头部正常，无创伤，双侧瞳孔等大等圆，对光反射灵敏，眼球运动正常。

颈部：颈软，无轴线压痛。

心脏：心动过速，心律正常，无摩擦音、杂音和奔马律。

肺部：双肺呼吸音清晰。

腹部：全腹部弥漫性压痛，以左上腹最严重，伴反跳痛和肌卫，未见明显瘀斑，肠鸣音亢进。

四肢：无杵状指、发绀和水肿，无明显畸形和肿胀。

皮肤：温暖，潮湿，无擦伤、瘀斑。

神经系统：无异常。

开放静脉通道，抽血送实验室检查，静脉注射硫酸吗啡止痛。实验室检查示白细胞增多 19×10^3/μl［正常值为（3.5～12.5）$\times10^3$/μl］，血细胞比容为 40%（正常值为 39%～51%）。血小板计数、凝血板、电解质、肝功能及淀粉酶检测均在正常范围内。腹部床旁超声示肝肾隐窝（脾周区）有游离液体。请外科急会诊，并决定行腹部和骨盆的增强 CT 扫描（图 53-1）。4h 后复查全血细胞计数显示血细胞比容为 35%。

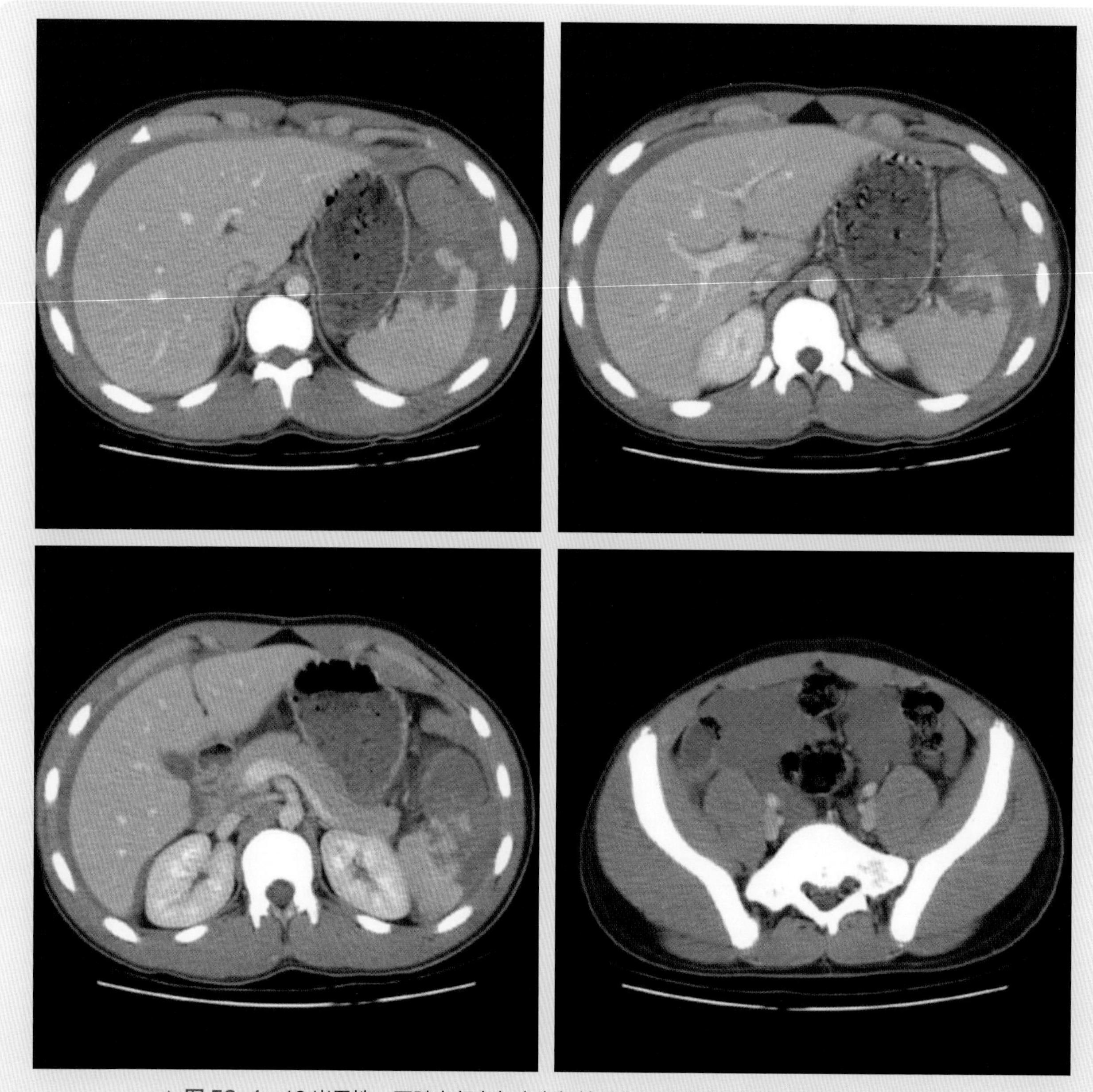

▲ 图 53-1　13 岁男性，因骑自行车与卡车相撞后左上腹疼痛，腹部及骨盆的 CT 平扫

【病例解读】

诊断：4 级脾裂伤。

诊断依据：腹部和盆腔 CT 扫描可见广泛脾裂伤累及脾门区域（图 53-2），致腹盆腔大量积血。

治疗：入院后行急诊手术治疗，密切监测血细胞比容变化，患者血细胞比容在住院第 2 天稳定在 28%，无继续下降，患者未再次手术，予以保守治疗。

转归：住院 5 天后出院，嘱其避免运动或任何剧烈的体力活动。

【病例讨论】小儿腹内损伤及脾外伤。

外伤仍是儿童死亡和致残的主要因素，在所有小儿外伤中，钝性外伤＞ 90%[1]。尽管摔倒是儿童最常见外伤，但自行车、越野车、摩托车及运动所致的伤害也经常发生。腹部外伤可单独发生，也可作为复合伤的一部分。自行车把手和安全腰带所致的损伤应高度怀疑腹腔内脏器损伤（intra-abdominal injury，IAI），通常需要外科手术

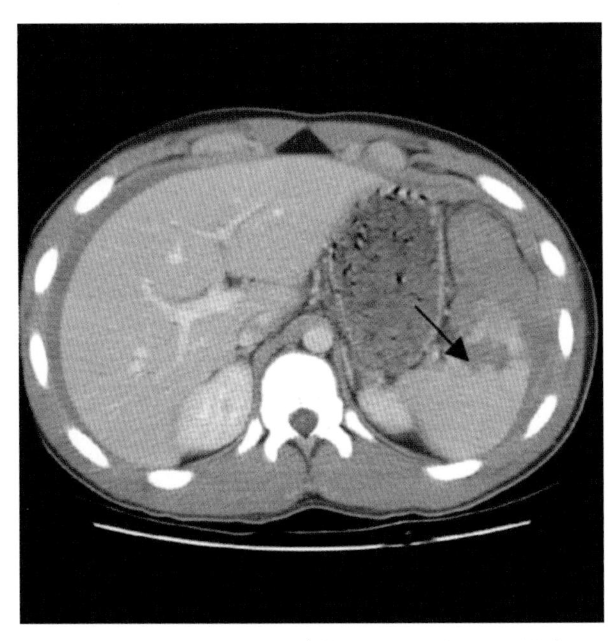

▲ 图 53-2　腹部 CT（箭示脾门的广泛脾裂伤）

干预[1, 2]。

脾是钝器伤致儿童腹腔内脏损伤最常累及的脏器[1, 3]，外伤性脾破裂可为血肿、裂伤、破裂伤或完全性破裂。导致脾损伤的外伤可能很小，患者几乎不能回忆。例如，从椅子上坠落、撞到桌子角或一个大的海浪撞击均可致脾破裂[3]。

脾破裂典型体征是左上腹疼痛、压痛和左肩部放射痛。患者处于头低脚高位可引出 Kehr 征（血肿刺激左侧膈肌下缘引起左肩部牵涉痛，深呼吸时加重）[3]。患儿有相关的合并伤或损伤也可提示发生 IAI，特别是股骨骨折或低收缩压（比值为 4.8）[4, 5]。尽管任何腹部体检异常均可考虑 IAI，但腹部体检阴性和无合并损伤不能排外 IAI[4]。

诊断潜在性 IAI，在询问病史和体格检查后，需进一步行必要的实验室检查。给予等渗盐水补液后血压仍低的患者，进行血型检测及交叉配血十分必要[4]。在病情稳定的患儿中，实验室检查有助于诊断潜在的 IAI，最有效的实验室检查包括全血细胞计数、肝功能和尿液分析[4, 5]。血红蛋白和红细胞计数检测是提示实质脏器损伤的有力证据，虽然血红蛋白和血细胞比容检测被推荐用于评估腹部外伤患儿病情，但不能取代影像学检查[4]。

创伤重点超声评估（FAST）被用于检测腹腔内积液（如血液），可以确诊成年患者的腹部损伤（目前发表病例统计的敏感度为 63%～99%）。一些报道显示 FAST 检测患儿的腹腔内积液，敏感度为 56%～93%，特异性为 79%～97%[1]。然而，对于血流动力学稳定的患儿，FAST 检查效果有限，因为有实质脏器损伤的稳定患儿很可能需进行保守治疗，所以需要完善腹部 CT 平扫来诊断和分级。FAST 用于以下两种情况效果最佳：①复合伤和顽固低血压的血流动力学不稳定患儿，可检查是否有腹腔内活动性出血，从而指导急诊手术干预；②作为一种筛查工具，结合体格检查、实验室检查评估，是否需要进一步行 CT 扫描[1]。

对于血流动力学稳定的患儿，CT 扫描仍作为鉴别是否有 IAI 的首选检查[6]。CT 已成为创伤后脾损伤诊断的金标准[7]。作为最初的诊断手段，CT 在诊断实质脏器损伤中尤为重要及有效，特别是肝、脾和肾。CT 对实质脏器损伤的明确分级，将有助于指导治疗（保守或手术治疗）。然而，在外伤性空腔脏器和胰腺损伤的早期，CT 的诊断不可靠[1]。增强 CT 对诊断实质脏器损伤是必需的，而口服对比剂的应用意见不一。利用口服对比剂，可通过发现肠腔外泄的对比剂和胰腺的高密度影帮助诊断空腔脏器损伤和胰腺损伤；一些研究表明口服对比剂检查时间长并不会延迟肠损伤的诊断[1]。

脾外伤分级的准则基于美国创伤外科协会（AAST）的脾损伤标准，如下所示[4]。

1 级：包膜下血肿＜ 10% 的脾表面面积或包膜撕裂深度＜ 1cm。

2 级：包膜下血肿为脾表面面积的 10%～50%，脾内血肿直径＜ 5cm，或者脾内撕裂深度 1～3cm，不累及小梁血管。

3 级：包膜下血肿＞ 50% 的脾表面面积或正在进一步扩大，包膜下破裂，脾实质血肿，脾内血肿直径＞ 5cm 或正进一步扩大，或者脾内撕裂深度＞ 3cm，或者累及小梁血管。

4 级：裂伤累及脾段或脾门血管，使＞ 25% 的脾组织缺血。

5 级：脾完全碎片化或脾门血管损伤。

因大部分小儿外伤均为自限性疾病，对创伤性脾损伤但血流动力学稳定的患儿治疗原则是卧床休息。密切监护、动态监测血红蛋白的变化和随时准备外科干预[4]。保留脾可显著减少脾切除术后感染的风险。小儿脾切除术的唯一适应证是脾大部分破裂和血流动力学不稳定[1, 4]。90%～98% 的保守治疗患儿最终完全康复。

【总结】

1. 脾是钝器伤致儿童腹腔内脏器最常见的累及脏器。

2. 脾破裂典型体征是左上腹疼痛、压痛和左肩部放射痛（Kehr 征）。

3. 评估疑似腹内损伤儿童的实验室检查包括不稳定患者的血型和交叉配型、全血计数、肝功能检查和尿检。

4. 床旁腹部超声可用于复合伤和顽固性低血压的血流动力学不稳定患儿，以确认腹腔内活动性出血是否是患儿低血压的原因，并作为一种筛查工具，帮助确定血流动力学稳定的患儿是否需要行腹部 CT 扫描。

5. 对于血流动力学稳定的患者，CT 扫描仍是鉴别 IAI 的首选检查，也是创伤后脾损伤诊断的金标准。

6. 除了脾大部分破裂和血流动力学不稳定患儿，大多数脾损伤患儿可选择保守治疗，而非手术治疗。

参考文献

[1] Potoka DA, Saladino RA. Blunt abdominal trauma in the pediatric patient. Clin Ped Emerg Med 2005;6:23–31.

[2] Nadler EP, Potoka DA, Shultz BL, et al. The high morbidity associated with handlebar injuries in children. J Trauma 2005;58:1171–4.

[3] Sikka R. Unsuspected internal organ traumatic injuries. Emerg Med Clin N Am 2004;22:1067–80.

[4] Wegner S, Colletti JE, Van Wie D. Pediatric blunt abdominal trauma. Pediatr Clin N Am 2006;53:243–56.

[5] Holmes JF, Sokolove PE, Brant WE, et al. Identification of children with intra-abdominal injuries after blunt trauma. Ann Emerg Med 2002;39:500–9.

[6] Eppich WJ, Zonfrillo MR. Emergency department evaluation and management of blunt abdominal trauma in children. Curr Opin Pediatr 2007;19:265–9.

[7] Harbecht BG. Is anything new in adult blunt splenic trauma? Am J Surg 2005;190:273–8.

病例 54 刀刺伤

【病例概况】男性，16 岁，刀刺伤。

【现病史】由患者母亲陪同入急诊室，诉腹痛。昨日夜间被刀刺伤，1 处在腹部，2 处在背部。在急诊室患者诉有弥漫性腹痛，以左下腹最剧烈。否认发热、畏寒、恶心、呕吐、腹泻、便秘。否认其他部位损伤，已行破伤风免疫。

【既往史】未描述。

【体格检查】

一般情况：发育正常、肥胖体型，无急性痛苦面容。

生命体征：体温 37℃，脉搏 96 次 / 分，血压 100/67mmHg，呼吸频率 16 次 / 分，血氧饱和度 98%。

五官：未见明显创伤改变，头部检查正常，双侧瞳孔等大等圆，对光反射存在，眼球活动正常。

颈部：颈软，无轴线压痛。

心脏：心率正常、律齐，未闻及心包摩擦音、杂音或奔马律。

肺部：双肺呼吸音清晰。

腹部：左中腹可见 1 个 2cm 的垂直刺伤伤口（图 54–1），无出血、红肿或脓液。腹部无肿胀，全腹弥漫性压痛，以左中腹伤口周围最明显，无反跳痛、肌卫或捻发音，肠鸣音减弱。

直肠：直肠指检正常，软棕色便，粪便潜血试验阴性。

四肢：无杵状指、发绀和水肿，无畸形或创伤。

左侧腰部：左侧腰部见 1 个 1.5cm 的刀刺伤伤口，其上方见 1 个 2cm 的刀刺伤伤口（图 54–1），伤口周围有压痛，但无捻发感。

皮肤：去除衣物检查，未见其他部位损伤。

神经系统：无明显异常。

开放静脉通道，抽血送实验室检查。给予患者生理盐水 500ml 静脉滴注，同时给予吗啡止痛和头孢唑啉 1mg，静脉滴注预防感染。伤口给予利多卡因局部麻醉，并用生理盐水冲洗和无菌纱布覆盖。实验室检查包括全血细胞计数、电解质、肌酐、血糖、肝功能和凝血功能均在正常范围内。行胸部正位 X 线检查（图 54–2）和口服对比剂后行腹部和盆腔 CT 检查（图 54–3）。

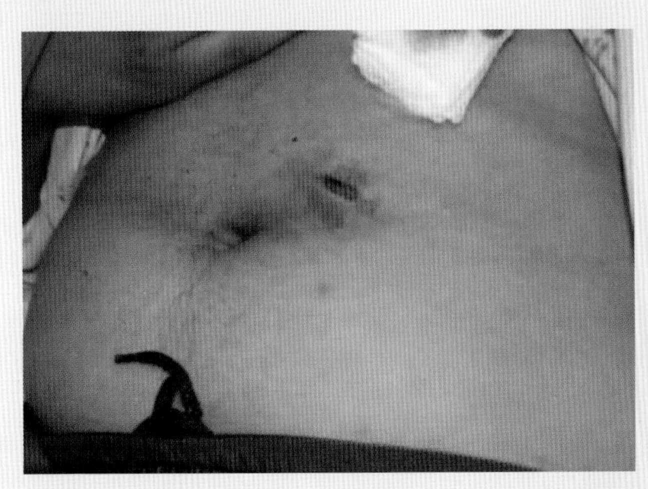
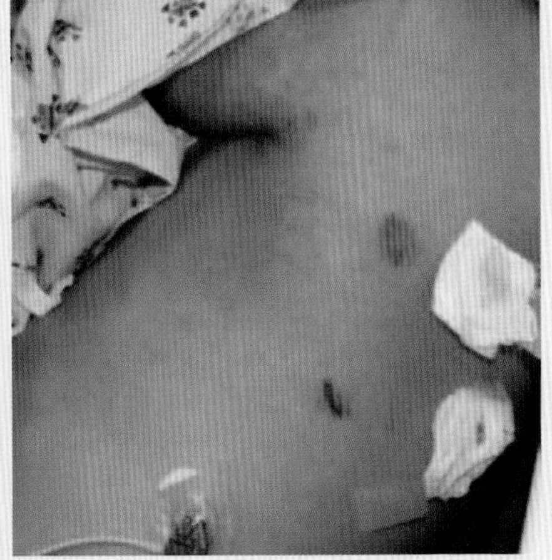

▲图 54–1 16 岁患者刀刺伤伤口照片

A. 腹部；B. 左侧腰部

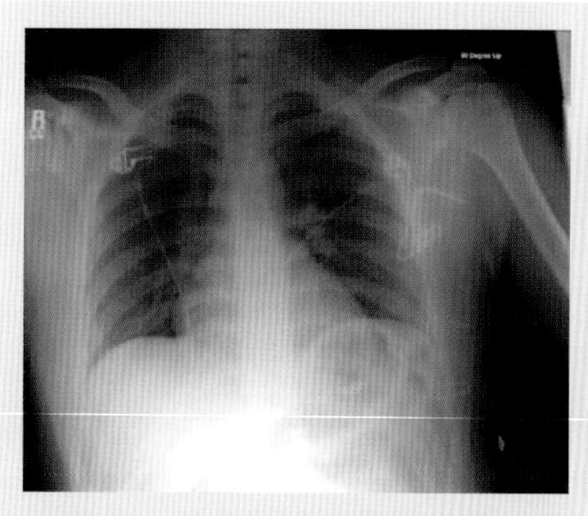

▲图 54-2　16 岁患者多部位刀刺伤，胸部 X 线片（回形针标志左侧腰部的 2 处伤口）

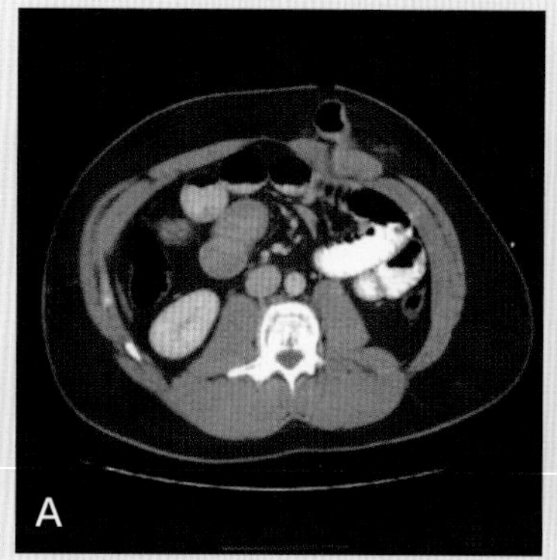

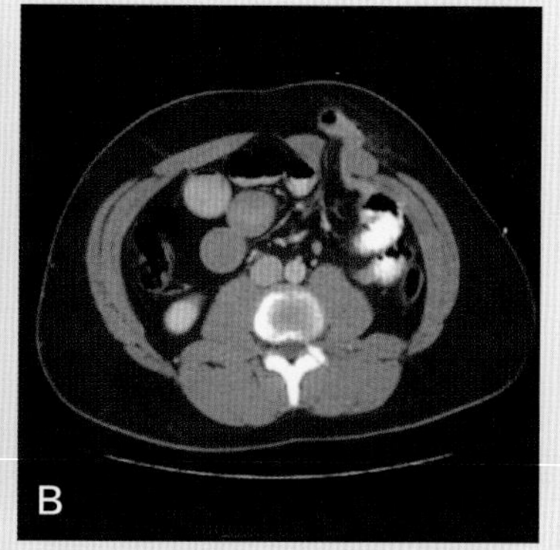

▲图 54-3　16 岁患者多部位刀刺伤，腹部及盆腔 CT 平扫

【病例解读】

诊断：腹部穿透性刀刺伤伴伤口小肠疝及轻度肠梗阻。

诊断依据：CT 提示腹部穿透性刀刺伤伴伤口小肠疝及轻度肠梗阻（图 54-4），胸部正位 X 线检查未见明显气胸。

治疗：请外科会诊，患者入手术室行急诊剖腹探查术，解除小肠疝和修复腹直肌。检查小肠未见损伤。敞开伤口以生理盐水纱布包扎。

转归：3 天后出院，出院时可正常进食，腹部有轻微疼痛，嘱患者外科门诊随诊。

【病例讨论】腹部刀刺伤。

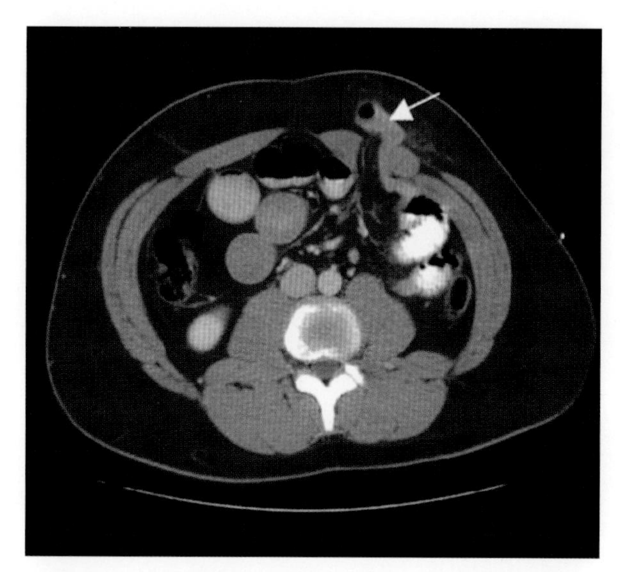

▲图 54-4　口服对比剂全腹 CT 显示为穿透性刺伤，见小肠疝入伤口（白箭）及轻度梗阻

穿透性腹部伤是指枪伤或刺伤穿透腹壁进入腹腔的损伤。其中刀伤发生率是枪伤的 3 倍，但因刀伤速度慢和伤及面积小，其致死率相对更低[1]。然而，容易被忽略的隐形伤口往往可导致致命的并发症[2]。枪伤拥有更强的损伤力度和损伤范围，腹部穿透性外伤的总致死率达 90%[1]。

腹部刀伤多发生在上腹部，且左侧多于右侧[3]。在穿透伤中，肝脏和小肠是刀刺伤最易损伤的腹部器官。刀伤患者中复合伤占 20%，合并胸部伤的高达 10%。其中前腹部刀刺伤穿透腹壁的占 70%，但伤及内脏的仅占其一半[3]。低位胸部刀伤并发腹腔内脏器损伤的占 15%，侧腹部的穿透性刀伤占 44%，背部穿透性刀伤占 15%[3]。

腹部刺伤患者的急救处理首先包括使用加强创伤生命支持（advanced trauma life support，ATLS）和初级创伤评分表，从气道、呼吸、循环、伤残、伤口暴露、尿道和食管共 7 个方面来进行快速评估。开放静脉通道 2 条，液体复苏（生理盐水，必要时用血制品）的同时，进行气道保护，必要时机械通气支持。继首次评估之后，应再次仔细地进行从头到脚的伤情评估。患者应充分暴露全身，以检查全身体表（包括前面、后面、腋窝和皮肤褶皱）的伤口。除此之外，还可以检查出怀疑导致腹部伤的工具。对于神志清楚、病情稳定的患者，应采集简单的病史（如发生刀伤过程、既往史、服药史、过敏史、破伤风疫苗接种史、疼痛程度和空腹时间）。如果是暴力伤害则应通知执法部门。

内脏器官外露的刀伤需急诊手术修补。若没有明显的内脏外露，清醒患者应检查腹膜刺激征，即腹肌紧张和反跳痛。对于腹胀的昏迷患者，特别是合并低血压，很可能预示活动性出血，需急诊行剖腹探查术[2]。每个穿透性腹部损伤的患者均应进行直肠指诊，直肠出血或前列腺肿大分别提示肠腔损伤和泌尿生殖道损伤可能[2]。同样，尿道口滴血常提示泌尿生殖道损伤，这种情况下，需排外尿道或膀胱损伤，方可放置导尿管。

如果刀刺伤患者没有脏器外露、腹膜炎和血流动力学不稳定,可在床旁进行伤口局部的探查[1]。如果伤口未累及腹壁筋膜，对于依从性好的患者，在给予伤口冲洗、包扎及严密观察后即可离院。如因体位、存在其他损伤或技术受限而不能完全探查清楚，则应行进一步检查。可行闭合性或开放性的诊断性腹腔灌洗（diagnostic peritoneal lavage，DPL）或诊断性腹腔穿刺（diagnostic peritoneal aspiration，DPA）。穿刺出血性液体提示腹腔穿透伤和脏器损伤，如果穿刺无血性液体，可通过腹腔灌洗，将 1L 生理盐水灌入再吸出。吸出液体若发现红细胞计数＞ 10 000/m^3，白细胞计数＞ 500/m^3，胆汁，组织纤维或食物颗粒均可提示穿透性腹部损伤和脏器损伤[2]。DPL 是有创操作，并且耗时，在大部分医院已经被床旁快速超声、CT 或剖腹探查术代替[2]。

所有穿透性腹腔损伤患者均应完善实验室检查，包括血常规、生化、凝血功能和尿液分析（特别是血尿患者）。尽管这些检测不是诊断性的，肝功能、血清淀粉酶或脂肪酶有助于判断肝脏或胰腺损伤。动脉血气分析和乳酸水平检测可为血流动力学不稳定和酸碱平衡失调的患者提供重要的临床参考价值[2]。休克患者应检查血型和交叉配血，申请 4～8 单位的红细胞悬液。

腹部刀伤患者不能排外胸部脏器损伤时，需检查胸部 X 线片。胸部 X 线片可提示血胸、气胸或心脏轮廓异常（提示心脏或大血管损伤）[2]，腹部平片可提示腹腔游离气体。床旁快速超声检查包括胸部和腹部的 4 个影像（心包、右上腹、左上腹和盆腔）。腹腔游离液体往往继发于肝破裂或脾破裂所致的出血或肠系膜的损伤，对于腹腔积液合并血流动力学不稳定的患者均需急诊行剖腹探查。血流动力学稳定的患者可进一步行 CT 检查，CT 是无创的检查手段，可发现内脏器官损伤程度，有助于制定手术或非手术治疗方案[1, 4, 5]。然而，伤及肠腔、膈肌和胰腺的损伤在 CT（甚至增强 CT）上很难确诊，因此高度怀疑以上组织受损时，即使腹部 CT 结果正常，也应该进一步通过腹腔镜探查或 DPL/DPA 来确诊[1]。

腹部刺伤的诊断与治疗流程见图 54-5。通常，腹部刀伤患者行急诊剖腹探查术的指征包括血流动力学不稳定、腹膜刺激征、内脏外露（仅有大网膜外露可不进行剖腹探查）、膈肌损伤、泌尿系统出血、工具仍插在腹壁者（如插在腹壁的小刀）

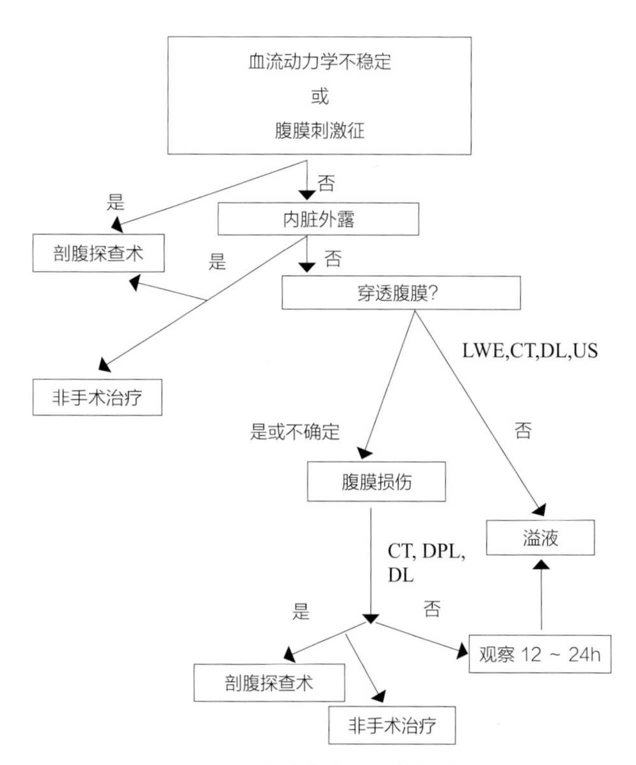

▲ 图 54-5 腹腔穿刺伤评估与诊疗流程

LWE. 局部伤口探查；CT.CT 检查；DL. 诊断性腹腔穿刺；DPL. 诊断性腹腔灌洗；US. 彩超（经许可转载，引自 Isenhour JL，Marx J. Advances in abdominal trauma. Emerg Med Clin N Am 2007；25：713–33.）

和腹腔游离气体。由于存在感染风险，刀伤伤口不应一期缝合，应冲洗并用无菌纱布包扎。

【总结】

1. 腹部刀刺伤发生率是枪伤的 3 倍，但其致死率相对更低。

2. 对于刀伤患者，患者应充分暴露全身，以检查全身体表（包括前面、后面、腋窝和皮肤褶皱）的伤口或明确伤及腹部的工具。

3. 如果没有脏器外露、腹膜炎和血流动力学不稳定的征象，在床旁进行伤口局部的探查即可。

4. 所有穿透性腹壁损伤患者均应完善血常规、肝功能、凝血功能、尿液分析（特别是血尿患者）、血型和交叉配血。

5. 诊断腹部刀伤患者的影像学检查，包括 X 线平片（腹部和胸部）、FAST 和 CT。DPL 耗时，在大部分医院已被 DPA、超声或 CT 所代替。

6. 腹部刀伤患者行急诊剖腹探查术的指征包括血流动力学紊乱、腹膜刺激征、内脏外露、膈肌损伤、泌尿系统出血、工具仍插在腹壁和腹腔游离气体。

参考文献

[1] Isenhour JL, Marx J. Advances in abdominal trauma. Emerg Med Clin N Am 2007;25:713–33.

[2] Stanton-Maxey KJ, Bjerke HS. Abdominal trauma, penetrating. eMedicine Website. Available at http://www.emedicine.com/med/topic2805.htm. Accessed July 12, 2008.

[3] Marx JA, Isenhour J. Abdominal trauma. In: Marx JA, Hockberger RS, Walls RM, et al. (eds.). Rosen’s Emergency Medicine: Concepts and Clinical Practice, 6th ed. Philadelphia: Mosby, 2006:489–512.

[4] Chiu WC, Shanmuganathan K, Mirvis SE, et al. Determining the need for laparotomy in penetrating torso trauma; a prospective study using triple contrast enhanced abdominopelvic computed tomography. J Trauma 2001;51:860–9.

[5] Shanmuganathan K, Mirvis SE, Chiu WC, et al. Penetrating torso trauma: triple-contrast helical CT in peritoneal violation and organ injury – a prospective study in 200 patients. Radiology 2004;231:775–84.

病例 55　左大腿疼痛

【病例概况】男性，18 岁，左大腿疼痛。

【现病史】患者诉 1 天前玩滑板时摔倒撞击左大腿前侧，感左侧大腿剧烈疼痛，肿胀逐步加重并疼痛加剧，遂来急诊就诊，VAS 疼痛评分 10 分（0～10 分），否认左下肢麻木和肌无力，但因左下肢疼痛而不能承重。

【既往史】既往体健。

【体格检查】

一般情况：营养良好，无脱水，中度不适。

生命体征：体温 36.6℃，脉搏 96 次 / 分，血压 135/90mmHg，呼吸频率 22 次 / 分，血氧饱和度 99%。

五官：未见明显异常。

颈部：颈软，无轴线压痛。

心脏：心率正常，律齐，各瓣膜听诊区未闻及心包摩擦音、杂音或奔马律。

肺部：双侧呼吸音清晰。

腹部：腹软，无压痛、腹胀。

左下肢：左大腿前部肿胀，压痛阳性，左膝关节屈曲时疼痛加重。左大腿较右侧明显肿胀。神经血管检查示肌力 5/5 级，触觉正常，足背动脉和胫后动脉搏动均可触及。左髋、膝和踝部无压痛、肿胀或畸形。

开放静脉通道，抽血送实验室检查，给予硫酸吗啡镇痛。实验室检查白细胞计数 13.5×10^3/μl［参考值为（3.5～12.5）$\times10^3$/μl］，肌酸激酶（CPK）201U/L（正常值＜ 170U/L），剩余的实验室检查包括电解质、肌酐、血细胞比容和尿液分析均正常。行左股骨 X 线检查（图 55−1）。

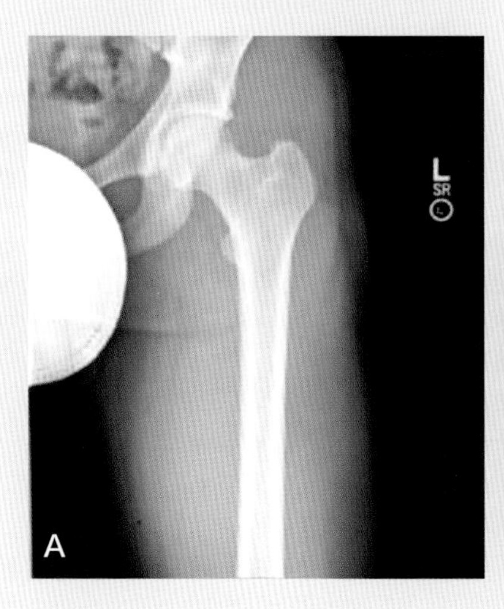

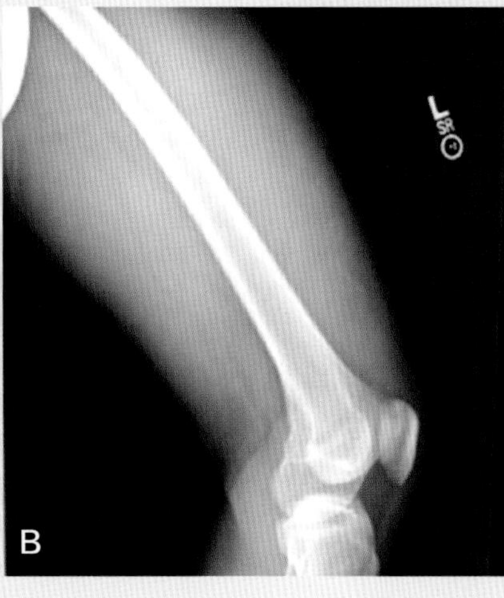

◀图 55−1　18 岁男性，滑滑板摔伤致左髋部疼痛，左股骨 X 线片

【病例解读】

诊断：间隔室综合征（左大腿）。

诊断依据：请骨科医师会诊，在急诊科用室间隔压力测量装置（Stryker）测量间隔室的压力，3 次测量分别是 30mmHg，36mmHg 和 40mmHg（正常为 0～8mmHg）。

治疗：立即送入手术室，急诊行左前大腿筋膜室切开术，筋膜切开时，股直肌从切口膨出。筋膜全部切开后，间隔室的肌肉变得柔软、血液灌注良好。缝合伤口并行伤口引流。住院的第 2 天拔除引流装置。

转归：可在拐杖辅助下行走时出院，并嘱患者近几周内避免使用阿司匹林、非甾体镇痛药，避免剧烈运动。

【病例讨论】间隔室综合征。

间隔室综合征（compartment syndrome，CS）是指在一个封闭的筋膜室中，血液循环受到内部压力增加的影响，而导致肌肉、神经坏死，最终由于过度肿胀导致皮肤坏死[1]。CS多发生于相对的筋膜和骨质区域，如大腿的前侧及深后侧间隔室和前臂的掌侧部[2]。并且，CS可发生于被大量筋膜包裹的任一骨骼肌部位，如臀部、大腿、肩部、手部、手臂和腰椎脊旁肌[2]。

CS有两种类型，急性和慢性。慢性CS通常发生于长跑运动员，多与训练相关，主要发生于大腿前外侧[3]。急性CS是外科急症，应立即解除间隔室压力，避免造成不可逆的损伤。CS的病因多种多样，包括静脉和骨内液体渗漏、蛇咬伤、烧伤、肾病综合征、糖尿病、口服或注射药物（如升压药、抗凝药和血小板抑制药）过量[3]。但是急性CS最常见的病因是长骨骨折。胫骨和前臂骨折特别容易导致CS，占大多数病例[3]。

及时识别和手术干预CS是防止肌肉、神经和血管不可逆性缺血损伤的关键。在很多患者中，CS可依靠临床症状和体征进行诊断。CS的主要特征包括与临床表现不成比例的疼痛、间隔室肌肉被动伸展无力及疼痛、间隔室累及神经的分布区域感觉过敏，以及间隔室周围的筋膜包膜绷紧[4]。动脉损伤的5P（疼痛、无脉、苍白、感觉异常、麻痹无力）症状常被误认为是CS[3]。综上所述，CS的唯一可靠标志就是疼痛。

如果高度怀疑CS，但没有足够检查证据，应监测间隔室的压力[2]。如果缺乏测量设备，可以用静脉输液导管、三通管、注射器和水银压力计代替[2]。其他测量设备还有Stryker的便携式压力监测仪、用于持续监测的灯芯导管法和裂隙导管法。间隔室内正常压力范围是0～8mmHg[4]。如果临床发现间隔室压力＞30mmHg，应立即进行筋膜切开术[2]。可疑患者需要持续监测压力和密切观察。MRI可用于评估伤及范围，但MRI检查不应该耽误明确的急性患者必须外科干预的处理[5]。CS患者的MRI急性期可表现T_2加权像肌肉肿胀、水肿或两者均存在[5]。

CS的治疗包括立即去除包扎的绷带或石膏、抬高患肢、冰敷和止痛。一旦确诊CS，6h内应完成筋膜切开术[3]，需要足够大的切口以完全解除受压的筋膜。据报道，大腿的急性CS多由于外伤致血肿形成或急性股四头肌扭伤引起[4, 6]，大腿CS较罕见，因为间隔室空间大，需要极大的压力才能影响循环[4]。并且大腿的筋膜间隔室与臀部肌肉相连，有助于间隔室内血肿引出[4]。

【总结】

1. CS是指骨筋膜间隔室的压力增加导致微血管损伤。

2. 急性CS多发生于长骨，特别是胫骨和前臂。

3. CS的主要特征包括与临床表现不成比例的疼痛，间隔室肌肉被动伸展无力、疼痛，间隔室累及神经的分布区域感觉过敏，间隔室周围的筋膜包膜绷紧。

4. 间隔室内正常压力范围是0～8mmHg。如果临床发现间隔室压力＞30mmHg，应立即进行筋膜切开术。

5. 一旦确诊CS，6h内应完成筋膜切开术。

参考文献

[1] Jobe MT. Compartment syndrome and Volkmann contracture. In: Canale ST, Daugherty K, Jones L (eds.). Campbell’s Operative Orthopedics, 10th ed. Philadelphia: Mosby, 2003;3739–44.

[2] Azar FM. Traumatic disorders. In: Canale ST, Daugherty K, Jones L (eds.). Campbell’s Operative Orthopedics, 10th ed. Philadelphia: Mosby, 2003:2449–57.

[3] Newton EJ. Acute complications of extremity trauma. Emerg Med Clin N Am 2007;25:751–61.

[4] Burns BJ, Sproule J, Smyth H. Acute compartment syndrome of the anterior thigh following quadriceps strain in a footballer. Br J Sports Med 2004;38:218–20.

[5] Armfield DR, Kim DH, Towers JD, et al. Sports-related muscle injury in the lower extremity. Clin Sports Med 2006; 25:803–42.

[6] Mithofer K, Lhowe DW, Altman GT. Delayed presentation of acute compartment syndrome after contusion of the thigh. J Orthop Trauma 2002;16:436–8.

病例 56 后颈部疼痛

【病例概况】男性，26 岁，挥杆后颈部疼痛。

【现病史】患者在其后院练习高尔夫球挥杆时，闻及弹响，后感下段颈部疼痛。在急诊科，患者诉颈部活动时疼痛加重，尤其是弯曲时。否认肢体麻木、无力或刺痛。

【既往史】既往体健。

【体格检查】

一般情况：发育良好，直立坐在轮床上，无急性面容。

生命体征：体温 36.7℃，脉搏 80 次 / 分，血压 126/88mmHg，呼吸频率 22 次 / 分，血氧饱和度 100%。

五官：未见明显异常。

颈部：下段颈背部压痛，无肿胀或包块，疼痛随颈部弯曲加重。

心脏：心率正常，律齐，各瓣膜听诊区未闻及心包摩擦音、杂音或奔马律。

肺部：双肺呼吸音清晰。

腹部：腹软，无压痛、腹胀。

四肢：无杵状指、发绀或水肿。

神经系统检查：神志清楚，定向力正常，脑神经Ⅱ～Ⅻ检查正常，四肢近端和远端肌力 5/5 级，触觉正常。

行颈椎 X 线侧位片检查（图 56-1）。

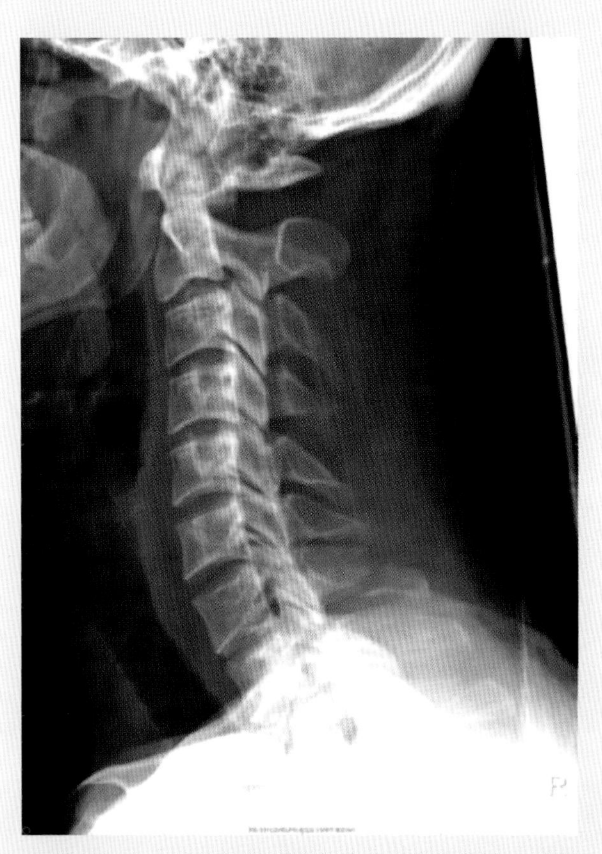

▲ 图 56-1 26 岁挥杆后颈部疼痛患者的颈椎 X 线侧位片

【病例解读】

诊断：第 7 颈椎棘突的“铲土者骨折”。

诊断依据：颈椎 X 线片提示 C_7 棘突骨折。

治疗：颈托固定颈部，予以地西泮和维克丁止痛。

转归：请脊柱外科会诊后转诊至骨科诊所。

【病例讨论】铲土者骨折。

“铲土者骨折（clay-shoveler 骨折）”是发生在颈椎棘突的斜向骨折，常发生于下段颈椎节段。由于常见于 20 世纪 30 年代的澳大利亚黏土矿工而得名[1]。广泛接受的“铲土者骨折”损伤机制是颈椎的暴力弯曲、斜方肌和菱形肌剧烈收缩[2]。现在这种骨折多发生于足球运动员和举重运动员，或者棘突的直接外伤，如台球棒或棒球棒的打击[1, 2]。机动车突然减速碰撞，或导致颈部被迫弯曲的枕骨直接损伤也可能导致这种损伤。

“铲土者骨折”常通过颈椎侧位 X 线片发现撕脱的骨质碎片而确诊（图 56-2）[3]。损伤多发

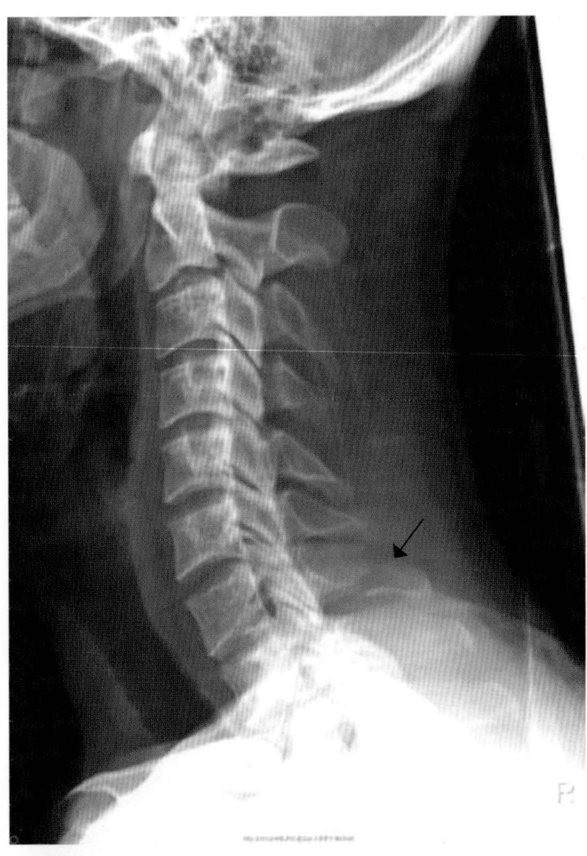

▲图 56-2 26 岁男性，第 7 颈椎铲土者骨折，颈椎 X 线侧位片（黑箭）

生于下段颈椎，因此侧位片应包括 C_7 和 T_1 结构。侧面观上，骨折线常呈斜形，横于脊椎和棘突椎板线之间[4]。非典型的骨折可延伸至脊柱椎板线。下段颈椎棘突有垂直的裂缝，也可在正位观被发现（双棘突征）[5]。因损伤仅伤及棘突，故该骨折属稳定型，不会造成神经功能的损伤。这种骨折的治疗包括神经外科或脊柱外科就诊，止痛、颈托固定颈部，并密切随诊。

【总结】

1.“铲土者骨折”是发生在颈椎棘突的斜向骨折，常发生于下段颈椎节段。

2. 多认为“铲土者骨折”是颈椎的暴力弯曲、斜方肌和菱形肌的暴力收缩所致。

3. 这种骨折多通过颈椎侧位片发现，颈椎侧位片应该包括整个颈椎和 T_1 的结构。

4. 因损伤仅伤及棘突，故该骨折属稳定型，不会造成神经功能的损伤。

5. 这种骨折的治疗包括神经外科或脊柱外科就诊，止痛、颈托固定颈部。

参考文献

[1] Hockberger RS, Kaji AH, Newton EJ. Spinal injuries. In: Marx JA, Hockberger RS, Walls RM, et al. (eds.). Emergency Medicine Concepts and Clinical Practice, 6th ed. Philadelphia: Mosby, 2006:398–439.
[2] Boden BP, Jarvis CG. Spinal injuries in sports. Neurol Clin 2008;26:63–78.
[3] Mueller J.B. Fractures, cervical spine. eMedicine Website. Available at http://www.emedicine.com/emerg/topic189.htm. Accessed June 30, 2008.
[4] Feldman VB, Astri F. An atypical clay shoveler’s fracture: a case report. J Can ChiroprAssoc 2001;45:213–20.
[5] Cancelmo JJ. Clay shoveler’s fracture – a helpful diagnostic sign. Amer J Roengenol 1972;115:540–3.

病例 57　心搏骤停

【病例概况】男性，29 岁，心搏骤停。

【现病史】29 岁男性患者，因心搏骤停由救护车转运至急诊科，持续行心肺复苏（CPR）。从急救人员处获得的病史为，该患者走进当地一家餐馆时，被目击晕厥，当时呼叫了急救服务。在前往急诊科途中尝试插管未成功；持续予球囊面罩（BVM）通气，行心肺复苏。通过外周小静脉注射 3 剂肾上腺素。

【既往史】不详。

【体格检查】

一般情况：发育良好，平卧位，呼之不应，正进行球囊面罩通气和 CPR。

生命体征：体温未测得，脉搏 120 次 / 分，血压未测得，球囊面罩通气，无自主呼吸，血氧饱和度未测得。

五官：头颅正常，瞳孔固定、散大。

颈部：无明显外伤。

胸部：胸廓随面罩控制通气起伏，双侧呼吸音粗，左侧呼吸音减弱。

心脏：未闻及心音，无胸外按压时，颈动脉、股动脉及桡动脉搏动未触及。

腹部：无膨隆。

四肢：右上臂三角肌下部见伤口（图 57-1）。

神经系统检查：GCS 评分为 3 分。

在急诊科，最初的心电节律表现为无脉性电活动（pulseless electrical activity，PEA）。继续心肺复苏，并实施气管插管。插管前 BVM 通气期间，可见混合血液的呕吐物被吸入面罩，经口咽吸出。当患者暴露时，体检发现右肩伤口（图 57-1）。

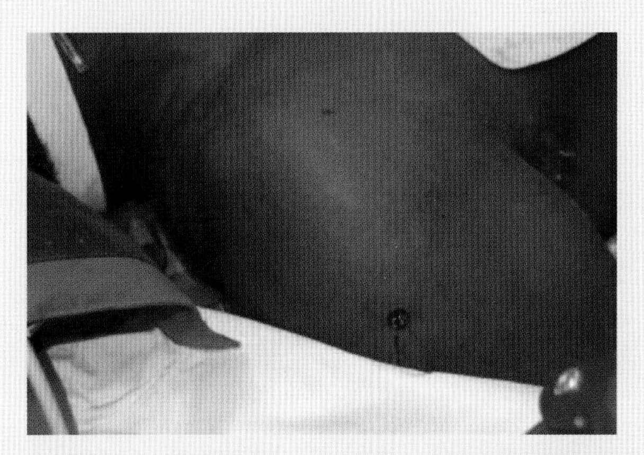

▲ 图 57-1　29 岁男性，心脏停搏，右侧三角肌侧面观

【病例解读】

诊断：创伤性心搏骤停。

诊断依据：心电图提示无脉电活动，心音消失。查体时发现右肩枪伤。

治疗：作为创伤性心搏骤停，推测其可能存在胸壁穿通伤，需积极处理，完善气管插管并继续行心肺复苏，完善右侧股静脉置管。14 号导管行双侧经前胸壁胸腔针刺减压术，但无明显气体排出，立即改行双侧胸腔闭式引流（图 57-2），右侧胸腔引流管见大量气体排出，后引出大量血液。左侧胸管引流出约 750ml 血液，术后床旁胸部 X 线片（图 57-3）。尽管进行了双侧胸腔闭式引流，但患者的脉搏与血压仍测不出。在剑突下完善创伤重点超声评估，用于明确是否有心脏压塞，但不足以确定是否存在压塞。此时，患者的心律恶化到停搏。心包穿刺术回抽未见血液。约 40min 后患者死亡。仔细检查尸体未见其他进出伤口。患者死亡后进行的胸部和腹部平片未见子弹。右侧肱骨 X 线片显示伤口入口处附近肱骨骨折，未见明显弹片。

转归：40min 后停止抢救，宣布死亡。尸检在心包未发现弹片与弹孔。

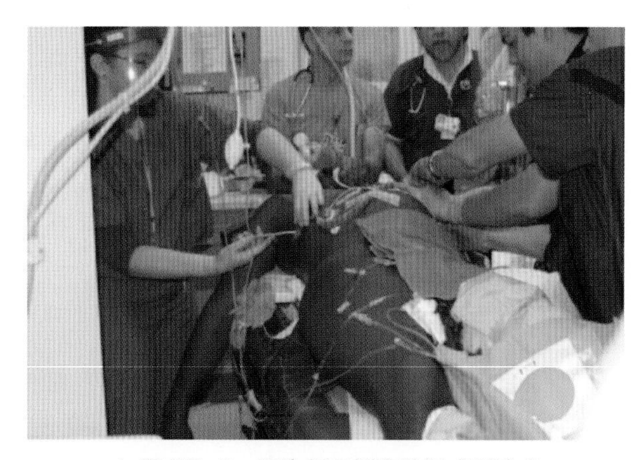

▲ 图 57-2　医生行双侧胸腔闭式引流术

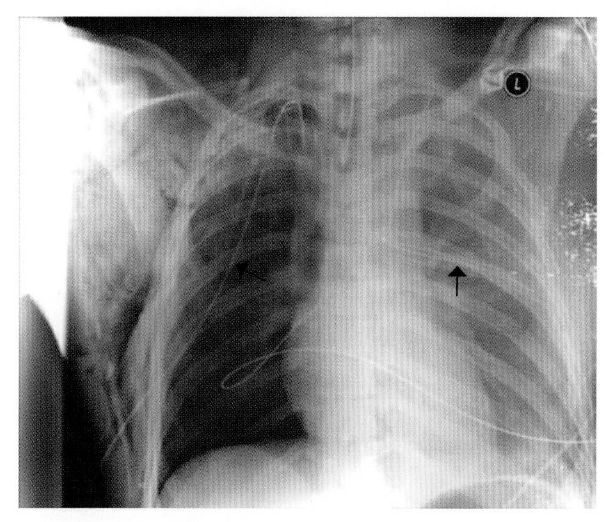

▲ 图 57-3　29 岁男性，心脏停搏，胸部 X 线片（双侧胸腔闭式引流术后，箭示胸管）

【病例讨论】穿透性胸部外伤、创伤性心搏骤停和急诊胸腔闭式引流。

胸部外伤占致死性外伤的 20%～25%[1]，每年 16 000 名患者因胸部外伤死亡。不管子弹的入口在何处，枪弹伤可穿透身体的任何部位。未找到相应枪弹出口的枪伤患者均应考虑有子弹残留，可栓塞中心或外周血管[1]。去除患者的所有衣物并检查腋下、皮肤皱褶和后背的隐匿穿透伤口。合并胸腔和腹腔内枪伤的患者死亡率更高。

穿透性胸部外伤损伤范围广，病情重（如血胸、气胸、膈肌破裂、纵隔气肿、心脏压塞）[2]。临床预后取决于损伤机制、受伤部位、损伤类型和患者的基础疾病。危及生命的损伤包括大出血、气体交换紊乱（如血胸、气胸）或心脏灌注受阻（如心脏压塞、张力性气胸）[3]。对于这类患者急诊科医师首要的关注点是气道。紧急气管插管适应证包括窒息、原因不明的休克和异常通气。重度支气管损伤或单侧肺损伤需要选择性单侧通气[3]。

有张力性气胸临床表现（气管偏移、单侧呼吸音减弱、重度呼吸衰竭或循环衰竭）的患者不需进行胸部 X 线片检查，应紧急胸腔减压，在锁骨中线第二肋间用大针穿刺，随后插入导管[3]。如果最初选择了针穿刺，则必须随后行胸腔插管。

不稳定的胸部穿透伤患者的最初治疗包括请创伤或外科医疗团队协助，对于有呼吸暂停、严重休克或通气不足的患者要行气管插管。其次，如有张力性气胸征象，可用针或胸管减压术[3]。任何胸部的活瓣性阻塞性伤口都应该安装“单侧活瓣”，然后通过另一个单独的切口放置胸管。然后进行胸部 X 线片检查，任何明显的血胸或气胸都应行开胸置管术。顽固性低血压患者应维持收缩压＞ 90mmHg，同时通知手术室准备手术[3]。如果条件允许，可应用床旁彩超检查有无心脏压塞和心脏的搏动情况；对于严重不稳定的患者可能受益于在急诊科行开胸术和持续的积极复苏。

经纵隔枪伤的不稳定患者的治疗原则包括快速评估、气管插管、开放 2 条静脉通道、双侧胸腔闭式引流术、拍摄胸部 X 线片确定纵隔损伤的部位，以及胸腔引流管持续引流出血性液体、纵隔出现非空泡性血肿或怀疑心脏损伤患者应立即通知手术室行急诊手术[3]。

急诊科行开胸术对于极少数重伤患者来说是一种挽救生命的方法[4]。开胸手术主要用于穿透性胸部或腹部外伤患者，有时也用于胸腹部钝挫伤患者[4, 5]。开胸手术的治疗目标是控制出血，有效的心脏按压，空气栓塞或支气管胸膜瘘时阻断肺门，在出现空气栓塞或大量支气管胸膜瘘时交叉夹闭肺动脉门、解除心脏压塞、交叉夹闭降主动脉以控制躯干下部出血[6]。尽可能稳定患者病情，并将其转运至有相关设备、行最确定治疗的手术室。

2001 年，美国外科医生协会在对急诊科开胸术详细文献回顾的基础上发布了急诊科开胸术的实践管理指南[7]。在文献中，二级水平证据的 4 项推荐如下。

①急诊开胸手术很少应用于因钝器创伤而导致心肺骤停的患者，因为其存活率极低且神经系统预后差。急诊开胸手术应限于那些到达创伤中心时有生命体征以及心搏骤停但有目击者的患者。

②急诊开胸术最适合心脏穿透损伤的患者，但患者必须在发生心脏穿透伤后短时间内转运到创伤中心，并有目击者或有客观测量的生理参数（生命体征），如瞳孔反射、自主呼吸、心搏、血压、四肢活动或心脏电生理活动。

③对于穿透性非心脏性胸部损伤的患者应进行急诊开胸手术，但这些患者的生存率普遍较低。因为很难确定是非心源性胸廓损伤还是心源性损伤，急诊开胸术可以用来明确诊断。

④开胸手术应用于腹部血管损伤，但生存率极低。对患者的选择要慎重，这一手术应作为一种辅助手段，为确定修复腹部血管损伤。

对于小儿患者，以上 4 条也适用。

一般来说，急诊开胸手术最可能得到获益的患者包括在急诊室就诊时有生命迹象的穿透性创伤患者，和到达医院后 10min 内失去生命迹象的患者[6]。钝性创伤患者院前心肺复苏时间＞ 5min，穿透性创伤患者院前心肺复苏时间＞ 15min，开胸复苏术似乎无效[8]。心包穿刺术对于外伤性心搏骤停患者没有作用，这种方法在清除心包腔内血凝块时通常无效，且它并不是一种无风险的方法，可能延误其他的外科处理时机，相比 FAST 的辅助检查，其诊断价值可忽略不计[6]。

【总结】

1. 外伤患者中寻找隐蔽的穿透外伤伤口（如腋下、皮肤褶皱或后背枪伤）很重要。

2. 疑似张力性气胸的患者须立即解除胸腔压力，首先用大针穿刺，再置入胸管。

3. 剑突下的经胸超声心动图是评估创伤患者心脏压塞（FAST 检查的一部分）有价值的检查手段。

4. 不推荐心包穿刺术应用于确诊或创伤性心脏压塞的诊断和治疗。

5. 急诊开胸通常适用于创伤心搏骤停患者，但前提是，患者在受伤现场有生命迹象但送往医院的途中出现心搏骤停（且接受低于 10～15min 的心肺复苏）；对于垂死的患者，有生命迹象存在但没有（或几乎检测不到）血压的患者，也适用于气管插管、胸腔引流和充分复苏后仍不稳定的患者。

参考文献

［1］ Shahani R. Penetrating chest trauma. eMedicine Website. Available at http://www.emedicine.com/med/topic2916.htm. Accessed June 11, 2008.

［2］ Inci I, Ozcelik C, Tacyildiz I, et al. Penetrating chest injuries: unusually high incidence of high-velocity gunshot wounds in civilian practice. World J Surg 1998;22:438–42.

［3］ Mosesso VN. Penetrating chest trauma. In: Ferrera PC, Colucciello SA, Marx JA, et al. (eds.). Trauma Management, an Emergency Medicine Approach. Philadelphia: Mosby, 2001:259–78.

［4］ Mejia JC, Stewart RM, Cohn SM. Emergency department thoracotomy. Semin Thorac Cardiovasc Surg 2008;20:13–8.

［5］ Seamon MJ, Pathak AS, Bradley KM, et al. Emergency department thoracotomy: still useful after abdominal exsanguinations? J Trauma 2008;64:1–8.

［6］ Meredith JW, Hoth JJ. Thoracic trauma: when and how to intervene. Surg Clin N Am 2007;87:95–118.

［7］ Working Group, Ad Hoc Subcommittee on Outcomes, American College of Surgeons-Committee on Trauma. Practice management guidelines for emergency department thoracotomy. J Am Coll Surg 2001;193:303–9.

［8］ Powell DW, Moore EE, Cothren CC, et al. Is emergency department resuscitative thoracotomy futile care for the critically injured patient requiring prehospital cardiopulmonary resuscitation? J Am Coll Surg 2004;199:211–5.

病例 58　右下腹疼痛

【病例概况】女性，36岁，右下腹疼痛。

【现病史】患者诉数天前出现右下腹疼痛并逐渐加重，疼痛呈持续性，疼痛评分为 7 分（疼痛评分参考值为 0～10 分），活动或行走后疼痛加重，不伴发热、恶心、呕吐、腹泻、便秘、阴道出血或分泌物、厌食，无腹部手术史。末次月经为 2 周前，否认妊娠。

【既往史】不详。

【体格检查】

一般情况：营养良好，无脱水，无急性痛苦面容。

生命体征：体温 37℃，脉搏 85 次 / 分，血压 130/85mmHg，呼吸频率 18 次 / 分，血氧饱和度 100%。

五官：未见明显异常。

颈部：颈软。

心脏：心率正常，律齐，各瓣膜听诊区未闻及心包摩擦音、心脏杂音、奔马律。

肺部：双肺呼吸音清晰。

腹部：腹部平坦，肠鸣音活跃，右下腹腹肌紧张、肌卫，右下腹固定压痛及反跳痛，无瘀斑和明显包块。

盆腔：无阴道出血或分泌物，宫颈管闭合，无宫颈活动或附件压痛，没有明显包块。

直肠：直肠指检正常，软棕色便，粪便潜血试验阴性。

四肢：无杵状指、发绀或水肿。

神经系统检查：未见明显异常。

开放静脉通道，抽血送实验室检查，给予静脉输注 1L 生理盐水，同时给予硫酸吗啡止痛。实验室检查结果全血细胞计数、电解质、肌酐、血糖和肝功能正常，尿液分析未提示感染和出血，尿妊娠试验阴性。口服对比剂和静脉给予对比剂后行腹部和盆腔 CT 检查（图 58–1）。

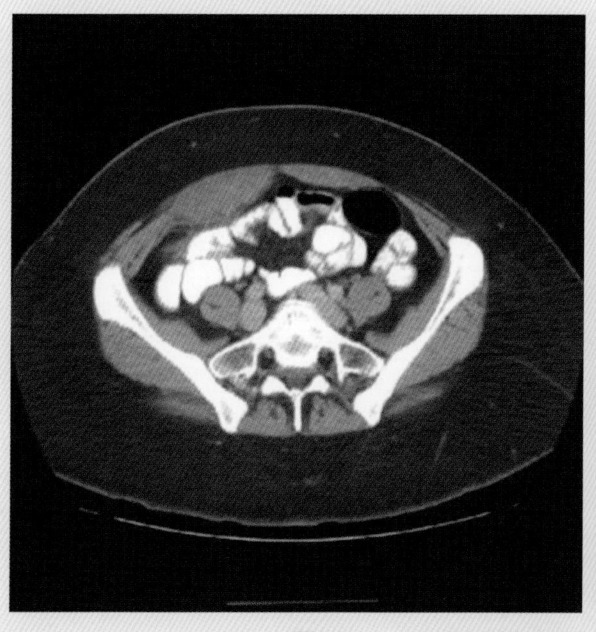

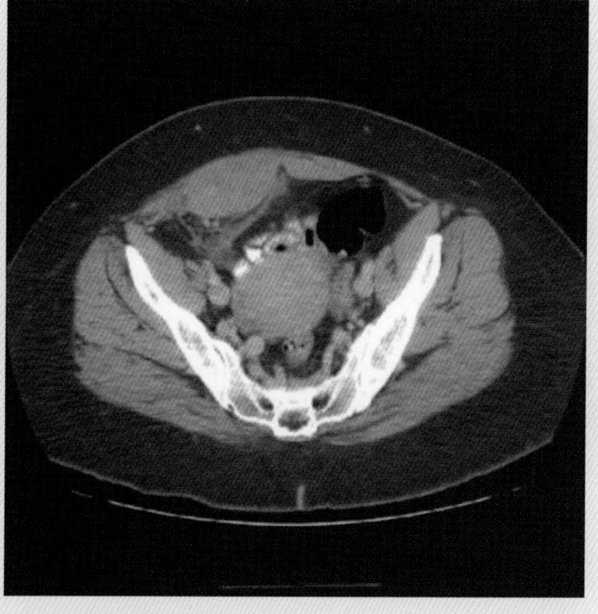

▲ 图 58–1　36 岁右侧腹痛数天的女性患者腹部和盆腔 CT 平扫

【病例解读】

诊断：腹直肌鞘血肿。

诊断依据：CT 提示右侧腹直肌鞘肿大周围伴对比剂残留（图 58-2），考虑腹直肌鞘血肿。追问病史，5 天前，患者仰卧在地板上时，其 85 磅的宠物狗跳到了她的腹部。

治疗及转归：入院时测得血细胞比容 40%，给予留观，7h 后复查血细胞比容为 36%，9h 后复查血细胞比容为 36%。患者出院并继续密切观察，口服镇痛药，并嘱避免剧烈运动，患处冰敷。

【病例讨论】腹直肌鞘血肿。

腹直肌鞘血肿（rectus sheath hematoma，RSH）源于上腹部血管破裂或腹直肌本身撕裂所致的血液在腹直肌鞘内积聚[1]。腹直肌鞘血肿的病因包括外伤、腹部手术史、腹腔镜手术戳孔的损伤、腹部皮下药物注射、抗凝药物治疗、血液病、高血压、咳嗽、体育锻炼和妊娠[1-3]。腹直肌鞘血肿的男女发病比例为 1∶3，且多发生于右下腹[3]。它是一种不常见的急腹症，但与很多外科急腹症相似，如急性胆囊炎、阑尾炎、腹部动脉瘤破裂、乙状结肠憩室炎、胎盘早剥[2]。

腹直肌鞘血肿多表现为腹痛、腹部压痛，疼痛可表现得非常剧烈类似腹膜炎症状[4]。最常见的症状和体征是腹痛、腹壁包块、血色素下降、腹壁皮下瘀斑、恶心、呕吐、心动过速、腹膜刺激征、发热、腹胀和腹肌痉挛[1]。Fothergill 征有助于鉴别腹腔内肿块和腹直肌鞘肿块[3]，操作是嘱患者平卧，头抬离枕头，使腹壁紧张。腹肌紧张后，腹直肌血肿患者疼痛加剧，腹壁包块固定且可触及，腹内包块在腹肌紧张后很难触及[3]。

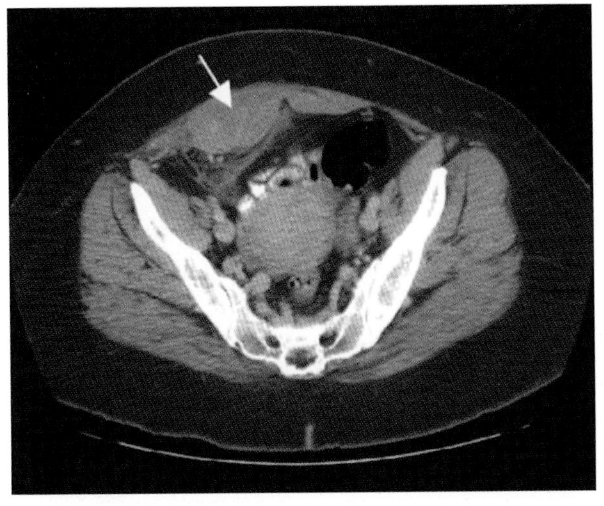

▲图 58-2 36 岁右下腹痛数天的女性患者腹部 CT（白箭）

腹部超声或 CT 可诊断腹直肌鞘血肿，可见包块通常依附于腹壁[4]。尽管超声作为首选检查方式，敏感度达 80%～90%，CT 平扫仍然是敏感度和特异性接近 100% 的金标准，还可发现其他腹腔内病变[3, 5]。腹直肌鞘血肿的治疗措施有休息、止痛、冰敷、停止使用任何抗凝药物，必要时输血或血制品[6]。如果血肿不能消除，需要手术清除和止血。血流动力学不稳定者需要剖腹或腹腔镜手术干预切除血肿和结扎血管[7]。

【总结】

1. 腹直肌鞘血肿源于上腹部血管破裂或腹直肌本身撕裂所致的血液在腹直肌鞘内积聚。

2. 腹直肌鞘血肿与很多外科急症相似，如急性胆囊炎、阑尾炎、腹部动脉瘤破裂、乙状结肠憩室炎、胎盘早剥。

3. 腹直肌鞘血肿多表现为腹痛、压痛，以及右下腹可触及的包块。

4. 诊断腹直肌血肿的影像学检查包括超声和 CT，其中 CT 检查更优。

5. 腹直肌鞘血肿的治疗多为保守治疗（休息、冰敷，必要时停用抗凝药物），当出血不能控制或血流动力学不稳定的患者需采用外科干预。

参考文献

[1] Kapan S, Turhan AN, Alis H, et al. Rectus sheath hematoma: three case reports. J Med Case Reports 2008; 2:22.
[2] Rajagopal AS, Shinkfield M, Voight S, et al. Massive rectus sheath hematoma. Am J Surg 2006;191:126–7.
[3] Luhmann A, Williams EV. Rectus sheath hematoma: a series of unfortunate events. World J Surg 2006;30:2050–5.
[4] Raven MC, Hoffman RS. Images in emergency medicine. Ann Emerg Med 2005;46:558, 562.
[5] Cherry WB, Mueller PS. Rectus sheath hematoma: review of 126 cases at a single institution. Medicine 2006;85:105–10.
[6] James RF. Rectus sheath haematoma. Lancet 2005;365: 1824.
[7] Costello J, Wright J. Rectus sheath haematoma: 'a diagnostic dilemma?' Emerg Med J 2005;22:523–4.

病例 59　头部钝挫伤

【病例概况】男性，37 岁，头部钝挫伤。

【现病史】患者在车祸中头部受伤，由救护车转运至急诊科。患者仅有小型卡车驾驶证，以中等速度驾驶一辆小卡车行驶，前方有另一辆汽车。患者的卡车与该车辆的副驾驶侧相撞，对双方车辆造成严重损坏。患者诉出现短暂意识丧失，不能回忆撞击事件。急救人员赶到时，发现患者站在车外，前额处有一中等大小、正在流血的裂伤。患者神志清楚，可活动，否认其他损伤。在急诊室，患者仅诉轻度头痛。否认颈部、胸部、腹部疼痛，否认视觉改变、局部无力、麻木，恶心、眩晕、意识模糊及极度疲劳。

【既往史】不详。

【体格检查】

一般情况：发育良好，意识清醒，无急性痛苦面容。

生命体征：体温 36.6℃，脉搏 88 次 / 分，血压 158/90mmHg，呼吸频率 18 次 / 分，血氧饱和度 98%。

五官：前额中部可见一个 5cm 的裂伤伤口，伴周围水肿和瘀斑，无活动性出血和头皮血肿。双瞳等大等圆，对光反射存在，眼球运动正常，无眼球震颤、Battle 征和眼周色素沉着，双侧鼓膜听力清晰对称。

颈部：颈软，无轴线压痛。

心脏：心率正常，律齐，未及心包摩擦音、心脏杂音、奔马律。

肺部：双侧呼吸音清晰。

腹部：腹软，无压痛、腹胀。

四肢：无杵状指、发绀和水肿，无肿胀或畸形。

神经系统：神志清楚，定向力正常，第Ⅱ～Ⅻ对脑神经分布区域查体正常，四肢远端或近端肌力对称，均为 5/5 级，皮肤感觉正常，无旋前肌漂移，步态正常。

在等待行头部 CT 平扫过程中，用 1% 利多卡因加肾上腺素麻醉患者前额创面，冲洗后无菌下用尼龙缝线间断缝合伤口。重新给患者注射破伤风疫苗，嘱其禁食禁饮，并行头部 CT 平扫评估颅内是否出血（图 59-1）。

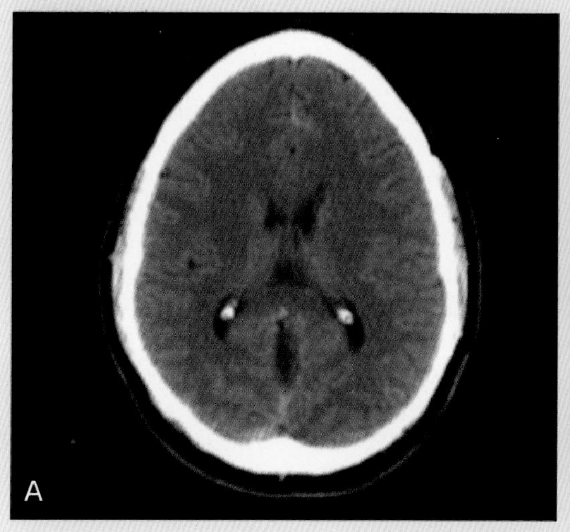

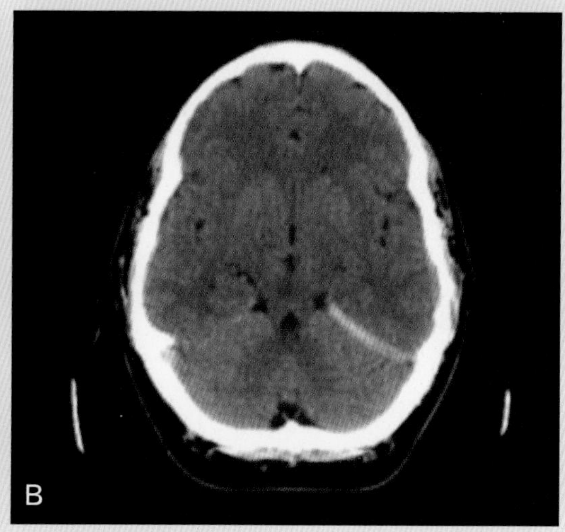

▲图 59-1　37 岁机动车碰撞事故中头部创伤患者的头部 CT 平扫

【病例解读】

诊断: 创伤后蛛网膜下腔出血。

诊断依据: 头部 CT 平扫提示右额叶沿脑沟方向有一小面积高密度影，对冲伤所致，可见沿左小脑幕方向有一高密度影（图 59-2），影像结果符合蛛网膜下腔出血表现。未发现脑实质出血、中线偏移或肿块。

治疗及转归: 请神经外科医生协助治疗，询问病史、体格检查后，建议留观 24h，多次进行神经系统评估。留院观察 24h，期间病情稳定，24h 后复查头部 CT 平扫，出血部位未见出血增加。之后出院，嘱 1 周内密切于社区医院进行随访，如有任何神经系统的体征改变，应立即返回急诊就诊。

【病例讨论】颅脑损伤。

颅脑损伤（traumatic brain injury，TBI）是外力所致的一种非退变、非先天因素的大脑损伤。它可能导致认知功能、躯体和社会心理的永久或暂时性的损伤，同时伴有意识的丧失或意识改变[1]。在美国，急性创伤中，颅脑损伤导致的死亡病例占 40%[1]。每年有 174 万名患者遭受轻度的颅脑损伤，患者需要就诊并出现 1 天以上的短暂功能障碍；其中 20 万名颅脑损伤患者需要住院治疗[1]。

TBI 后的病理性改变可分为两大块，包括局灶性或弥漫性，原发性或继发性[2]。局灶性损伤是指大脑局部区域的损伤，而弥漫性损伤则累及更广泛的大脑区域。原发损伤发生在创伤时，而继发损伤则发生在创伤后的某个时间点。继发损伤经过治疗可以避免或使损伤最小化[2]。

TBI 后经常发生脑实质外出血，包括硬膜外、硬膜下和蛛网膜下腔出血。硬膜外出血（epidural hemorrhage，EDH）主要由脑膜动脉撕裂所致，多并发颅骨骨折[2, 3]。出血位于颅骨和硬脑膜之间，由于硬脑膜与颅骨在骨性连接线上的紧密黏附，通常会限制出血的范围[2]。蛛网膜下腔（SAH）的出血点位于软脑膜和蛛网膜之间，容易引起脑动脉痉挛。而 TBI 合并 SAH 是 TBI 预后更差的原因之一[2, 4]。硬脑膜下出血（subdural hemorrhage，SDH）是指血液渗出到蛛网膜和软脑膜之间的硬膜下间隙时，形成硬脑膜下出血[3]。SDH 在大脑周围，在 CT 下呈“新月形影”，可在大脑半球轮廓上沿脑回扩散[3]。年老患者更易发生 SDH，因为脑组织随年龄而萎缩，桥静脉遇到外力时更易损伤[2]。

TBI 的严重程度通常用格拉斯哥昏迷量表（Glasgow Coma Scale，GCS）来表示，重度（GCS ≤ 8 分），中度（GCS 9～13 分）和轻度（GCS 14～15 分）[5, 6]。TBI 患者重度和中度各占 10%，

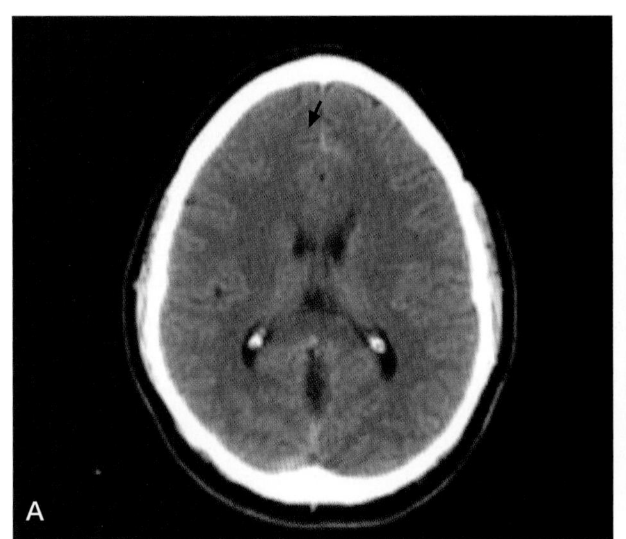

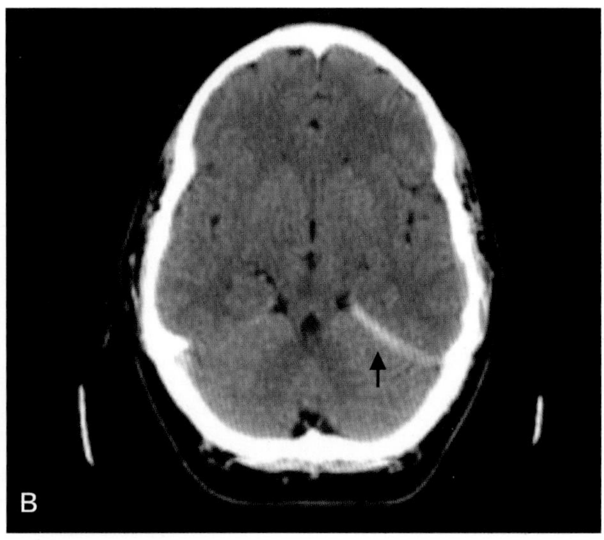

▲ 图 59-2 37 岁头部损伤患者的头部 CT 平扫

A. 右额叶沿脑沟方向有一个小面积高密度影（黑箭）；B. 沿左小脑幕方向有一个高密度影（黑箭）

轻度占80%[5]。在急诊科，TBI患者首选的影像学检查是CT平扫。对于颅脑损伤患者，哪些可以不行头部CT平扫，目前仍在研究当中。头部CT平扫可确定是否有急性损伤，可指导下一步的治疗，除了颅内和髓外病变外，CT的骨窗可发现颅骨骨折（包括颅底骨折）。对于重度和中度TBI患者不再推荐行颅脑X线检查[5]。与CT相比，MRI更易发现创伤后缺血性梗死，亚急性出血病变和挫伤，轴索剪切伤和脑干或颅后窝的病变[6]。

创伤性蛛网膜下腔出血是血液流入脑脊液和脑沟回中，多因蛛网膜小血管撕裂所致[6]。33%的重度TBI患者首次行头部CT平扫可发现蛛网膜下腔出血，在所有重型颅脑损伤患者中的总发生率为44%[5]。创伤性蛛网膜下腔出血是颅脑外伤后CT检查中最常见的异常影像。出血量与预后呈正相关，与GCS评分呈反比[6]。

大多数轻微头部损伤的低风险患者（醉酒患者和独居患者除外）可以在正常检查后安全出院，但建议进行≥4～6h的留观[5]。离院时应该写明如患者发生以下症状需立即回医院治疗，包括头痛加重、反复呕吐、无力、活动迟缓、嗜睡、意识模糊、视觉改变、液体从鼻腔或耳道流出提示脑脊液漏[7]。轻微创伤离院患者，应安排早期随访。所有中度TBI患者应行头部CT平扫，即使CT检查正常，也需在急诊科或留院观察[5]。

重度TBI的最初治疗包括密切关注患者气道、呼吸和循环情况，对于兴奋、躁动和昏迷的患者应早期插管以保护呼吸道。头部外伤患者在急救过程中伴发低血压，应考虑并发其他部位损伤[6]。如果患者有病情恶化或颅内压增高的表现，必须立即处理，如抬高床头适当过度通气以促进脑循环而降低颅内压、使用甘露醇等渗透性利尿药、尽量减少静脉输液、控制血压和血糖，以及应用苯巴比妥减少大脑代谢率，以上治疗措施均不能降低颅压时，则可行去骨瓣减压术[6]。对于某些重症TBI患者，推荐适量应用抗痉挛药物预防癫痫，特别是早期插管时出现瘫痪的头部损伤患者[6]。对于所有严重创伤性脑损伤患者，应尽快请神经外科会诊，以帮助指导后续处理。

【总结】

1. 格拉斯哥昏迷量表（GCS）通常将颅脑损伤（TBI）分为重度（GCS ≤ 8分）、中度（GCS 9～13分）和轻度（GCS 14～15分）。

2. TBI后经常发生髓外出血，包括硬膜外、硬膜下和蛛网膜下腔出血。

3. 创伤性蛛网膜下腔出血是颅脑外伤后CT检查中最常见的异常影像。

4. 老年患者更易发生SDH，因为脑组织随年龄而萎缩，桥静脉遇到外力更易损伤。

5. 在急诊，TBI患者首选的影像学检查是头部CT平扫，平片对于这些患者作用很小。

6. 重症TBI患者的初始治疗为密切关注气道、呼吸和循环情况，尽快完善头部CT平扫和及时请神经外科协助治疗。

参考文献

[1] Dawodu ST. Traumatic brain injury: definition, epidemiology, pathophysiology. eMedicine Website. Available at http://www.emedicine.com/pmr/topic212.htm. Accessed June 28, 2008.

[2] Flanagan SR, Hibbard MR, Riordan B, et al. Traumatic brain injury in the elderly: diagnostic and treatment challenges. Clin Geriatr Med 2006;22:449–68.

[3] Mattiello JA, Munz M. Images in clinical medicine: four types of acute post-traumatic intracranial hemorrhage. N Engl J Med 2001;344:580.

[4] Servadi F, Murray GD, Teasdale G, et al. Traumatic subarachnoid hemorrhage: demographic and clinical study of 750 patients from the European brain injury consortium survey of head injuries. Neurosurgery 2002;50:261–9.

[5] Heegaard W, Biros M. Traumatic brain injury. Emerg Med Clin N Am 2007;25:655–78.

[6] Heegaard WG, Biros MH. Head. In: Marx JA, Hockberger RS, Walls RM, et al. (eds.). Rosen’s Emergency Medicine: Concepts and Clinical Practice, 6th ed. Philadelphia:Mosby, 2006:349–79.

[7] Ropper AH, Gorson KC. Concussion. N Engl J Med 2007;356:166–72.

病例 60 颈部疼痛

【病例概况】女性，75 岁，跌倒后颈部疼痛。

【现病史】患者自诉被宠物狗绊倒后面部着地，撞伤前额由救护车送到急诊科。否认意识丧失、四肢麻木、刺痛或四肢局部无力。颈部疼痛与之前的慢性疼痛无差别，颈托固定，平卧硬板床上由急救人员送至急诊科就诊。

【既往史】既往椎间盘退变和颈椎侧弯病史。

【体格检查】

一般情况：老年女性，颈托固定，平卧硬板床上，无急性面容。

生命体征：体温 37℃，脉搏 88 次 / 分，血压 140/90mmHg，呼吸频率 22 次 / 分，血氧饱和度 99%。

五官：前额见一个 2cm 长的浅表裂伤，双瞳等大等圆，对光反射存在，眼球运动正常，未见 Battle 征和眼周色素沉着。口咽红润，未见鼓膜积血，双侧鼓膜听力正常。

颈部：上段颈椎压痛明显。

心脏：心率正常，律齐，未及心包摩擦音、心脏杂音、奔马律。

肺部：双侧呼吸音清晰。

腹部：腹软，无腹胀和压痛。

四肢：无杵状指、发绀和水肿，无肿胀和畸形。

神经学检查：神志清楚，定向力正常，上下肢远端和近端的肌力对称，为 5/5 级，感觉正常。

开放静脉通道，抽血送实验室检查。在颈托的保护下，完善头部和颈椎 CT 平扫。头部 CT 平扫未见异常，颈椎 CT 平扫结果见图 60-1。

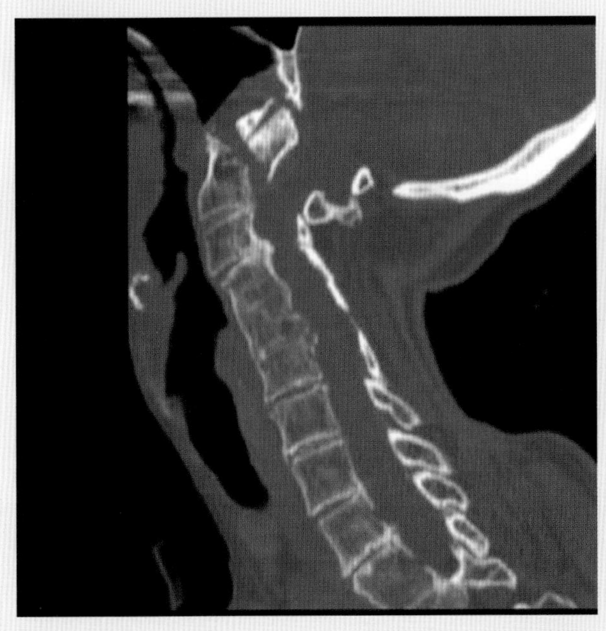

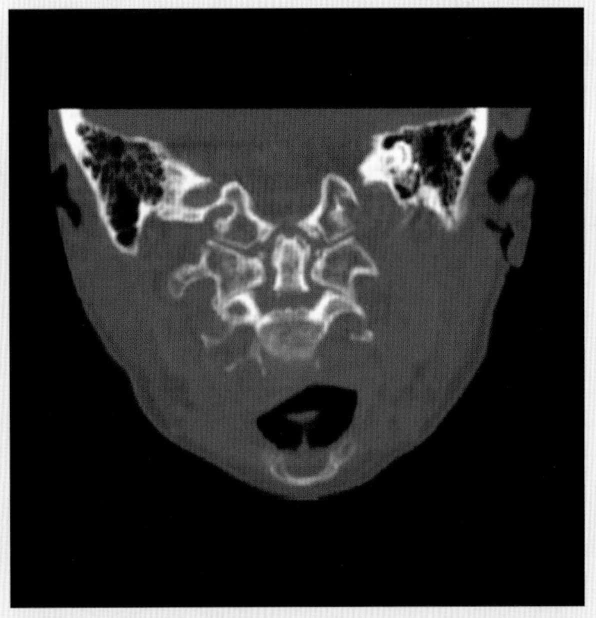

▲ 图 60-1 75 岁摔伤后颈部疼痛女性患者颈椎 CT

【病例解读】

诊断: 齿状突基底部Ⅱ型骨折。

诊断依据: 颈椎 CT 提示齿状突基底部骨折（图 60-2），寰椎相对枢椎向背侧移位 12mm，寰椎侧块向后移位。

治疗及转归: 骨科会诊后转入骨科，行后入路 C_1～C_2 融合钉棒内固定手术治疗，C_1 的侧块螺钉和 C_2 的椎弓根螺钉固定并椎间小关节融合。术后痊愈出院。数月后复查颈椎 CT 提示齿状突愈合良好，未见骨折移位（图 60-3）。

【病例讨论】齿状突骨折。

齿状突骨折的发生占所有颈椎骨折的 7%～14%。大部分为上段颈椎骨折，通常是坠落或车祸所致[1]。寰椎横韧带是稳定寰枢椎关节最主要的韧带，可防止寰枢椎前后脱位。寰枢关节的关节面处于水平位，稳定性差。因此，一旦齿状突骨折，稳定性消失，可能发生前后半脱位或脱位。尽管已经有大量人体解剖学和生物力学的

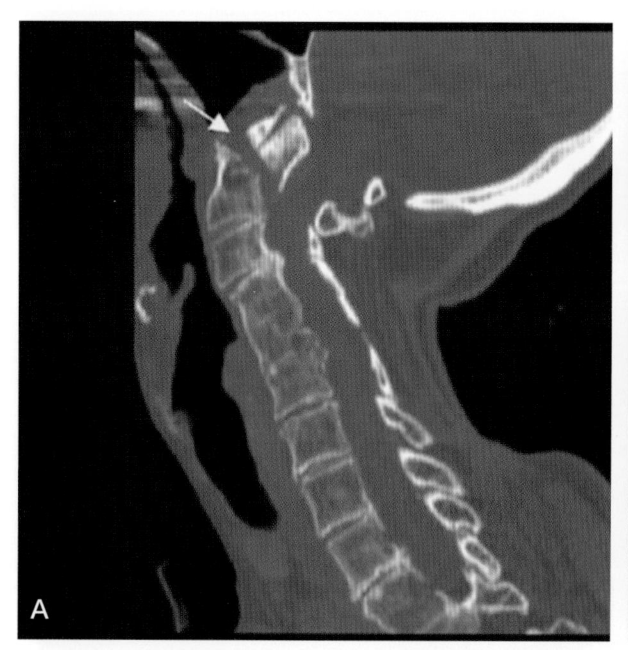

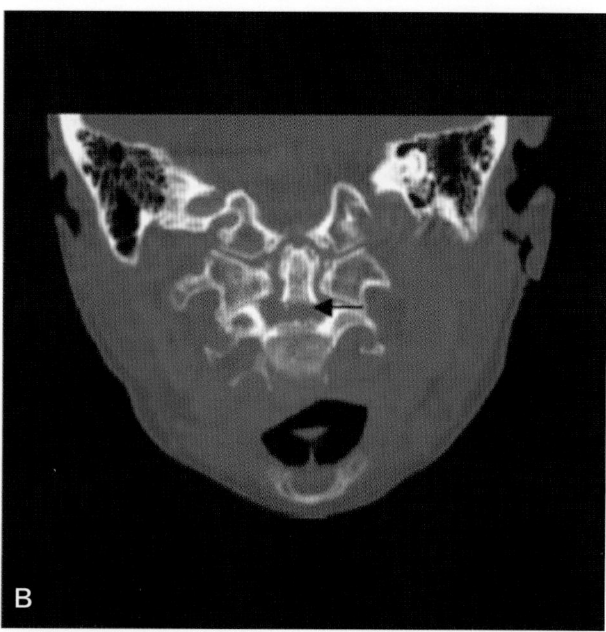

▲ 图 60-2　颈椎 CT，齿状突基底部骨折（箭）

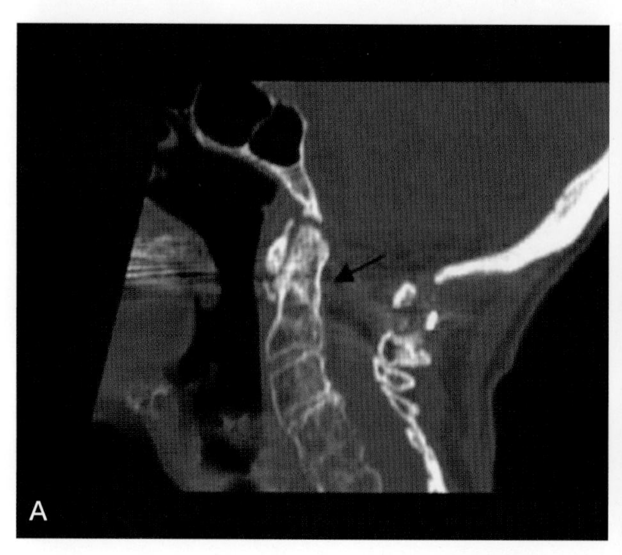

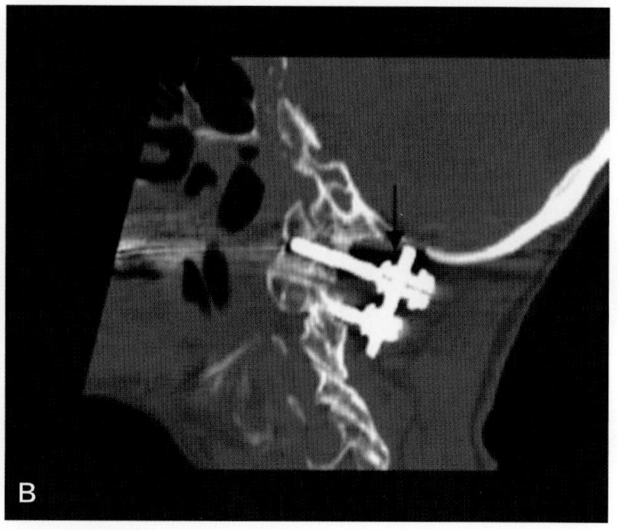

▲ 图 60-3　术后数月复查颈椎 CT

A. 齿状突愈合良好（黑箭）；B. 侧块螺钉（黑箭）

研究，但确切的损伤机制仍不清楚，可能与屈曲、伸展和旋转多重因素有关[1]。

20 世纪 70 年代，Anderson 和 D'Alonzo 提出最为广泛接受的齿状突骨折分型[2]。Ⅰ型骨折是齿状突尖的骨折，在横韧带以上。这种罕见的骨折通常被认为是尖韧带和一侧翼状韧带的撕脱性骨折。这种骨折被认为相对稳定[3]。然而，Ⅰ型骨折预示着一种内在不稳定的枕颈交界区的脱位，特别是双侧翼状韧带撕脱性骨折或对侧枕髁骨折发生时更明显。Ⅱ型骨折是横韧带和 C_2 椎体之间的齿状突基底部骨折。这是最常发生的类型，被认为相对不稳定。Ⅲ型骨折骨折线延伸到椎体，被认为相对稳定，移位严重则不稳定[2, 3]。

急性脊柱创伤时，对于骨折 CT 扫描比平片更具高效性和敏感性[4]。多层螺旋 CT 提供了优越的骨解剖和病理评估。图像可以在较短的时间内（如 1min）快速获取和重建。随后可以获取多平面和 3D 图像。据报道，CT 对颈椎骨折检测的敏感性是 90%～99%，特异性是 72%～89%[4]。X 线片在检查颈椎骨折方面存在局限性，特别是颅颈和颈胸关节的交界处[4]。一项研究发现，88 名骨折患者中，32 名在 X 线片中未发现骨折而在 CT 中被发现，其中 1/3 的患者具有临床意义或骨折不稳定[5]。

颈椎损伤的研究表明，老年患者有不同的损伤机制和损伤模式。老年患者更易在跌倒时发生损伤，且多发于上段颈椎，特别是齿状突[6]。老年人脊柱退行性改变可增加脊柱骨折的风险，特别是寰枢椎损伤。骨质减少的年轻患者轻微外伤发生骨折的风险也更大。老年退行性疾病改变了脊柱的稳定性，使上段颈椎相对更灵活，遇到钝性外伤时更易移位和损伤。老年患者颈椎平片可示相对骨质减少、退行性改变，但不可显示软组织损伤[6]。鉴于 CT 的敏感性高和这一人群中颈椎骨折的高发生率，一些医生提倡在这一人群中可不行 X 线检查，直接行 CT 检查。因为老年患者更易在低能机制中发生头部和颈部损伤，特别是站立时跌倒，而许多患者神经学检查是正常的，急救人员应高度重视老年患者，并降低固定颈部和影像学检查的标准[6-9]。

通常，齿状突骨折可保守固定或手术治疗。非手术治疗通常是颈托固定或哈罗支架固定，而手术治疗是 C_1～C_2 后位融合技术或前路螺钉固定[3]。尽管Ⅱ型齿状突骨折的最理想治疗方法在脊柱外科医生中仍存在争议，但手术干预正成为大多数这类骨折患者年龄组的主要治疗方法[3]。

【总结】

1. 急诊科医师应降低低能创伤致颈部疼痛的老年患者进行颈部固定和影像学检查的标准。

2. CT 扫描对颈椎骨折的诊断优于 X 线片，尤其是对颅颈交界处，老年骨质减少及退行性改变的患者。

3. 老年患者明显颈椎外伤后可能没有神经学症状。

4. Ⅱ型齿状突骨折通常被认为是不稳定的，大多数情况需要手术治疗。

参考文献

[1] Hecht AC, Silcox DH, Whitesides TE. Injuries to the cervicocranium. In: Browner BD, et al. (eds.). Skeletal Trauma: Basic Science, Management, and Reconstruction, 3rd ed. Philadelphia: Saunders, 2003:757–90.

[2] Anderson LD, D'Alonzo RT. Fractures of the odontoid process of the axis. J Bone Joint Surg Am1974;56:1663–74.

[3] Maak TG, Grauer JN. The contemporary treatment of odontoid injuries. Spine 2006;31:S53–60.

[4] Bagley LJ. Imaging of spinal trauma. Radiol Clin N Am 2006;44:1–12.

[5] Nunez DB, Zuluaga A, Fuentes-Bernardo DA, et al. Cervical spine trauma: how much more do we learn routinely by using helical CT? Radiographics 1996;16:1307–18.

[6] Kulchycki LK, Edlow JA. Geriatric neurologic emergencies. Emerg Med Clin N Am 2006;24:273–98.

[7] Sterling DA, O'Connor JA, Bonadies J. Geriatric falls: injury severity is high and disproportionate to mechanism. J Trauma 2001;50:116–9.

[8] Helling TS, Watkins M, Evans LL, et al. Low falls: an underappreciated mechanism of injury. J Trauma 2001;46:453–6.

[9] Lomoschitz FM, Blackmore CC, Mirza SK, et al. Cervical spine injuries in patients 65 years old and older: epidemiologic analysis regarding the effects of age and injury mechanism on distribution, type, and stability of injuries. Am J Roentgenol 2002;178:573–7.

病例 61　后颈部疼痛

【病例概况】男性，77 岁，后颈部疼痛。

【现病史】患者诉 2 天前坠床后出现后颈部疼痛，当时枕部着地，无意识丧失。疼痛为持续性，伴颈部无力，需用手支撑头部。当屈曲或伸直颈部时伴有双肩放射痛，左臂轻度无力，否认上肢麻木感。

【既往史】无特殊。

【体格检查】

一般情况：发育良好，营养中等，无痛苦表情，平车推入病房。

生命体征：体温 37.1℃，脉搏 72 次 / 分，血压 141/79mmHg，呼吸频率 20 次 / 分，血氧饱和度 99%。

五官：无异常。

颈部：后正中线无压痛，未见畸形。各方向运动可，屈伸时有轻微疼痛。

心脏：心律齐，无心包摩擦音、心脏杂音、奔马律。

肺部：双肺听诊呼吸音清。

腹部：腹软，无压痛、腹胀。

四肢：无杵状指、发绀、水肿。

神经系统：神志清楚，定向力正常；脑神经Ⅱ～Ⅻ检查正常；上下肢远端及近端肌力 5/5；全身触觉正常。

行颈椎 X 线片系列检查，包括正位、侧位和齿状突位 X 线检查，以及屈伸位（在颈椎保护下）。前后、侧位及齿状突 X 线检查未见骨折，椎体对齐正常。颈部屈伸位 X 线片（图 61-1）。

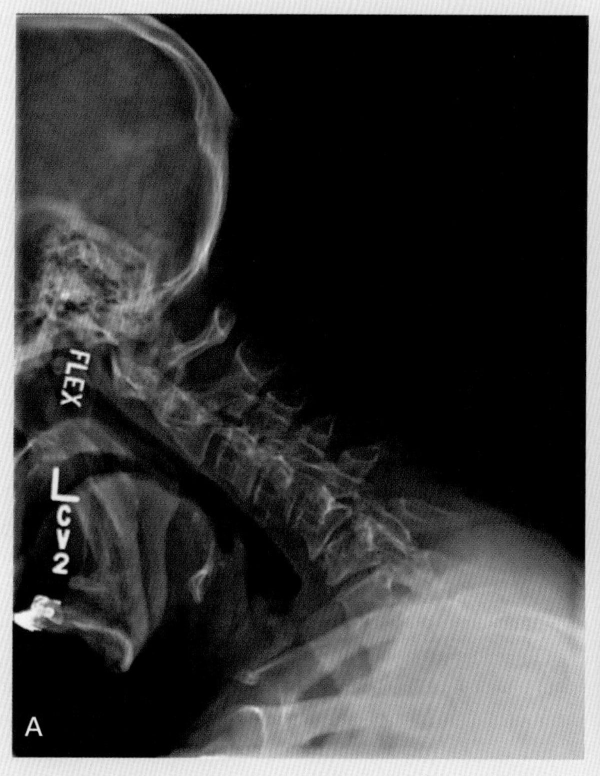

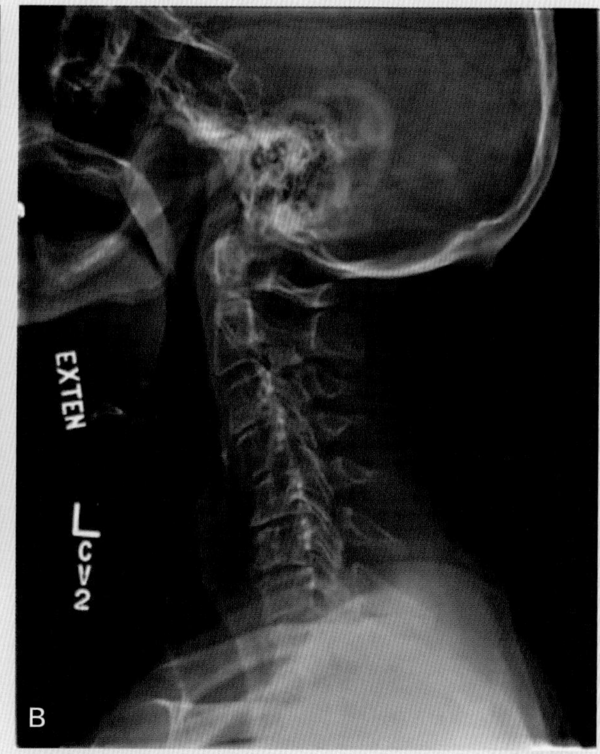

▲图 61-1　颈椎屈曲位（A）和伸直位（B）X 线片

【病例解读】

诊断： C_5～C_6 前半脱位。

诊断依据： 颈部侧屈位 X 线示 C_5～C_6 前半脱位 7mm，C_5～C_6 棘突间距为 20mm（其他颈椎棘突间距 8mm）（图 61-2）。

治疗与转归： 与脊柱外科医生就该病例进行了讨论。由于中线无压痛，半脱位前面无软组织肿胀，无神经学表现，且患者依从性好，予颈托固定，口服镇痛药，建议脊柱外科随诊。2 天后进行颈椎 MRI 检查，显示严重的椎管狭窄，C_5～C_6 水平处后部中央椎间盘突出，压迫颈椎脊髓（图 61-3）。患者入院，脊柱外科医生成功行颈椎前路椎间盘切除术和 C_5～C_6 颈椎融合术。

【病例讨论】颈椎半脱位。

颈椎半脱位损伤与其屈曲机制有关，单纯的颈椎半脱位只有韧带复合物破裂，而没有骨的实质性损伤 [1]。颈椎半脱位损伤通常是后纵韧带受损，进展至前纵韧带及其他韧带。由于前纵韧带完好，常不伴有相关的骨性损伤 [2]。

尽管侧位及斜位摄片可以提示颈椎半脱位，

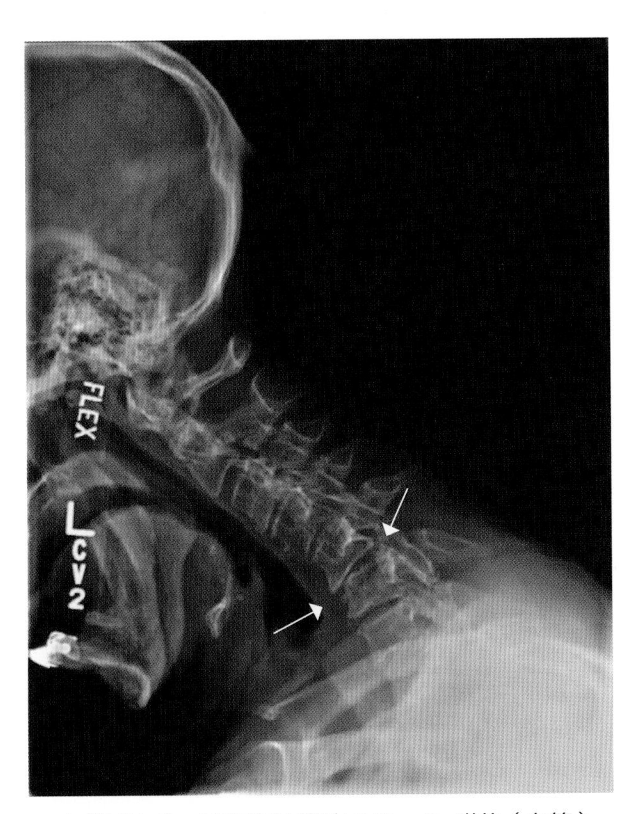

▲ 图 61-2 屈曲位 X 线片示 C_5～C_6 脱位（白箭）

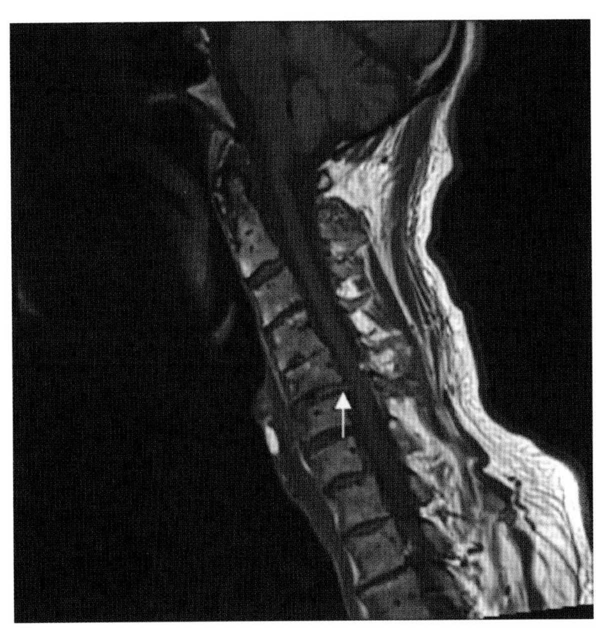

▲ 图 61-3 MRI 检查，提示严重椎管狭窄伴 C_5～C_6 椎间盘后膨出，压迫颈髓（白箭）

但最好通过包含屈、伸位视图的功能性放射检查来评估颈椎稳定性。屈伸位摄片只在清醒、能合作，神经功能正常且放射学检查侧位、齿突位提示没有不稳定性损伤的患者中进行 [3]。屈曲、伸展位摄片可以明确侧位片所怀疑的半脱位 [1]。对于前半脱位来说，X 线片下可出现以下特征性的表现：脊柱后凸成角；脱位椎体前旋或移位；椎间盘间隙前部缩窄，后部增宽；脱位椎体与下方关节间间隙增宽；脱位椎体下方关节面及与其相连的下切面移位；棘间隙增宽 [4]。

屈伸位摄片的具体作用和应用时机尚存在争议 [1]。美国急诊 X 线摄片应用研究（The National Emergency X-Radiography Utilization Study，NEXUS）协会在 21 个参与机构中招募了接受颈椎 X 线摄片的钝性创伤患者 [5]。在 NEXUS 队列中，818 名颈椎损伤患者中 86 名（10.5%）接受了屈伸位摄片 [6]。尽管仅 2 名患者有骨性损伤，4 名患者仅在屈伸位片提示半脱位，但他们在常规 X 线片均合并了其他颈椎损伤。研究者认为，屈伸位成像对钝性创伤患者急性评估没有显著帮助。其他检查方法，包括 CT、MRI 及延迟屈伸位成像可能提供更合理的辅助成像 [6]。

颈椎前半脱位很少伴有神经系统后遗症[1, 2]，然而，大多数权威人士认为由于这种损伤不稳定，可能在屈曲时导致严重的移位。虽然非常罕见，但颈椎前半脱位的患者也可能出现神经功能障碍[2]。一旦诊断为颈椎前半脱位，应予颈托固定，并请脊柱外科或神经外科会诊。

【总结】

1. 颈椎半脱位与屈曲损伤相关，可以只出现韧带断裂而没有骨性损伤。

2. 颈椎损伤后，患者用手支撑头部病史可以为诊断颈部韧带损伤提供线索。

3. 在监护状态下行屈曲、伸展位摄片可以明确侧位片提示的半脱位。

4. 在单视图下，前脱位或后脱位＞2mm，而侧位 DR 未呈现，则提示韧带损伤。

5.NEXUS 认为常规进行屈伸位摄片成像对钝性颈髓损伤患者的急性评估没有积极作用。

6. 颈髓前半脱位的紧急处理包括颈托固定及脊柱外科或神经外科急会诊。

参考文献

[1] Hockberger RS, Kaji AH, Newton EJ. Spinal injuries. In: Marx JA, Hockberger RS, Walls RM, et al. (eds.). Rosen’s Emergency Medicine: Concepts and Clinical Practice, 6th ed. Philadelphia: Mosby, 2006:398–439.

[2] Mueller JB, Davenport M, Belaval E, et al. Fractures, cervical spine. eMedicine Website. Available at http://www. emedicine. com/emerg/topic189.htm. Accessed June 29, 2008.

[3] Bagley LJ. Imaging of spinal trauma. Radiol Clin N Am 2006;44:1–12.

[4] Green JD, Harle TS, Harris JH. Anterior subluxation of the cervical spine: hyperflexion sprain. Amer J Neuroradiol 1981;2:243–50.

[5] Hoffman JR, Mower WR, Wolfson AB, et al. Validity of a set of clinical criteria to rule out injury to the cervical spine in patients with blunt trauma.N Engl J Med 2000;343:94–9.

[6] Pollack CV, Hendey GW, Martin DR. Use of flexionextension radiographs of the cervical spine in blunt trauma. Ann Emerg Med 2001;38:8–11.

第八篇　骨　科

ORTHOPEDICS

病例 62　肘关节外伤

【病例概况】男性，3 岁，肘关节外伤。

【现病史】患儿跑步时不慎摔伤右侧手肘，父母立即送至急诊科就诊。患儿母亲代诉患儿摔倒过程无头部外伤，无意识障碍或其他外伤。患儿保持右肘屈曲位，伴哭闹。

【体格检查】

一般情况：患儿营养状况良好，发育正常，右肘屈曲位伴哭闹。

生命体征：体温 36.7℃，脉搏 120 次 / 分，血压未测，呼吸频率 24 次 / 分，血氧饱和度 100%。

右上肢：右肘肿胀，触及弥漫性压痛，桡动脉搏动明显，毛细血管充盈时间正常，感觉正常。右肩、右腕及手部未及压痛、肿胀或畸形。

右臂悬吊舒适位置，同时行肘部 X 线检查（图 62–1）。

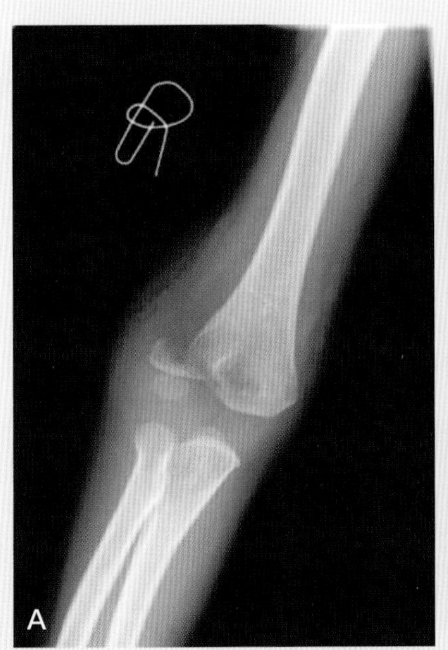

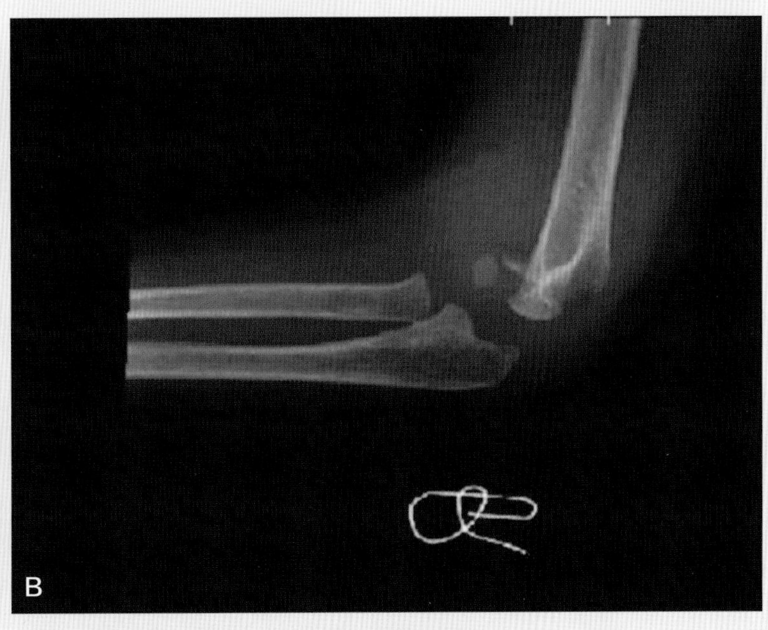

▲图 62–1　A.3 岁男童右肘正位 DR；B. 右肘侧位 DR

【病例解读】

诊断： Milch Ⅱ型外侧髁骨折。

诊断依据： X 线检查肱骨远端髁上部有一处斜行骨折，伴有远端骨折碎片侧向移位。此外，桡骨轴与小头对位不齐，表明桡骨半脱位 / 脱位（图 62-2）。

治疗及转归： 请骨科会诊，对患儿进行切开复位和内固定术（internal fixation，ORIF），术后第 2 天患者出院。

【病例讨论】小儿髁上和外侧髁骨折。

肱骨髁上骨折是儿科肘关节骨折中最常见的类型[1]。典型表现是肱骨远端骨折发生于近关节处肱骨髁，占儿童骨折 17%，在肘部骨折中所占比例＞ 50%[1, 2]。该类型骨折易发生于 5—8 岁男性患儿。大多数情况下，非惯用肢体更易受累[1]。大多数的髁上骨折是由于跌倒时伸手支撑躯体，由近端尺骨向肱骨远端传递应力所致伸直型损伤[2]。

儿童髁上骨折表现为肘部肿胀和局部疼痛，伸直型髁上骨折在肱三头肌近关节处可见凹陷[3]。体格检查包含肿胀程度和神经血管状况。骨折附近如出现裂伤或骨折刺破皮肤的情况，都应请骨外科急会诊同时使用抗生素。肘部过度肿胀和瘀斑是大面积软组织损伤的迹象，同时也是骨筋膜室综合征的重要危险因素[3]。神经血管评估包括远端脉搏触诊、皮肤颜色、温度和毛细血管充盈时间的评估，以及正中神经，桡神经和尺神经支配的感觉和运动评估。局部缺血时，需紧急骨折复位[3]。

临床表现提示髁上骨折，病史不明，肘部有局部压痛或肿胀的患儿需要行 X 线检查，包含伸直位前后位片和屈曲 90° 的侧位片[3]。X 线应评估脂肪垫的存在，肱骨前线，以及在肱骨远端的“八字征”（正侧位片显示）。脂肪垫是出血的非特异性标志，可能是隐匿性骨折的一个标志。扩大的前脂肪垫（“帆征”）是骨折标志。后脂肪垫的存在为病理改变，表明骨折存在。肱骨前线是一条穿过肱骨前皮质并在其中间 1/3 处与小头相交的线（图 62-3）。后侧移位的髁上骨折，肱骨前线通过肱骨小头前 1/3 或完全错过肱骨小头[3]。对“八字征”的评估需要正侧位片，该影像断裂表明髁上骨折。

Gartland 分型用于伸直型肱骨髁上骨折的评估[4]。Ⅰ型骨折为非移位性骨折，Ⅱ型骨折仍有完整的后骨膜连接远端碎片和肱骨轴，肱骨前线在肱骨小头前且不与其相交，Ⅲ型髁上骨折远端骨折碎片相对于肱骨干完全移位，双侧皮质骨折，

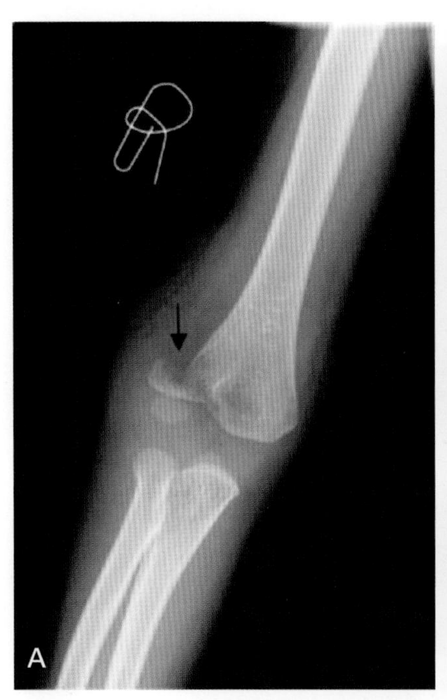

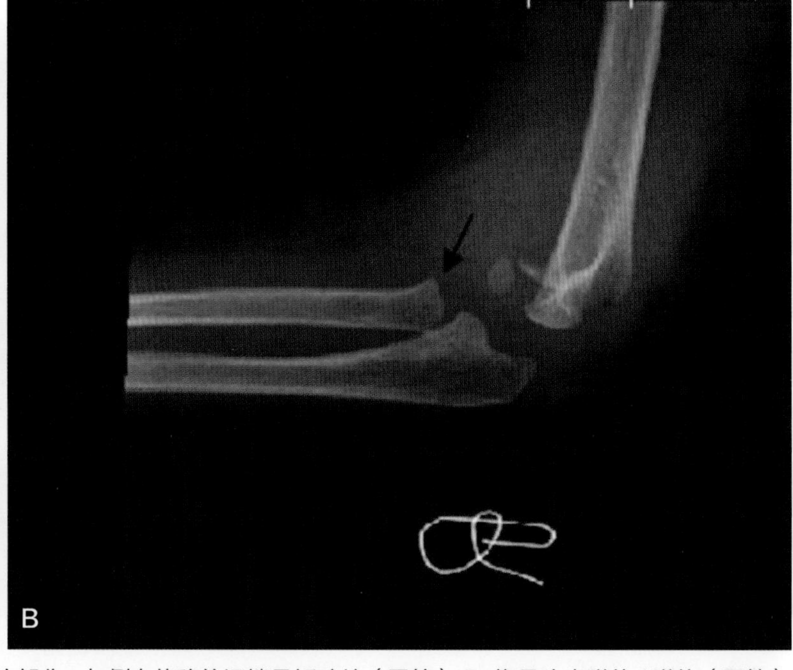

▲ 图 62-2　A. 斜裂缝在远端肱骨髁上的部分，与侧向位移的远端骨折碎片（黑箭）；B. 桡骨头半脱位 / 脱位（黑箭）

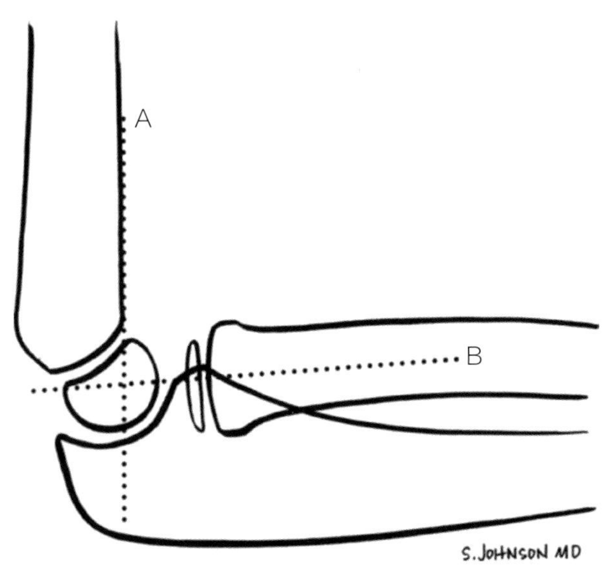

▲图 62-3　小儿肘关节正常解剖关系图
A. 肱骨前线；B. 肱骨小头线

常有较大的位移[4]。Ⅰ型骨折的治疗包括在长臂后夹板固定肢体，并嘱患者在 1 周内复查 X 线。如果骨折仍然没有移位，则将夹板替换为石膏固定[4]。Ⅱ型骨折需要儿童骨外科医师进行专业评估。Ⅱ型骨折闭合复位选择切开闭合复位还是经皮钉复位固定，是基于畸形的程度，以及骨折复位的适当性和稳定性[3]。所有Ⅱ型髁上骨折都需要骨科会诊，以评估闭合复位经皮克氏针内固定及切开复位，住院治疗时需评估神经血管功能，密切随访[3]。Ⅲ型骨折通常选择外科手术治疗。

儿童肱骨髁上骨折主要并发症，包括较常见的肘内翻（上肢携带角减小）和血管损伤（即骨筋膜室综合征）引起的 Volkmann 缺血性肌挛缩（不常见，但发病率较高）[4]。肱骨髁上骨折的潜在并发症需要准确的诊断和骨外科急会诊。大多数有轻微移位的儿童需入院观察 24～48h，期间需要反复评估其肢体的神经血管状态。

外侧髁骨折占儿科肘部骨折的 15%～17%，是儿童肘部骨折后手术的第二常见原因[4, 6]。外侧髁是伸肌群和外侧副韧带复合体的起始处。外侧髁骨折好发于 5—7 岁儿童。最常见的损伤机制是内翻力作用于肘关节时，导致伸肌和外侧副韧带撕脱外侧髁[4, 6]。外侧髁骨折神经血管损伤风险远低于髁上骨折[4]。

外侧髁骨折采用 Milch 分类系统，Ⅰ型骨折累及肱骨小头骨化中心，至滑车槽的关节侧面；Ⅱ型骨折向内侧延伸至滑车槽，导致肱关节不稳定；最重要的是判断骨折是否稳定[4]。非位移性骨折应采用肢体石膏固定的非手术治疗方法。骨折后前 3 周内复查 2～3 次肘部 X 线，以确保骨折复位[6]。任何骨折位移都应切开复位或经皮克氏针内固定处理[4]。外侧踝骨折最常见的并发症，包括骨折不愈合，肘内翻 / 外翻和肱骨远端鱼尾状畸形（由远端碎片缺血性坏死引起的罕见并发症）[4]。

【总结】

1. 肱骨髁上骨折是儿童肘关节骨折中最常见的骨折，占 50%～60%。

2. 儿科临床中肱骨髁上或外侧髁骨折应行 X 线检查，其中包括伸直位的前后位片和肘关节 90° 屈曲的正侧位片。

3. 肱骨髁上骨折需请骨科急会诊，明确诊断及判断有无严重并发症。

4. 肱骨外侧髁骨折神经血管损伤风险远低于髁上骨折。

5. 外侧髁骨折最主要的是评估骨折是否存在移位，只有非位移性骨折才能选择石膏外固定的非手术治疗方案。

参考文献

[1] Fayssoux RS, Stankovits L, Domzalski M, et al. Fractures of the distal humeral metaphyseal-diaphyseal junction in children. J PediatrOrthop 2008;28:142–6.

[2] Shore RM, Grayhack JJ. Elbow trauma, pediatric. eMedicine Website. Available at http://www.emedicine.com/radio/topic 868.htm. Accessed July 6, 2008.

[3] Carson S, Woolridge DP, Colletti J, et al. Pediatric upper extremity injuries. Pediatr Clin N Am 2006;53:41–67.

[4] Shrader MW. Pediatric supracondylar fractures and pediatric physeal elbow fractures. Orthop Clin N Am 2008;39:163–71.

[5] Rittenberry TJ, Greenfield RH. Injuries of the upper extremities. In: Strange GR, Ahrens WR, Lelyveld S (eds.). Pediatric Emergency Medicine: A Comprehensive Study Guide, 2nd ed. New York: McGraw-Hill, 2002:141–3.

[6] Tamai J, Lou J, Nagda S, et al. Pediatric elbow fractures: pearls and pitfalls. Univ Penn Orthop J 2002;15:43– 51.

病例63　右足外伤

【病例概况】男性，12岁，右足外伤。

【现病史】患儿因汽车压伤右足后由救护车送入急诊治疗。患儿诉右足疼痛剧烈，伴肢体麻木，无意识丧失，否认其他外伤。右下肢由急救人员予夹板固定，送治过程中静脉注射2mg吗啡止痛。

【体格检查】

一般情况：患儿发育良好，中度不适。

生命体征：体温36.7℃，脉搏110次/分，血压120/85mmHg，呼吸频率22次/分，血氧饱和度100%。

五官：头部无外伤，瞳孔等大等圆，对光反射灵敏，眼球运动正常。

颈部：颈软，中线无压痛。

心脏：心率正常，律齐，心音正常，无杂音及奔马律，无心包摩擦音。

肺部：胸廓无压痛，双肺听诊呼吸音清。

腹部：腹软，无压痛、反跳痛，无腹胀。

四肢：右足内侧和足背弥漫性肿胀，触及压痛，足内侧及背侧可见暗紫色瘀斑，浅触觉正常。第二足趾因疼痛和肿胀致活动障碍，足趾被动屈曲疼痛加重，未触及右足背动脉搏动，听诊无动脉搏动音，右下肢其余部分及足踝部无明显畸形。

神经系统：无明显异常。

给予足够剂量的吗啡止痛，抽血送实验室检查，同时双足给予平板固定，冰敷。行足部X线检查（图63-1），并嘱患者禁食禁饮。

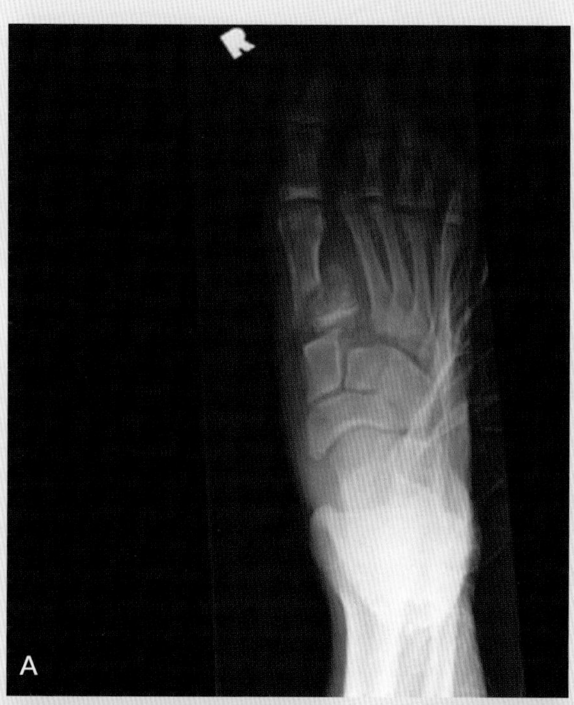

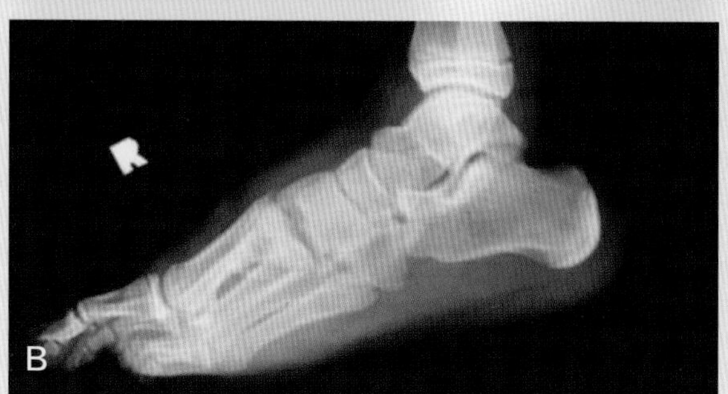

▲图63-1　12岁男童右脚外伤，右足前后位（A）和侧位（B）X线片

【病例解读】

诊断：跖跗关节骨折脱位。

诊断依据：右足X线片示第1跖骨近端粉碎性骨折移位，第2～4跖骨远端骨折且显著位移。

治疗及转归：立即请骨科会诊，患者被带到手术室。同时测右足骨筋膜室压力58～62mmHg（正常筋膜室压力为5.0±2.5mmHg）[1]。符合右足骨筋膜室综合征。患者接受了筋膜室切开术，并对右足骨折和脱位进行切开复位内固定。术后最终诊断为右足骨筋膜室综合征，右足Lisfranc

骨折脱位，右第 2、第 3、第 4 跖骨头骨折（图 63-2）。

【病例讨论】

- Lisfranc 损伤

第 1～4 跖骨骨折较其他趾骨骨折较少发生，但其常与 Lisfranc 韧带损伤相关联（图 63-3）[2,9]。这些重要的韧带将跖骨近端固定在一起，维持足弓外形，并将趾骨固定于其他骨体之上。即使轻微的韧带损伤，也可能导致终生残疾，因此需重点检查[2]。

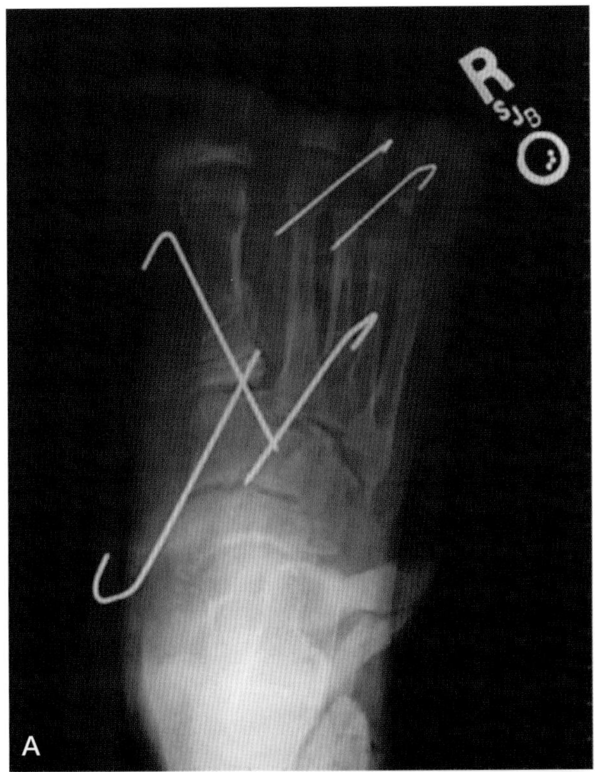

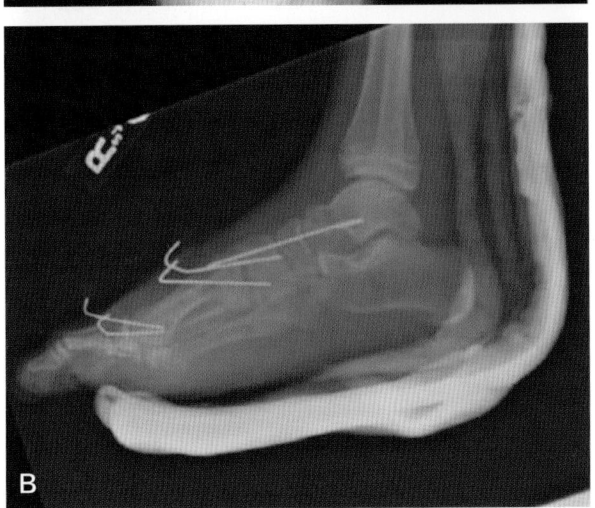

▲ 图 63-2　12 岁男童，Lisfranc 骨折脱位行筋膜室切开、切开复位和内固定术后的右足正位（A）和侧位（B）X 线片

暴力可导致跖跗关节损伤[3,4]，其中直接撞击力量可使跖骨向力的方向移位。但更常见的是间接暴力或旋转导致趾骨 - 跗骨关节（Lisfranc）损伤。如高处坠落、机动车碰撞时脚踩踏板等，甚至是在不平整的表面上失足，轴向力向上传递到跖骨，使跖骨相对于跗骨向背侧移位[4]。Lisfranc 损伤使患者患足无法承受重力。足中部、背部肿胀、瘀斑、畸形、压痛[5]。由于足部肿胀，足背动脉搏动可能难以触及，但应根据足部的皮肤温度、皮肤色泽，以及彩色多普勒超声检查来评估损伤远端足部的灌注情况[5]。

足部前后位和侧位 X 线片可确诊该类型骨折[5]。第 2 跖骨、骰骨、舟骨骨折应考虑是否存在 Lisfranc 韧带损伤。最能确诊的影像表现是第 2 跖骨和第 2 楔形骨的内侧边界失去原有的对合状态[4]。对于疑诊 Lisfranc 关节损伤而影像学正常的患者，需后侧夹板固定，禁止负重，请骨科会诊，并密切观察。

骨科会诊医师可对移位骨折进行复位，重建或手术固定。如果不能手法复位或效果不佳，可行切开复位固定术。

- 足部骨筋膜室综合征

骨筋膜室综合征可发生于足部，也可发生于身体其他部位，其发生机制通常是局部创伤及其相关骨骼损伤。典型症状是疼痛进行性加重，足趾麻木和运动减少[6]，但是这些症状都是伴随足部骨折存在的，所以缺乏特异性。局部组织隆起，骨筋膜室张力增高为其特异性体征[6]。

足的 9 个不同的骨筋膜室可分为 4 组，内在骨筋膜室，其包括第 1～5 跖骨的 4 个内在肌群；内侧骨筋膜室，包含踇展肌和踇短屈肌；中间跟骨筋膜室，包括趾短屈肌、足底方肌和踇收肌；外侧骨筋膜室，包括小指短屈肌和小指展肌[6]。

疑诊足部骨筋膜室综合征的患者，单独的局部疼痛不足以支持诊断[6]。骨筋膜室综合征患者可表现为烧灼样疼痛、迟发性或进行性加重疼痛，

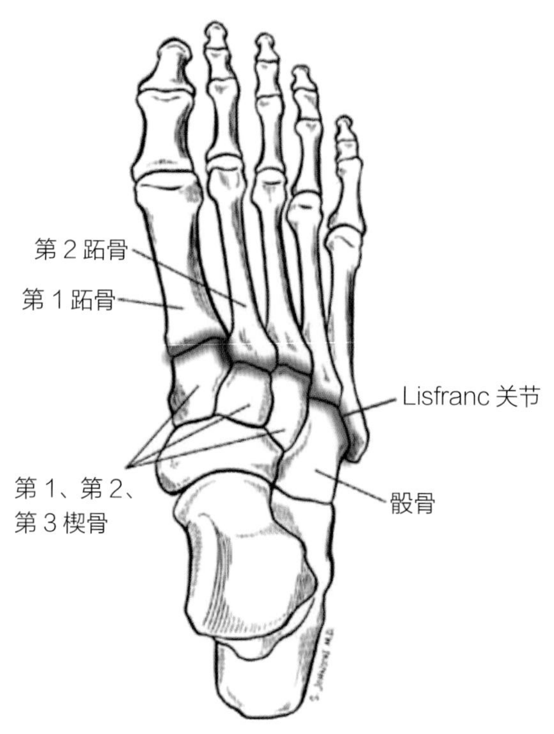

▲ 图 63-3　Lisfranc 关节

骨筋膜室被动伸展试验阳性[7]。跖趾关节背屈时疼痛加重，表明内部肌肉缺血[6]。局部软组织通常明显肿胀，骨筋膜室触诊有紧张（“木质”）感[7]。毛细血管充盈时间长和脉搏消失是晚期表现。当足部出现软组织明显肿胀时，足背动脉搏动可能无法触及。目前诊断骨筋膜室综合征的最可靠手段是使用 Stryker 压力计直接测量骨筋膜室压力[7]。对怀疑足部骨筋膜室综合征的患者最适当治疗方案是及时将骨筋膜室完全切开减压。

Silas 等在 5 年内调查了 7 名儿童和青少年确诊足部骨筋膜室综合征的患者[8]。患者确诊时平均年龄 10 岁（4—16 岁）。7 名足部骨筋膜室综合征患者中，6 名由挤压伤所致，1 名由车辆碰撞所致。所有均有患者局部肿胀，被动运动时疼痛明显，但无神经血管损伤。其中 2 名年龄较大的患者合并骨折，需要切开复位内固定，其所有骨筋膜室压力在 38～55mmHg。7 名患者均在足部 9 个部位进行骨筋膜室切开减压，并于术后第 5 天缝合皮肤，患者未出现并发症，无须皮瓣移植，平均随访 41 个月（23～53 个月），预后良好。

【总结】

1. 足部 Lisfranc 骨折脱位通常是由暴力所致，如足部挤压伤（通常在足部屈曲或旋转时发生）。

2. Lisfranc 骨折脱位患者症状为足中部疼痛，肿胀和承重力下降。

3. Lisfranc 关节脱位最吻合的影像学表现是第 2 跖骨和第 2 楔骨的内侧边界之间失去了正常的对合关系。

4. Lisfranc 损伤患者需要请骨科或足外科急会诊。

5. 足部骨筋膜室综合征患者，体格检查包括跖趾关节被动背屈时疼痛增加，毛细血管充盈时间延迟和足背动脉搏动缺失（晚期症状）。

6. 疑诊足部骨筋膜室综合征的患者最适当的治疗是及时和完全的骨筋膜室切开减压。

参考文献

[1] Dayton P, Goldman FD, Barton E. Compartment pressure in the foot. Analysis of normal values and measurement technique. J Am Podiatr Med Assoc 1990;80:521–5.

[2] Hatch RL, Alsobrook JA, Clugston JR. Diagnosis and management of metatarsal fractures. Am Fam Physician 2007;76:817–26.

[3] Hays EP. Ankle and foot injuries. In: Ferrera PC, Colucciello SA, Marx JA, et al. (eds.). Trauma Management, an Emergency Medicine Approach. Philadelphia: Mosby, 2001:460–2.

[4] Simon RR, Koenigsknecht SJ. Fractures and dislocations of the foot. In: Simon RR, Koenigsknecht SJ (eds.). Emergency Orthopedics of the Extremities, 4th ed. New York:McGraw-Hill, 2001:549–51.

[5] Newton EJ, Love J. Emergency department management of selected orthopedic injuries. Emerg Med Clin N Am 2007;25:763–93.

[6] Compartment syndrome of the foot. In Wheeless' Textbook of Orthopedics. Available online at http://www.wheelessonline. com/ortho/compartment syndrome of the foot. Accessed June 23, 2008.

[7] Newton EJ. Acute complications of extremity trauma. Emerg Med Clin N Am 2007;25:751–61.

[8] Silas SI, Herzenberg JE, Myerson MS, et al. Compartment syndrome of the foot in children. J Bone and Joint Surg 1995;77:356–61.

[9] Schofer JM, O'Brien S. Images in emergency medicine: Lisfranc fracture-dislocation. West JEM 2008;9:56–7.

病例 64 左前臂疼痛、肿胀

【病例概况】男孩，14 岁，外伤致左前臂疼痛、肿胀。

【现病史】患者左利手，在武术比赛中摔倒时左手撑地，致左前臂剧痛，伴畸形，急送急诊室。患者自诉左前臂远端疼痛剧烈，无麻木、刺痛、乏力等其他症状。

【体格检查】

生命体征：体温 36.9℃，脉搏 110 次 / 分，血压 120/85mmHg，呼吸频率 20 次 / 分。

一般情况：患者发育良好，中度不适。

上肢：左前臂远端明显向背侧移位呈“餐叉样畸形”，近畸形处前臂掌侧可见一个破口（图 64-1），远端可触及桡、尺动脉搏动，运动及感觉功能正常，右上肢肩部、肘部、腕部等处未见异常，无疼痛、畸形等不适。

行左前臂和腕部正位、侧位 X 线片（图 64-2）。

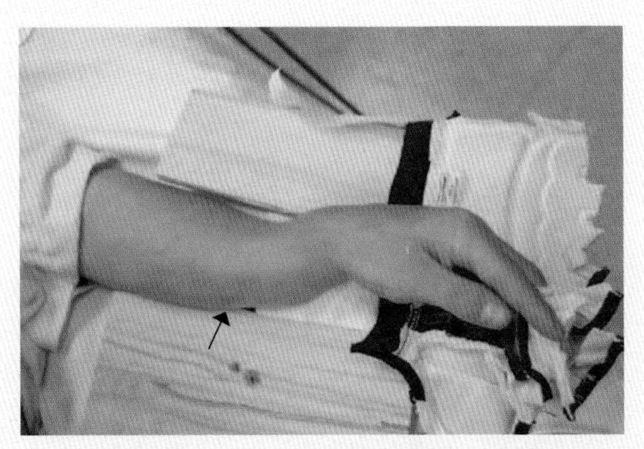

▲图 64-1 14 岁男童的左前臂（黑箭）

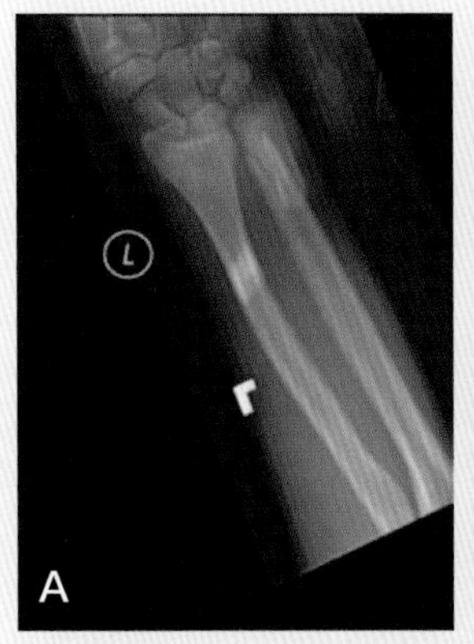

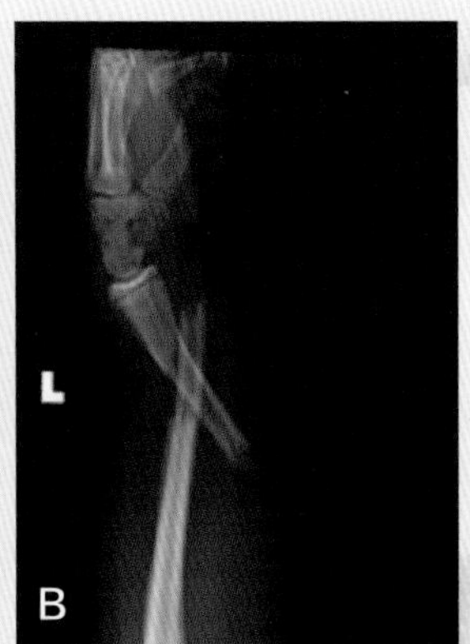

▲图 64-2 A. 左前臂正位；B. 左前臂外侧位 X 线片

【病例解读】

诊断：开放性桡骨远端和尺骨骨折（前臂骨骨折）。

诊断依据：患者有左上肢外伤史，左前臂呈“餐叉样畸形”，近畸形处掌侧可见一个破口。左前臂和腕部前后位、侧位 X 线片示骨折处缩短移位、背侧移位及掌侧成角畸形，远端骨折碎片明显缩短、背侧移位和掌侧成角。

治疗及转归：给予头孢唑林抗感染，大剂量硫酸吗啡止痛。静脉给予芬太尼和咪达唑仑镇静。在镇静状态下紧急闭合复位（图 64-3）；闭合复位后拟尽快行切开复位内固定手术（ORIF）。

【病例讨论】开放性前壁骨折。

据报道，儿科桡骨及尺骨干骨折发病率占前臂骨折的 10%～45%，其中 75%～84% 的前臂骨折在远端发生 [1, 2]。儿科前臂骨折差异大，可表现为单发或多发性骨折，也可表现为完全骨折或青枝骨折（仅穿过一侧皮质或不完全性骨折，多见于儿童患者），其中前臂骨折中青枝骨折发病高达 50%。儿童具有较强的骨骼重塑潜力，发生前臂骨折后闭合复位即可治愈。小儿前臂骨折常由摔倒时伸手扶地所致，但直接暴力创伤也可导致前臂骨折 [1]。

前臂骨折分类依据骨折部位，移位程度和成角程度 [2]。前臂远端 1/3 处骨折（最常见处）患者典型临床表现为“餐叉样畸形”。发生前臂骨折

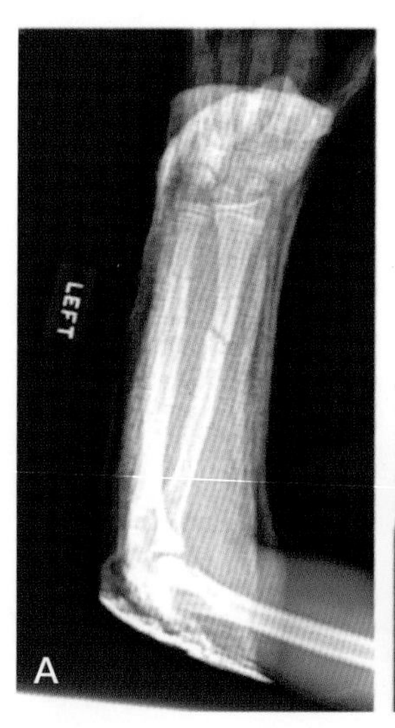

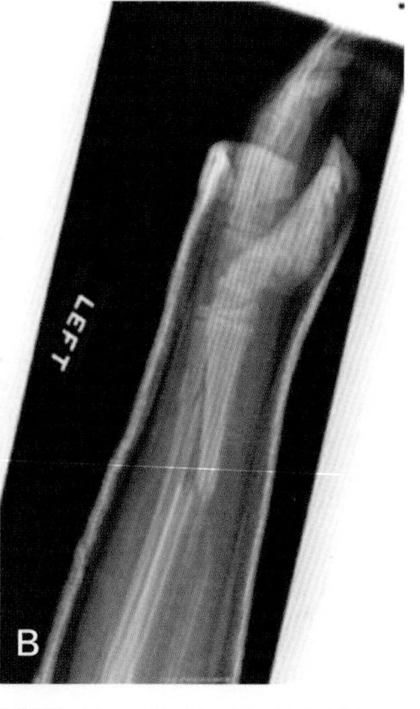

▲图 64-3 A. 复位后左前臂正位 X 线片；B. 复位后左前臂侧位 X 线片

时，需检查骨折断端是否刺破皮肤，如有破损需请骨科会诊并行外科手术治疗[1,2]。为了准确的测量位移和成角，需要获得≥ 2 个方位的 X 线检查。前臂骨折中如果只有桡骨或尺骨骨折，需腕部和肘部的影像学检查以排除 Galeazzi 骨折（桡骨中下 1/3 骨折合并下尺桡关节脱位）或 Monteggia 骨折（伴桡骨小头脱位的尺骨近端 1/3 骨折）[1]。前臂骨折的手术指征包括开放性骨折、骨折复位失败或复位后不稳定、存在血管损伤，以及患者骨骼发育成熟（年龄较大的儿童重建的可能性小）[2,3]。

开放性骨折的特征是软组织破坏导致骨折部位与外界环境连通，可导致感染及骨折迁延不愈等严重并发症。开放性骨折治疗原则，包括创伤评估、预防感染、创面软组织覆盖、固定骨折部位，以及早期骨移植或其他辅助治疗促进骨折愈合[4]。Gustilo 及其同事设计了一个开放性骨折的分类系统（表 64-1）[5]。

治疗时早期抗生素抗感染，如有可能，应尽快注射破伤风疫苗，并且在抗休克和评估后立即手术治疗。65% 的开放性骨折患者有伤口感染，因此抗生素的运用并不是预防感染，而是治疗伤口感染。接受早期抗生素治疗的儿童和成人患者与延期手术后患者的感染率对比并没有明显增加[4]。同时积极的术中冲洗也是预防伤口感染的关键。

表 64-1 Gustilo 团队设计的开放性骨折分类系统[5]

分型	描述
Ⅰ型	骨折处 1cm 或更小的裂伤，几乎无伤口的污染或肌肉挤压
Ⅱ型	骨折处撕裂伤长度超过 1cm，伴有中度软组织损伤的挤压。骨皮瓣覆盖充足，粉碎程度小
ⅢA 型	广泛的软组织损伤，通常由严重挤压力量所引起。大量污染的伤口和严重粉碎性或节段性骨折都属于这种类型。骨骼皮瓣覆盖足够
ⅢB 型	广泛的软组织损伤，伴有骨膜剥离和骨外露，通常伴有严重污染和骨粉碎。需要皮瓣覆盖
ⅢC 型	存在动脉损伤，需要修复

【总结】

1. 儿科桡骨及尺骨干骨折发病率占前臂骨折的 10%～45%，其中 75%～84% 的前臂骨折在远端发生。

2. 小儿前臂骨折常由摔倒时伸手扶地所致，但直接暴力创伤也可导致前臂骨折。

3. 儿童具有较强的骨骼重塑潜力，发生前臂骨折后闭合复位即可治愈。

4. 开放性骨折可导致感染和骨折迁延不愈等严重并发症，需及时抗感染和手术治疗。

5. 所有肢体损伤（包括骨折）时应评估神经血管的损伤状况，如果存在血管损伤，则在影像学检查前应立即处理损伤血管。

参考文献

[1] Carson S, Woolridge DP, Colletti J, Kilgore K. Pediatric upper extremity injuries. Pediatr Clin N Am 2006;53:41–67.

[2] Benjamin HJ, Hang BT. Common acute upper extremity injuries in sports. Clin Ped Emerg Med 2007;8:15–30.

[3] Canale ST. Fractures and dislocations in children; forearm fractures. In: Canale ST (ed.). Campbell’s Operative Orthopedics, 10th ed. Philadelphia:Mosby, 2003:1405–7.

[4] Zalavras CG, Patzakis MJ, Holtom PD, Sherman R. Management of open fractures. Infect Dis Clin N Am 2005;19:915–29.

[5] Gustilo RB, Mendoza RM, Williams DN. Problems in the management of type III (severe) open fractures: a new classification of type III open fractures. J Trauma 1984;24:742–6.

病例 65　足部疼痛

【病例概况】男性，22 岁，踢足球时足部疼痛。

【现病史】患者自诉踢足球时内翻扭伤左足致足部突发剧烈疼痛，随即出现左足肿胀且无法负重，无麻木、无刺痛等不适。

【体格检查】

一般情况：发育良好，患者仰卧于平车上，患肢抬高，无急性痛苦面容。

生命体征：体温 37℃，脉搏 74 次 / 分，血压 130/85mmHg，呼吸频率 20 次 / 分，血氧饱和度 100%。

左足及踝部：左足背外侧和足底部肿胀，足底第 5 跖骨基底部有触痛，足踝部无压痛、无肿胀，左足无法承重，不伴有神经血管损伤。

行左侧足部 X 线片（图 65-1）。

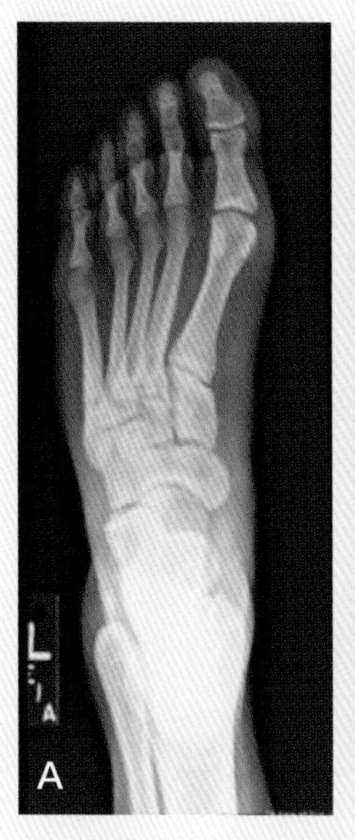

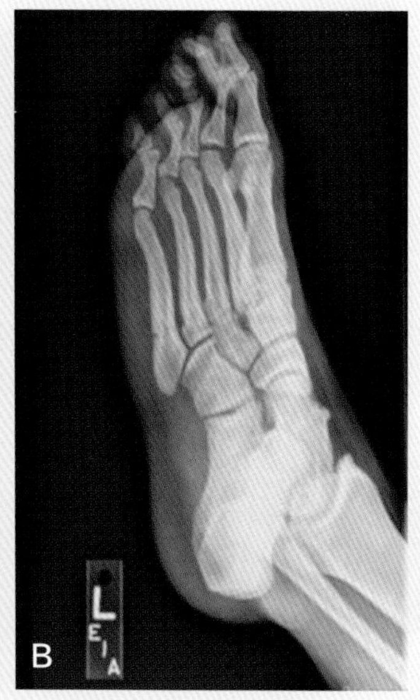

▲ 图 65-1　22 岁男性踢球后受伤的左侧足部正位（A）和斜位（B）X 线片

【病例解读】

诊断：左侧 Jones 骨折（左侧第 5 跖骨基底部骨折）。

诊断依据：X 线片示第 5 跖骨近端骨干和干骺端的交界处横行骨折（图 65-2）。

治疗及转归：冰袋垫高左足，短夹板固定足部，同时予以口服镇痛药，建议患者拄拐行走，忌左足负重，嘱患者休息时抬高患肢。随后，请骨科医师会诊，建议继续采取夹板制动，避免负重 6 周的非手术治疗方案。

【病例讨论】Jones 骨折。

1902 年，Robert Jones 首次定义了第 5 跖骨近端骨折 [1]，Jones 骨折是指第 5 跖骨近端骨干和干骺端交界处的横行骨折，且没有延伸到第 4 和第 5 的跖骨关节远端。骨折通常由跖骨远端粗隆的外侧部分开始，并横向或斜入至内侧皮质区域（即第 5 及第 4 跖骨相连区域）[1]。这种损伤被认为是在脚踝跖屈，前足受到较大的内收力时发生（如身体大部分的重量集中在跖骨头上时所产生的旋转力或切割力）。当第 5 跖骨头跖面高负荷，产生较大的弯曲运动时，骨干近端和干骺端连接

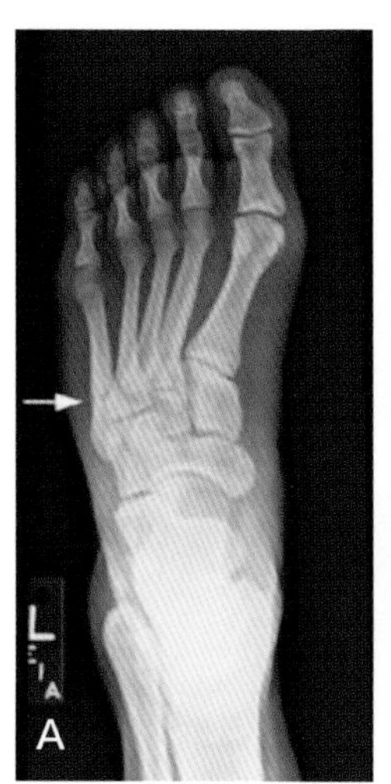

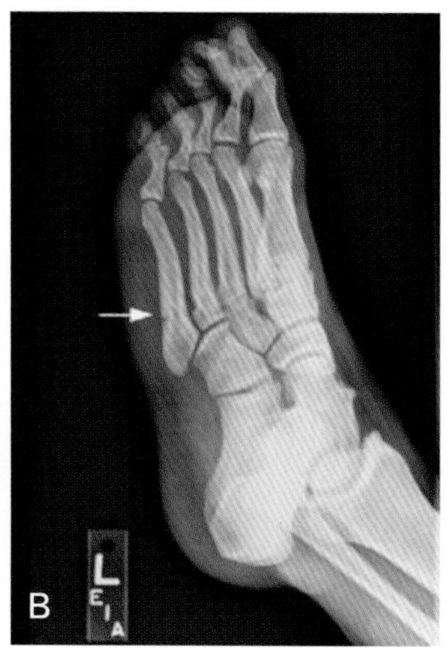

▲ 图 65-2　22 岁男性患者 Jones 骨折
A. 正位 X 线片（箭）；B. 斜位 X 线片（箭）

处容易出现骨折[1]。

Jones 骨折位于第 5 跖骨结节远端 1.5cm 内，常与第 5 跖骨茎突撕脱骨折相混淆[2]。该型骨折是足内翻扭伤所致，并非由腓骨短肌腱引起的撕脱骨折。临床工作中，很多由腓骨短肌腱引起的撕脱骨折常被误诊为 Jones 骨折。这种骨折愈合更加迅速，而第 5 跖骨远端骨折只可能发生纤维愈合[2]。骨折急性期 X 线应显示锐利的骨折缘，无髓内硬化。骨折愈合延迟可见连续骨折线，骨膜骨痂和髓内硬化征。应力性骨折可见宽大骨折线和不同程度的髓质硬化[2]。

Jones 骨折的急诊处理包括冰敷、抬高患肢、夹板固定和止痛[3]。Jones 骨折可以选择非手术或手术治疗。非手术治疗分为功能性支具和石膏固定，但通常需要非负重的短腿石膏固定 6 周以获得最佳效果[1,4]。骨折愈合时间至少为 2 个月，多达 50% 的病例延迟愈合或不愈合。手术治疗包括髓内钉固定和骨移植术，手术后的患者可较早负重行走，一般＜ 3 个月即可愈合。Jones 骨折患者 50% 可出现骨折迁延不愈，需要骨移植术和髓内钉固定[3]。

【总结】

1. Jones 骨折是指第 5 跖骨近端骨干和干骺端交界处的横行骨折，且没有延伸到第 4 和第 5 的跖骨关节远端。

2. Jones 骨折的损伤机制是在踝关节跖屈时对前足施加一个巨大的内收力，从而导致第 5 跖骨骨折。

3. Jones 骨折的急诊处理包括冰敷、抬高患肢、夹板固定和止痛。

4. Jones 骨折的最终治疗方案可能是非手术（短板石膏固定和避免负重 6 周）或手术（髓内螺钉固定或骨移植术）。

参考文献

[1] Fetzer GB, Wright RW. Metatarsal fractures and fractures of the proximal fifth metatarsal. Clin Sports Med 2006;25:139–50.

[2] Jones fracture. In Radiographic Pathology Index X-Ray 2000. Available online at http://www.e-radiography.net/radpath/j/jones fracture.htm. Accessed June 30, 2008.

[3] Silbergleit R. Fractures, foot. eMedicine Website. Available at http://www.emedicine.com/emerg/topic195.htm. Accessed June 30, 2008.

[4] Ortiguera CJ, Fischer DA.A review of the current treatment for fracture of the proximal fifth metatarsal first described by Jones. Ortho Tech Rev 2000;2:1–2.

病例 66 肘部外伤

【病例概况】男性，29 岁，肘部外伤。

【现病史】患者右利手，在滑冰时跌倒伤及右肘，1 天后送急诊就诊，患者诉右肘疼痛伴肿胀，疼痛导致右肘关节屈曲、伸直活动受限，无右上肢乏力、麻木等。

【体格检查】

一般情况：发育良好，患者手托右肘于屈曲位，无其他急性不适。

生命体征：体温 37℃，脉搏 75 次 / 分，血压 125/85mmHg，呼吸频率 20 次 / 分，血氧饱和度 100%。

右上肢：肘关节肿胀，桡骨头压痛，并伴有右前臂旋前或旋后活动受限。肘部可见少量瘀斑，皮肤无创口。右肩、前臂、腕部和手无压痛，无肿胀、畸形，前臂无神经血管损伤。

肘部冰敷并完善 X 线检查（图 66–1）。

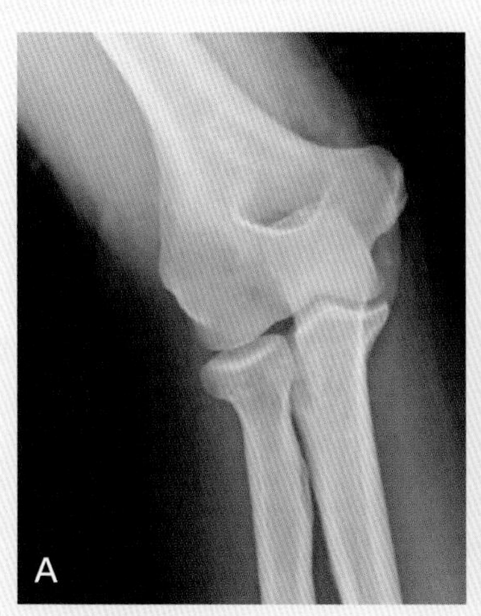

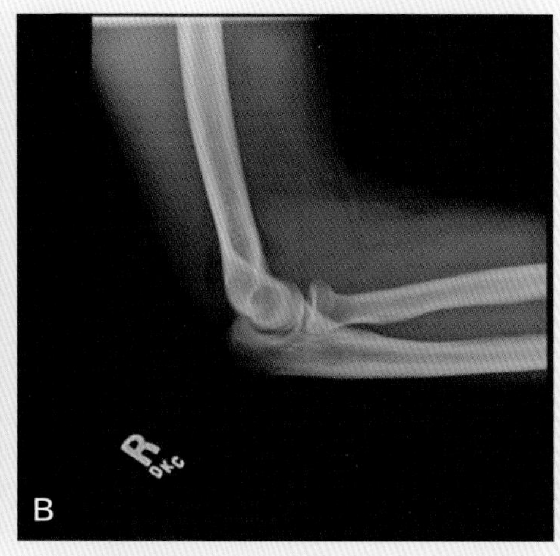

▲ 图 66–1 29 岁男性跌倒后右侧肘部的正位（A）和侧位（B）X 线片

【病例解读】

诊断：右侧桡骨头骨折。

诊断依据：右肘侧位 X 线片可见关节腔内出血导致的前后脂肪垫（“帆船征”）（图 66–2）。这提示关节腔内存在病变，最常见的原因是成人桡骨头骨折。从肘关节正位可以观察到桡骨头细微骨折（图 66–3）。

治疗及转归：给予患者右上肢悬吊固定，随后将其转诊到骨科门诊。骨科医师建议继续使用悬吊固定，并安排频繁的运动和锻炼，促进功能恢复。

【病例讨论】脂肪垫征和桡骨头骨折。

通常情况下，90° 屈曲肘部行 X 线侧位片检查，肱骨远端前表面可见一个透亮区域代表脂肪，而在正常的 X 线片中，其后表面则无透亮区域[1]。“阳性脂肪垫征”是指肘关节 90° 屈曲侧位 X 线片肱骨远端前后方可见明显透亮区域[1]。“脂肪垫征”是肘关节积液的影像学征象，表现为肘部屈曲 90°，X 线片可见弯曲成直角的半透亮区域[2]。

肘部 X 线检查中，侧位片更具诊断意义。在侧位片中，前肱线等分肱骨小头中 1/3[3]。在内侧移位的髁上骨折中，肱骨远端向后移位，使肱骨前线均分肱骨小头的前 1/3（或完全忽略它），这提示骨折存在[3]。正常 X 线侧位片示前脂肪垫突

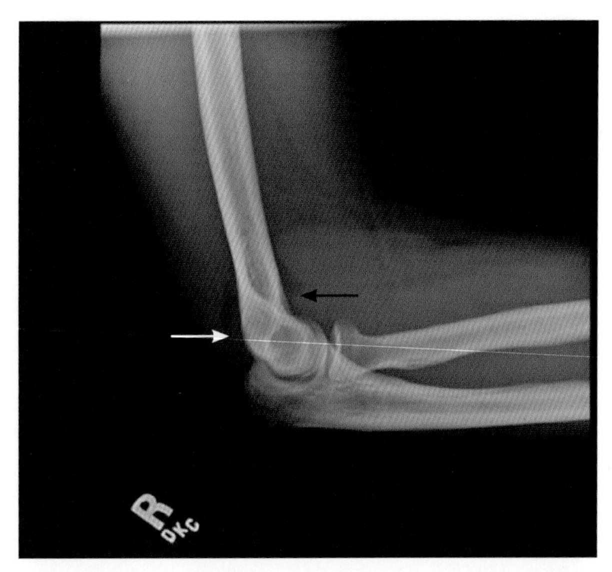

▲ 图 66-2　29 岁男性右肘部侧位 X 线片（黑箭示前脂肪垫，白箭示后脂肪垫）

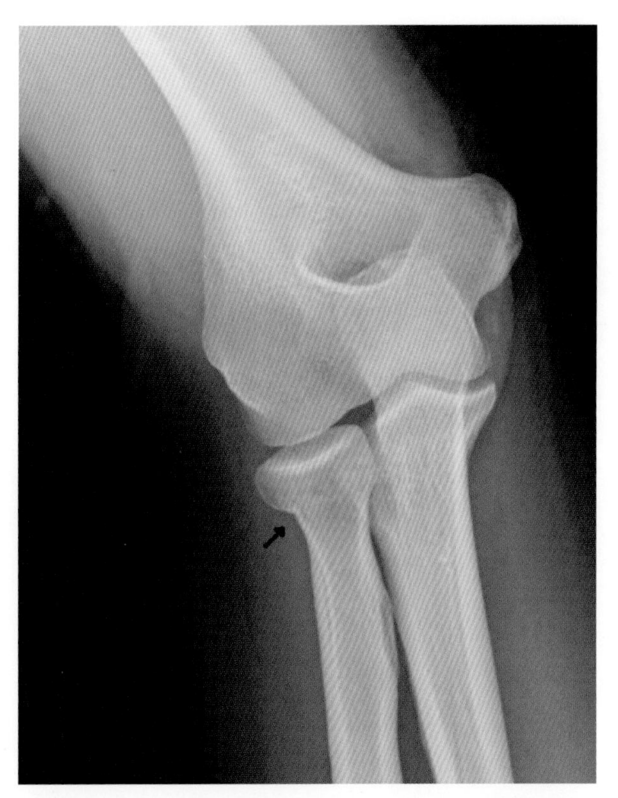

▲ 图 66-3　右侧肘部正位 X 线片（黑箭示桡骨头骨折）

出肱骨远端冠状窝，如脂肪垫凸起或表现为船帆征，则表示异常[4]。单独“帆船征”虽不能直接提示骨折，但可提示关节积液。而后脂肪垫正常情况下隐藏于鹰嘴窝处，当不存在肘部骨折时，其完全不可见[4]。在本病例中，血液向外侧推压脂肪垫，使其在 X 线侧位片中可见。因此，当 X 线侧位片发现后脂肪垫时提示肘关节周围存在隐匿性骨折。若仔细阅片仍未见骨折，则需行肘部倾斜位 X 线摄片，并夹板固定、密切随访[4]。

成人肘部外伤出现脂肪垫突出常与桡骨头骨折相关（有研究表明脂肪垫突出中 86% 与桡骨头骨折相关）[5]。脂肪垫突出诊断桡骨头骨折敏感度高，但特异度低[2]。炎症、感染及肘关节相关肿瘤同样可见脂肪垫征[1, 2]。肘关节侧位片上无脂肪垫征是排除肘关节周围骨折的可靠证据[2]。

在紧急情况下，悬吊固定可以减轻隐匿性桡骨头骨折的疼痛感[3]，对于非移位的桡骨头骨折，较好的处理方式是短时间的固定和早期的锻炼活动[6]。而骨折明显移位需请骨科会诊和进一步转诊治疗。

【总结】

1.“阳性脂肪垫征”是指肘关节 90° 屈曲侧位 X 线片肱骨远端前后方可见明显透亮区域，成人肘部外伤出现脂肪垫突出常与桡骨头骨折相关。

2. 肘关节侧位片上无脂肪垫征是排除肘关节周围骨折的可靠证据。

3. 在紧急情况下，隐匿性桡骨头骨折可以用悬吊治疗减轻疼痛感，随后需要短时间制动和早期的锻炼活动。

参考文献

[1] Goswami GK. The fat pad sign. Radiology 2002;222:419–20.

[2] Irshad F, Shaw NJ, Gregory RJH. Reliability of fat-pad sign in radial head/neck fractures of the elbow. Injury 1997; 28:433–5.

[3] Benjamin HJ, Hang BT. Common acute upper extremity injuries in sports. Clin Ped Emerg Med 2007;8:15–30.

[4] McQuillen KK. Musculoskeletal disorders. In: Marx JA, Hockberger RS, Walls RM, et al. (eds.). Rosen's Emergency Medicine: Concepts and Clinical Practice, 6th ed. Philadelphia:Mosby, 2006:2694–5.

[5] O'Dwyer H, O'Sullivan P, Fitzgerald D, et al. The fat pad sign following elbow trauma in adults: its usefulness and reliability in suspecting occult fracture. J ComputAssist Tomogr 2004;28:562–5.

[6] Rizzo M, Nunley JA. Fractures of the elbow's lateral column radial head and capitellum. Hand Clin 2002;18:21–42.

病例 67　前臂外伤

【病例概况】男性，32 岁，前臂外伤。

【现病史】患者骑摩托车与汽车相撞后，由救护车送至急诊室。患者戴头盔，意识清醒，自诉左前臂和肘部疼痛剧烈，左前臂、腕部、手掌无麻木，无意识丧失，否认其他部位外伤。

【既往史】既往无特殊。

【体格检查】

一般情况：发育良好，手托前臂不适可减轻。

生命体征：体温 36.8℃，脉搏 95 次 / 分，血压 140/95mmHg，呼吸频率 22 次 / 分，血氧饱和度 100%。

头部及五官：头部无外伤，双瞳等大等圆，对光反射灵敏，眼球运动正常。

颈部：颈软，中线无压痛。

心脏：心率正常，律齐，心音正常，无杂音及奔马律，无心包摩擦音。

肺部：胸廓无压痛，双肺听诊呼吸音清。

腹部：腹软，无压痛，无腹胀。

左前臂：左前臂中段肿胀、畸形，有触痛。畸形处（图 67–1）可见 1 个伤口，肘部桡骨头位置压痛明显。前臂、手腕及手的神经血管无异常。

开放静脉通道，给予吗啡止痛，行前臂、肘关节和腕关节 X 线检查（图 67–2）。

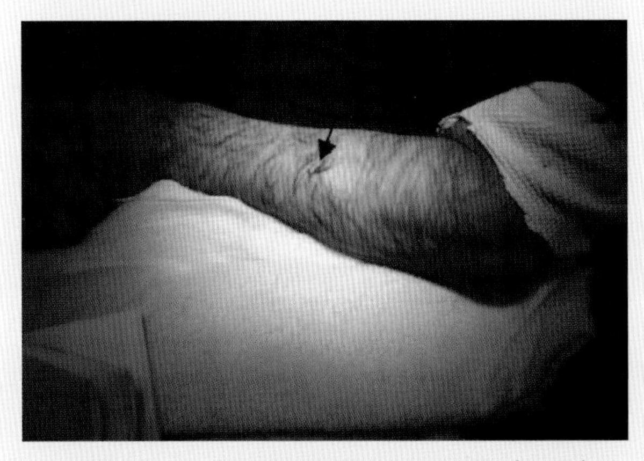

▲ 图 67–1　32 岁男性患者外伤后前臂（黑箭）

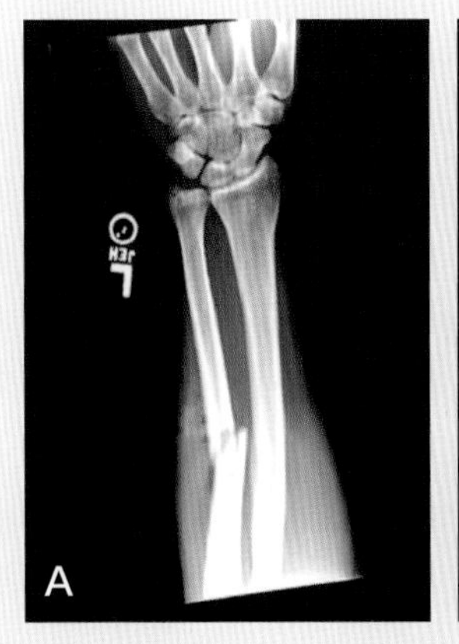

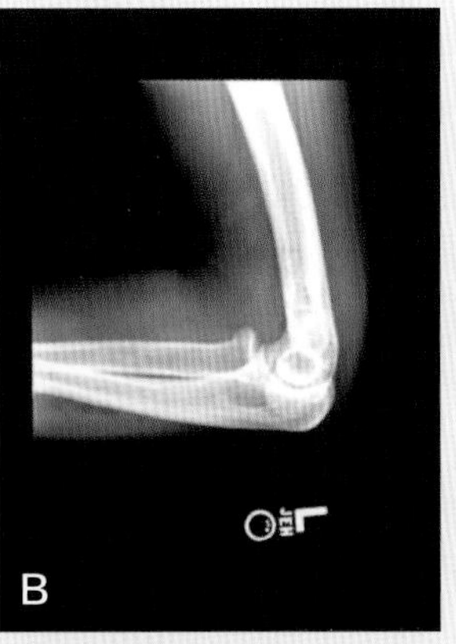

▲ 图 67–2　左侧前臂及腕关节 X 线片

A. 正位片；B. 侧位片

【病例解读】

临床诊断：Monteggia 骨折伴脱位（Ⅰ型）。

诊断依据：X 线片示左前臂尺骨中段斜行骨折，成角移位，伴桡骨头前脱位（图 67–2）。

治疗及转归：入院后紧急夹板固定处理，静脉输注头孢唑林抗感染，注射破伤风疫苗；请骨科急会诊，手术行骨折切开复位和内固定术（图 67–3）。

【病例讨论】Monteggia 骨折伴脱位。

1814 年 Giovanni Battista Monteggia 第一次将伴桡骨小头脱位的尺骨近侧 1/3 骨折定义为 Monteggia 骨折伴脱位[1]。这类骨折发病率较低，占所有前臂骨折的 5% 以下[2]。尺骨骨折通常在临床和影像学上都很明显。临床经验性诊断（临床疑诊）是诊断 Monteggia 骨折伴脱位的关键。确诊手段为行前臂及肘部放射线检查[3]。

Monteggia 骨折伴脱位的 Bado 分类如下。

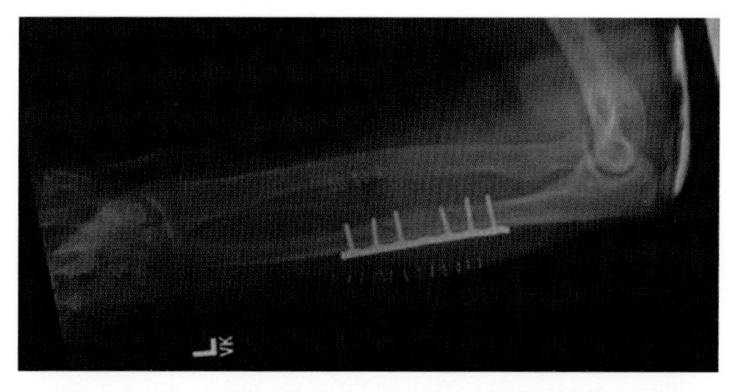

▲ 图 67-3 左前臂切开复位与内固定术后侧位 X 线片

Ⅰ型，尺骨中或近 1/3 骨折伴有桡骨头前脱位。

Ⅱ型，尺骨中或近 1/3 骨折伴有桡骨头后脱位。

Ⅲ型，尺骨干骺端骨折伴有桡骨头的侧方脱位。

Ⅳ型，尺骨和桡骨中或近 1/3 骨折伴桡骨头前脱位[1-4]。

Monteggia 骨折脱位 Bado 分型中，Ⅰ型最常见占 59%，其次Ⅲ型占 26%，Ⅱ型占 5% 和Ⅳ型占 1%[2, 3]。Monteggia 骨折脱位中，1/3 和 Galeazzi 骨折伴脱位（桡骨中下 1/3 骨折合并下尺桡关节脱位）相似。Monteggia 骨折脱位时桡骨头脱位可能不明显，缺少肘部的影像学检查易漏诊。所以诊断时需包括肘部（包括侧位片）影像学检查。在正常肘部侧位片中，桡骨头指向肱骨小头（图 67-4）。

Monteggia 骨折脱位主要是过伸位时摔倒，前臂被迫内翻所致[1-4]。高能量的外伤（如撞车）和低能量的外力损伤（如摔倒）都可导致该类骨折，因此，在这些情况下都应高度怀疑存在尺骨骨折。

儿童患者中，大部分 Monteggia 骨折脱位采用保守的闭合复位和石膏固定治疗方案[4]。然而，大部分成人 Monteggia 骨折脱位患者需要切开复位和内固定手术治疗。在外伤后 6～8h，应该在镇静状态下尽快行桡骨头脱位闭合复位。通过前臂后旋复位，有时需要在牵引状态下或直接给予桡骨头直接作用力来完成[3]。

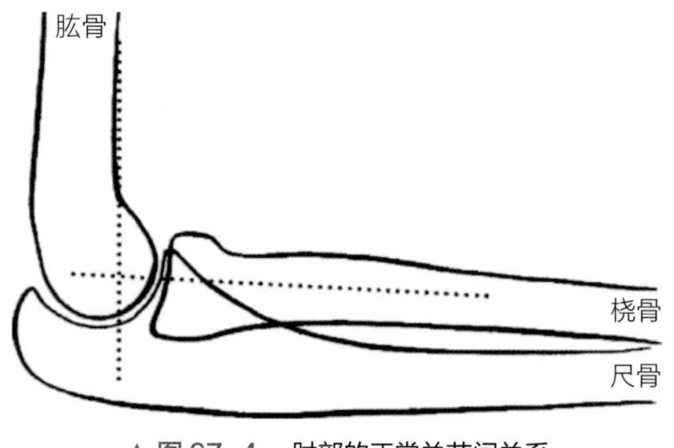

▲ 图 67-4 肘部的正常关节间关系

如果闭合复位不成功，应该在同一时间内（6～8h）送手术室行切开复位术。复位不及时可能导致永久性关节损伤，甚至出现神经损伤或两者同时存在。开放性骨折需要紧急手术治疗，必要时需静脉注射抗生素抗感染及注射破伤风疫苗。在闭合性损伤中，一旦桡骨头复位，前臂就需要夹板固定，尺骨骨折的手术固定可选择手法复位联合手术复位的方式进行。

【总结】

1.Monteggia 骨折脱位主要是过伸位时摔倒，前臂被迫内翻所致，高能量外伤（如撞车）和低能量外伤损伤（如摔倒）都可导致该类骨折。

2.Monteggia 骨折伴桡骨小头脱位时桡骨头脱位可能不明显，缺少肘部的影像学检查易漏诊，所以对于高度怀疑 Monteggia 骨折伴脱位的患者需包括肘部影像学检查。

3. 大部分儿童 Monteggia 骨折脱位采用保守的闭合复位和石膏固定治疗方案，然而，大部分成人 Monteggia 骨折脱位患者需要切开复位和内固定手术治疗。

4. 骨折部位的任何皮肤伤口可能是开放性骨折所致，需要抗生素抗感染，注射破伤风疫苗及手术治疗。

参考文献

［1］ Simon R, Koenigsknecht SJ. Fractures of the radius and ulna. Emergency Orthopedics, the Extremities, 4th ed. New York:McGraw-Hill, 2001:217–8.

［2］ Jupiter JB, Kellam JF. Diaphyseal fractures of the forearm. Skeletal Trauma: Basic Science, Management, and Reconstruction, 3rd ed. Philadelphia: Saunders, 2003:1383–8.

［3］ Putigna F. Monteggia fracture. eMedicine Website. Available at http://www.emedicine.com/orthopedic/topic201.htm. Accessed July 6, 2008.

［4］ Smith WR, Agudelo JF, Parekh A, et al. Musculoskeletal trauma surgery. In: Skinner, HB (ed.). Current Concepts and Treatment in Orthopedics, 4th ed. New York:McGraw-Hill, 2006:111–2.

病例 68　左膝疼痛

【病例概况】男性，68 岁，外伤致左膝疼痛。

【现病史】患者在过马路时被一辆缓慢行驶的车辆撞倒，由救护车送至急诊室。患者双膝着地，自诉左膝及左小腿疼痛剧烈，左下肢活动受限(无法直立)。否认有头部外伤、意识丧失、颈部、胸部、腹部或臀部疼痛、呼吸急促和其他外伤。破伤风疫苗接种状态不明。

【既往史】未诉特殊既往病史。

【体格检查】

一般情况：轮椅推入病房，轻度不适。

生命体征：体温 36.4℃，脉搏 86 次 / 分，血压 153/82mmHg，呼吸频率 18 次 / 分，血氧饱和度 99%。

头部及五官：头部无外伤，瞳孔等大等圆，对光反射灵敏，眼球运动正常。

颈部：颈软，中线无压痛。

心脏：心率正常，律齐，心音正常，无杂音及奔马律，无心包摩擦音。

肺部：双肺听诊呼吸音清。

腹部：腹软，无压痛，无腹胀。

臀部：髋关节稳定，无触痛，关节活动正常。

膝关节：双膝部皮肤擦伤，右膝关节触诊有轻微疼痛，活动度正常，左膝关节前部和内侧有触痛，因疼痛无法自主活动，左膝关节轻微积液。

（余）四肢：无畸形、发绀及水肿，末梢动脉搏动有力。

神经系统：未查。

开放静脉通道，静脉给予吗啡止痛及注射破伤风抗毒素。行双膝关节 X 线检查。右侧膝关节 X 线检查正常，左侧如图（图 68–1）。

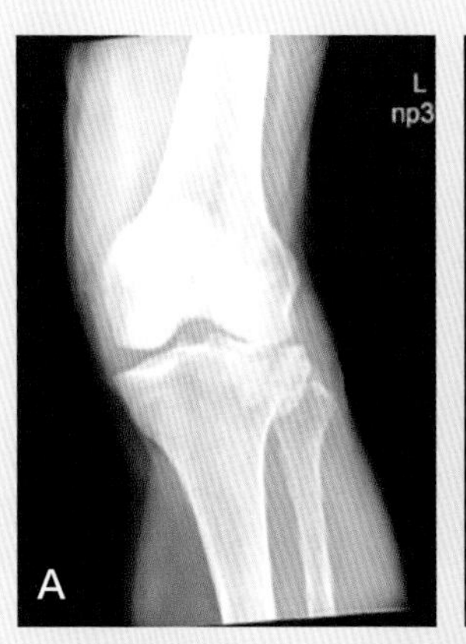

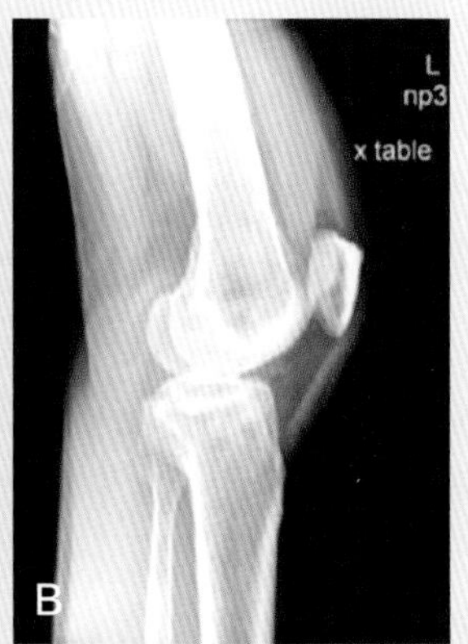

▲ 图 68–1　68 岁男性左膝外伤后疼痛
A. 左膝前后位 X 线片；B. 左膝侧位 X 线片

【病例解读】

临床诊断：左侧胫骨平台骨折。

诊断依据：左膝关节 X 线片示左膝关节内胫骨平台粉碎性骨折，骨折端可见明显凹陷（图 68–2），CT 示胫骨平台外侧粉碎性骨折，骨折碎片分散移位，以及关节腔内大量积液，分层扫描见积脂血症(图 68–3)。在侧位片上按解剖位置(图 68–2）观察时，可以识别出这种脂血关节病。

治疗及转归：请骨科急会诊，会诊前完善膝关节 CT 平扫（图 68–3）明确手术方案，切开复位及钢板和螺栓内固定，术后复查影像学（图 68–4）。

【病例讨论】胫骨平台骨折。

胫骨平台由内侧和外侧胫骨髁构成，形成膝关节的下关节面。老年患者因骨质疏松好发胫骨平台骨折（占所有老年人骨折的 8%），且可能是由轻微外伤引起 [1, 2]。年轻患者通常是机动车外伤、摔倒或运动时膝关节碰撞造成损伤，这些外伤常见。外侧胫骨平台较内侧常见，是由外翻或外展应力所致 [3]。内侧胫骨平台骨折是由内翻或

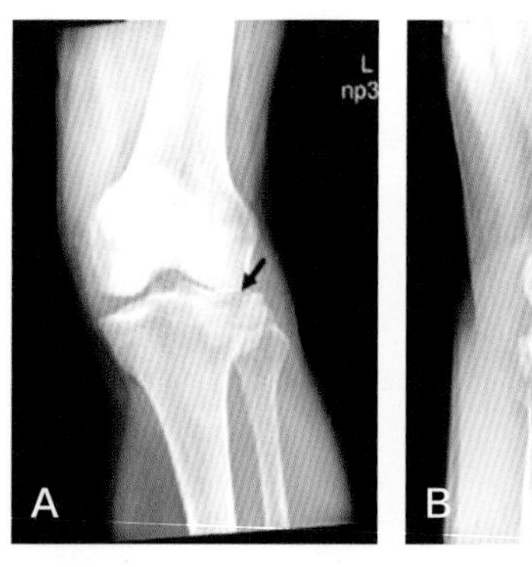

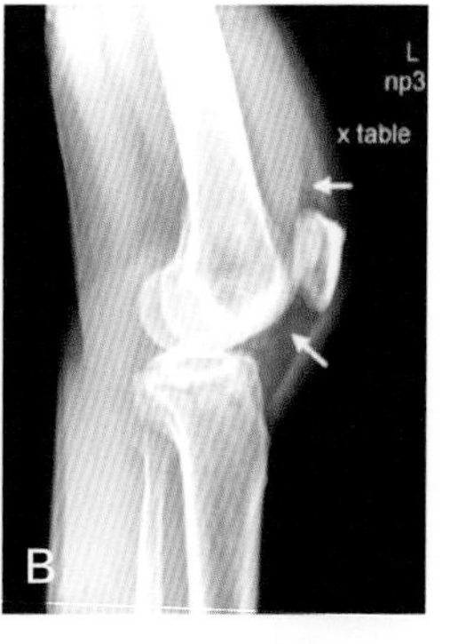

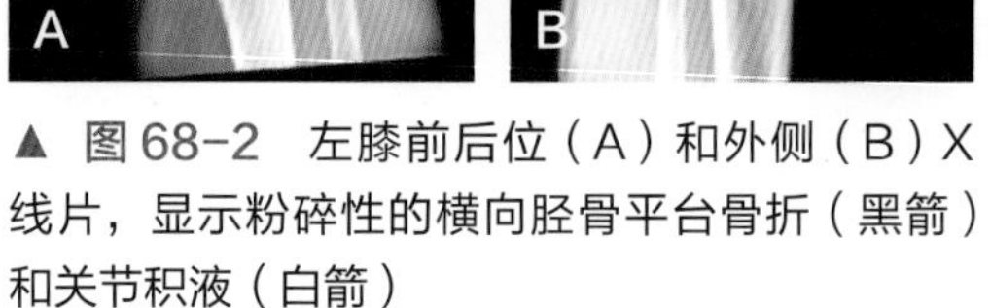

▲ 图 68-2 左膝前后位（A）和外侧（B）X 线片，显示粉碎性的横向胫骨平台骨折（黑箭）和关节积液（白箭）

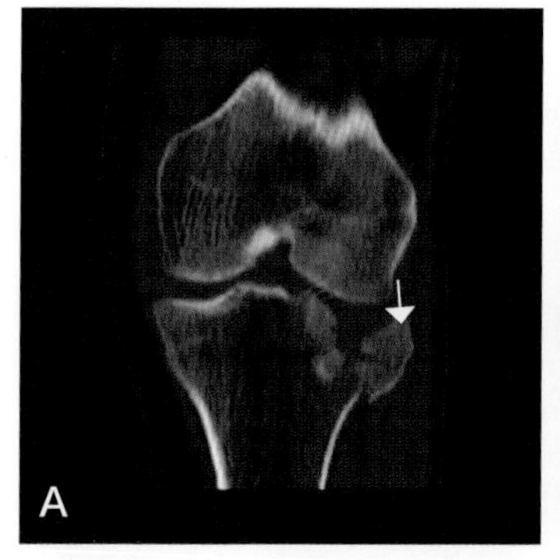

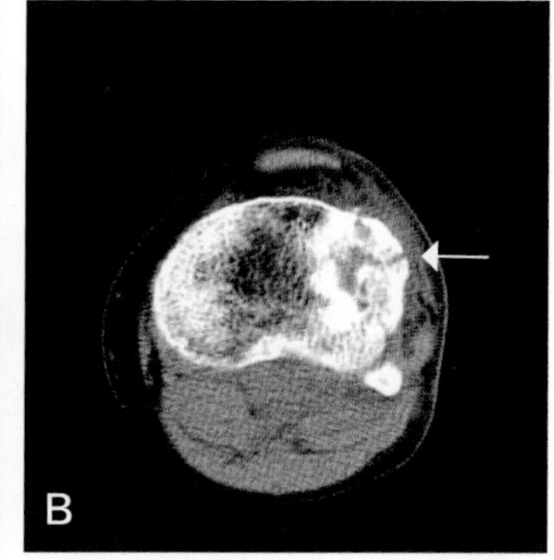

▲ 图 68-3 左侧胫骨平台冠状位（A）和横向（B）CT（白箭示骨折）

内收应力所致。11%～31% 的病例中，同时存在内、外侧胫骨平台骨折[1]。

Segond 骨折属于胫骨平台骨折，是由胫骨内部旋转产生内翻应力所致。其中 75%～100% 的病例伴有前交叉韧带撕裂[1]。外侧膝关节囊的复合张力从外侧胫骨髁的边缘撕出一个小的垂直骨折碎片，是前交叉韧带撕裂的可靠标志。而“反向 Segond”断裂是内侧髁的骨撕脱，与后十字韧带撕裂密切相关[1]。

目前已有几种胫骨平台骨折分类，其中 Schatzker 分类最常用（表 68-1）[2]。该分类根据是否有矢状裂缝、关节凹陷、是否存在内侧髁碎片，以及是否附着于胫骨干进行分类[4]。临床中，胫骨平台骨折患者伴有疼痛，膝关节积液，无法负重[1]。神经血管损伤一般少见，但如有神经血管损伤可发生骨筋膜室综合征。体格检查表现为膝关节腔积液，活动度减低，关节韧带损伤可有膝关节松弛、不稳定[1, 3]。放射线检查可诊断大部分胫骨平台骨折（前后位和侧位），轻微或非移位性胫骨平台骨折时不易在前后位及侧位片中诊断，需增加斜位片[2]。CT 常用于较复杂的胫骨平台骨折诊断，以明确骨折碎片的解剖关系。尤其是在胫骨关节面，精确的 3D 解剖对手术修复的成功至关重要。少部分粉碎性和凹陷性骨折

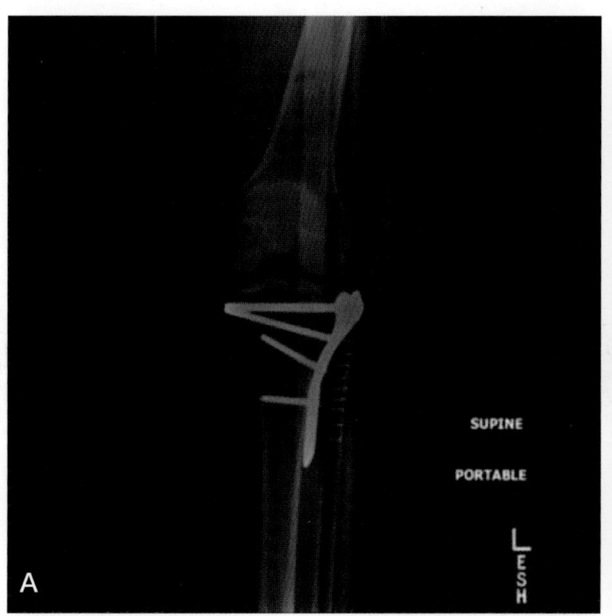

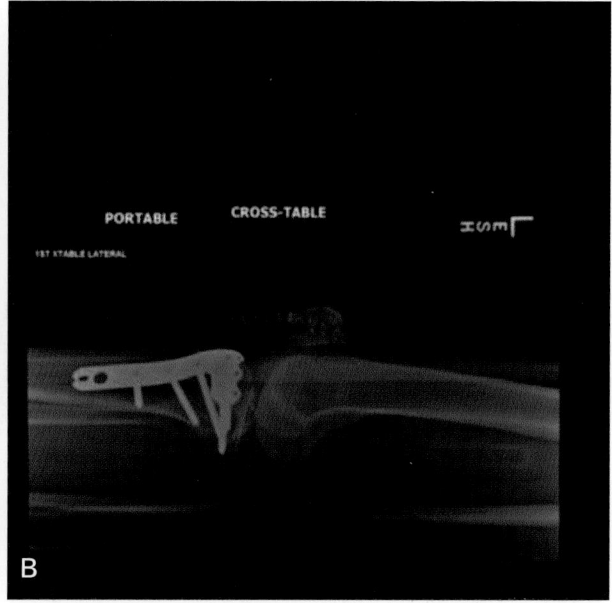

▲ 图 68-4 术后左膝正位（A）和侧位（B）X 线片

不需要 CT 成像。MRI 有助于明确是否有相关的韧带损伤，能更准确地描述骨折的程度[1]。

表 68-1 Schatzker 骨折分型[2]

分 型	分型标准
Ⅰ型	胫骨平台侧劈裂骨折，多见于年轻患者。关节面未见凹陷
Ⅱ型	外侧平台劈裂合并凹陷骨折，此型骨折常见于老年患者
Ⅲ型	以胫骨平台外侧凹陷为特征的骨折，不经关节面劈裂
Ⅳ型	骨折累及胫骨内侧平台，可合并或不合并凹陷的劈裂骨折
Ⅴ型	以胫骨内侧和外侧平台劈裂骨折为特征
Ⅵ型	伴有干骺端与骨干分离的平台骨折

胫骨平台骨折的初步应急处理包括夹板于伸展位固定膝关节、冰敷消肿和止痛。患者应禁食为外科手术准备。非手术治疗胫骨平台骨折的适应证包括不完全或非移位性骨折（通常轻微外伤）、外侧平台骨折有移位但无关节不稳定，以及骨质疏松患者的一些不稳定外侧平台骨折[5]。手术的绝对适应证包括开放性胫骨平台骨折、胫骨平台骨折合并急性骨筋膜室综合征或急性血管损伤。手术的相对适应证包括大部分移位性内外侧胫骨髁骨折、移位的内侧髁骨折、关节不稳定的外侧胫骨平台骨折，以及多发性损伤的胫骨平台骨折[5]。

【总结】

1. 老年患者因骨质疏松好发胫骨平台骨折（占所有老年人骨折的 8%），且可能是由轻微外伤引起。

2. 临床上，胫骨平台骨折患者可表现为膝关节积液，不能负重，活动度减少，如果韧带损伤，膝关节可表现为松弛和不稳定。

3. X 线检查可诊断大部分胫骨平台骨折，CT 可以确认骨折碎片与较复杂骨折的解剖关系，MRI 对发现相关的韧带损伤有用。

4. 胫骨平台骨折的初步应急处理包括夹板固定膝关节、冰敷消肿和止痛。

5. 手术的适应证包括开放性骨折、骨折合并急性骨筋膜室综合征或血管损伤、开放性骨折、大多数移位的双髁骨折、移位的内侧髁骨折、关节不稳定的外侧胫骨平台骨折和多发性损伤的胫骨平台骨折。

参考文献

[1] Newton EJ, Love J. Emergency department management of selected orthopedic injuries. Emerg Med Clin N Am 2007; 25:763–93.

[2] Sorenson SM, Gentili A, Masih S. Tibial plateau fractures. eMedicine Website. Available at http://www.emedicine.com/radio/topic698.htm. Accessed June 30, 2008.

[3] Pimentel L. Orthopedic trauma: office management of major joint injury. Med Clin N Am 2006;90:355–82.

[4] Zura RD, Browne JA, Black MD, et al. Current management of high-energy tibial plateau fractures. Curr Orthop 2007;21:229–35.

[5] Watson JT, Schatzker J. Tibial plateau fractures. In: Browner BD, Jupiter JB, Levine AM, et al. (eds.). Skeletal Trauma:Basic Science, Management, and Reconstruction, 3rd ed. Philadelphia: Elsevier, 2003:2074.

病例 69　左髋部疼痛

【病例概况】男性，70 岁，左髋部疼痛。

【现病史】患者自诉左髋关节疼痛 6 周，近几日疼痛加重，疼痛程度评估 7 级（0～10 级），活动后疼痛加重，由于剧痛难忍而不能行走。否认近期臀部有外伤、红肿，否认发热及畏寒，有时感左侧臀部皮肤温度升高。

【既往史】既往糖尿病、高血压、高脂血症和肥胖症病史。

【体格检查】

一般情况：无脱水貌，神志清楚，中度疼痛不适。

生命体征：体温 37.2℃，脉搏 105 次 / 分，血压 171/79mmHg，呼吸频率 22 次 / 分，血氧饱和度 97%。

五官：无明显异常。

颈部：颈软，无颈静脉怒张。

心脏：心率正常，律齐，心音正常，无杂音及奔马律，无心包摩擦音。

肺部：双肺听诊呼吸音清。

腹部：腹软，无压痛，无腹胀。

左髋：有触痛，皮温稍高，局部皮肤无红肿，活动时关节疼痛。髋关节休息位，无异常转动，双下肢无长度差异。

四肢（除左髋）：无杵状指、发绀、水肿，可触及强烈的双侧足背动脉搏动。

神经系统：未检查。

开放静脉通道，抽血送实验室检查，行左髋关节 X 线检查（图 69-1）。给予硫酸吗啡镇痛。实验室检查白细胞计数为 $8.9\times10^3/\mu l$［正常为（3.5～12.5）$\times10^3/\mu l$］，中性粒细胞为 68%（正常为 50%～70%），血细胞比容为 35%（正常为 39%～51%），红细胞沉降率（ESR）为 95mm/H（正常为 0～20mm/H），C 反应蛋白（CRP）为 8.2mg/dl（正常 < 0.9mg/dl）。随机血糖为 199mg/dl（正常为 61～159mg/dl），生化组合的其余部分、BUN 和肌酐均在正常范围内。

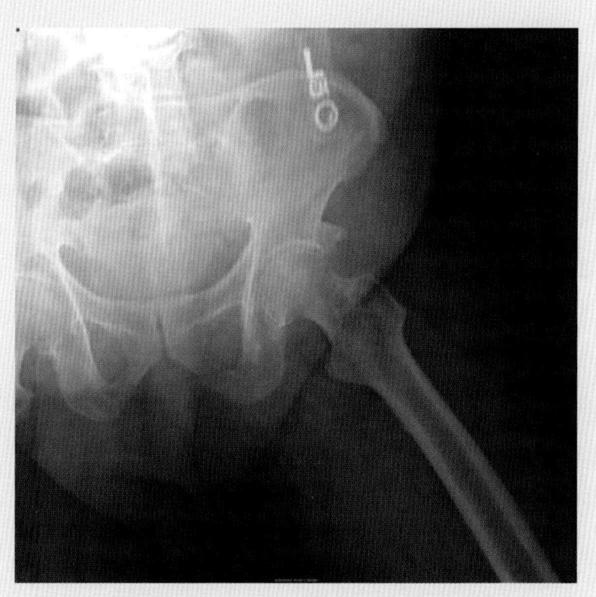

▲ 图 69-1　70 岁男性的左髋 X 线片

【病例解读】

临床诊断：左侧化脓性髋关节炎。

诊断依据：左侧髋关节 X 线片未显示骨折或急性损伤。左侧髋关节 MRI（图 69-2）示关节中量积液，髋关节及周围软组织在 T_2 加权相上显示信号增强。

治疗及转归：入院后万古霉素静脉滴注，在透视引导下行左髋关节腔穿刺，关节积液生化检查提示白细胞 12 250/μl，中性粒细胞百分比 91%。革兰染色见大量白细胞，但未见细菌存在。住院 3 天后，关节液细菌培养示 B 类乙型溶血性链球菌（无乳链球菌）阳性，根据药敏实验，调

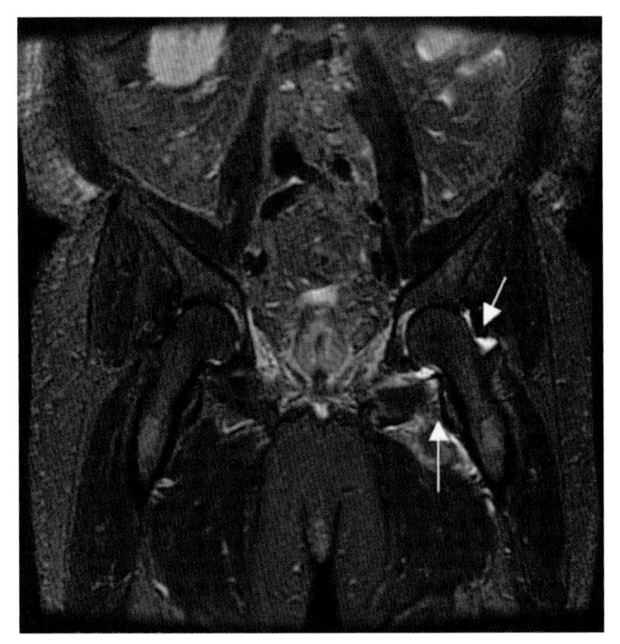

▲ 图 69-2　70 岁男性的 MRI T_2 加权图像，显示左髋关节和相邻关节周围软组织的信号增强（白箭）

整为青霉素和头孢曲松钠静脉滴注治疗。患者由骨科医生于手术室行切开引流，冲洗患侧关节、放置引流条。患者住院 5 天后转入其他医疗机构，继续静脉抗生素治疗 4 周。

【病例讨论】化脓性关节炎。

细菌性（脓毒性）关节炎是一种急性破坏性关节疾病。普通人群中化脓性关节炎年发病率为（2～10）/10 万，类风湿关节炎或人工关节患者中年发病率为（30～70）/10 万 [1]。化脓性关节炎最常见病因是菌血症导致血源性传播，也有少部分由关节手术、激素注射、关节穿刺、动物或人类咬伤，或者由骨髓炎直接蔓延传播 [2]。其中 25%～50% 的患者出现不可逆的关节功能丧失。近 25 年，尽管有更好的抗菌药物和先进的医疗体系，但化脓性关节炎的病死率并无明显改变，保持在 5%～15%[1]。

高度怀疑化脓性关节炎的患者还应该考虑伴有其他风湿性疾病，如类风湿关节炎、骨关节炎、痛风、假性痛风、系统性红斑狼疮 [3]。其中，类风湿关节炎最常见，可能是由关节损伤且使用免疫抑制治疗所致。多发性关节炎较常见，类风湿关节炎患者伴化脓性关节炎病死率较高且肢体功能预后差 [3]。临床中常因医师（和患者）将化脓性关节炎与类风湿关节炎急性发作混淆而延误诊治。

化脓性关节炎主要分为淋球菌性和非淋球菌性两类。其中淋病奈瑟菌是性活跃的年轻患者感染的最常见病原体（占 75%），金黄色葡萄球菌是导致成人和 2 岁以上儿童急性细菌性关节炎的最常见病因 [4]。类风湿关节炎患者中 80% 感染的病原体是金黄色葡萄球菌。链球菌属，如草绿色链球菌、肺炎链球菌和 B 组链球菌占病例 20%，其中需氧性革兰阴性杆菌占 20%～25%[4]。

化脓性关节炎患者的主诉可能是发热和畏寒。前驱期持续数天的不适、关节痛及低热 [5]。受累关节红、肿、热、痛为最常见表现。膝关节是化脓性关节炎最常见感染部位，占 50%，其他关节同样可以发病 [1]。髋关节感染患者通常保持髋关节屈曲和外旋，活动时疼痛剧烈。髋关节积液通常表现为局部发热及触痛，但难以察觉 [1]。化脓性关节炎中 10%～20% 为多关节受累，通常影响 2～3 个关节 [1]。类风湿关节炎、全身结缔组织疾病及晚期脓毒症患者可能发生多关节性化脓性关节炎 [1]。

滑膜液革兰染色和细菌培养是诊断化脓性关节炎的关键，临床疑诊关节感染的患者需行穿刺抽取滑膜积液 [3]。化脓性关节炎的滑膜积液通常为脓性，平均白细胞计数为（5 万～15 万）/mm^3（中性粒细胞占大部分）。其中革兰染色涂片阳性占 60%～80%[3]。化脓性关节炎滑膜积液中葡萄糖水平通常较低，乳酸和乳酸脱氢酶水平升高（炎症性关节疾病，数值也可能升高）。滑膜液培养结果 90% 有非淋球菌感染，50% 有淋球菌感染 [2]。疑诊化脓性关节炎患者需行血培养，且 50% 的非淋球菌性化脓性关节炎患者血培养阳性 [3]。其他实验室检查，如白细胞计数增加、红细胞沉降率加快常见，但为非特异性表现。ESR 或 CRP 可用于评价疗效，以及筛查慢性关节感染急性发作 [4]。

影像学异常与病理改变成正相关。早期影像学检查可无异常 [5]。最早的影像学检查异常为软组织肿胀，伴局部充血、水肿和继发关节积液的关节肿胀[5]。后期可发生关节间隙狭窄（通常是弥漫性的），表现为软骨面损伤和关节边缘的骨侵蚀，这与滑膜病变对骨骼的影响有关。晚期和重度感染病例常伴关节半脱位或脱位和大量骨质破坏。

化脓性关节炎早期CT表现包括关节积液、滑膜增厚和软组织肿胀[5]。如病变过程中造成了关节软骨破坏，关节面不规则和关节间隙狭窄，关节侵蚀和软骨下的骨破坏在CT中也可显影。超声对于诊断关节积液极度敏感，成功应用于急诊医师床旁超声引导髋关节穿刺[6]。脓性积液超声表现为无回声或表现为多房性积液。然而，积液多少及回声波都不能用来区分感染性炎症积液和未感染的炎症[5]。

MRI检查，关节积液 T_1 加权表现为信号减弱，T_2 加权图像信号增强[5]。与急性化脓性关节炎相比，慢性化脓性关节积液分布往往较均匀。放射性核素扫描常用于鉴别非特异性局部炎症病变，不能用来区分感染性关节积液和非细菌感染性关节积液。然而，这些检查可用于诊断隐匿性的化脓性关节炎，如髋关节和骶髂关节[4]。

化脓性关节炎患者需早期和积极干预治疗。其最佳治疗方案为抗生素抗感染和手术引流[1-5]。既往体健，但性活跃的年轻患者常考虑淋球菌感染，可选用青霉素或第三代头孢菌素抗感染治疗。非淋球菌感染老年患者，需考虑为常见的细菌谱感染，如金黄色葡萄球菌、链球菌属和革兰阴性杆菌[2]。经验性治疗通常包括β内酰胺类、氨基糖苷类或喹诺酮类抗感染治疗。对人工关节置换患者关节化脓性感染需特殊治疗，因细菌附着于人工关节，除抗生素治疗外，通常需要切开引流和移除人工关节[2]。

【总结】

1. 化脓性关节炎是急症，需要积极治疗，包括全身抗生素抗感染、手术引流和住院治疗。

2. 化脓性关节炎最常见的临床表现为受累关节红、肿、热、痛，但这些表现为非特异性。

3. 化脓性关节炎诊断方法为关节穿刺，取滑膜液革兰染色和细菌培养。

4. 相比于普通X线，CT、MRI和超声对化脓性关节炎早期诊断更有敏感。

5. 既往体健，性活跃的年轻患者常考虑淋球菌感染，可选用青霉素或第三代头孢菌素抗感染治疗；老年患者考虑非淋球菌感染，首选广谱抗生素经验性治疗。

参考文献

[1] Goldenberg DL. Septic arthritis. Lancet 1998;351:197–202. Harrington L, Schneider JI. Atraumatic joint and limb pain in the elderly. Emerg Med Clin N Am 2006;24:389–412.

[2] Garcia-De La Torre I. Advances in the management of septic arthritis. Infect Dis Clin N Am 2006;20:773–88.

[3] Brusch JL. Septic arthritis. eMedicine Website. Available at http://www.emedicine.com/med/topic3394.htm. Accessed June 20, 2008.

[4] Mohana-Borges AVR, Chung CB, Resnick D. Monoarticular arthritis. Radiol Clin N Am 2004;42:135–49.

[5] Freeman K, Dewitz A, Baker WE. Ultrasound-guided hip arthrocentesis in the ED. Am J Emerg Med 2007;25:80–6.

病例 70　大腿外伤

【病例概况】女性，81 岁，大腿外伤。

【现病史】患者因摔倒致右大腿扭伤由救护车送急诊就诊。患者右大腿疼痛剧烈，肿胀明显，无法负重，疼痛等级 7 级（参考范围 0～10 级），否认意识丧失，头部、颈部外伤及其他外伤。

【既往史】既往骨质疏松病史。

【体格检查】

一般情况：平车推入病房，中度不适。

生命体征：体温 37℃，脉搏 90 次 / 分，血压 150/90mmHg，呼吸频率 20 次 / 分，血氧饱和度 100%。

五官：无异常。

颈部：颈软，中线无压痛。

心脏：心率正常，律齐，心音正常，无杂音及奔马律，无心包摩擦音。

肺部：双肺听诊呼吸音清。

腹部：腹软，无压痛，无腹胀。

右下肢：右侧大腿明显畸形，肿胀和压痛（图 70-1）；右大腿骨筋膜柔软，无肿胀，无创口。右髋关节、膝关节无压痛或畸形；患者因大腿剧痛而无法移动右下肢髋关节或膝关节。踝关节和足部活动正常。右下肢神经血管大致正常。

四肢（除右下肢）：无杵状指、发绀、水肿；未发现其他肌肉骨骼损伤。

神经系统：未检查。

开放静脉通道，抽血送实验室检查，给予硫酸吗啡止痛。右大腿冰敷，并禁食禁饮。行右侧股骨 X 线检查（图 70-2）。

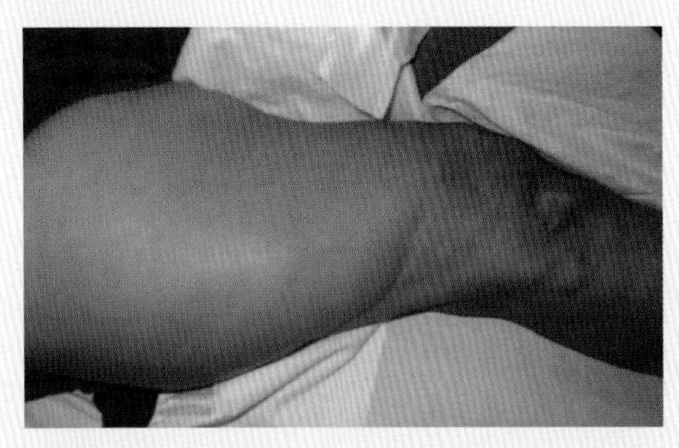

▲ 图 70-1　81 岁老年女性跌倒后的右下肢

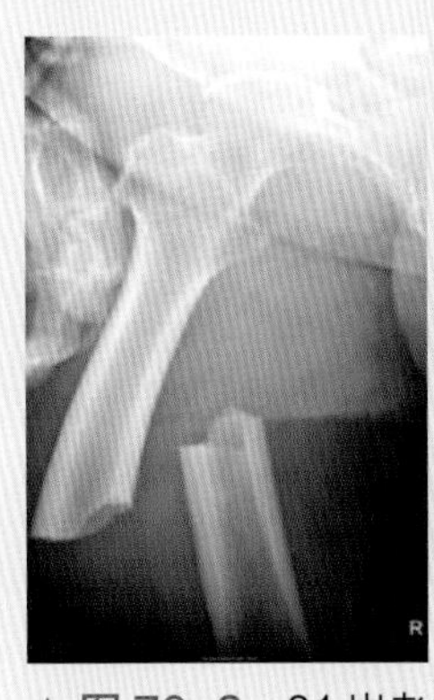

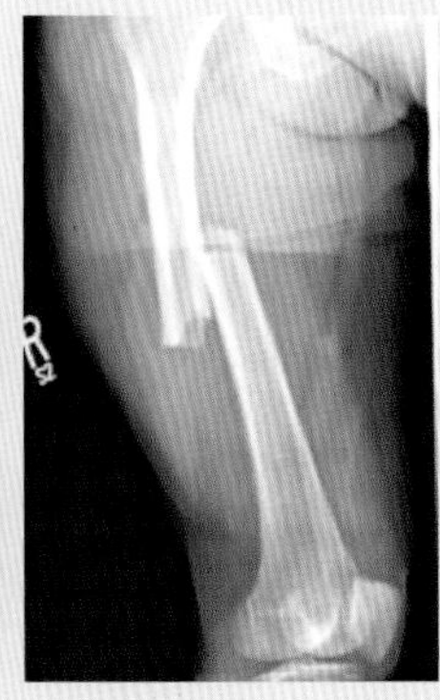

▲ 图 70-2　81 岁老年女性跌倒后右股骨的前后位（A）和侧位（B）X 线片

【病例解读】

临床诊断：右股骨骨折。

诊断依据：放射线检查右股骨干中段完全移位性骨折，股骨头、股骨颈完整，髋关节无脱位。

治疗及转归：将患肢放置在 Sager 牵引夹板中，请骨科医生急会诊。患者随后被送往手术室，闭合髓内钉修复骨折（图 70-3）。

【病例讨论】股骨干骨折。

股骨干从粗隆下 5cm 处延伸至内收肌结节近端 6cm 处[1]。它是一块强壮的骨骼，具有良好的血液供应，因此具有良好的愈合潜力[2]。股骨干骨折更常见于儿童和青少年。股骨干附近广泛的肌肉组织通常是骨折后移位的原因。由于内侧内收肌群的拉力，中段骨折会发生内翻畸形，内收肌正常情况下受到大腿外侧肌肉和阔筋膜的牵拉。

股骨干骨折分为 3 种类型：Ⅰ型，螺旋或横向

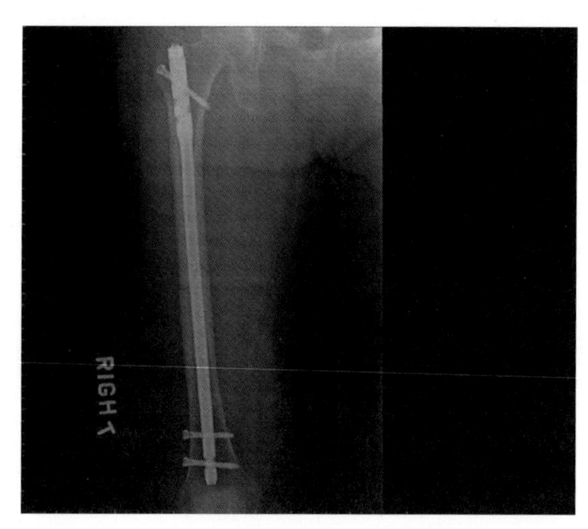

▲ 图 70-3　闭合髓内钉固定后右股骨的正位 X 线片

干骨折（最常见）；Ⅱ型，粉碎性股骨干骨折；Ⅲ型，开放性股骨干骨折[3]。股骨干骨折通常继发于严重的外力，如直接打击或通过弯曲膝盖传递的间接力。因骨质疏松或溶骨性病变引起的骨无力，可能会在相对较小的力量下发生病理性骨折。

查体时患者会出现受累肢体剧烈疼痛和肉眼可见的畸形。受伤肢体可能会缩短，运动时可能会发出骨摩擦音[1]。大腿可能因出血和血肿形成而肿胀和皮肤紧张。应检查皮肤是否有开放性伤口，并检查软组织。确定损伤是否合并挤压伤至关重要，因为长时间挤压可能导致肌肉坏死，需要肌肉切除或截肢[4]。肌肉大面积出血也可能出现，抗凝药物可能会加重出血。在少数情况下，也可能出现大腿骨筋膜室综合征[4]。受影响的肢体必须进行彻底的神经血管检查。股骨干骨折后股神经损伤罕见，但可能发生坐骨神经损伤[4]。由于股骨周围肌肉组织有大量血液供应，股骨干骨折可能会导致大量失血（即≥ 1L），引起心动过速和低血压[3]。

常规的正位和侧位 X 线片通常足以显示骨干骨折。髋关节和膝关节视图应包括在内，因为有显著的相关损伤发生率。股骨干骨折的初始治疗包括通过内线牵引将其对位至接近解剖对位（减少疼痛并帮助防止血肿形成）[3]。牵引装置（如 Hare、Thomas、Buck 或 Sager）可用于保持患肢复位。应给予镇痛药（阿片类），并冰敷骨折部位。对于开放性骨折应及时给予抗生素和破伤风类毒素。

Ⅰ型骨折的最终治疗方法是闭合髓内钉[1, 2]。股骨干的髓内钉可让患者早期活动，以及降低并发症的发生率，包括脂肪栓塞和急性呼吸窘迫综合征（acute respira-tory distress syndrome，ARDS）。开放性骨折需要紧急手术清创，择期髓内钉固定。股骨干骨折的并发症包括不愈合或感染（＜ 1% 的患者）、畸形愈合或延迟愈合、肢体旋转不良导致永久性畸形、膝关节僵硬、钉子和钢板断裂、动脉损伤伴迟发性血栓形成或动脉瘤、腓神经挫伤、初始部位再骨折和大腿骨筋膜室综合征[1-4]。60 岁以上闭合性股骨骨折患者的死亡率为 16%～20%，并发症发生率接近 50%[1]。

【总结】

1. 股骨干骨折分为 3 种类型，包括Ⅰ型，螺旋或横向干骨折（最常见）；Ⅱ型，粉碎性股骨干骨折；Ⅲ型，开放性股骨干骨折。

2. 股骨干骨折患者通常会出现剧烈疼痛和受累肢体明显畸形；由于出血和血肿形成，肢体可能会缩短，大腿皮肤紧绷和肿胀。

3. 股骨（包括髋关节和膝关节）的常规前后位和侧位 X 线片一般足以明确骨折。

4. 股骨干骨折的初始治疗包括使用内线牵引装置、冰敷患肢和使用阿片类控制疼痛。

5. Ⅰ型骨折的最终治疗方法是闭合髓内钉。

参考文献

[1] Simon RR, Koenigsknecht SJ. Fractures of the femoral shaft. In: Simon RR, Koenigsknecht SJ. Emergency Orthopedics, the Extremities, 4th ed.NewYork:McGraw-Hill, 2001:391–4.

[2] Aukerman DF, Deitch JR, Ertl JP. Femur injuries and fractures. eMedicine Website. Available at http://www. emedicine.com/sports/topic38.htm. Accessed June 30, 2008.

[3] Keany JE. Fractures, femur. eMedicine Website. Available at http://www.emedicine.com/emerg/topic193.htm. Accessed June 30, 2008.

[4] Court-Brown CM, Robinson CM, Tornetta P. Femoral diaphyseal fractures. In: Browner BD, Jupiter JB, Levine AM (eds.). Skeletal Trauma: Basic Science, Management, and Reconstruction, 3rd ed. Philadelphia: Saunders, 2003:1893.

第九篇　手

HAND

病例 71　右手拇指红肿、胀痛

【病例概况】女性，20 岁，右手拇指红肿、胀痛。

【现病史】患者自述 3 天来右手拇指红肿疼痛，病情逐渐加重。否认最近拇指有外伤或刺伤、发热、畏寒，无拇指或指甲渗液。患者诉当天发现右前臂一红色条纹。职业为理发师，既往无类似疾病史，破伤风免疫情况不详。

【既往史】既往病史无特殊。

【体格检查】

一般情况：患者表现中度不适，左手托举右手。

生命体征：体温 36.7℃，脉搏 88 次 / 分，血压 130/80mmHg，呼吸频率 22 次 / 分，血氧饱和度 99%。

右前臂 / 腕关节 / 手：右手拇指末节指骨处明显红肿，并延伸至远端，固定于伸展位。手掌皮肤张力高，皮温升高，有触痛。拇指无渗出或甲沟炎症状，指甲有人工美甲。患者远端指间关节活动受限，关节掌侧无红、肿、痛等症状，右侧肘部至腕部可见一条微弱的红斑状线条（图 71-1）。

开放静脉通道，抽血送实验室检查，静脉内给予 1mg 头孢唑林。实验室检查血细胞计数、ESR、CRP 均在正常参考范围。行右手拇指 X 线检查（图 71-2）。

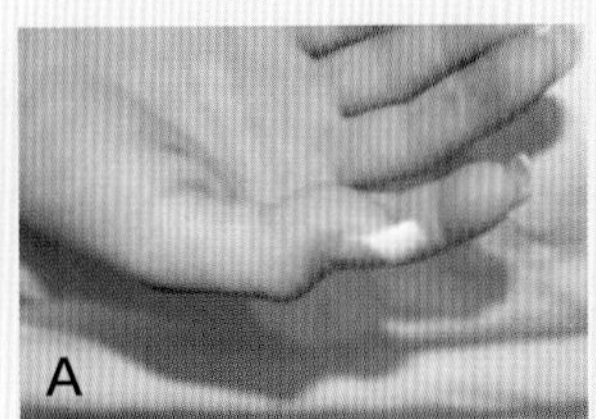

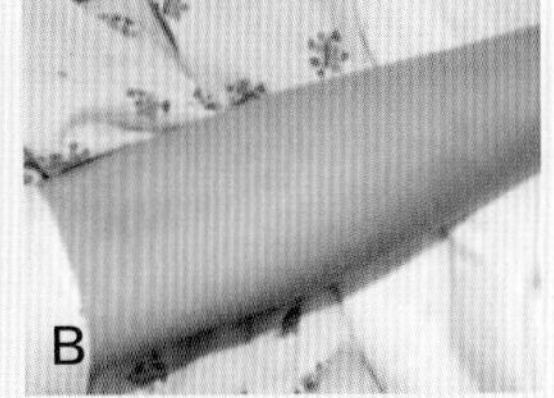

▲ 图 71-1　20 岁女性患者右手拇指（A）及前臂（B）

【病例解读】

临床诊断：右手拇指甲下脓肿。

诊断依据：影像学检查示末节指骨部位软组织肿胀，无骨折等其他异常表现。

治疗及转归：在急诊使用 0.5% 的丁哌卡因局部麻醉，无菌条件行末节指骨掌侧指腹处垂直切开引流（图 71-3），切口无脓液流出。清洁右手拇指，无菌敷料覆盖。右手及腕部夹板和绷带固定，回家休养，口服抗生素（沃格孟汀 875mg，每日 2 次），同时每日用温水和硫酸镁浸泡右手拇指 2～3 次。次日患者就诊于手外科医师，尽管患者使用了抗生素，但患者拇指的红肿并未改善。切开和引流后第 3 天，患者再次就诊于手外科医师，红肿仍无明显改善，疼痛无改

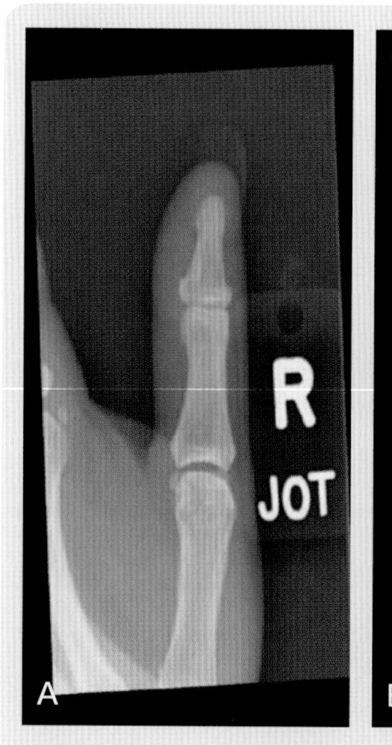

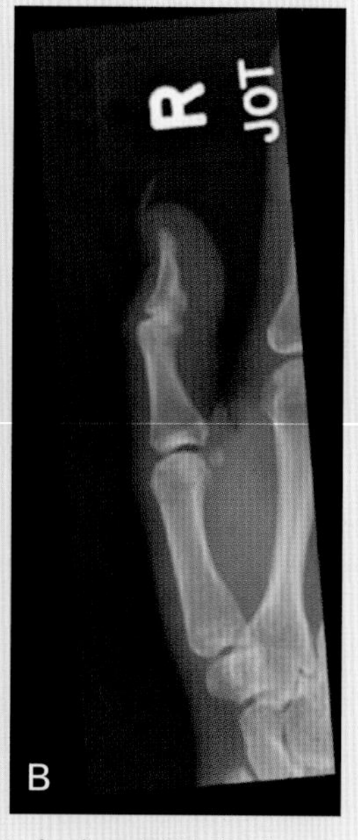

▲ 图 71-2　右手拇指前后位（A）及侧位（B）DR

善。因此，患者入院静脉抗生素治疗，经 2 次静脉注射抗生素、夹板固定、抬高患肢和热水浸泡后，仍无改善。此时，尽管甲床及其周围没有红肿的迹象，但在去除指甲后，有明显的脓液从甲床流出。用缝合线包中的无菌箔片对皱褶进行支架固定。第 2 天上午，患者症状明显好转。菌纱布覆盖拇指、甲床，患者出院后继续口服莫西沙星 10 天。

【病例讨论】甲下脓肿。

甲下脓肿通常是由于甲沟炎在甲板下扩散恶化所致 [1]。甲沟炎和甲下脓肿是由金黄色葡萄球菌或链球菌属引起 [1]。患者甲下脓肿通常伴随着末节指骨剧烈的搏动性疼痛 [2]。甲下脓肿需要去除指甲，且随后的清创程度与甲床感染程度相关。也可以用电刀在甲板上钻孔排脓，缓解甲板下的压力 [2]。虽然去除甲板或钻孔是脓肿引流的首选治疗方法，但在伴有蜂窝织炎的患者中，抗生素（如头孢氨苄）仍可使用。甲下脓肿如果治疗不及时，脓肿程度加重，范围扩大 [1]。有关病例报告显示人工指甲可能是引起甲沟炎感染和甲下脓肿的危险因素 [3]。

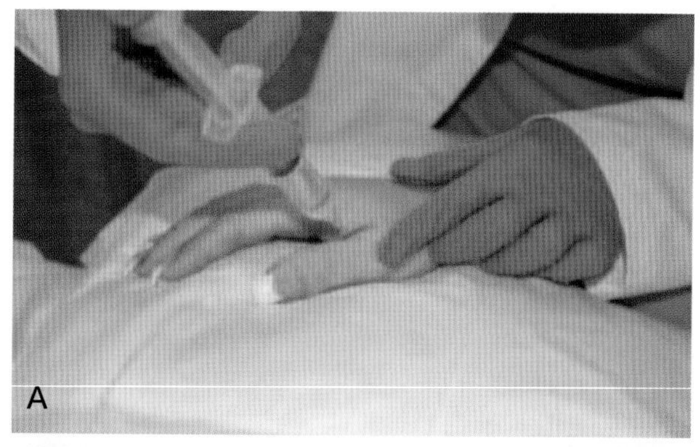

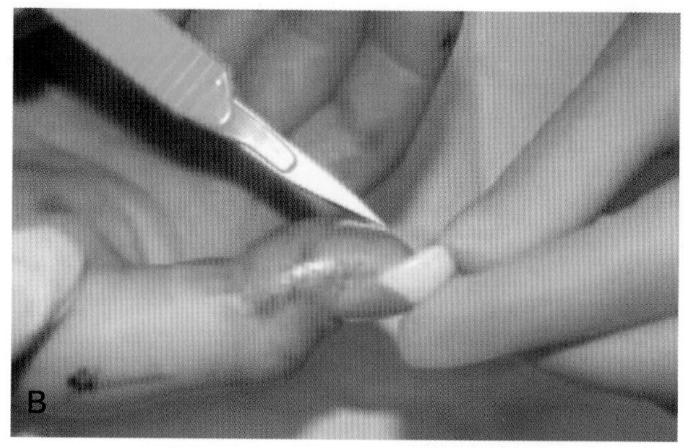

▲ 图 71-3　20 岁女性患者右手拇指
A. 单点皮下阻滞麻醉；B. 切开引流

【总结】

1. 甲下脓肿通常是由急性甲沟炎蔓延到甲板下面引起的。

2. 甲下脓肿患者可出现感染指节远端部分严重的搏动性疼痛。

3. 甲下脓肿的治疗方法包括移除甲板或钻孔引流，以达到充分引流作用。

4. 抗生素（如头孢氨苄）适用于甲下脓肿合并相关的蜂窝织炎。

参考文献

[1] Murphy-Lavoie H. Paronychia. eMedicine Website. Available at http://www.emedicine.com/emerg/topic357.htm. Accessed June 23, 2008.
[2] Fleming TE, Brodell RT. Subungual abscess: a bacterial infection of the nail bed. J Am Acad Derm 1997;37:486–7.
[3] Roberge RJ, Weinstein D, Thimons MM. Perionychial infections associated with sculptured nails. Am J Emerg Med 1999;17:581–2.

病例 72　手喷枪伤后疼痛

【病例概况】男性，22 岁，手喷枪伤后疼痛。

【现病史】患者右利手，左手因喷枪软管受伤，出现疼痛伴肿胀，就诊于急诊科。患者试图用左手堵住加压喷枪（含有水性涂料）软管上的洞时，突然出现左手疼痛伴肿胀。否认手部麻木、无力，已行破伤风免疫。

【既往史】既往病史无特殊。

【体格检查】

一般情况：发育良好，患者表现中度不适，右手托举左手。

生命体征：体温 37℃，脉搏 88 次 / 分，血压 135/85mmHg，呼吸频率 18 次 / 分，血氧饱和度 100%。

左手：在示指和中指之间的指蹼处见一小刺伤。伤口附近可见掌侧及背侧均有中度肿胀，示指及环指的近节指骨亦可见肿胀。可见白色的油漆从伤口处渗出。

开放静脉通道，注射硫酸吗啡止痛，并完善左手的 X 线检查（图 72-1）。

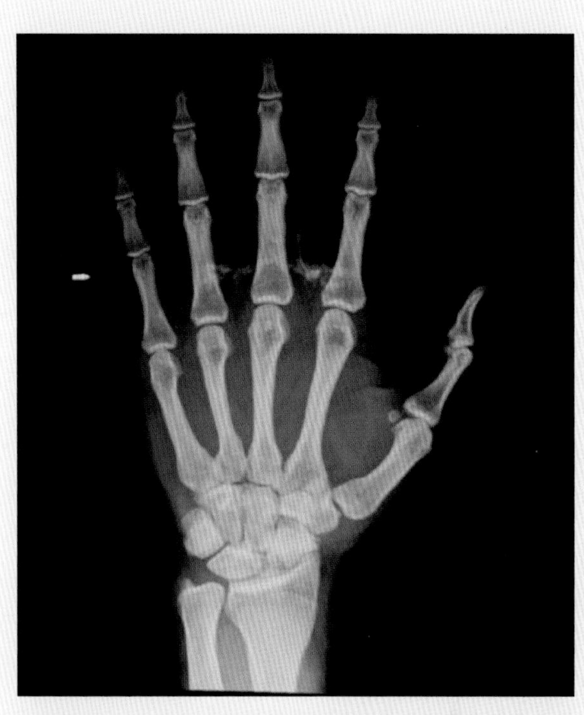

▲ 图 72-1　22 岁男性患者左手喷漆枪软管伤后左手掌 X 线片

【病例解读】

诊断：手高压注射损伤（左第 2 指蹼）。

诊断依据：X 线片显示左手背侧有中度的软组织肿胀，存在斑片状的放射不透明密度，与示指和中指的指蹼间隙、中指和环指之间指蹼间隙的油漆密度一致。

治疗及转归：予抗生素静脉应用（哌拉西林 / 他唑巴坦 3.375gm），并请手外科医生会诊。患者入手术室行探查术，利用示指及中指间掌侧延伸到第 2 指蹼的切口，进行清创、冲洗。经过探查，在第 2 指蹼间隙处发现大量油漆，沿尺骨方向穿透。将油漆清除，对伤口进行大量冲洗。未见肌腱损伤。术中缝合切口，夹板固定。患者于第 2 天出院，继续口服头孢氨苄，并安排手外科医生在随后 10 天内进行随访。伤口培养物为中度生长铜绿假单胞菌。

【病例讨论】手部高压注射伤。

手部高压注射损伤，掩盖了手指或手部看起来无害的损伤背后，的组织损伤的真实程度[1]。这些损伤具有潜在严重性，并经常导致永久性的功能丧失或截肢[2]。许多类型的液压喷漆枪和高压润滑装置被生产出来，并因其动能过大破坏皮肤并造成受伤，常导致有毒物质穿透组织。7bar（100psi 或 700kN/nr）的压力会破坏皮肤；大多数润滑油枪在此压力下工作[1]。无气喷枪的工作压力在 200bar（3000psi）[1-3]。在枪末端的细小喷嘴将流质压缩到0.18～1.00mm的直径进行输出，导致流体以183m/s的速度流出[1-3]。

经初步评估，大多数高压注射损伤表现为无痛的伤口，症状轻微。患者通常是年轻男性，体力劳动者，作为普遍的损伤部位为非优势示指的末端段[4]。疼痛通常是轻微或无疼痛感的，这可能会导致延误就医[2]。受影响的身体部位出现肿胀，由注入的物质，以及其引起的炎症反应所造成[2]。组织压力的升高，再加上许多注入材料的刺激性，影响流向手指的血流，导致血管痉挛和血栓形成。

在手指上进行高压注射所导致截肢的可能性是手掌或拇指受伤的3倍[2]。手和手指的解剖特点使指内注射的发病率上升提供了解释。手指注射损伤比手掌损伤更严重，因为是炎症和肿胀引起的，可用于扩张的空间有限[5]。注射材料的性质在决定损伤程度方面也很重要。油漆和油漆稀释剂会引起特别强烈的炎症反应[6]。当施加高压时，这些物质可通过筋膜平面广泛扩散，并沿着肌腱和神经鞘膜造成血管压迫，随后出现坏死[6]。此外，根据注入油漆的类型，组织损伤的程度也有所不同。酒精类颜料通过分解细胞膜引起损伤，而油类颜料引起强烈的炎症反应[5]。水性乳胶漆的毒性最小，水、空气或低剂量疫苗（如鸡疫苗）造成的损伤可以采用非手术治疗[5]。

手部高压注射损伤的急诊处理包括仔细检查和记录损伤（包括损伤机制、注射材料和损伤时间）、患者的手部优势和职业，以及患指或患肢的神经血管状况。手指或手腕上的任何束缚物都应该去掉。如有必要，应预防性静脉应用广谱抗生素，并拍摄受伤手指和手部的普通X线片。这些X线片将有助于描述损伤程度和异物扩散，因为X线片显示了与油漆或油脂注射相关的射线不透明密度的不同分布，以及注入空气或水后的空气密度（皮下肺气肿）[1]。建议立即使用大剂量全身皮质类固醇，然后逐渐减少大剂量口服类固醇，以便减少化学炎症和对有害注射材料的组织反应[7]。然而，这种损伤相对较少，严重程度差异大，无法对类固醇的作用进行适当的对照试验，并且，由于免疫抑制，理论上存在败血症的风险。因此，常规给药并不被认为是目前的治疗标准[4]。最后，应立即联系手外科医生，为及时进行手术探查做好准备。

广泛的外科清创术是手部和手指高压注射损伤的推荐治疗方法，可减轻注射材料所产生的外部压力，减轻局部炎症反应，减少细菌感染[2]。广泛的外科清创术不仅能改善血液循环，还能降低感染的风险。直观地说，最大的好处是立即清除入体的材料。在对435例上肢高压注射损伤的回顾性研究中，发现无害物质注射后的截肢率与手术清创时间无关。与被注入有机溶剂的患者相比，这些损伤导致较少的组织损伤，并且由于症状较轻，临床表现往往延迟，截肢风险相对较低。相比之下，对于持续注射毒性更大的物质（油漆、柴油、油、油漆稀释剂、汽油、汽车底漆）的患者，清创时间对患者的生存有显著影响。在这项研究中，受伤后6h内手术导致截肢的比例为40%，相比之下，如果手术延迟＞6h，截肢的比例则为57%[2]。如果清创延迟＞1周，则截肢率会上升到88%。

【总结】

1. 高压注射对手或手指具有潜在的毁灭性伤害，经常导致永久性的功能丧失或截肢。

2. 病史和体格检查要点包括用手习惯、职业、破伤风状态、损伤机制及时间、注射的物质和受影响肢体的神经血管状况。

3. 手指遭受高压注射需要截肢的可能性是手掌和拇指的3倍。

4. 注射材料的性质会影响损伤程度，油漆和油漆稀释剂引起的炎症反应尤其强烈。

5. 高压注射伤害的紧急处理措施包括取下肢体饰品、抬高患肢、肢体影像学检查、预防性抗生素和镇痛药的使用，以及及时请手外科医生会诊。

6. 积极迅速地进行清创是治疗手部高压注射损伤的关键。

参考文献

[1] Vasilevski D, Noorbergen M, Depierreux M. High-pressure injection injuries to the hand. Am J Emerg Med 2000;18: 820–4.
[2] Hogan CJ, Ruland RT. High-pressure injection injuries to the upper extremity: a review of the literature. J Orthop Trauma 2006;20:503–11.
[3] Neal NC, Burke FD. High-pressure injection injuries. Injury 1991;22:467–70.
[4] Lewis HG, Clarke P, Kneafsey B, et al. A 10-year review of high-pressure injection injuries to the hand. J Hand Surg 1998;23B:479–81.
[5] Christodoulou L, Melikyan EY, Woodbridge S, et al. Functional outcome of high-pressure injection injuries of the hand. J Trauma 2001;50:717–20.
[6] O'Sullivan ST, Beausang JM, O'Donoghue JM, et al. The importance of open wound management in high-pressure injection injuries of the upper limb. J Hand Surg 1997;22B:542–3.
[7] Wong TC, Ip FK, Wu WC. High-pressure injection injuries of the hand in a Chinese population. J Hand Surg 2005;30B: 588–92.

病例 73 手指胀痛

【病例概况】男性，34 岁，手指胀痛。

【现病史】患者右利手，吉他演奏者，4 天前无明显诱因出现左侧中指末端疼痛伴肿胀。起病时表现为中指指甲周围轻度红肿伴少许分泌物，随后进展为指腹进行性红肿、疼痛，无发热，否认手指外伤和类似病史。

【既往史】无特殊病史，破伤风疫苗接种史不详。

【体格检查】

一般情况：患者发育良好，无急性面容。

生命体征：体温 37℃，脉搏 77 次 / 分，血压 125/85mmHg，呼吸频率 20 次 / 分，血氧饱和度 100%。

左侧中指：受手指远端掌垫紧张、红肿影响，触诊有明显压痛（图 73-1）。远指间（DIP）关节下方未见红斑，关节处因疼痛、肿胀而活动受限。近指间（PIP）关节可自主活动。远端指骨桡侧甲沟处可见肿胀、渗液。

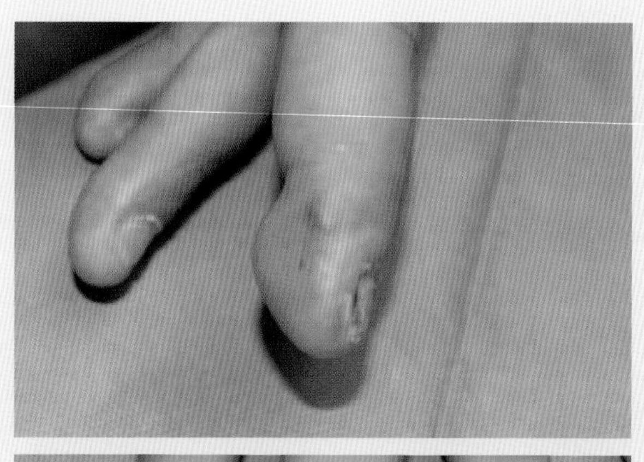
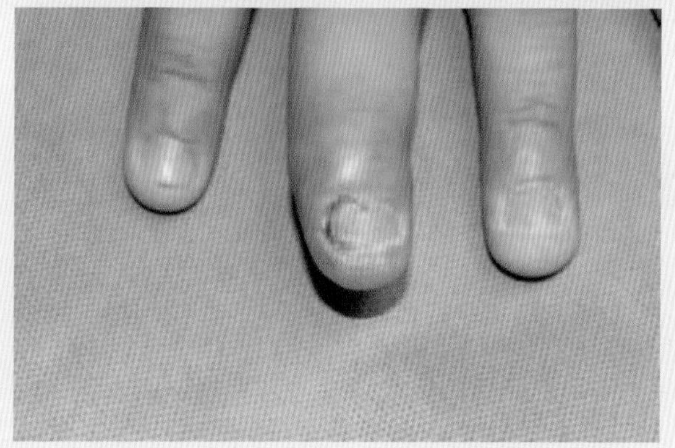

▲ 图 73-1 34 岁男性左手中指疼痛肿胀 4 天

【病例解读】

诊断：脓性指头炎。

诊治经过：用 0.5% 丁哌卡因局部神经阻滞麻醉，将止血带放置在近端指关节附近，并用 11 号手术刀无菌下对患者远端指头掌垫桡侧行切开引流术（图 73-2），术中用止血钳钝性分离切口，未见脓性分泌物流出。将患指浸泡在温水及聚维酮碘溶液中，随后用杆菌肽和干膜敷料包扎，夹板固定。给予破伤风免疫治疗，出院后嘱其口服阿莫西林克拉维酸钾 875mg，每日 2 次，继续用温水及泻盐（七水硫酸镁）溶液浸泡患指，每日 3 次。2 天后，患者就诊于手外科门诊，肿胀及症状有所改善，遂在神经阻滞麻醉后再次行切开引流，同样未见脓液流出，嘱其出院后继续浸泡患指。

转归：1 周后复查，患者症状缓解。

【病例讨论】脓性指头炎。

脓性指头炎是手指末节掌面或拇指指腹处的感染。由于许多垂直于掌面的分隔将指腹分隔成多个小间隙[1]，脓性指头炎区别于其他皮下脓肿，多发于拇指和示指[2]，常见病因为手指穿透性创伤后继发感染，未经治疗的甲沟炎蔓延至指尖时也可导致脓性指头炎[2]。常见致病菌为金黄色葡萄球菌，也可为革兰阴性杆菌[1]。脓性指头炎特征性表现为指尖红肿、跳痛[3]，肿胀通常不蔓延至远指间关节[2]。当掌面压力过高时可出现自发

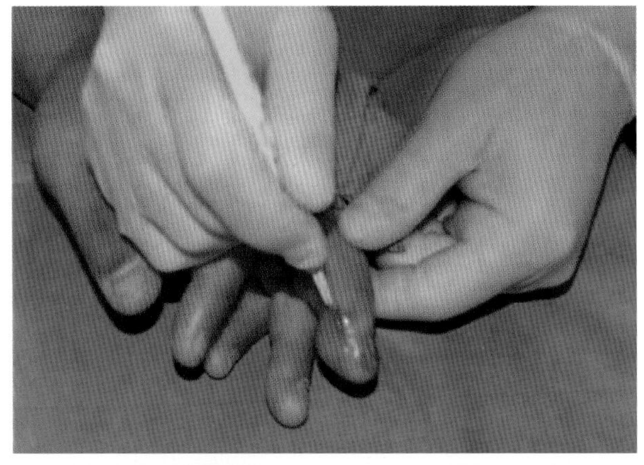

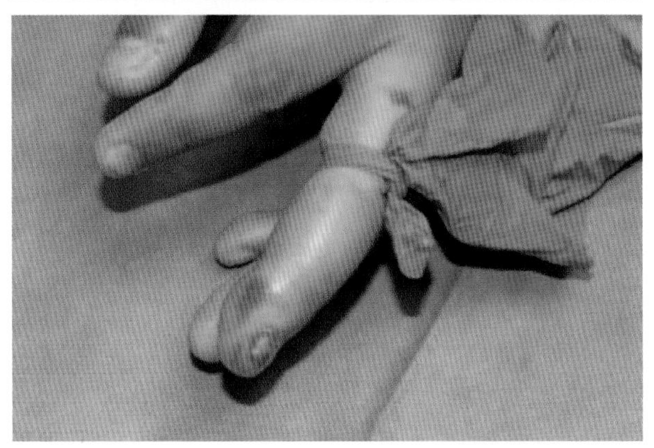

▲ 图 73-2　左中指上切开引流

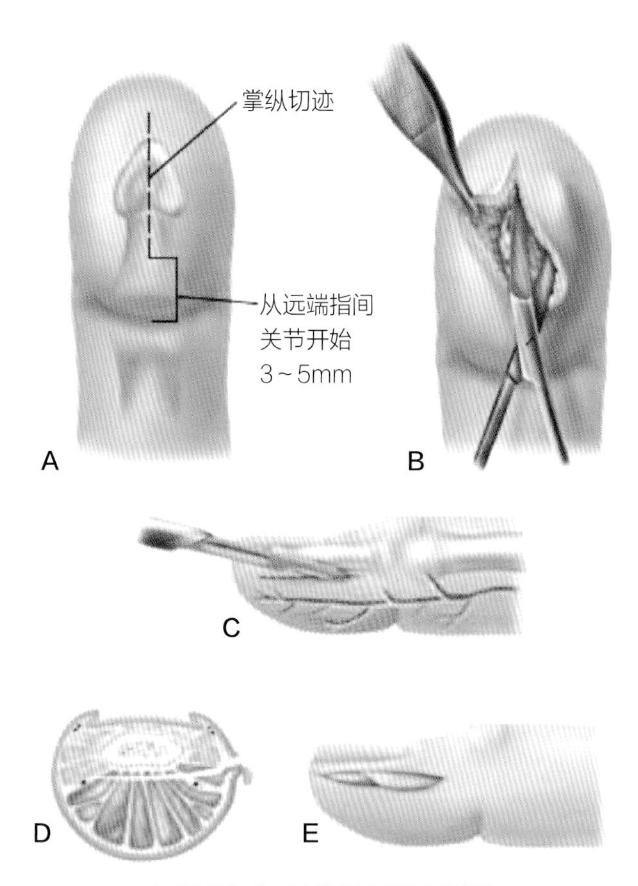

▲ 图 73-3　脓性指头炎切开引流

经许可转载，引自 Clark DC，Am Fam Phys 2003；68：2167–76.

性的破溃引流，形成肉眼可见的窦道。在早期蜂窝组织炎期就诊时，应抬高患指，给予口服抗生素并以生理盐水浸泡患指[2]，必要时予破伤风免疫治疗。当脓肿成熟后，应尽快行切开引流[4]。通常在波动最明显处或沿掌侧面做纵向或横向切口[4]。在脂垫处做切口可能导致手指最灵敏、最易受创区域瘢痕形成。切口不应超过指节横纹(图 73-3)，因其可能导致屈肌腱受损。应用止血钳钝性分离组织，敷料覆盖 24～48h，使引流通畅(图 73-3)，给予阿片类镇痛，透气敷料包扎并固定，2～3 天复查。

【总结】

1. 脓性指头炎是一种好发于示指和拇指，累及掌侧面的感染（常发生在指尖及拇指的蜂窝性炎症）。

2. 脓性指头炎特征性表现为患指指尖部跳痛、红肿，红肿一般不累及远指间关节。以指头疼痛、红肿为特征，但红肿局限于指尖。

3. 早期诊断，可以抬高患指、口服抗生素及热水浸泡治疗。

4. 若已出现波动感，则应在波动最明显处切开引流。晚期诊断，应切开排脓。

参考文献

[1] Lyn E, Antosia RE. Hand. In: Marx JA, Hockberger RS, Walls RM, et al. (eds.). Rosen's Emergency Medicine: Concepts and Clinical Practice, 6th ed. Philadelphia: Mosby, 2006:576–619.

[2] Clark DC. Common acute hand infections. Am Fam Phys 2003;68:2167–76.

[3] Vaughn G. Felon. eMedicine Website. Available at http://www.emedicine.com/emerg/topic178.htm. Accessed July 8, 2008.

[4] Butler KH. Incision and drainage. In: Roberts JR, Hedges JR, Chanmugan AS, et al. (eds.). Roberts: Clinical Procedures in Emergency Medicine, 4th ed. Philadelphia: Saunders, 2004:741–4.

病例 74　右手示指撕裂伤

【病例概况】女性，50 岁，右手示指撕裂伤。

【现病史】惯用右手的手术室护士，因右手示指撕裂伤入急诊科。在手术室协助使用无菌手术刀时受伤，自诉伤口处大量出血，已经通过按压止血。自诉伤口周围有麻木感，近指间关节伸展障碍。既往接种过破伤风疫苗。

【既往史】无特殊。

【体格检查】

一般情况：外表良好，无急性面容。

生命体征：体温 36.8℃，脉搏 85 次 / 分，血压 130/80mmHg，呼吸频率 20 次 / 分，血氧饱和度 100%。

右手示指：近指间关节桡侧可见一个长 1.5cm 的斜形撕裂伤（图 74-1），出血量少。掌指关节伸展无障碍，近指间关节伸展障碍。手指及近指间关节无明显畸形，创口边缘干净，无红斑。远端手指皮肤毛细血管充盈时间良好。远节指骨、掌垫和手指其他部位有轻触和针刺感，伤口周围有麻木感。

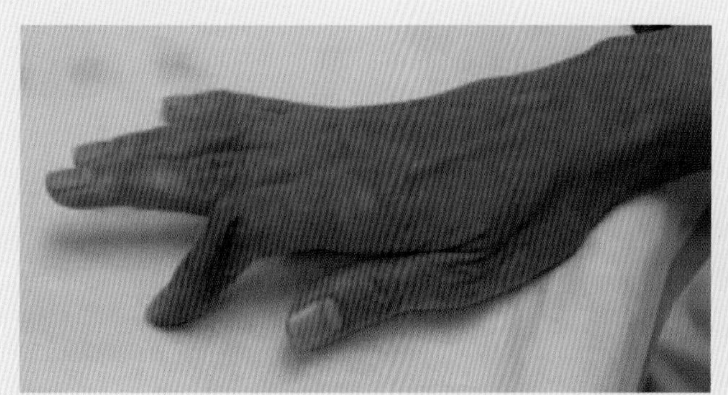
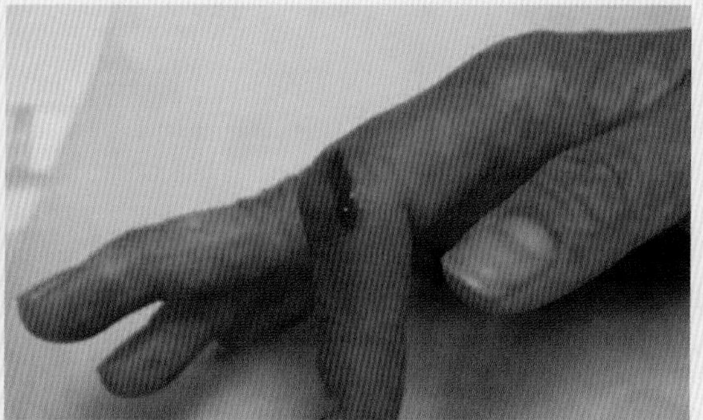

▲图 74-1　50 岁女性患者试图伸直撕裂的右手示指

【病例解读】

诊断：右手示指伸肌腱撕裂（Ⅲ区）。

诊断依据：仔细探查伤口后，发现 PIP 关节水平的指伸肌腱腱帽几乎完全撕裂。

治疗及转归：初次查体后行手指按压，用生理盐水充分冲洗伤口。手指伤口用 2 条普通的 5.0 的尼龙线间断缝合，手指用夹板以伸展位固定，嘱患者开始口服阿莫西林 / 克拉维酸钾 875mg 抗感染治疗，每日 2 次，直至肌腱修复。2 天后在手术室使用 7 条 4.0 的单孔缝线对患者肌腱进行缝合，术后手指继续在掌侧用夹板以伸展位固定 4 周。密切随访，之后转诊接受物理治疗。

【病例讨论】手指伸指肌腱撕裂。

伸指肌腱沿着前臂、手腕和手的背侧走行。9 条伸指肌腱穿过伸肌支持带并分成 6 个隔室，在手背处，指腹伸肌通过结缔组织连接。因此，近端关节处的肌腱撕裂可能伸肌功能正常[1]。正常情况下，伸指肌腱可分为附着于中节指骨的中央肌腱和附着于远节指骨基部的蚓状肌腱及骨间肌的两个侧肌腱。

肌腱损伤最常见的部位在手背伸肌。由于这些肌腱位置浅，且其上覆的皮肤之间的皮下组织少[2]，因此很容易出现撕裂伤。由于伸指肌腱不受纤维骨管的约束（手腕除外），它们通常易被定位和修复。手和手指的伸指肌腱闭合性损伤可能临床表现不明显，如果被忽视，则可能会导致严重的畸形或功能障碍。同时闭合性损伤也常与骨折有关。在怀疑有骨折的手闭合性损伤，以及怀疑有骨折或有异物的手开放性损伤时，建议完善手 X 线检查[3]。

伸指肌腱的损伤已按解剖学分组，以进行分类和交流。在 Verdan 分区中将伸指肌腱分为 8 个区域，从远指间关节（distal interphalangeal joint，DIP）的Ⅰ区到前臂远端水平的Ⅷ区。Ⅲ区位于近指间关节（proximal interphalangeal joint，PIP）接头的区域，中央肌腱是该区域最常受伤的组织，是运动员中第二常见的闭合性肌腱损伤[2]。中央肌腱闭合性断裂的机制包括强制屈曲主动伸展的手指，直接损伤 PIP 关节背侧，以及 PIP 关节掌侧脱位的过伸[2]。

手指中央肌腱的断裂会导致伸肌的活动障碍，指浅屈肌不能对抗屈曲的 PIP 关节。侧腱束向掌侧移位至 PIP 关节轴并成为关节屈肌。此外，伸肌腱帽近端缩回，导致掌指关节（metacarpophalangeal joint，MCP）和 DIP 关节的伸展[2]。由此引起的肌腱不平衡导致钮孔畸形，PIP 关节屈曲，DIP 和 MCP 关节过伸。虽然中央肌腱的开放性损伤可能导致急性钮孔畸形，但这通常会在闭合性运动损伤后延迟数周发生。

虽然急诊科医师能修复伸指肌腱的损伤，但有些损伤最好延期修复[3]。对于手伸指肌腱的撕裂伤的患者，应咨询手外科医生以确定最佳治疗方案[4]。手外科医生可能会建议在伤口冲洗后暂时闭合皮肤，并且用夹板以伸展位固定患肢，同时在 24～48h 预防性使用抗生素，直至肌腱完全修复。需要注意的是，发生在Ⅲ区的外伤有关节囊穿孔的可能[3]。尽管治疗方案各不相同，如果怀疑有关节或关节囊穿孔的患者需要送至手术室进行手术探查、冲洗和静脉注射抗生素治疗[3]。

如果不仔细处理好Ⅲ区的肌腱撕裂伤，则可能会导致长期的手指畸形。有此类损伤的患者通常需要转诊至手外科[3]。Ⅲ区的肌腱游离无韧带附着固定，仅被腱旁组织（肌腱鞘与其肌腱之间的组织）及筋膜覆着[4]。由于Ⅲ区对异物反应小，因此这些肌腱一般用单丝缝线或其他不需要移除的缝线单独缝合[4]。修复 PIP 关节撕裂伤最好是将 PIP 关节完全伸展固定。对于已经污染的伤口，建议延期修复[5]。伸指肌腱损伤的夹板应比屈指肌腱损伤的夹板长，以防止屈肌腱造成二次损伤[5]。

【总结】

1. 手部损伤患者的评估包括优势手、职业、损伤机制和破伤风免疫状态。

2. 肌腱损伤最常见的部位在手背伸肌。由于这些肌腱位置浅，且其上覆的皮肤之间的皮下组织少，因此很容易出现撕裂伤。

3. 中央伸指肌腱断裂可能导致手指钮孔畸形。

4. 在伸指肌腱撕裂的情况下，应考虑咨询手外科或整形外科医生。所有手部屈肌腱损伤都需要专科会诊。

5. 对于伸指肌腱撕裂伤，在急诊科未进行肌腱修复的情况下，首先在冲洗伤口后闭合皮肤，用夹板以伸展位固定，并预防性使用抗生素直至完全修复。

参考文献

[1] Muelleman RL, Wadman MC. Injuries to the hand and digits. In: Tintinalli JE, Kelen GD, Stapczynski JS (eds.). Emergency Medicine: A Comprehensive Study Guide, 6th ed.New York: McGraw-Hill, 2004;1665–73.

[2] Lyn E, Antosia RE. Hand. In: Marx JA, Hockberger RS, Walls RM (eds.). Rosen’s Emergency Medicine: Concepts and Clinical Practice, 6th ed. Philadelphia:Mosby, 2006;576–619.

[3] Sokolove PE. Extensor and flexor tendon injuries of the hand, wrist, and foot. In: Roberts JR, Hedges JR, Chanmugam AS (eds.). Roberts: Clinical Procedures in Emergency Medicine, 4th ed. Philadelphia: Elsevier, 2004;928–30.

[4] Wright PE. Flexor and extensor tendon injuries. In: Canale TE, et al. (eds.). Campbell’s Operative Orthopedics, 10th ed. Philadelphia: Mosby, 2003:3469.

[5] Bolitho DG. Hand, tendon lacerations: extensors. eMedicine Website. Available at http://www.emedicine.com/plastic/topic324.htm. Accessed June 23, 2008.

病例 75　右手示指猫咬伤

【病例概况】男性，52 岁，猫咬伤右手示指。

【现病史】患者自诉右手示指被猫咬伤 3 天后就诊于急诊科。猫咬伤的第 1 天，患者至紧急护理诊所就诊，诉咬伤部位疼痛及其周围小块皮肤发红。予口服阿莫西林 / 克拉维酸，每日 2 次。服用了 6 剂抗生素后，患者仍感伤口疼痛，手指肿胀和发红症状加重，并已扩散至手背。否认发热，否认畏寒。破伤风疫苗接种史不详。

【既往史】无特殊。

【体格检查】

一般情况：发育良好，营养良好，无急性面容。

生命体征：体温 37.2℃，脉搏 95 次 / 分，血压 140/90mmHg，呼吸频率 22 次 / 分，血氧饱和度 100%。

右手：示指背侧可见一个已愈合的伤口，手指及手背明显红肿（图 75-1）。触之皮温高且柔软。患者可弯曲示指及握拳，但不适。

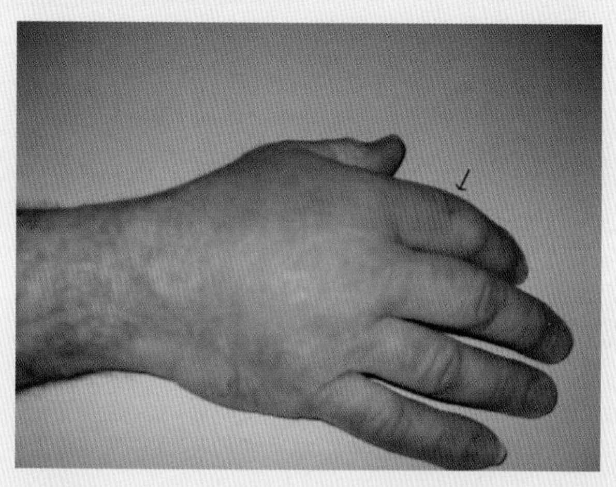

▲ 图 75-1　52 岁男性患者右手示指被猫咬伤 3 天后（黑箭）

【病例解读】

诊断：猫咬伤所致手蜂窝织炎和淋巴管炎。

诊断依据：患者右手示指背侧可见一个愈合的伤口，手指及手背明显红肿。触之皮温高且柔软，活动无明显障碍。全血细胞计数正常。右手 X 线片未显示皮下积气、骨髓炎或异物（如猫牙）。

治疗及转归：患者静脉注射哌拉西林 / 他唑巴坦，给予抗破伤风免疫治疗。用夹板固定右手，接受外科整形手术，术后给予额外的抗生素静脉注射，并抬高右手。

【病例讨论】哺乳动物咬伤手。

哺乳动物咬伤通常有很高的感染风险，因为其组织结构的血液供应较差，而且从解剖学上考虑，手的伤口很难充分清洗。通常来说，血管供应越好，伤口（撕裂与穿刺）越容易清洗，伤口感染的风险就越低[1]。哺乳动物对人的咬伤几乎可由任一病原体（细菌、病毒、立克次体、螺旋体或真菌）引起。猫咬伤感染的常见细菌包括巴斯德菌、放线菌、丙酸杆菌、拟杆菌、梭形杆菌、梭状芽孢杆菌、沃林斯基分枝杆菌、消化链球菌、葡萄球菌和链球菌[1]。

在美国的 300 万～600 万例动物咬伤事件中，有 5%～15% 来自猫[2]。有 6% 的猫咬伤需要住院治疗。女性容易被猫咬伤，而男性则容易被狗咬伤。近一半的猫咬伤患者年龄＞ 20 岁，2/3 的猫咬伤发生在上肢，通常是手[2]。致死性巴斯德菌感染是猫咬伤后最常见的致病菌，在极少数情况下可并发败血症、脑膜炎、骨髓炎，以及脓毒性关节炎。

在记录哺乳动物咬伤史时，要记录动物的种类及其免疫情况（如狂犬病疫苗接种史），健康状态和行为。注意事件发生的时间和地点、咬人的

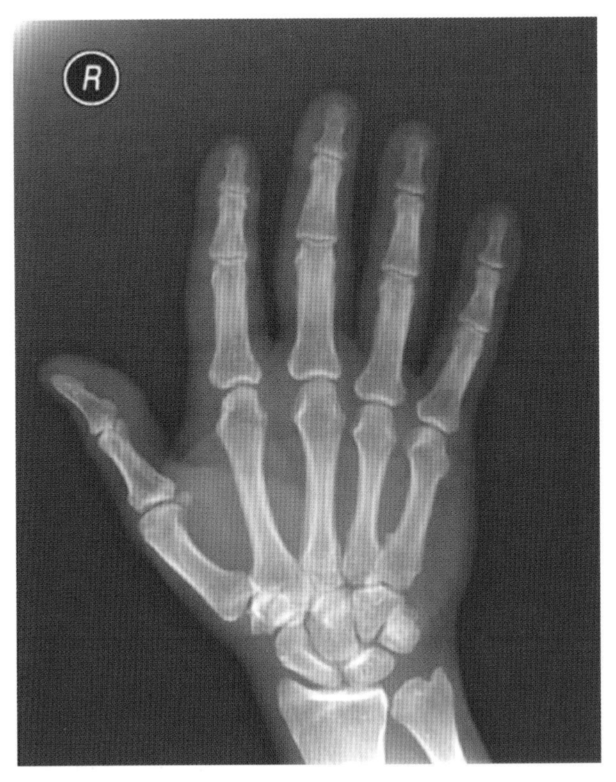

▲ 图 75-2　52 岁男性患者右手示指被猫咬伤的 X 线片

情况（即挑衅或防御性咬伤与无故咬伤）、动物目前的行踪（即隔离），以及被咬后的院前治疗。应注意患者的自身疾病（如糖尿病和周围血管疾病）、免疫状态、破伤风状态和药物过敏情况。在检查伤口时要考虑末梢血管神经状态、肌腱及腱鞘的受累情况、骨损伤（尤其是婴幼儿的颅骨）、关节间隙侵犯、内脏损伤和异物。

当一个人挥掌击中另一个人的嘴时发生的握拳伤害被称为“打架咬伤”。这是一种严重的损伤，牙齿通常会穿透第 3 或第 4 掌指关节（metacarpophalangeal，MCP）上方的手背部，虽然伤口可能只是一个小的、看似无害的穿刺或撕裂伤，但是穿刺伤常会损伤软组织，如指伸肌腱及腱鞘，并可能破坏 MCP 关节。如果深部的组织被穿透，应立即咨询手外科医生，因为其有感染的高风险[3]。

新鲜伤口一般不做培养，但是感染的伤口应做培养。其他实验室检查不适用于简单的伤口感染[1]。如果存在深层组织的损伤（手外伤、深部穿刺伤、挤压伤），特别是关节上方，则需要行 X 线检查，X 线片可能会显示隐匿性骨折、骨髓炎或异物。

咬伤伤口应先用肥皂水和清水彻底清洗干净，随后使用 18 或 19 号导管尖端和注射器在高压下用生理盐水或乳酸林格液对所有伤口大量加压冲洗，清除失活的组织[1, 4]。感染的伤口或被咬 24h 后的伤口应保持开放状态。如果没有明显的感染迹象，一些医生建议被咬 8h 内的患者在伤口冲洗和清创后考虑闭合伤口[4]。对解剖区域有明显美容问题（如面部）的咬伤，通常采取初步封闭的方法以防止产生明显的瘢痕。但是，即使在早期就诊的患者中，并发症或感染风险较高的伤口（如手外伤口）通常也应该保持开放状态。其他重要治疗手段包括患肢的抬高和固定、尽早

表 75-1　19—64 岁成人常规伤口处理中破伤风预防指南

纳入的历史特点	干净的、小的伤口		其他所有伤口[a]	
破伤风类毒素（TT）	百日咳联合疫苗（Tdap）或破伤风疫苗（Td）[b]	人破伤风免疫球蛋白（TIG）	百日咳联合疫苗（Tdap）或破伤风疫苗（Td）[b]	人破伤风免疫球蛋白（TIG）
不详或接种次数＜ 3 次	是	否	是	是
接种次数≥ 3 次	否[c]	否	否[d]	否

a. 例如，被污垢、粪便、土壤和唾液污染的伤口；穿刺伤；撕裂；导弹爆炸、挤压、烧伤和冻伤造成的伤口
b. 对于从未接受过 Tdap 的成年人，Tdap 优于 Td。对于以前接种过 Tdap 或当 Tdap 不可用时，Td 优于 TT。如果同时使用 TT 和 TIG，则应使用被吸收的破伤风类毒素，而不是仅用于加强接种的破伤风类毒素（液体疫苗）
c. 是，如果距上次接种破伤风类毒素疫苗已＞ 10 年
d. 是，如果距上次接种破伤风类毒素疫苗已＞ 5 年

摘除戒指等首饰（水肿后可引起压迫），以及出院后密切随访。

抗生素是否能预防哺乳动物咬伤后的感染仍存在争议。虽然早期研究报告提出狗或猫咬伤后的感染率高达45%，但在后续的研究中，未根据感染风险分组的患者中，其感染率为2%～3%[5]。目前，预防性使用抗生素适用于所有人类咬伤以及特定的猫狗咬伤伤口（如猫或狗咬伤手部）[5, 6]。多数情况下，建议β内酰胺类抗生素（如阿莫西林）与β内酰胺酶抑制药（如阿莫西林 / 克拉维酸）联用[2, 5]。对青霉素过敏的患者可考虑多西环素，虽然其厌氧菌覆盖率低[6]。

对于咬伤伤口感染的情况，医生必须将正常的炎症反应与感染所致的红斑、肿胀区分开。如果伤口明显感染，应去除部分或全部缝线，并引流波动的脓液。大多数情况下应静脉注射抗生素。考虑到各种咬伤后都有发生破伤风的风险，对于19—64岁的成年人而言，初次免疫≤2次的患者应接种人破伤风免疫球蛋白（TIG）和破伤风疫苗（Td）。对于接种百日咳联合疫苗（Tdap）＞5年时间的患者，以及未接种过破伤风类毒素的人，优先考虑接种Tdap，而不是破伤风疫苗（Td）[7]。对于以前接种过Tdap的成年人，则直接使用Td[7]。

【总结】

1. 哺乳动物咬伤手通常有很高的感染风险，因为其组织结构的血液供应较差，而且从解剖学上考虑，手的伤口很难充分清洗。

2. 哺乳动物咬伤患者的评估应包括注意患者的并发症（如糖尿病、周围血管疾病）、破伤风免疫状态、药物过敏情况和惯用手（手部或上肢咬伤情况）。

3. 在检查伤口时要考虑末梢血管神经状态、肌腱及腱鞘的受累情况、骨损伤、关节间隙侵犯，内脏损伤和伤口内异物（如牙齿或碎片）。

4. 目前，建议对所有人类咬伤和高危伤口使用抗生素，如深穿刺伤（特别是猫造成的）、需要手术修复的伤口，以及涉及手的伤口。

5. 具有并发症或高感染风险的伤口（如手部伤口）通常需要保持开放状态，即使是早期就诊的患者也是如此。

参考文献

[1] Stump JL. Bites, animal. eMedicine Website. Available at http://www.emedicine.com/emerg/topic60.htm. Accessed July 3, 2008.

[2] Talan DA, Citron DM, Abrahamian FM, et al. Bacteriologic analysis of infected dog and cat bites. N Engl J Med 1999;340:85–92.

[3] Daniels JM, Zook EG, Lynch JM. Hand and wrist injuries: Part II. Emergent evaluation. Am Fam Physician 2004;69:1949–56.

[4] Tapiltz RA. Managing bite wounds: currently recommended antibiotics for treatment and prophylaxis. Postgrad Med 2004;116:49–59.

[5] Fleisher GR. Editorial: the management of bite wounds. N Engl J Med 1999;340:138–40.

[6] Turner TWS. Do mammalian bites require antibiotic prophylaxis? Ann Emerg Med 2004;44:274–6.

[7] Kretsinger K, Broder KR, Cortese MM. Preventing tetanus, diphtheria, and pertussis among adults: use of tetanus toxoid, reduced diphtheria toxoid and acellular pertussis vaccine. Recommendations of the Advisory Committee on Immunization and Practices (ACIP) and recommendation of ACIP, supported by the Healthcare Infection Control Practices Advisory Committee (HICPAC), for use of Tdap among health-care personnel. MMWR Recomm Rep 2006; 55(RR-17):1–37.

第十篇　儿科急症

PEDIATRICS

病例 76　心动过速

【病例概况】男性，8 周龄，心动过速。

【现病史】8 周龄男婴，其母诉发现患儿心率快，当时无气促，无大汗淋漓。患儿喂养情况良好，平素口服索他洛尔 6mg，每 8 小时 1 次，无漏服情况。

【既往史】既往有胎儿室上性心动过速，预激综合征病史（宫内时期诊断）。疫苗接种史不详。

【体格检查】

一般情况：营养良好，无脱水表现，无毒物接触史和急性病容。

生命体征：体温 36.6℃，脉搏 240 次 / 分，血压未获得，呼吸频率 30 次 / 分，血氧饱和度 99%。

五官：双侧瞳孔等大等圆，对光反射存在。眼球运动正常，口咽部湿润。

颈部：颈软。

心脏：心动过速，节律正常，不能评估是否存在心脏杂音、心包摩擦音及奔马律。肱动脉及股动脉可及快速搏动。

肺部：双肺听诊呼吸音清。

腹部：腹软，无压痛、腹胀。

四肢：无发绀、水肿，毛细血管充盈时间＜ 2s。

皮肤：皮肤红润、皮温正常、灌注良好、无皮疹。

神经系统：无异常，神经系统发育与年龄相符合。

给予心电监测，行 12 导联心电图检查（图 76-1）。

【病例解读】

诊断：阵发性室上性心动过速（paroxysmal supraventricular tachycardia，PSVT）。

诊断依据：12 导联心电图显示室上性心动过速，为 223 次 / 分。

治疗及转归：颜面部冰敷，成功转复为窦性心律（图 76-2）。请儿科心脏病专家会诊，建议维持目前的索他洛尔剂量。经短暂留观后，患儿无明显异常离院。数小时后患儿返院，其母诉患儿再发室上速，到达急诊科前症状缓解。为密切监测、观察患儿病情，收入 PICU。索他洛尔剂量增加为 7mg，每日 3 次。患儿未出现再发室上速，次日上午出院。

【病例讨论】室上性心动过速。

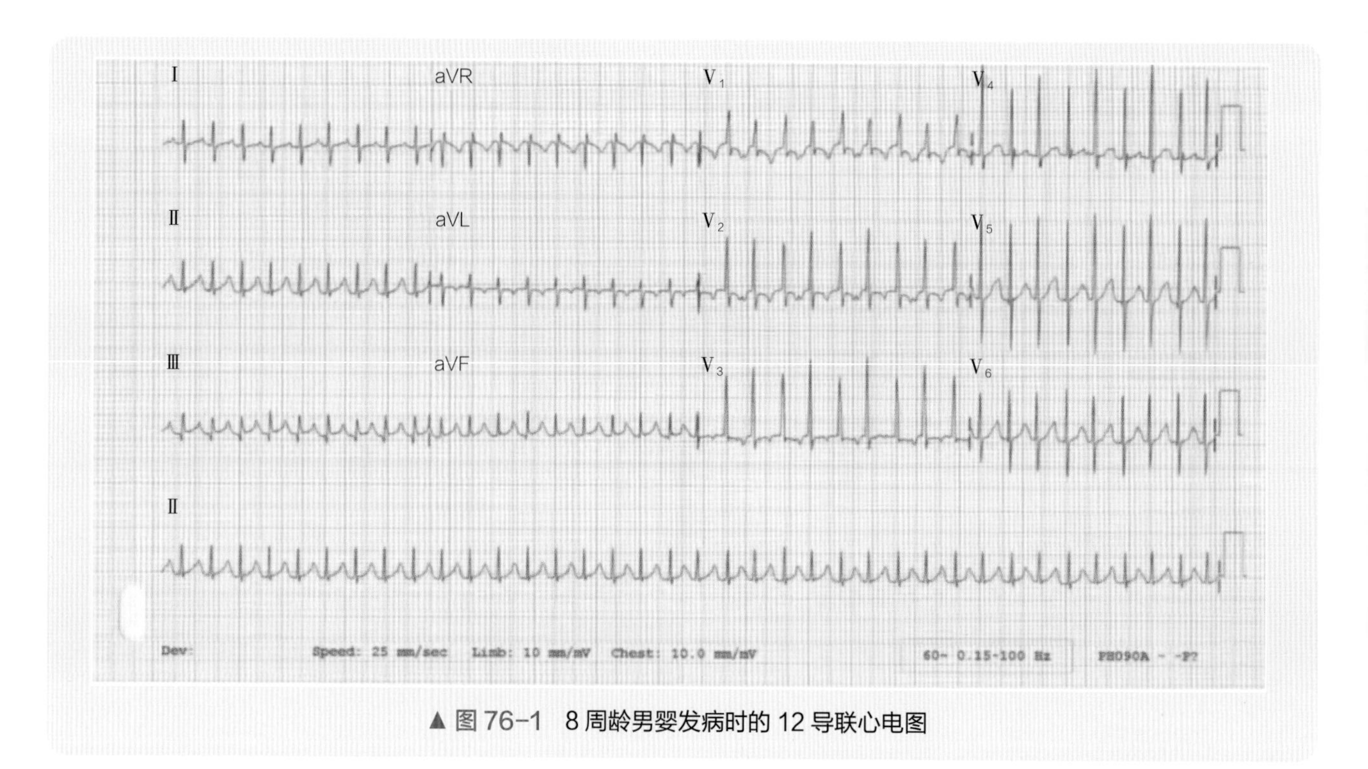

▲图 76-1　8 周龄男婴发病时的 12 导联心电图

室上性心动过速（SVT）是婴幼儿最常见的有症状的心律失常，发生率为 1/1000～1/250[1, 2]。SVT 的发病高峰为出生后的前 2 个月[2]。在患有 SVT 的新生儿和婴儿中，心率通常＞ 220 次 / 分[1]。在年龄较大的儿童中，SVT 被定义为心率＞ 180 次 / 分。心电图表现为窄复合波的心动过速，无明显 P 波或电轴异常的 P 波逆行。QRS 波群时限正常，但偶有随异常传导增加。SVT 的其他特征是心率变化很小或没有变化。

在婴儿中，SVT 最常见的原因是特发性的（占 50%），可能继发于隐蔽的房室旁路[3]。有 25% 的患者患有相关疾病，如感染、发热或药物影响。有 23% 的患者患有先天性心脏病，22% 的患者曾患有小儿预激综合征（沃尔夫 - 帕金森 - 怀特综合征，WPWS）。预激综合征的典型心电图表现是 PR 间期短，QRS 波宽，QRS 波群上行呈正向偏转。这些特征仅在 SVT 转换为窦性心律时明显[1]。在较大的儿童和青少年中，房室结折返性心动过速（atrioventricular node reentry tachycardia，AVNRT）成为导致 SVT 的主要原因[3]。

患有 SVT 的婴儿通常会有一些非特异性表现，如烦躁不安、喂养困难、面色苍白或嗜睡[2]。年龄较大的儿童可能会出现胸痛、头晕、胸闷、气短或意识水平的改变。诊断通常从分诊开始，护士报告说心率快得无法计数[2]。如果出现充血性心力衰竭（congestive heart failure，CHF），监护人常诉患儿有脸色苍白、咳嗽和呼吸窘迫。尽管许多婴儿可以耐受 24h，但 50% 的 SVT 婴儿会在 48h 内发生心力衰竭并可能迅速出现失代偿[1]。

儿童 SVT 的处理首先要确保患儿气道的通畅和循环系统的稳定。对于出现不稳定 SVT 并伴有严重心力衰竭和灌注不良的儿童，应迅速启动同步心脏复律，起始电流选用 0.5J/kg，可增加至 1J/kg[1]。如果已开放静脉通道，可在复律前给予腺苷。对于血流动力学不稳定的患儿，不应因开放静脉通道或镇静而延迟复律。如果患者情况稳定，可以尝试刺激迷走神经动作，包括颈动脉按摩、刺激呕吐、按压眼球、倒立或 Valsalva 动作，这些刺激可能对年龄较大的儿童有效，但在婴儿中很少有效[4, 5]。在婴儿中，刺激迷走神经运动的唯一实用方法是冰敷颜面部来诱导潜水反射[3]。据报道，这种操作的并发症包括强烈的迷走神经

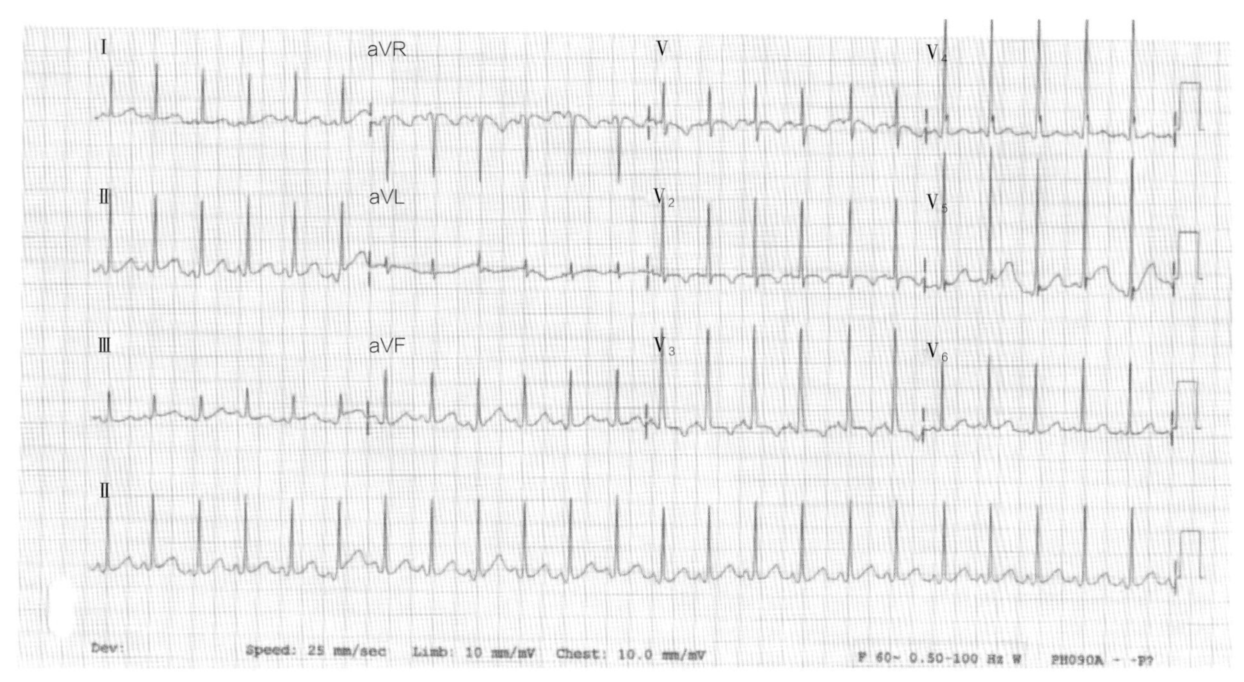

▲ 图 76-2　患儿面部敷冰袋后的 12 导联心电图

反应、重压眼球引起的视网膜脱离，以及颜面部冻伤引起的脂肪坏死 [4, 5]。

虽然静脉钙通道阻滞药可用于治疗成人 SVT，但在儿童中禁忌使用，尤其是＜ 1 岁的儿童。据报道，服用维拉帕米的婴儿可能会出现血流动力学不稳定，甚至会出现心源性猝死 [5]。腺苷是一种内源性核苷，具有短效（半衰期小于 1.5s），负性变时、变性、变传导作用，且其对儿童的血流动力学影响小 [4]。它能暂时阻断房室传导和窦房结起搏活动。因此，腺苷是治疗 SVT 的首选药物，可以终止几乎所有房室折返性 SVT。腺苷快速静脉推注给药，生理盐水冲管，初始剂量从 0.1mg/kg（最大剂量 6mg）开始，如果初始剂量未生效，可尝试增加剂量 0.2mg/kg（最大剂量 12mg）。若起效，表现为短暂的心电静止，然后立即恢复正常的窦性心律 [1]。对于病情稳定的患儿，在给予第二剂腺苷后未能终止心律失常，应及时咨询儿科心脏病专家。

其他可用于儿童 SVT 的药物包括普鲁卡因胺［15mg /kg 静脉注射 30～60min 或 20～80μg/（kg · min）］或胺碘酮（5mg/kg 静脉注射 20～60min，单次最大剂量 150mg，每日最大剂量 15mg/kg）。胺碘酮不应用于出生后第 1 个月的新生儿，因为它含有防腐剂苯甲醇，苯甲醇与小儿致命性的喘息综合征有关，其特征是代谢性酸中毒、喘息式呼吸、低血压、心动过缓和心力衰竭 [1]。β 受体拮抗药（如普萘洛尔或艾司洛尔）应谨慎使用，因为它们可能会诱发低血压。不推荐预激综合征患者使用地高辛，因为它可以诱发心室颤动 [3]。由于在快速性心律失常期间无法诊断预激综合征，因此不推荐首次出现 SVT 的患者使用地高辛。

任何发现有 SVT 初次发作的婴儿都应由儿科心脏病专家进行彻底评估，以排除 SVT 引起的心力衰竭或房室折返异常通路（如预激综合征）[6]。婴儿 SVT 的预后极好，60%～90% 的患者在 6～12 个月时症状完全缓解 [6]。SVT 的长期治疗可能包括 β 受体拮抗药、普鲁卡因胺、索他洛尔、胺碘酮及氟卡尼 [1]。当药物治疗失败时，射频消融术预防 SVT 复发的成功率可达 85%～95%[1]。

【总结】

1. 室上性心动过速（SVT）是婴幼儿中最常见的症状性心律失常，发生率为 1/1000～1/250。

2. SVT 的心电图表现为窄复合波的心动过

速，无明显 P 波或电轴异常的逆行 P 波。QRS 波群时限正常（除外存在异常传导时），心率变化很小或没有变化。

3. 患有 SVT 的婴儿通常会有一些非特异性表现，如烦躁不安、喂养困难、面色苍白或嗜睡。年龄较大的儿童可能会出现胸痛、头晕、胸闷、气短或意识水平的改变。

4. 对于出现不稳定 SVT，并伴有严重心力衰竭和灌注不良的儿童，应迅速启动同步心脏复律，起始电流选用 0.5J/kg，可增加至 1J/kg。

5. 对于稳定的 SVT 患儿，可以尝试刺激迷走神经活动，必要时静脉注射腺苷治疗。

参考文献

［1］ Doniger SJ, Sharieff GQ. Pediatric dysrhythmias. Pediatr Clin N Am 2006;53:85–105.

［2］ Sharieff GQ, Rao SO. The pediatric ECG. Emerg Med Clin NAm2006;24:195–208.

［3］ Brown K. The infant with undiagnosed cardiac disease in the Emergency Department. Clin Ped Emerg Med 2005;6:200–6.

［4］ Park MK, Troxler RG. Cardiac arrythmias. In: Zorab R, Fletcher J (eds.). Pediatric Cardiology for Practitioners, 4th ed. Philadelphia: Mosby, 2002;338–41.

［5］ Kaltman J, Shah M. Evaluation of the child with an arrhythmia. Pediatr Clin N Am 2004;51:1537–51.

［6］ Woods WA, McCulloch MA. Cardiovascular emergencies in the pediatric patient. Emerg Med Clin N Am 2005;23: 1233–49.

病例 77　发热伴咳嗽、气促、厌食

【病例概况】男性，4 月龄，发热伴咳嗽、气促、厌食。

【现病史】4 月龄男婴，4 天前出现咳嗽、发热、呼吸困难，伴喂养困难。短时间母乳喂养后患儿即出现呼吸急促，大汗淋漓。过去 24h 患儿尿少，仅更换 2 次尿布。父母否认近期疾病接触史、旅游史，患儿免疫接种正常，规律就诊。

【既往史】疫苗接种史正常。

【体格检查】

一般情况：患者精神萎靡，呼吸急促，可闻及低调干啰音，鼻翼煽动和胸廓收缩明显。

生命体征：体温 35.2℃，脉搏 180 次 / 分，血压未测，呼吸频率 60 次 / 分，血氧饱和度 91%。

五官：双侧瞳孔等大等圆，对光反射灵敏，口咽湿润，鼻翼煽动，无口唇发绀。

心脏：心动过速，律齐，不能分辨是否存在心脏杂音、奔马律及心包摩擦音股动脉搏动弱。

肺部：双肺呼吸音粗，左侧呼吸音明显减弱。

腹部：腹软，无压痛、腹胀，未触及肿块。

四肢：肢端冷，毛细血管充盈时间＞ 3s。

皮肤：灰暗、湿冷，无红疹。

神经系统：神志清楚，哭闹，四肢活动正常。

立即予以心电监测、开放静脉通道，抽血化验。雾化吸入支气管扩张药（沙丁胺醇），口服糖皮质激素（泼尼松龙），完善床旁胸部 X 线检查（图 77-1）。

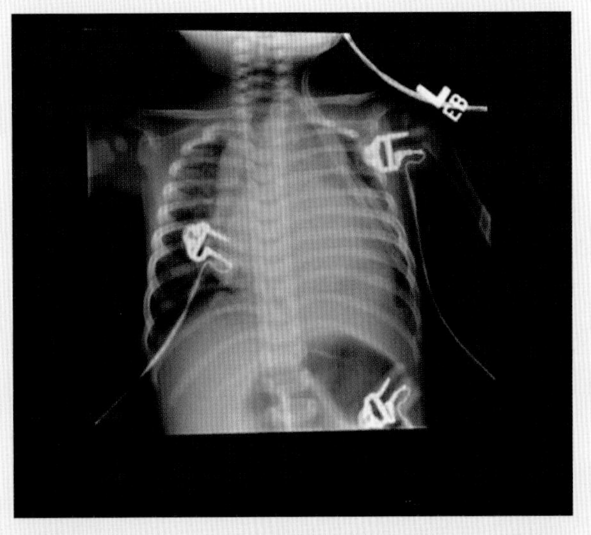

▲ 图 77-1　4 月龄呼吸窘迫男婴胸部正位 X 线片

【病例解读】

诊断：扩张型心肌病。

诊断依据：最初的胸部 X 线片提示心脏扩大。经胸超声心动图显示左心室舒张末期内径为 46mm（该年龄平均为 23mm），计算出的射血分数为 33%，符合严重扩张型心肌病（图 77-3）。

治疗及转归：随着患儿呼吸状态持续恶化，进行紧急气管插管（插管后胸部 X 线摄片，图 77-2）。为改善血流动力学，按 20ml /kg 剂量予生理盐水两组快速输注。实验室检查显示红细胞数 $14.1\times10^3/\mu l$ [正常值为（6.0～17.0）$\times10^3/\mu l$]、血细胞比容 32.4%（正常值为 28%～42%），插管后呼吸机予以 100% 纯氧后动脉血气分析，pH 7.14，血氧饱和度 100%，PCO_2 37mmHg，PO_2 207mmHg，HCO_3^- 12.6 mmol/L，碱剩余 −16.0mmol/L。肌钙蛋白 0.72 ng/ml（参考范围 0.00～0.09 ng/ml）。患儿被送入儿科重症监护治疗病房（pediatric intensive care unit，PICU）。在 PICU，根据儿科心脏病学专家建议，给予多巴酚丁胺静脉滴注 [10mg/（kg · min）]，以及地高辛、呋塞米、螺内

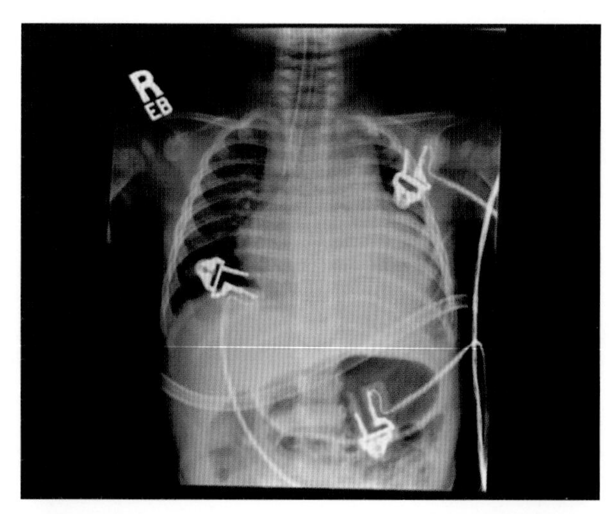

▲图 77-2　4 月龄男婴因呼吸窘迫插管后的胸部正位 X 线片

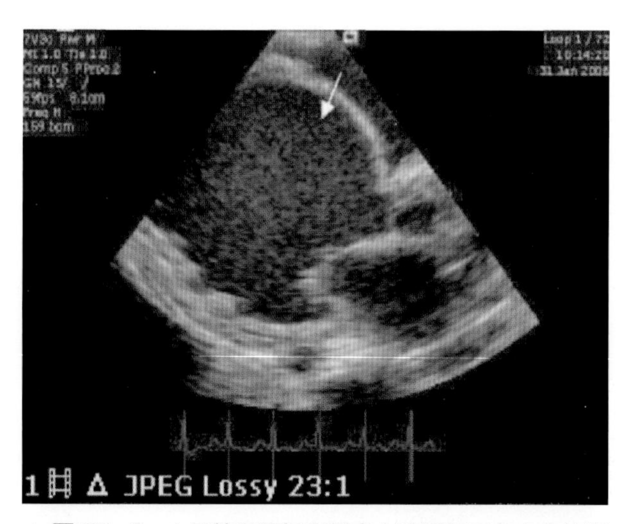

▲图 77-3　4 月龄男婴经胸超声心动图显示左心室扩张（白箭）

酯、卡托普利、左卡尼汀和阿司匹林等治疗。患儿于住院第 10 天拔管，序贯应用鼻导管给氧，后未吸氧。住院第 18 天出院。

【病例讨论】小儿扩张型心肌病。

扩张型心肌病（dilated cardiomyopathy，DCM）是一种以左心室扩张和收缩功能障碍为特征的心肌疾病。作为最常见的心肌病，DCM 通常会导致充血性心力衰竭（CHF），同时也是成人或儿童心脏移植手术的主要病因[1, 2]。据统计，在北美儿童 DCM 的发病率为 0.56/100 000，比成人低 10 倍[1]。绝大多数儿童病例的病因仍不清楚（先天性扩张型心肌病），但可能与基因遗传相关。许多患儿有病毒性疾病史，提示扩心病可能是先前心肌炎发作的后遗症[3]。20% 可能是家族遗传导致的，其中包含常染色体显性基因、常染色体隐性基因、X 染色体遗传，以及线粒体遗传[3]。40% 有症状的 DCM 患儿接受心脏移植手术，或在 2 年内死亡。尽管医疗水平和科学技术有所进步，但预后没有实质性的改善[4, 5]。

DCM 是儿童 CHF 的常见病因[6]。当心输出量不足以维持机体代谢需求，就会出现 CHF。尽管 CHF 是慢性起病的，但当代超过偿机制负荷时，会出现急性失代偿[6]。CHF 的临床表现与患者的年龄和心脏的病理生理学相关。新生儿和婴儿可能会出现发育不良、喂养困难、大汗淋漓和呼吸急促，对病毒性上呼吸道感染、发热或脱水耐受性差。年龄较大的儿童左心衰竭可能会出现劳力性呼吸困难、运动耐量降低或晕厥。失代偿性左心衰竭的常见体征包括肺部听诊湿啰音和心动过速。在晚期患者中，可能会出现心源性休克（血流灌注不良、持续低血压）、严重的肺水肿和其他终末器官功能不全[6]。

DCM 的心电图提示复合性心房扩大，不同程度的左心室或右心室肥大和非特异性 T 波异常[3]。胸部 X 线摄片可证实心脏扩大，可出现肺瘀血和胸腔积液。超声心动图可表现为左心房和左心室扩张，收缩功能减退。彩色多普勒超声检查显示通过主动脉瓣的血液流速降低，以及二尖瓣反流增加[3]。

婴幼儿急性失代偿性 CHF 的急诊处理包括吸氧，使血氧饱和度维持在 95% 以上[7]。吸氧过度可能会加重肺瘀血和衰竭加重。患儿尽量保持半卧位的体位，尽管有些患儿通常会选择他们最舒服的姿势。严格限制水和钠盐的摄入，静脉推注呋塞米（0.5～2mg/kg）利尿[6]。部分患儿可能需要镇静，密切监测，确保呼吸道通畅和循环的稳定，应做好气管插管和机械通气的准备。如果患者处于休克状态，补液应慎重（最大液体量控制在 5ml/kg），可使用多巴胺［3～10μg/（kg·min）］或多巴酚丁胺［初始剂量 5μg/（kg · min）］来增加心肌收缩力[6, 7]。完善血常规、血生化、血钙、血糖及动脉血气分析等检查，监测生命体征包括血压、血氧、心率。在评估患有急性失代偿性 CHF 患儿时，应尽早让儿科重症医师和儿科心血管医师参与。

【总结】

1. 绝大多数儿童扩张型心肌病（DCM）病因尚不明确，可能与基因遗传有关，既往存在病毒感染病史提示该病可能是心肌炎的后遗症。

2. DCM 起病常隐匿，可能突然出现心力衰竭的症状。烦躁不安、纳差、腹痛、肺瘀血导致的咳嗽、劳力性呼吸困难（如进食时）等常见。

3. DCM 的心电图检查提示复合性心房扩大、不同程度的左心室或右心室肥大和非特异性 T 波异常，胸部 X 线摄片可证实心脏扩大。

4. 失代偿性 CHF 的急诊处理包括吸氧、保持合适的体位、限制液体和钠盐的摄入，以及应用利尿剂。尽早让儿科重症医师和儿科心血管医师参与。

5. 对于休克患者，必须谨慎使用补液；可能需要多巴胺或多巴酚丁胺增加收缩力。

参考文献

［1］ Towbin JA, Lowe AM, Colan SD, et al. Incidence, causes, and outcomes of dilated cardiomyopathy in children. JAMA 2006;296:1867–76.

［2］ Tsirka AE, Trinkaus K, Chen S-C, et al. Improved outcomes of pediatric dilated cardiomyopathy with utilization of heart transplantation. J Am Coll Cardiol 2004;44:391–7.

［3］ Bernstein D. Diseases of the myocardium. In: Behrman RE, Kliegman RM, Jensen HB (eds.). Nelson Textbook of Pediatrics, 17th ed. Philadelphia: Elsevier, 2004; 1572–5.

［4］ Cox GF, Sleeper LA, Lowe AM, et al. Factors associated with establishing a causal diagnosis for children with cardiomyopathy. Pediatrics 2006;118:1519–31.

［5］ Lipshultz SE, Sleeper LA, Towbin JA, et al. The incidence of pediatric cardiomyopathy in two regions of the United States. N Engl J Med 2003;348:1647–55.

［6］ Costello JM, Almodovar MC. Emergency care for infants and children with acute cardiac disease. Clin Ped Emerg Med 2007;8:145–55.

［7］ Young KD. Congenital heart disease. In: Strange GR, Ahrens WR, Lelyveld S, Schafermeyer RW (eds.). Pediatric Emergency Medicine,AComprehensive Study Guide, 2nd ed. New York: McGraw-Hill, 2002;241–2.

病例 78　头部外伤

【病例概况】男性，5 月龄，头部外伤。

【现病史】5 月龄男婴，从放在厨房柜台的汽车安全座椅上坠落，高度约为 4 英尺（1.2m），枕部着地。患儿当时有哭闹，无呕吐。其父母诉有头皮肿块，无其他部位损伤。

【体格检查】

一般情况： 神志清楚，反应灵敏，可与检查者互动。

生命体征： 体温 36.8℃，脉搏 115 次 / 分，血压未测，呼吸频率 26 次 / 分，血氧饱和度 100%。

五官： 左侧枕部触及一个 4cm×4cm 的血肿，未见头皮裂伤及捻发感。双侧瞳孔等大等圆，对光反射灵敏，共轭凝视，口咽湿润。

颈部： 颈软。

心脏： 心率规整，律齐，无杂音、摩擦音及奔马律。

肺部： 双肺呼吸音清。

腹部： 腹软，无压痛，无腹胀，肠鸣音活跃，无瘀青及肿块。

四肢： 无发绀或水肿，毛细血管充盈时间正常，无畸形或肿胀。

神经系统： 神志清楚，四肢活动正常，神经系统发育与年龄相符。

嘱患儿父母患儿应禁食禁饮，完善头部 CT 平扫（图 78-1）。

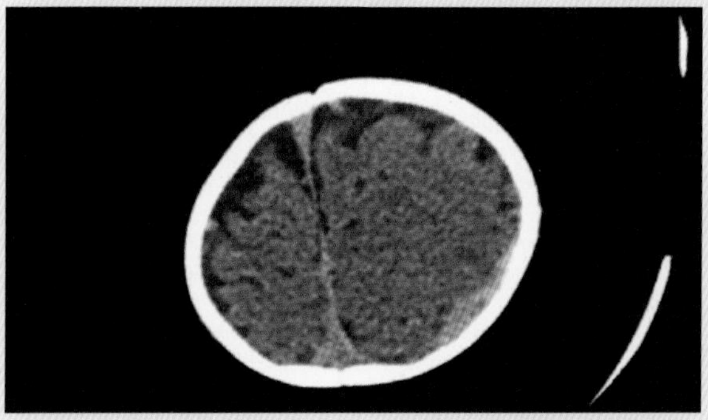

▲ 图 78-1　5 月龄男婴从 4 尺高摔下后的头部 CT 平扫

【病例解读】

诊断： 硬脑膜下血肿（subdural hematoma，SDH）。

诊断依据： 头部 CT 平扫提示左侧枕部下方的高密度影与硬脑膜下血肿表现一致（图 78-2）。

治疗： 患儿被转至儿科神经外科，并在儿科重症监护治疗病房观察 24h。患儿神经系统无异常变化，第 2 天复查脑 CT 平扫提示 SDH 明显吸收（图 78-3）。

转归： 患儿在住院第 2 天出院，建议在小儿神经外科诊所随访。

【病例讨论】小儿头部外伤。

小儿颅脑损伤在急诊创伤患儿中占很大比例。在 14 岁以下的儿童中，每年有＞40 万次因颅脑损伤（traumatic brain injury，TBI）就诊。其中 4 岁以下儿童的发病率最高。就该于急诊室的患儿中，有 1%～2% 的患儿表现为轻微的头部外伤，有 3%～5% 的患儿有颅内损伤，＜ 1% 的患儿需要神经外科手术干预[1]。创伤性脑损伤是造成儿童死亡的最主要病因，有 29 000 名患儿遗留有永久的神经功能障碍[2]。

虐待儿童是造成小儿头部损伤的常见病因，在评估小儿头部外伤时必须考虑。在一项研究中表明，24% 的小儿头部外伤是由虐待创伤造成的，在受伤严重的小儿中，这一比例甚至更高[3]。在所有的头部外伤中，跌倒是最主要的受伤机制，特别是 2 岁以下的儿童[1]。一项小儿头部损伤的研究证明颅内损伤（intracranial injury，ICI）与损伤机制可能存在

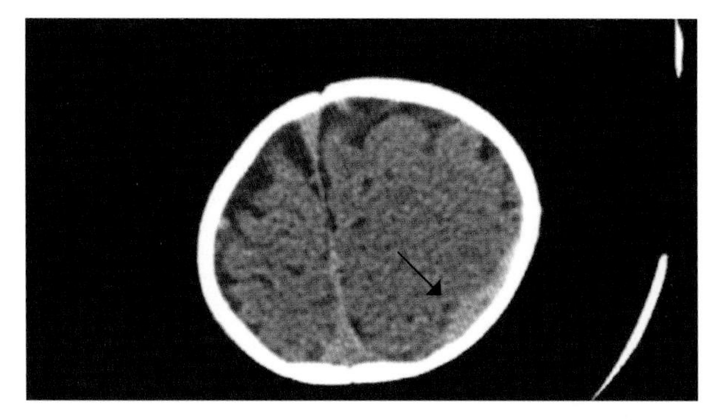

▲ 图 78-2 5 月龄男婴的头部 CT 左侧枕部硬脑膜下血肿（黑箭）

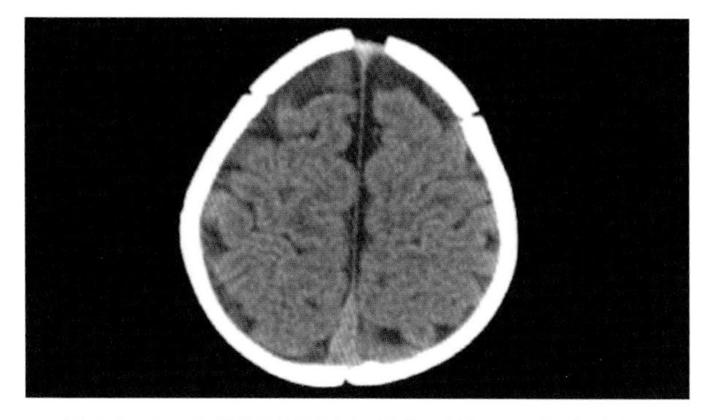

▲ 图 78-3 5 月龄男婴头部受伤后第 2 天复查头部 CT 平扫

关系，从≥ 3 英尺的高处直接跌落和在楼梯上跌落比从＜ 3 英尺的高处跌落更可能导致 ICI[4]。

遭受头部外伤的儿童往往比成年人有更明显的体征和症状。轻微的头部外伤都可能会出现面色苍白、嗜睡、频繁呕吐、头痛、头晕等不适。相反，婴幼儿 ICI 的临床表现极其隐匿，尤其是＜ 6 月龄的婴幼儿[2]。临床体征和症状是婴儿 ICI 的不良指标，而隐匿性 ICI 在较年幼的婴儿中更为常见。在无症状的头部外伤婴幼儿中，若查体发现有头皮血肿，或可提示存在一定程度的颅骨骨折，需要进一步检查[4]。

对于有头部外伤后呕吐、异常精神状态、嗜睡、颅骨骨折体征、2 岁及以下儿童的头皮血肿及头痛加重的患者强烈建议完善头部 CT 平扫检查[2]。由于不能检出潜在的脑损伤，应用颅脑 X 线片检查筛查颅骨骨折仍存在争议[1]。如果 DR 发现颅骨骨折，需头颅 CT 评估是否存在颅内损伤。

为了制定一个鉴别低风险小儿头部外伤的诊疗规范，Palchak 等在一项观察性队列研究中招募了 2043 名钝性头部外伤的儿童[5]。其中有 1267 名（62%）患儿完善头部 CT 平扫，98 名（7.7%）发现有创伤性大脑损伤 CT 表现。在 2043 名患者中，有 105 名患儿接受急诊处理（其中 29 名患儿在首次头部 CT 平扫中没有发现 ICI）。头部 CT 平扫提示有 ICI（97/98）及需急诊处理的所有（105/105）患儿表现有异常的精神状态、头皮血肿（＜ 2 岁）或颅骨骨折的临床体征、轻微头部损伤后的头痛和呕吐。研究者认为发现的以上特征是识别小儿头部钝性伤后低风险颅脑外伤的重要因素。

【总结】

1. 虽然只有＜ 1% 的头部外伤患儿需要神经外科干预，但 TBI 是造成儿童死亡的最常见病因，有 29 000 名患儿遗留永久的神经功能障碍。

2. 虐待儿童是造成小儿头部损伤的常见病因，在评估小儿头部外伤时必须考虑。

3. 婴幼儿 ICI 的临床可能表现极其隐匿，尤其是＜ 6 月龄的婴幼儿。

4. 在无症状的头部外伤婴幼儿中，若查体发现有头皮血肿，或可提示存在一定程度的颅骨骨折，需要进一步检查。

5. 精神状态异常、颅骨骨折的临床体征、呕吐史、头皮血肿（2 岁以下儿童）或轻微头部损伤后的头痛可能是患儿存在 ICI 的重要提示。

参考文献

[1] Thiessen ML, Woolridge DP. Pediatric minor closed head injury. Pediatr Clin N Am 2006;53:1–26.

[2] Heegaard WG, Biros MH. Head. In: Marx, JA, Hockberger, RS, Walls, RM, et al. (eds.). Rosen' s Emergency Medicine: Concepts and Clinical Practice, 6th ed. Philadelphia:Mosby, 2006;349–82.

[3] Duhaime AC, Christian CW, Rorke LB, et al. Nonaccidental head injury in infants – the "shaken-baby syndrome." NEngl J Med 1998;338:1822–9.

[4] Greenes DS, Schutzman SA. Clinical indicators of intracranial injury in head-injured infants. Pediatrics 1999;104:861–7.

[5] Palchak MJ, Holmes JF, Vance CW, et al. A decision rule for identifying children at low risk for brain injuries after blunt head trauma. Ann Emerg Med 2003;42:492–506.

病例 79　经皮内镜胃造口术后出现并发症

【病例概况】女性，7 月龄，经皮内镜胃造口术后出现并发症。

【现病史】7 月龄女婴，既往特雷彻 · 柯林斯综合征（Treacher Collins syndrome，下颌骨颜面发育不全综合征）病史。患儿 3 月龄时为行肠内喂养经皮内镜置入胃造瘘（PEG）管，1 日前于消化科门诊行 PEG 换管。患儿母亲诉就诊当天见 PEG 管周围明显配方奶粉渗漏，伴解数次水样、非血性大便。

【既往史】既往有特雷彻·柯林斯综合征（下颌颜面发育不全）。

【体格检查】

一般情况：营养良好，无脱水表现，无急性病容。

生命体征：体温 36.9℃，脉搏 110 次 / 分，血压未测，呼吸频率 26 次 / 分，血氧饱和度 100%，体重 12kg。

五官：双眼向下斜视，下颌小，双耳畸形与特雷彻 · 柯林斯综合征一致。双侧瞳孔等大等圆，对光反射灵敏，眼球运动正常，口咽湿润。

颈部：颈软。

心脏：心律齐，未闻及杂音、心包摩擦音及奔马律。

肺部：双肺听诊呼吸音清。

腹部：腹平软，无压痛，无腹胀。PEG 管清洁在位，插入部位无红斑，有少量配方奶粉渗漏。

四肢：无发绀及水肿，毛细血管充盈时间正常（< 2s）。

神经系统：无明显异常。

行腹部 X 线检查（图 79-1），在透视下观察对比剂通过 PEG 管（图 79-2）。

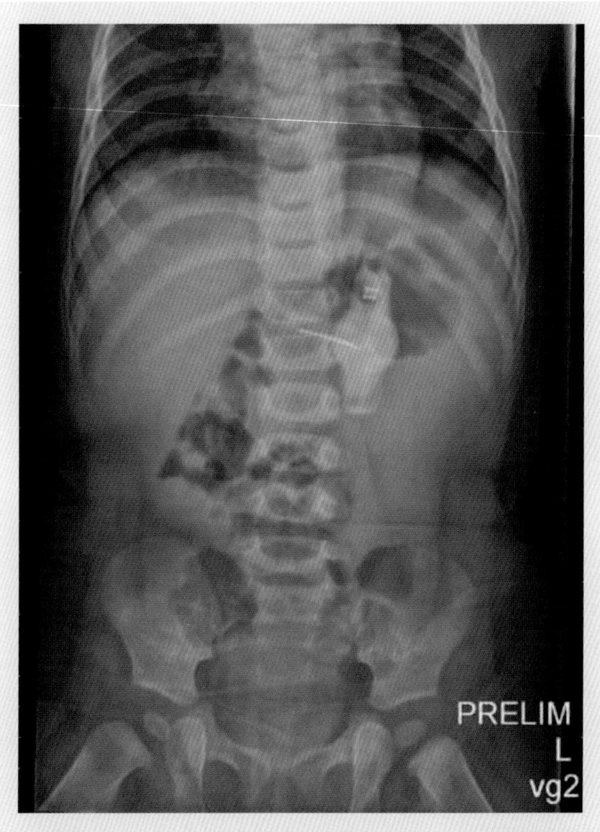

▲ 图 79-1　7 月龄女性患儿腹部 DR，PEG 管插入部位周围有渗漏

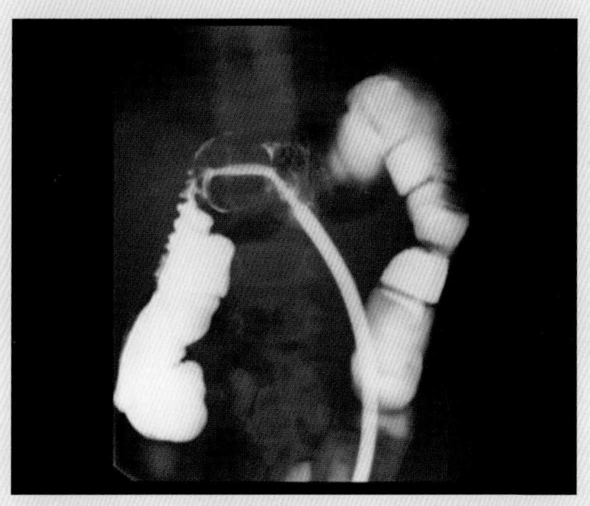
▲ 图 79-2　7 月龄女婴更换 PEG 管后从 PEG 管注入对比剂后的 KUB平片

【病例解读】

诊断：PEG 管移位至横结肠。

诊断依据：腹部平片造影下见结肠部位不清晰，未见胃吸收造影剂及腹膜处造影剂外渗。导管尖端位于肝曲水平（图 79-2）。

治疗：给予患者预防性抗生素抗感染治疗，并由儿外科医生送手术室进行剖腹探查。术中探查见，PEG 管位于结肠内，最初的 PEG 管可能是穿透横结肠进入胃中。在该处，造口管功能正常数月，直至就诊前 1 天于门诊换管后。未见奶粉及粪便渗漏至腹膜。在更换 PEG 管前，管道已在该处放置数月，而腹腔内未见配方奶粉或粪便漏出。将造口管横穿部分的横结肠切除后重新吻合；术中将造口管放置在胃内正确位置。

转归：术后患儿恢复良好，于术后 1 周出院。

【病例讨论】PEG 管并发症结肠皮肤瘘。

结肠皮肤瘘是一种较为罕见的 PEG 管相关并发症[1]。已有报道的结肠皮肤瘘病例中，胃造口管的尖端在置管时留在胃内，其功能正常，直至胃造口管移位到结肠[1]。移位后患儿可表现出腹泻、营养不良、由于食物直接进入结肠导致粪便出现奶粉、胃造口管中有粪便等临床表现。瘘管被认为是在插入原始 PEG 管过程中，插入胃与腹壁之间的结肠时所形成的[2, 3]。起初，瘘管功能正常，患者可持续无症状数月。横结肠受压但未形成完全性梗阻时，食物残渣和气体能够通过。这样的结肠皮肤瘘通常没有症状，直至更换导管[2]。

对于 PEG 置管医生来说，鉴别结肠皮肤瘘至关重要。无论是初始放置还是更换 PEG 管都应考虑到该并发症[4]。结肠皮肤瘘患者瘘管尚未成熟时 PEG 管早期意外拔出可能导致粪便渗漏引起腹膜炎和死亡。在更换 PEG 管时，必须在喂食前确认新 PEG 管的位置是否正确。更换 PEG 管后出现呕吐、腹泻、粪便中有配方奶粉或 PEG 管中有粪便等临床表现时，应考虑可能是这种罕见并发症[4]。

【总结】

1. 结肠皮肤瘘是一种较为罕见并严重的 PEG 置管并发症。

2. 结肠皮肤瘘通常在 PEG 管移位至结肠或更换 PEG 管时才被发现。

3. PEG 置管后出现结肠皮肤瘘的体征和症状有腹泻、营养不良、粪便中有配方奶粉，以及 PEG 管中有粪便等。

4. 注入对比剂后的肾、输尿管及膀胱平片（kidney ureter bladder position，KUB position）是确诊结肠皮肤瘘的首选检查。

5. PEG 置管后诊断结肠皮肤瘘时，应请消化科及外科医师会诊。

参考文献

［1］ Siddique I, Krishnamurthy M, Choubey S, et al. Colocutaneous fistula: a rare and silent complication of percutaneous endoscopic gastrostomy. Dig Dis Sci 1996;41:301–4.

［2］ Sakai H, Inamori M, Sato T, et al. Colocutaneous fistula after percutaneous endoscopic gastrostomy (Letter to the Editor). Digestion 2007;75:103.

［3］ Karhadkar AS, Schwartz HJ, Dutta SK. Jejunocutaneous fistula manifesting as chronic diarrhea after PEG tube replacement. J ClinGastroenterol 2006;40:560–1.

［4］ Smyth GP, McGreal GT, McDermott EWN. Delayed presentation of gastric colocutaneous fistula after percutaneous endoscopic gastrostomy. Nutrition 2003;19:905–6.

病例 80　发热伴咳嗽

【病例概况】女性，10 月龄，发热伴咳嗽。

【现病史】妊娠 31 周出生的 10 月龄女婴，3 天前出现发热，最高体温 38.9℃，伴咳嗽、流涕、呼吸急促，无呕吐、腹泻。其母诉该女婴平日与同月龄婴儿无异，喂食和排便均无异常。12h 前其母给该患儿服用了对乙酰氨基酚。

【既往史】患儿母亲否认近期有旅行史和患者群接触史，疫苗接种史正常。

【体格检查】

一般情况：发育正常，营养良好，皮肤饱满，呼吸急促，表现活跃，无中毒面容。

生命体征：体温 38.9℃，脉搏 173 次 / 分，血压未测，呼吸频率 70 次 / 分，血氧饱和度 92%。

五官：双侧瞳孔等大等圆，对光反射灵敏，鼻翼煽动，口咽红润。

颈部：颈软，无脑膜刺激征。

心脏：心动过速，律齐，未及杂音、心包摩擦音及奔马律。

肺部：肋间肌凹陷，双肺可闻及细湿啰音和轻度的哮鸣音。

腹部：腹平软，无压痛。

四肢：无杵状指、发绀、水肿。毛细血管充盈时间＜ 2s。

皮肤：红润、温暖、干燥。

神经系统：无明显异常。

给予患儿持续心电、血氧饱和度监测，面罩下持续吸氧，对乙酰氨基酚栓剂 160mg，纳肛，同时辅以沙丁胺醇氧气雾化治疗，并完成胸部正侧位 DR（图 80-1）。

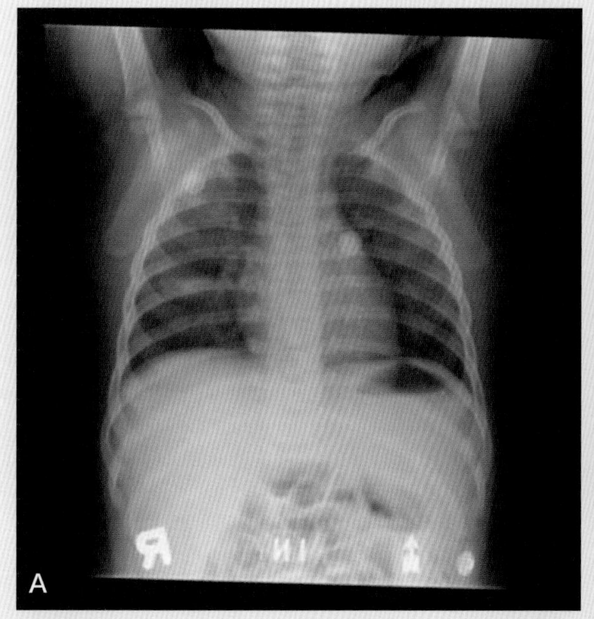

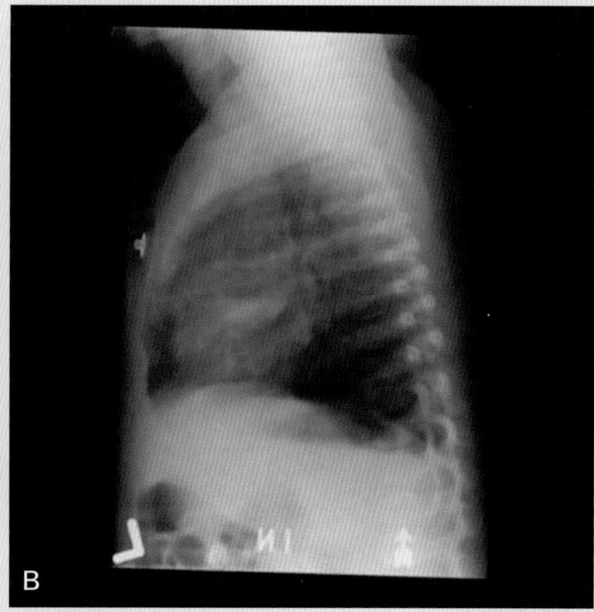

▲ 图 80-1　10 月龄女婴发热伴咳嗽 3 天的胸部 DR

【病例解读】

诊断：呼吸道合胞病毒（respiratory syncytial virus，RSV）细支气管炎并发细菌性肺炎。

诊断依据：胸部影像学检查提示双肺轻度充气，中央支气管周围浸润，与病毒性肺炎表现一致。同时，右肺中叶内侧节段局灶性浸润影（图 80-2），符合肺炎表现。对急诊科获取的鼻咽拭子行反转录聚合酶链反应（reverse transcriptasepolymerase chain reaction，RT-PCR）检测，结果提示 RSV 阳性。

治疗：给予口服阿莫西林混悬液（500mg）并收入儿科住院。

转归：患儿呼吸道症状明显改善，入院 3 天后出院，继续口服阿莫西林混悬液 1 周。

【病例讨论】

- 小儿肺炎

社区获得性肺炎（community acquired pneumonia，CAP）是儿童中最常见的呼吸道感染之一，发病率高达 3.4%～4%[1-3]。B 组链球菌和革兰阴性杆菌是新生儿（即出生至 20 天）中最常见的病原体，一般在分娩时通过母婴传播[3]。厌氧菌可能来自绒毛膜羊膜炎（胎膜炎症）。3 周至 3 月龄的婴儿易患细菌性肺炎，肺炎链球菌是其中最常见的病原体[2]。从 3 月龄到学龄前的婴幼儿易患病毒性肺炎，呼吸道合胞病毒是其中最常见的病原体[2,3]。此外，在这一年龄段，由肺炎链球菌介导的细菌性肺炎仍占主导地位。其他可能引起小儿肺炎的细菌包括肺炎支原体、B 型流感嗜血杆菌和非分型菌株、金黄色葡萄球菌和卡他莫拉菌[1,2]。

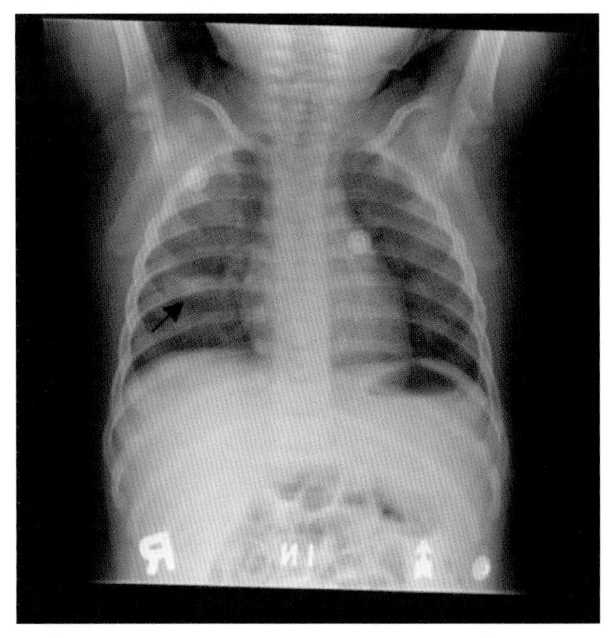

▲ 图 80-2　RSV 细支气管炎并发细菌性肺炎女婴的正位 DR（箭示右中叶内侧段有局灶性浸润）

肺炎的临床定义为下呼吸道功能障碍并有影像学证据[4]。细菌性肺炎通常急性起病，表现为发热、寒战、咳嗽、咳痰和胸痛[2]。婴儿可能会出现营养不良、睡眠障碍等不典型症状，不如大龄儿童表现得那么典型。就肺炎的临床表现而言，呼吸急促可能比肺部听诊发现细湿啰音或哮鸣音更具有提示作用[4]。然而，没有证据支持该症状可以单独用来诊断或排除肺炎。准确排除肺炎，必须同时没有呼吸窘迫、呼吸急促、肺部听诊发现啰音及哮鸣音、呼吸音减弱等症状[4]。氧合评估可以很好地表明疾病的严重程度，虽然呼吸频率对于识别患儿的缺氧情况既不敏感也不特异，但患儿的总体情况较好，能被安抚，通常提示患儿氧合正常。由于血氧结果与临床预后及住院天数息息相关，因此，疑有肺炎的门诊或住院患儿，均应监测血氧[4]。

对于免疫功能正常，无并发症的下呼吸道感染，若患儿其他情况稳定，实验室检查并非必要[2]。全血细胞计数（complete blood count，CBC）不能区分细菌和病毒感染，不作为常规检查[3]。快速抗原检测可检出 RSV、副流感病毒 1、2、3 型，以及甲型、乙型流感病毒和腺病毒等。这项对从鼻咽部采集的标本进行的检测有助于确定病毒性肺炎的病原体[3]。肺炎的确诊还需要胸部影像学证据的支持。细支气管炎和哮喘都可能引起肺气肿或肺不张，因此必须与肺炎相鉴别[4]。肺炎主要有两种病理类型，包括间质性和肺泡性，然而，它们对病因的鉴别没有帮助。支气管周围增厚，弥漫性间质浸润和过度通气常提示病毒性肺炎[4]；肺叶浸润，特别是伴囊状影和肺脓肿常提示细菌性肺炎。

在大多数轻到中度的小儿细菌性肺炎患者中，口服抗生素就可以治愈。应根据推定的病原体选择合适的抗生素。对＜28天的婴儿，可经验性给予口服氨苄西林（50mg/kg，每6小时1次）或第三代头孢菌素如头孢噻肟（50mg/kg，每6小时1次）治疗[2]。对3月龄以上且病情稳定的患儿，可门诊给予口服阿莫西林［100～120mg/（kg · d），每8小时1次］治疗[2]。对3岁以上的儿童，第1天给予口服阿奇霉素（10mg/kg），随后4天继续给予口服阿奇霉素［5mg/（kg · d）］抗感染治疗，用于覆盖非典型病原体[2]。静脉途径应用抗生素通常只用于新生儿和需要住院治疗的重症患者。患儿是否住院治疗须基于患儿整体的临床情况和父母的可靠程度。鉴于细菌耐药性升高，不推荐对非细菌（即病毒）感染的患者使用抗生素。

- **细支气管炎**

细支气管炎是一种常见于婴幼儿，由RSV引起的一种自限性下呼吸道感染，发病时间集中在10月份至第2年的4月份[5]。病毒性细支气管炎的病理生理表现是小气道（细支气管）的炎症反应。毛细支气管和纤毛上皮细胞的感染导致黏液分泌增加、细胞死亡和脱落，随后出现支气管周围淋巴细胞浸润和黏膜下水肿[6]。小气道水肿和细胞坏死脱落可导致远端气道阻塞，由于呼气末肺容积增加和肺顺应性降低，进而导致呼吸做功增加。尽管细支气管炎可能发生在所有年龄段儿童，但年龄较大儿童能更好地适应气道黏膜水肿。因此，严重的呼吸道症状常见于年龄＜2岁的婴幼儿[2]。

RSV的潜伏期为2～8天，经过几天的前驱症状后，患儿出现流涕、咳嗽和低热等症状[5]。而婴幼儿则可能会表现出躁动不安、嗜睡，或者进食、进饮量较平常减少。查体可发现患儿呼吸急促、使用辅助呼吸肌、听诊闻及湿啰音和哮鸣音[5]。低氧血症可能继发于通气血流比例失调。儿童的呼吸窘迫表现为呼吸急促、呼吸频率高达80～100次/分、鼻翼煽动、吸气三凹征、窒息和发绀[2]。这种疾病的自然病程为7～10天，但也可持续数周至1个月[2]。

细支气管炎患者的胸部X线片典型表现为肺过度充气，以及膈面变平[2]。RSV的诊断可以通过检测鼻咽拭子的分泌物来确认。由于细支气管炎的诊断主要依赖临床相关证据，因此常规的RSV抗原检测在门诊检测中意义并不大。呼吸道病毒抗原检测可能有助于住院患儿的感染控制[5]。有一些医疗中心正在使用快速鼻咽拭子检测RSV，用以确定病原体不是来自于其他感染部位，如尿液、中枢神经系统。然而，这一操作尚未得到完全认可和推广。

细支气管炎患儿的主要治疗方式是对症支持，注意水化补液和保证充分氧合[2, 6]。因为多数患有细支气管炎的儿童都会有一定程度的缺氧，所以血氧饱和度监测和吸氧很重要[7]。有部分患儿会因为呼吸做功增加而出现饮水困难。如果患儿不能经口摄取足够的液体，应考虑给予静脉补液[7]。胸部DR所展现的肺部不透X线区域常提示肺炎。考虑到在患者中常规使用抗生素并没有实际获益，因此医师决定是否使用抗生素是困难的。在病情较重的患者可以使用广谱抗生素（如头孢呋辛）来覆盖细菌双重感染的可能性，直至通过病原学培养检查排除细菌感染后方可停止使用[7]。

迄今为止，尚无研究证明使用类固醇对于治疗细支气管炎有益[7]。目前大多数学者不建议常规使用类固醇治疗。同时有研究证实吸入类固醇对细支气管炎患儿的治疗同样无明显获益。在细支气管炎中使用支气管扩张药（即沙丁胺醇、雾化肾上腺素）也存在争议。目前多数研究者推荐对于细支气管炎的患儿，尤其有喘息史者，需行肾上腺素能支气管扩张试验。若试验剂量无效，则应停止用药[7]。

抗病毒药物利巴韦林可通过小颗粒雾化吸入给药3～5天，可能对RSV肺炎的治疗有一定益处[8]。然而，其无论是对缩短住院时间还是降低死亡率都没有得到证实，并且对于插管婴儿的试验也没有显示出该治疗的效果。因此，除了在某些严重免疫缺陷患者中应用外，临床上很少应用。在这些患者中，不受限制的病毒复制在严重疾病的发病机制中起关键作用[8]。静脉注射免疫球蛋白（intravenous immunoglobulin，IVIg），以及人源单克隆抗体（帕利维珠单抗）已被用于治疗患有严重免疫缺陷的肺炎和 RSV 感染的患者。尽管没有明确的疗效证据，但这些治疗可降低呼吸道中的病毒滴度，并可能为预后不佳的患者提供合理的治疗方法[8]。

【总结】

1. 肺炎的临床定义为感染合并下呼吸道功能障碍并伴有影像学证据。

2. 大龄儿童的细菌性肺炎通常急性起病，出现发热、寒战、咳嗽、咳痰和胸痛。而婴儿的体征和症状可能不像大龄儿童那么典型，可能出现食欲下降、睡眠障碍、情绪易怒或呼吸急促。

3. 在大多数轻中度小儿细菌性肺炎病例中，只需要口服抗生素治疗；静脉给予抗生素治疗通常只适用于新生儿和需要住院治疗的重症肺炎患儿。

4. 细支气管炎是由呼吸道合胞病毒引起的一种常见的婴幼儿自限性下呼吸道感染，发病时间集中在 10 月份至第 2 年的 4 月份。

5. 考虑到细支气管炎的诊断主要依赖临床，门诊常规行 RSV 抗原检测的意义不大，但却可能有助于住院病房患者的感染控制。

6. 细支气管炎患儿的主要治疗方式是对症支持，注意水化补液和保证充分氧合。

参考文献

[1] McIntosh K. Current concepts: community-acquired pneumonia in children.N Engl JMed 2002;346:429–37.

[2] Shah S, Sharieff GQ. Pediatric respiratory infections. Emerg Med Clin N Am 2007;25:961–79.

[3] Ostapchuk M, Roberts DM, Haddy R. Community-acquired pneumonia in infants and children. Amer Fam Phys 2004;70:899–908.

[4] Jadavji T, Law B, Lebel MH, et al. A practical guide for the diagnosis and treatment of pediatric pneumonia. Can Med Assoc J 1997;156:S703–11.

[5] Rafei K, Lichenstein R. Airway infectious disease emergencies. Pediatr Clin N Am 2006;53:215–42.

[6] Meates-Dennis M. Best practice: bronchiolitis. Arch Dis Child Educ Pract Ed 2005;90:81–6.

[7] Brown K. Bronchiolitis. In: Strange GR, Ahrens WR, Lelyveld S, et al. (eds.). Pediatric Emergency Medicine, a Comprehensive Study Guide. New York: McGraw-Hill, 2002;215–8.

[8] McIntosh K. Respiratory syncytial virus. In: Behrman RE, Kliegman RM, Jensen HB, (eds.). Nelson Textbook of Pediatrics, 17th ed. Philadelphia: Saunders, 2004;1076–9.

病例 81 呕 吐

【病例概况】男性，21 月龄，呕吐。

【现病史】21 月龄男性患儿，2 周前出现阵发性呕吐，至当地诊所就诊，诊断为急性肠胃炎。此次患者于 10h 前出现夜间呕吐，其后呕吐 3 次，就诊于急诊科。患儿父母诉其近日有纳差，感其体重减轻，期间患儿拒乳。无发热、咳嗽、鼻塞，腹泻等。否认近期旅游史及疾病接触史。3 个月前患儿有类似疾病发作史，当时持续 1 周左右。对症予异丙嗪栓剂及雷尼替丁，此前患者未应用异丙嗪。

【既往史】否认近期有旅行史及病患接触史。

【体格检查】

生命体征：体温 37.1℃，脉搏 64 次 / 分，血压 110/60mmHg，呼吸频率 24 次 / 分，血氧饱和度 100%

一般情况：神志清楚，可保持良好的眼神交流，精神萎靡。

五官：头颅大小及形态正常，双侧瞳孔等大等圆，对光反射灵敏，眼球运动正常，口咽部红润。

颈部：颈软，无脑膜刺激征。

心脏：心率偏慢，节律齐，未闻及心脏杂音、奔马律及心包摩擦音。

肺部：双肺呼吸音清。

腹部：腹平软，无压痛，肠鸣音活跃。

四肢：无杵状指、发绀及水肿，毛细血管充盈时间＜ 2s。

神经系统：清醒，可配合指令活动四肢。

完善心电图检查，窦性心动过缓，其他表现与其年龄相符；胸腹部 DR 结果如图 81-1 所示。开放静脉通道，抽血送检，并静脉输注生理盐水 20ml/kg。实验室结果全血细胞计数、电解质、葡萄糖、肌酐和尿检均在正常范围内。

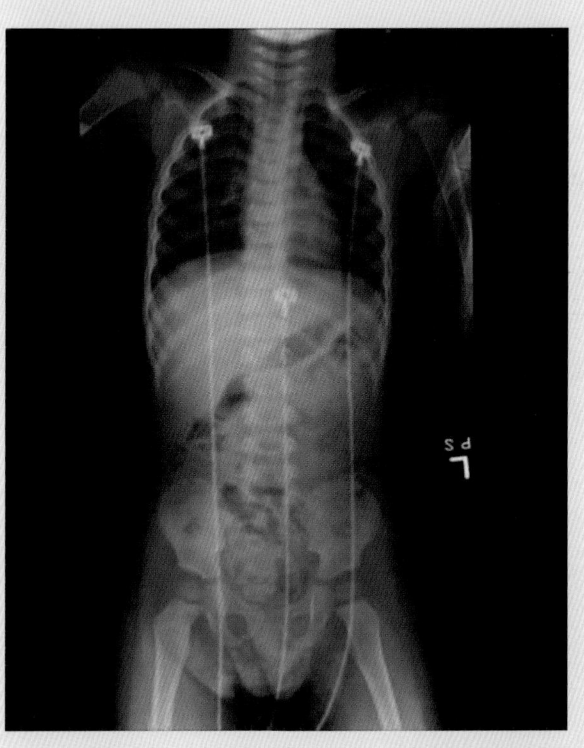

▲ 图 81-1 21 月龄男性患儿的胸腹部 DR

【病例解读】

诊断：颅后窝肿瘤（室管膜瘤）并阻塞性脑积水。

诊疗经过：患儿胸腹部 DR 未见明显异常，请儿科会诊，收入儿科住院。入院后 9h，患儿出现强直阵挛发作，经静脉注射劳拉西泮后缓解。癫痫停止后，患儿接受了头部 CT 平扫及增强 CT 扫描，结果显示颅后窝肿块并阻塞性脑积水，肿瘤的可能性大（图 80-2）。随后患儿转入儿童神经外科治疗，期间患儿出现呼吸暂停，为保持气道通畅予以气管插管。此后，患儿仍有短暂的癫痫发作，予以劳拉西泮和磷苯妥英治疗。完善颅脑 MRI 检查结果提示颅后窝肿瘤（图 81-3）。第 2 天患者被送至手术室并接受了肿瘤切除手术，病理结果证实肿瘤为室管膜瘤。

【病例讨论】小儿颅后窝肿瘤及室管膜瘤。

原发性脑肿瘤是儿童最常见的实体性肿瘤，占儿童和青少年恶性肿瘤的 15%～20%[1,2]。关于儿童原发性脑肿瘤的最新评估提示发病率为每年每 10 万人中有 2.76～4.28 人发病[1]。与成人脑肿瘤发病特点相比，儿童脑肿瘤发生在颅后窝的比例更高。儿童颅后窝肿瘤最常见的类型是髓母细胞瘤、室管膜瘤、小脑星形细胞瘤和脑干胶质瘤[1]。大多数有症状的儿童需要多次就诊才能明确诊断。一项回顾性研究表明，颅后窝肿瘤首次出现有记录的症状与影像学诊断之间的平均时间为 142 天[3]。

无论肿瘤的病理类型如何，小儿颅后窝肿瘤的典型表现为脑积水导致的颅内压（intracranial pressure，ICP）增高。90% 以上的髓母细胞瘤或小脑星形细胞瘤和 65% 室管膜瘤的患儿会出现脑积水症状[1]。一般来说，颅后窝肿瘤的临床表现主要包括头痛和反复呕吐，有时也可能出现易怒、嗜睡和纳差症状，尤其是婴幼儿[1-3]。由于卧床、$PaCO_2$ 相对升高导致 ICP 升高，患儿症状常在晨间加重[1]。当颅后窝肿瘤侵犯或压迫小脑或大脑脚时可表现出小脑病变相关症状，特别是共济失调[4]。心动过缓是不良征兆，预示着患儿即将发生呼吸骤停[4]。

当怀疑儿童有颅内病变时，CT 通常是诊断疾病的首选检查。如果处理得当，CT 一般可以发现 95% 以上的脑肿瘤[2]。然而，由于 MRI 具有较高的图像对比度，诊断脑肿瘤时必须完善 MRI，并且 MRI 的多平面具有更优越的定位能力。在某些患者中，PET 扫描可能提供额外的信息，但其最有用的是提供基线诊断信息，作为肿瘤长期随访的检查[2]。

室管膜瘤占所有儿童脑肿瘤的 5%～10%[2, 5]，

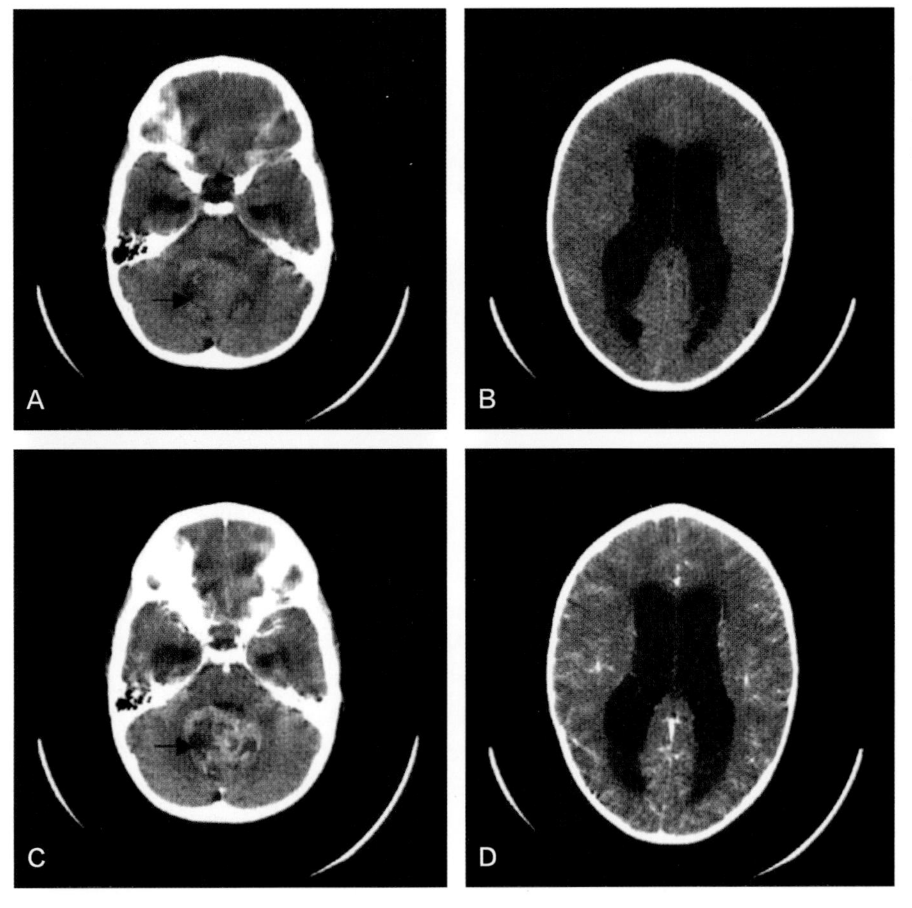

◀图 81-2　患儿的头部 CT 平扫

A 和 B. 颅后窝脑肿瘤（黑箭）；C 和 D. 颅脑增强 CT 扫描

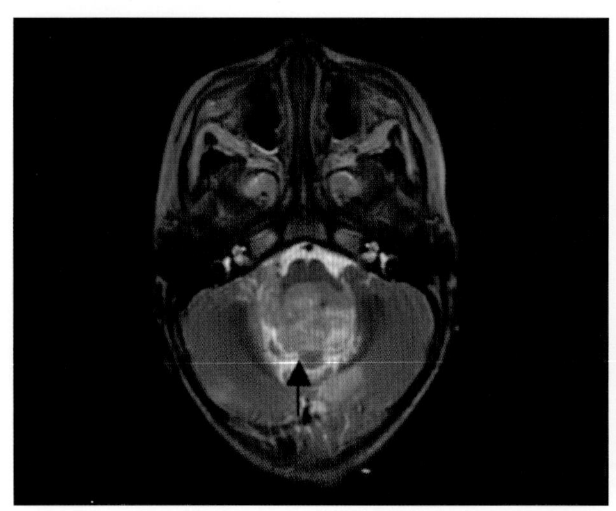

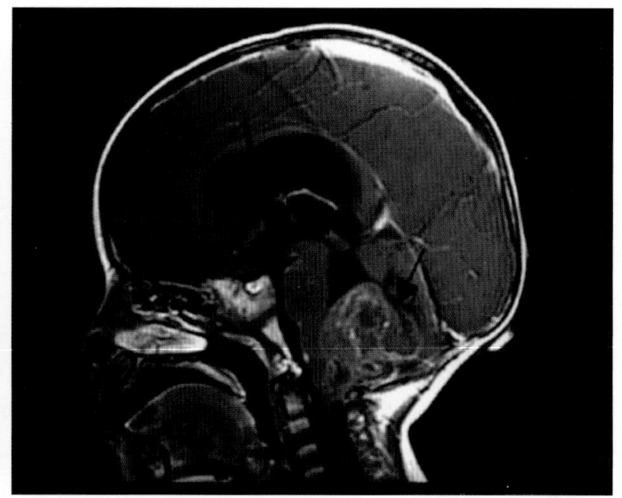

▲ 图 81-3　患儿的颅脑 MRI 平扫，颅后窝脑肿瘤（黑箭）

大多数（70%～80%）出现在颅后窝。因为该肿瘤好侵犯桥小脑角及低位脑干外侧部，常导致多种脑神经功能缺失，如Ⅵ、Ⅶ神经麻痹、听力丧失及吞咽困难等。发生于第四脑室、脑干或侧脑室的室管膜瘤可表现为头痛或脑积水的其他症状（尤其是恶心、呕吐）、共济失调和头围增加[5]。因为室管膜瘤出现后 3～6 个月才会引起临床注意，有时患者症状会被认为是“慢性”疾病[5]。

外科手术是目前治疗室管膜瘤的主要手段，手术切除的范围是影响预后的主要因素[6]。另外两个影响因素是年龄和肿瘤的位置，年龄越小预后愈差，颅后窝肿瘤常见于年幼的患儿，预后也相对较差[6]。手术后放射治疗是治疗残留肿瘤的主要方法[5]。有观点提出，术后应密切关注患者病情变化，仅在有肿瘤复发或生长的迹象时才进行放射治疗，尤其是通过 MRI 确认肿瘤已完全切除的情况下[5]。室管膜瘤也对化疗敏感。但是化疗在多种治疗模式（手术，放射治疗）中的作用仍不清楚[6]。

【总结】

1. 小儿颅后窝肿瘤的典型表现为脑积水导致的颅内压（ICP）增高，症状多表现为（但不限于）头痛、呕吐、易怒、纳差及小脑病变症状（如共济失调）。

2. 小儿颅后窝肿瘤的症状通常隐匿，发病之初易被医生误诊和忽视。

3. 颅后窝肿瘤的患儿出现心动过缓是不良征兆，表明即将发生脑疝或呼吸停止。

4. 诊断为颅后窝肿瘤的患儿，治疗包括气道管理和预防癫痫发作，当出现脑疝时应及时降低颅内压（如使用甘露醇），并立即请神经外科会诊评估。

5. 在大多数情况下，室管膜瘤的治疗包括手术和放射治疗，化疗的作用尚不明确。

参考文献

[1] Maher CO, Raffel C. Neurosurgical treatment of brain tumors in children. Pediatr Clin N Am 2004;51:327–57.

[2] Packer RJ, MacDonald T, Vezina G. Central nervous system tumors. Pediatr Clin N Am 2008;55:121–45.

[3] Dorner L, Fritsch MJ, Stark AM, et al. Posterior fossa tumors in children: how long does it take to establish the diagnosis? Childs Nerv Syst 2007;23:887–90.

[4] Piatt JH. Recognizing neurosurgical conditions in the pediatrician’s office. Pediatr Clin N Am 2004;51:237–70.

[5] Janus TJ, Yung WKA. Primary neurological tumors. In: Goetz CG (ed.). Textbook of Clinical Neurology, 3rd ed. Philadelphia: Saunders, 2007:1604–5.

[6] Kuttesch JF, Ater JL. Brain tumors in children. In: Bherman RE, Kliegman RM, Jenson HB (eds.). Nelson Textbook of Pediatrics, 17th ed. Philadelphia: Saunders, 2004:1705–6.

病例 82 窒息梗阻

【病例概况】男性，21 月龄，发生窒息梗阻。

【现病史】21 月龄男性患儿，患儿母亲诉在家发现其窒息，周围有散落的硬币。家属立即予拍背处理，后症状逐渐缓解。为进一步诊疗，由其母带入急诊科。患儿母亲诉其无呼吸急促、流涎、尖叫或哭声改变，可经口进食。

【体格检查】

一般情况：发育正常，营养良好，皮肤饱满，体检过程中可以被逗笑，无痛苦表情。

生命体征：体温 37.0℃，脉搏 120 次 / 分，血压 90/50mmHg，呼吸频率 24 次 / 分，血氧饱和度 100%。

五器：口咽部红润清洁，悬雍垂及扁桃体未见肿大，未见明显分泌物。

颈部：颈软，颈前区无肿胀、无压痛，颈前部听诊未及喘鸣音。

肺部：双肺呼吸音清，未闻及明显干湿啰音及哮鸣音。

心脏：心率正常，节律齐，未闻及心脏杂音、奔马律及心包摩擦音。

腹部：腹平软，无压痛。肠鸣音活跃。

四肢：无发绀、水肿。毛细血管充盈时间＜2s。

完善颈部、胸部及腹部 DR 检查（图 82–1）。

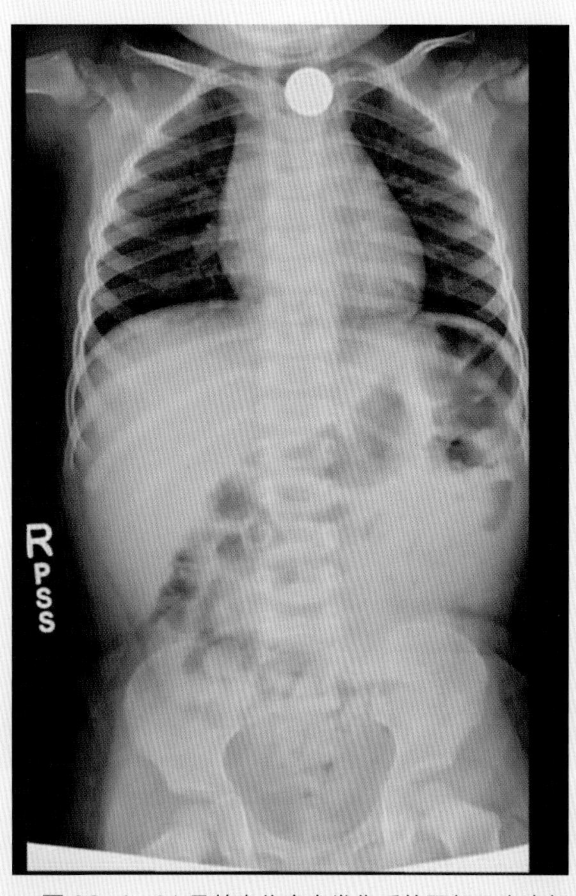

▲ 图 82–1　21 月龄患儿窒息发作后的颈部及胸腹部 DR

【病例解读】

诊断：食管异物。

诊断依据：患儿颈胸腹部 DR 检查提示一枚小硬币可能滞留在食管内。

治疗：请小儿胃肠外科专家会诊，考虑患儿可吞咽液体，在急诊室留观一晚并禁食，第 2 天早上复查 DR 检查，以明确硬币是否进入胃中。复查 DR 结果提示硬币未发生位移。小儿胃肠外科专家遂将患儿转移至手术室，在全身气管内麻醉下行内镜检查及异物取出术。内镜经口顺利进入上段食管，在距门齿 12cm 处找到硬币。用有齿异物钳夹取硬币并取出。整个食管没有发现大的病变、糜烂、出血或狭窄（图 82–2）。

转归：术后当天，患者情况稳定后出院。

【病例讨论】儿童吞食硬币。

据 *Poison Control* 调查显示，硬币是最常见的小儿误吞异物，每年有＞3000 例的事件发生[1]。由于该情况上报不足，实际病例数很可能远高于此。

硬币是食道中最常见的异物也就不足为奇[1]。多达35%的食管硬币滞留小儿可无明显症状[2]。由于卡住的硬币可能会导致危及生命的并发症，所以确定硬币的位置很重要。正位片食管硬币通常排列成圆盘状（正面），侧位片为粗线状（侧面）。气管中的硬币通常在正位片呈侧面，侧位片呈正面。帮助记忆正位片表现的口诀是“SAFE，Side Airway, Face Esophagus”，意思是“气管侧，食管正”[2]。

硬币易滞留的解剖位置分别是环咽肌处、胸廓入口处、主动脉弓处与食管下括约肌处[3]。X线下，这些解剖区域与食管的上1/3（环咽肌和主动脉胸廓入口）、中1/3（主动脉弓）和后1/3（食管下括约肌）相对应。3个解剖部位发生硬币滞留的概率相等[3]。当患儿出现咳嗽、喘鸣、呼吸困难等呼吸道症状时提示硬币滞留在食管前段可能性大。当患儿出现颈部疼痛或胸痛、吞咽困难、流涎等症状时提示硬币可能滞留在食管的中段或后段[3]。无论是否有目击异物吞服的过程或其他吞服异物的证据，2岁以下儿童出现喘息、干咳

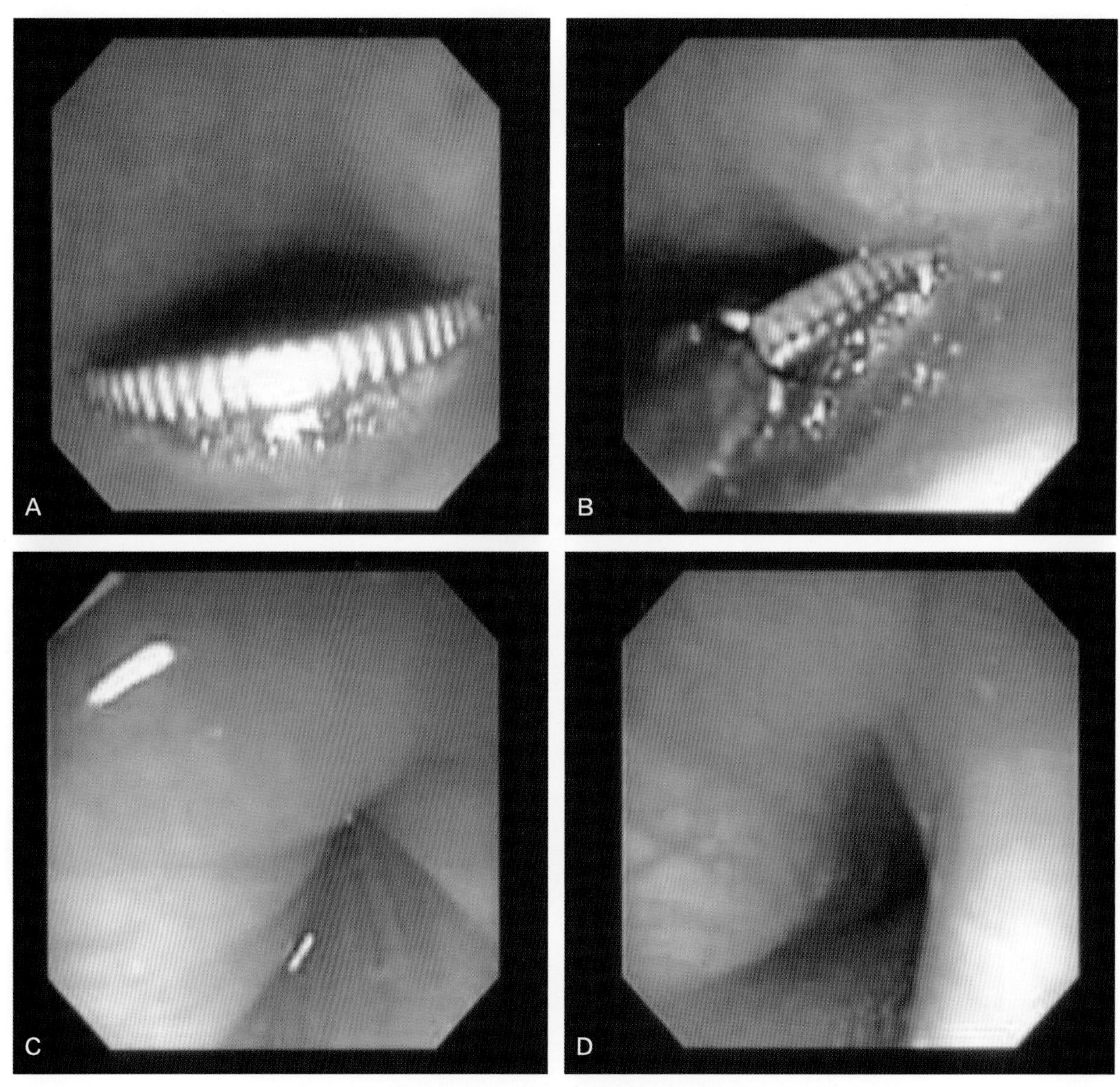

▲图82-2　胃镜检查有异物（硬币）

A和B. 用带齿异物钳取出异物；C和D. 去除异物后的正常食管

或吸气三凹征等症状时应考虑异物滞留[3]。

食管异物可能会导致严重的并发症，如食管狭窄、纵隔炎、肺脓肿、食管主动脉瘘、呼吸窘迫，甚至是死亡[4, 5]。吞食异物致食管穿孔的情况较为少见，仅见于12%～25%的病例[4]。确定异物滞留的时间很重要，因为滞留时间＞24h的异物，出现腐蚀食管和其他损伤的风险更大[4]，这将影响是否取出异物，以及取物的时机。一项研究发现，硬币滞留时间＞36h的患儿，其食管穿孔的风险最高[4]。

目前有多种不同的治疗方案处理小儿食管硬币滞留。最常用的方法是内镜下取出硬币，先通过短时间的观察，确定硬币是否会自行进入胃内，然后用球囊导管在荧光镜引导下取出硬币，并予探余扩张[1]。内镜检查是处理儿童食管异物的主要手段[3]。虽然在一项研究中表明有30%的患儿会在8～16h自行排出硬币，但＞2/3的患儿在经过一段时间的观察后仍需要通过内镜检查取出硬币[1, 5]。硬币自行排出多发生在年龄较大且滞留于食管后1/3的男性患儿[5]。

儿童误食异物的一种特殊情况是误食纽扣电池，纽扣电池在DR的表现跟硬币相似，一旦怀疑，应立即取出。因为电池里含有大量重金属（如汞、银、锂等），以及强氧化物[6]，虽然电池是密封的，但这些腐蚀性物质泄漏的情况并不少见，其会引起溃疡导致黏膜损伤，形成狭窄和穿孔。

【总结】

1. 据 *Poison Control* 调查显示，硬币是最常见的小儿误吞异物，也是食管内最常见的异物。

2. 在正侧位胸部DR中，食管内的硬币从前后位看是盘状（硬币面），从侧位看是粗线状（硬币边缘）。而硬币在气管内从前后位、侧位看都是粗线状。

3. 出现喉咙痛、颈部痛或胸痛、流涎、吞咽困难、咳嗽、喘息和呼吸窘迫症状时应考虑食管异物滞留的可能。

4. 食管异物可能导致严重的并发症，如食管狭窄、纵隔炎、肺脓肿、食管主动脉瘘、急性呼吸窘迫综合征，甚至是死亡。

5. 由经验丰富的儿科内镜医师在全身麻醉下，通过内镜取出是绝大多数食管硬币滞留患儿的首选治疗方法。

参考文献

［1］ Arms JL, Mackenberg-Mohn MD, Bowen MV, et al. Safety and efficacy of a protocol using bougienage or endoscopy for the management of coins acutely lodged in the esophagus: a large case series. Ann Emerg Med 2008;51:367–72.

［2］ Raney LH, Losek JD. Child with esophageal coin and atypical radiograph. J EmergMed 2008;34:63–6.

［3］ Waltzman ML. Management of esophageal coins. Curr Opin Pediatr 2006;18:571–4.

［4］ Balci AE, Eren S, Eren MN. Esophageal foreign bodies under cricopharyngeal level in children: an analysis of 1116 cases. Interact CardioVasc Thorac Surg 2004;3:14–8.

［5］ Waltzman ML, Baskin M, Wypij D, et al. A randomized trial of the management of esophageal coins in children. Pediatrics 2005;116:614–9.

［6］ Banerjee R, Rao GV, Sriram PVJ, et al. Button battery ingestion. Indian J Pediatr 2005;72:173–4.

病例 83 腹痛伴呕吐

【病例概况】男性，23 月龄，腹痛伴呕吐。

【现病史】患儿 2 天前出现间歇性腹痛和呕吐，1 日前患儿曾就诊于其儿科医师处，其母诉患儿有数次哭闹，随后出现 3 次呕吐，不带胆汁、非血性，无发热、腹泻，发作间期患儿可进食。儿科医师查体时患儿无发热，无中毒面容，腹平软，无压痛。初步诊断为病毒性肠胃炎，指导患儿母亲加强患儿液体摄入。次日患儿返回其儿科医师处，其母代诉有数次阵发性腹痛，伴大便量减少，大便小而硬，未见血性大便。患儿体温正常，再次查体，患儿发育良好，腹软无压痛，诊断为便秘与病毒综合征，出院。当晚患儿就诊于急诊科，其母诉有数次阵发性腹痛，每次持续 15～20min，后伴非胆汁、血性的呕吐。

【既往史】既往体健。

【体格检查】

一般情况：无中毒表现，营养良好，无急性病容。

生命体征：体温 36.6℃（肛温），脉搏 100 次 / 分，血压未测，呼吸频率 26 次 / 分，血氧饱和度 100%

五官：双侧瞳孔等大等圆，对光反射灵敏，共轭凝视，口咽红润。

颈部：颈软，脑膜刺激征阴性。

心脏：心律齐，未闻及杂音，心包摩擦音和奔马律，毛细血管充盈时间＜2s。

肺部：双肺听诊呼吸音清。

腹部：轻微腹胀，肠鸣音弱，可疑压痛。

泌尿生殖器：生殖器正常，包皮环切，双侧睾丸下降，无疝。

直肠：棕色便，粪便潜血试验阴性。

四肢：无杵状指、发绀、水肿。

神经系统：无明显异常。

开放静脉通道，抽血送实验室检查，静脉输生理盐水 20ml/kg。血常规、生化、尿液分析均在正常范围。腹部 DR 检查（图 83-1）。

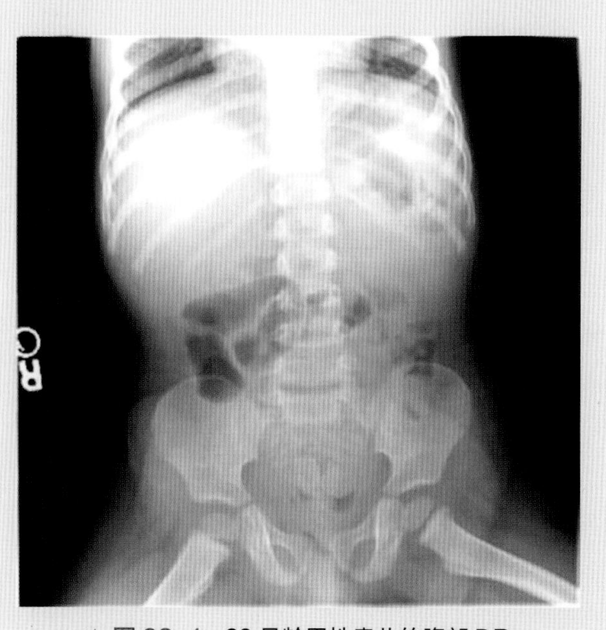

▲图 83-1 23 月龄男性患儿的腹部 DR

【病例解读】

诊断：肠（回结肠）套叠。

诊断依据：腹部 DR 检查（图 83-1）显示右上腹有扩张的肠袢，右下腹少量气体。

治疗：患儿入院观察，小儿外科医师建议完善荧光透视下对比灌肠，灌肠后肠套叠部分复位（图 83-2B）。其后完善 KUB 平片，提示末端回肠显示不清（图 83-2C）。

转归：24h 后患儿情况良好并开始进食，出院回家。

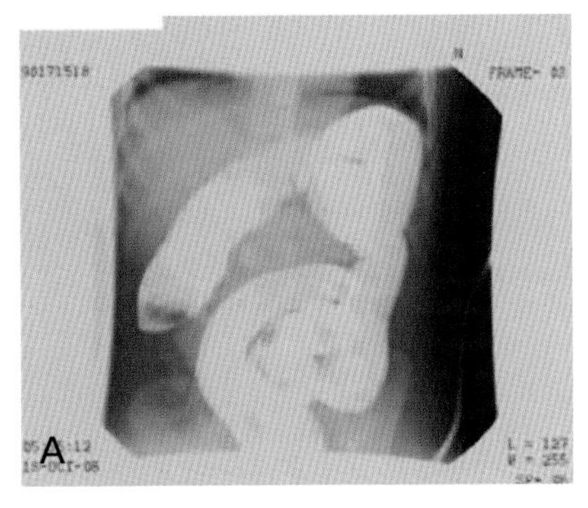

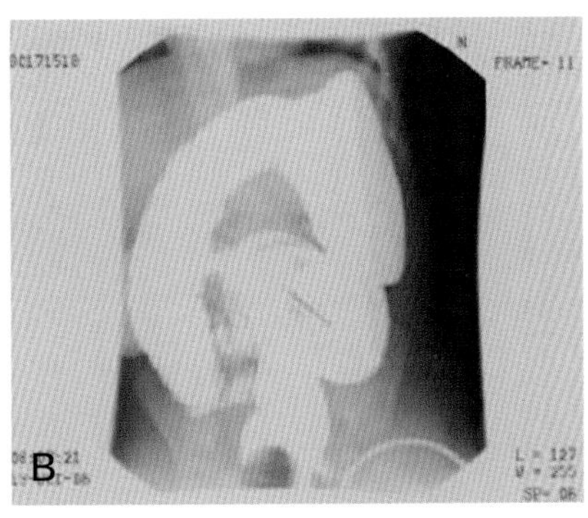

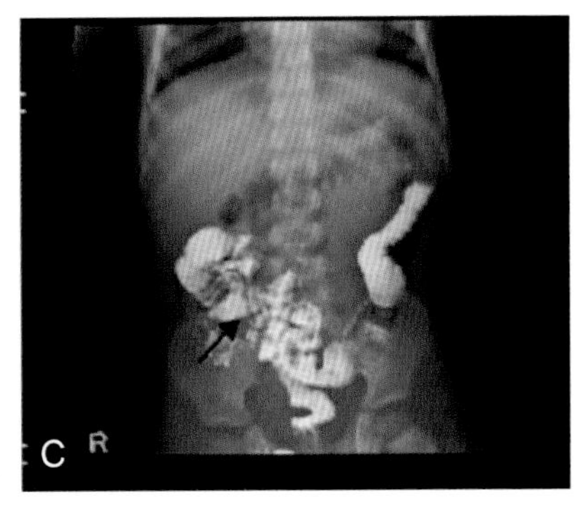

▲图 83-2 23 月龄肠套叠患儿对比灌肠

A 和 B. 钡剂灌肠 X 线片前后造影对比；C. 灌肠后 KUB 平片示回肠末端混浊（箭）

【病例讨论】肠套叠。

肠套叠是 2 岁以下儿童肠梗阻最常见的病因[1]。肠套叠是指部分肠管套入与其相连的远端肠腔内。肠套叠最常见的类型是回－结肠套叠[2]。其在套叠的过程中，肠系膜被拖入远端肠腔，阻碍肠系膜静脉回流，进而导致肠壁水肿、肠黏膜出血、肠管压力增加，甚至压迫动脉，可能导致肠坏疽或肠穿孔[2]。

据估计，儿童肠套叠的发病率为 1/2000。好发年龄为 3 月龄至 6 岁，发病高峰在 5 月龄至 1 岁，男女比例为 3：2[1]。接近 90% 的肠套叠是回－结肠套叠，无病理性诱因。常见的肠套叠诱因包括阑尾、脂肪瘤、肠息肉、Meckel 憩室、增大的派尔集合淋巴结和过敏性紫癜（hypersensitive purpura，HSP）相关的黏膜下血肿[1]。第二常见的类型是回－回－结肠套叠，占 4%，其中有 40% 的回－回－结肠套叠有病理性诱因[1]。

肠套叠的“典型”症状和体征（呕吐、腹痛、果酱样大便，可触及腹部腊肠样肿块）发生频繁，但并非全部肠套叠患儿都出现[3]。因此，仅根据“典型”症状和体征判断可能会导致诊断延误。呕吐一般是肠套叠的首发症状，特别是 4 月龄以下的婴儿[4]。最开始的呕吐物由胃内容物组成，如果出现诊断延误，并发肠梗阻可能会呕吐胆汁，甚至是粪便。“典型”的腹痛通常为剧烈的阵发性绞痛[4]，腹痛每次持续 4～5min，间歇 10～20min。当患儿发生腹痛时，可能会将蜷曲身体，出现面色苍白、大汗淋漓和嗜睡[4]。间歇性嗜睡是肠套叠的“主要症状”[5]，该症状发作通常与面色苍白有关。出现低血容量性休克与症状持续时间延长和死亡率升高相关[4]。因此，当婴幼儿出现精神状态改变时需与肠套叠鉴别。

查体可能会发现腹部膨隆或压痛，腹痛的位置与查体的结果可能不一致[2]。在右上腹或右下腹可能会触及腊肠样肿块。任何类型的便血都可能由肠套叠引起。直肠检查可能会发现潜血或带血的恶臭粪便，常常被描述为“果酱样大便”[2]。但直肠出血是肠套叠晚期表现，且并不可靠，没有直肠出血不能排除肠套叠诊断。对于怀疑存在肠套叠的病例，观察一个周期的疼痛复发过程可能有所帮助[2]。

目前没有可靠的实验室检测能确诊或排外肠套叠。如果肠道有缺血或坏死的迹象，可能出现酸中毒。对于怀疑有肠套叠的患儿，首选的影像学检查是腹部 DR 平片，但其使用仍有争议[1]。尽管如此，明确的放射学检查结果几乎能够确诊肠套叠，其中包括右上腹部的肿块、新月征（结肠腔内新月形气体勾勒出肠套叠的顶端）和靶征（由透明的腹膜脂肪勾勒出的软组织肿块）[1]，这些影像学表现并不常见，更重要的是，肠套叠患儿的腹部 DR 可以是正常的。

超声检查用于诊断肠套叠，不仅无创，可以避免射线暴露，且准确率高，但检查结果及其质量依赖于操作者[6]。超声的表现截然不同的检查结果，在横截面上，可见直径为 3～5cm 的肿块，呈靶状（同心圆状）或环形[1]。超声检查有效诊断出肠套叠的病理性诱因和其他引起儿童腹痛的原因，如阑尾炎、疝气、卵巢扭转和小肠扭转[1]。

钡对比剂灌肠既可用于诊断也可用于治疗，直到现在，钡剂灌肠仍是传统治疗方案[7]。目前，空气灌肠或盐水灌肠已成为首选的治疗方案。有85%～90% 的回－结肠套叠婴儿可以通过非手术复位治疗[6]。只有在生命体征稳定，无脱水且无腹膜炎表现的患儿中可使用盐水灌肠复位，或者在 DR 或超声引导下用空气灌肠复位术[6]。如果复位失败或出现穿孔，应立即展开手术治疗，因此，一旦确诊后，应在进行一切钡剂或盐水灌肠前及时通知儿外科。肠套叠成功复位后的复发率为 10%，其中有 2/3 的患儿在复位后的数天内复发[6]。

【总结】

1. 肠套叠是 2 岁以下儿童肠梗阻最常见的病因，发病高峰为 5 月龄至 1 岁。

2. 肠套叠的“典型”症状和体征（呕吐、腹痛、解果酱样大便，可触及的腹部腊肠样肿块）发生频繁，但并非全部肠套叠患儿出现。

3. 肠套叠的体征和症状包括阵发性腹部剧烈绞痛，呕吐、间歇性嗜睡和血便。

4. 超声检查无创，且可以避免辐射暴露，诊断肠套叠准确率高。

5. 钡剂或空气灌肠既可诊断，又可治疗肠套叠。

参考文献

[1] Louie JP. Essential diagnosis of abdominal emergencies in the first year of life. Emerg Med Clin N Am 2007;25:1009–40.

[2] McCollough M, Sharieff GQ. Abdominal pain in children. Pediatr Clin N Am 2006;53:107–37.

[3] Blanch AJM, Perel SB, Acworth JP. Paediatric intussusception:epidemiology and outcome. Emerg Med Austral 2007;19:45–50.

[4] Bines JE, Ivanoff B, Justice F, et al. Clinical case definition for the diagnosis of acute intussusception. J Pediatr Gastroenterol Nutr 2004;39:511–8.

[5] Knudson M. Intussusception. A case that suggests a new cardinal symptom – lethargy. Postgrad Med 1988;83:201–2.

[6] Grosfeld JL. Intussusception then and now: a historical vignette. J Am Coll Surg 2005;201:830–3.

[7] Herman M, Le A. The crying infant. Emerg Med Clin N Am 2007;25:1137–59.

病例 84　呕吐、腹泻、抽搐

【病例概况】男性，3 岁，呕吐、腹泻、抽搐。

【现病史】3 岁男性患儿，被发现癫痫发作，持续 30s，由救护车转运至急诊室。其父发现患儿夜间出现角弓反张，双眼上翻，双上肢抽搐，症状持续 30s，患儿意识缓慢恢复。3 天前，患儿有低热，伴腹部绞痛、呕吐及腹泻。1 日前曾就诊于其儿科医生处，诊断为急性胃肠炎，并予异丙嗪镇吐。

【既往史】既往体健，疫苗接种史正常，否认旅行及与患者接触史，否认癫痫病史及癫痫家族史。

【体格检查】

一般情况：脱水貌，嗜睡。

生命体征：体温 36.1℃，脉搏 117 次 / 分，血压 115/60mmHg，呼吸频率 26 次 / 分，血氧饱和度 97%（未吸氧）。

五官：头颅大小及形态正常，无外伤，双侧瞳孔等大等圆，对光反射灵敏、眼球运动正常，咽部干燥。

颈部：颈软，脑膜刺激征阴性。

心脏：心率规整，心律齐，未闻及杂音、心包摩擦音及奔马律。

肺部：双肺听诊呼吸音清。

腹部：腹平软，无压痛、无腹胀，肠鸣音活跃。

四肢：无杵状指、发绀、水肿。毛细血管充盈时间约 < 3s。

皮肤：皮肤温暖，弹性良好。

神经系统：嗜睡状态，可唤醒，遵医嘱可活动四肢。

床旁血糖检查 112mg/L，开放静脉通道，抽血送检。静脉注射劳拉西泮 0.05mg/kg 和头孢曲松 50mg/kg，然后静脉滴注 20ml/kg 生理盐水。胸部 X 线片正常，头部 CT 平扫（图 84-1）。患者血常规，白细胞计数为 $21.8\times10^3/\mu l$［参考范围（5.0～15.5）$\times10^3/\mu l$］，血细胞比容为 26%（参考范围 34%～40%），血小板计数为 $98\times10^3/\mu l$［参考范围（140～400）$\times10^3/\mu l$］。血生化：肌酐 583.44μmol/L（参考范围 26.5～61.8μmol/L），BUN119 mg/dl(参考范围 9～20mg/dl)。电解质：钾 5mmol/L（参考范围 3.5～5.3mmol/L），钠 131mmol/L（参考范围 137～145mmol/L），碳酸氢盐 15mEq/L（正常 22～30mEq/L）和阴离子间隙 21mEq/L（参考范围 5～16mEq/L）。

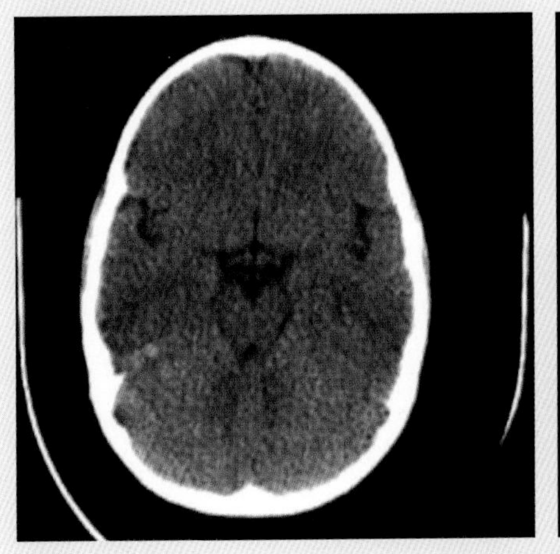
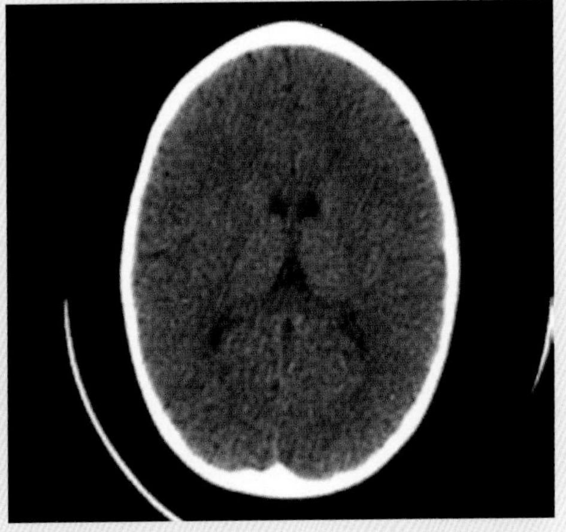

▲图 84-1　3 岁男性患儿的头部 CT 平扫

【病例解读】

诊断： 溶血性尿毒症综合征（hemolytic uremic syndrome，HUS）。

诊断依据： 3岁男性患儿，发热伴腹痛腹泻3天，嗜睡状态，可唤醒。血常规，白细胞计数为21.8×10³/μl［参考范围（5.0～15.5）×10³/μl］，血细胞比容为26%（参考范围34%～40%），血小板计数为98×10³/μl［参考范围（140～400）×10³/μl］。肌酐583.44μmol/L（参考范围26.5～61.8μmol/L），BUN 119mg/dl（参考范围9～20mg/dl）。头部CT平扫检查（图84-1）未见明显异常。

治疗： 因患儿癫痫发作给予静脉注射苯妥英（负荷剂量18mg/kg），继续静脉输液，并将患儿送入儿科重症监护治疗病房（PICU），密切监测液体及电解质状态。在急诊采集的粪便培养，1天后显示肠出血性大肠埃希菌（EHEC O157：H7）呈阳性。在PICU进行血液透析治疗。

转归： 患者入院后2周开始有尿，停止血液透析，出院回家。出院1周后复查肌酐1.0mg/dl。

【病例讨论】溶血性尿毒症综合征。

溶血性尿毒症综合征（HUS）是一种主要发生在婴幼儿时期的疾病，常见于1—10岁的儿童中[1,2]。主要由产生志贺样毒素的肠出血性大肠埃希菌感染引起，该病以微血管病性溶血性贫血、血小板减少和急性肾衰竭三联征为特征[1,2]。由肠出血性大肠埃希菌引起血性腹泻1周后，9%～30%的感染儿童出现HUS[3]。肠出血性大肠埃希菌的潜伏期一般为3～4天，也可以达1～8天[2]。感染其他血清型大肠杆菌、志贺菌属，以及其他微生物都可能引起儿童和成人的溶血性尿毒症综合征。儿童HUS的发病率为0.001%～0.003%，其存活率接近95%[2]。使用解痉药物可能会增加发生HUS的风险，因为肠蠕动减慢，肠道受毒素的影响时间更长[1,2]。

HUS和血栓性血小板减少性紫癜（thrombotic thrombocytopenic purpura，TTP）可能是同一疾病的不同走向[1]。在TTP中，血小板系统性聚集于微血管导致脑和其他器官缺血。在HUS中，血小板－纤维蛋白血栓主要影响肾脏循环[3]。可预见HUS也可存在非肾脏并发症，神经系统并发症最为凶险，是决定发病率和死亡率的重要因素[4]。疲劳、脑微血管血栓、脑缺氧或志贺样毒素可直接影响脑神经元，引起情绪易怒、嗜睡和精神错乱，而脑卒中（血栓性或出血性）、癫痫和昏迷发生率为10%[4]。应完善颅脑成像检查用于评估神经系统并发症。

肠出血性大肠埃希菌感染一般会引起1～3天的非血性腹泻，之后腹泻变为血性[4]。90%的患者会出现血性腹泻，是患者或家属就医的症状。虽然有50%的感染患儿在就诊前出现发热，绝大多数在就诊时无发热[4]。常规粪检中仅有50%患者能发现白细胞，且一般白细胞不多。普通的粪便培养不能发现肠出血性大肠埃希菌，临床医生必须特别要求大肠杆菌分析[4]。患儿的腹痛往往比其他细菌性胃肠炎更严重（查体时应注意到腹部压痛），并且排便有疼痛感[4]，半数患儿会出现恶心、呕吐的症状[5]。肠出血性大肠埃希菌感染必须及时上报给当地公共卫生健康部门[2,4]。

若没有出现溶血性贫血，就不能诊断为HUS[1,2]。其血液检查可发现大量被破坏的红细胞，从而出现微血管病性溶血性贫血。一般患儿的血红蛋白浓度＜6g/dl，需要输红细胞[2]。92%的HUS患儿会出现血小板减少症，这是由于血小板聚集在器官组织中[1,2]。当微血栓在肾实质过度累积可导致急性肾衰竭，临床表现为少尿或无尿相关的高血压，这是急性肾衰竭的早期症状。凝血功能中的凝血酶原时间（PT）、活化部分凝血活酶时间（APPT）、纤维蛋白原和弥散性血管内凝血（disseminated intravascular coagulation，DIC）一般在参考范围内[1]。

HUS是一种典型的自限性疾病，可以自行恢复，但密切的监测和对症治疗是必要的[2]。由于HUS的临床表现多且复杂，因此支持治疗、监测液体出入量和电解质变化对预后有重要的影响。严格监测液体出入量对于识别早期肾衰竭至关重要，如果发生急性肾衰竭，可通过腹膜或血液透析治疗，高血压用抗高血压药治疗。除某些由志贺菌属引起的患者外，使用抗生素治疗是无效的[1]。事实上，抗生素可能会增加肠出血性大肠埃希菌感染性结肠炎的患儿发生HUS的风险。一般不推荐患儿输注血小板，因为血小板会加快血栓的形成。需要输注血小板时（如侵入性血管手术、活动性出血），应综合考虑其风险和获益[2]。

输血浆或血浆置换已试验性用于治疗HUS，但其效果不明确[3]。其他治疗方法如抗血栓药、类固醇和抗志贺样毒素药已被证明是无效的，并且存在争议[2]。前驱症状出现腹泻的HUS患儿预后良好，患儿住院时间为1～388天，平均住院时间为11天[6]。HUS严重程度的评估包括外周血白细胞数升高、严重的胃肠道症状、早期出现无尿和年龄＜2岁[5]。目前，所有HUS患者的死亡率＜10%[2]。

【总结】

1. 溶血性尿毒症综合征（HUS）是一种主要发生在婴幼儿时期的疾病，该病以微血管病性溶血性贫血、血小板减少和急性肾衰竭三联征为特征。

2. HUS最常见的病因是肠出血性大肠埃希菌感染，通过受污染的食物传播，如未煮熟的牛肉和其他牛产品，以及未经高温消毒的乳制品。

3. HUS主要通过临床诊断和实验室检查确诊，包括微血管病性溶血性贫血（血红蛋白通常＜8g/dl，外周血涂片上存在裂红细胞）、轻至重度的血小板减少症，以及升高明显的肌酐和血尿素氮。

4. 急诊处理应以支持治疗、降血压、输血和住院安排急诊透析治疗等为重点。

5. 如果怀疑存在肠出血性大肠埃希菌感染，应避免对血性腹泻的患儿使用抗生素，因为抗生素可能会增加发生HUS的风险。

6. 肠出血性大肠埃希菌感染或HUS必须及时上报给当地公共卫生健康部门。

参考文献

[1] Shapiro W. Hemolytic uremic syndrome. eMedicine Website. Available at http://www.emedicine.com/emerg/topic238. htm. Accessed June 21, 2008.

[2] Razzaq S. Hemolytic uremic syndrome: an emerging health risk. Am Fam Physician 2006;74:991–6, 998.

[3] Moake, JL. Mechanisms of disease: thrombotic microangiopathies. N Engl JMed 2002;347:589–600.

[4] Tarr PI, Gordon CA, Chandler WL. Shiga-toxin-producing Eschericia coli and hemolytic uraemic syndrome. Lancet 2005;365:1073–86.

[5] Boyce TG, Swerdlow DL, Griffin PM. Current concepts: Eschericia coli O157:H7 and the hemolytic-uremic syndrome. NEngl J Med 1995;333:364–8.

[6] Banatvala N, Griffin PM, Greene KD, et al. The United States Prospective Hemolytic Uremic Syndrome Study: microbiologic, serologic, clinical, and epidemiologic findings. J Infect Dis 2001;183:1063–70.

病例 85　左侧肢体肌力减退

【病例概况】女性，6 岁，左侧肢体肌力减退。

【现病史】患儿无明显诱因突发左上肢肢体乏力，不能活动 1 天，就诊于急诊科。无外伤，无肢体疼痛和麻木。患者左上肢肌力 0 级，感觉正常。行左上肢 X 线、头部 CT 平扫及颈部 MRI 等检查未见明显异常。诊断为左臂丛神经炎，经对症处理后患者症状好转出院。出院 8 天后患者出现左侧肢体乏力进行性加重，无法正常行走，再次就诊于急诊科。否认肢体疼痛及麻木感。

【既往史】患者及家属否认左侧肢体外伤史，否认发热和其他病史，否认旅游及犬咬伤史，其他无特殊。

【体格检查】

一般情况：发育良好，无脱水，无急性面容。

生命体征：体温 36.8℃，脉搏 95 次 / 分，呼吸频率 20 次 / 分，血压 100/60mmHg，血氧饱和度 100%。

五官：双瞳等大等圆，对光反射存在，眼球运动正常，咽部稍红肿，无水肿及分泌物。

颈部：颈软，无抵抗，脑膜刺激征阴性。

心脏：心率规整，心律齐，未及心包摩擦音、心脏杂音及奔马律。

肺部：双肺听诊呼吸音清。

腹部：腹部平坦，腹软，无压痛、腹胀。

四肢：无杵状指、发绀、水肿，双侧肢体动脉搏动正常。

神经系统：神志清楚，定向力正常；脑神经Ⅱ～Ⅻ检查未见异常。右上肢及右下肢肌力 5 级，左上肢肌力 3 级，左下肢肌力 2 级，双侧膝、踝、肱二头肌反射 2+。左下肢活动受限，行走缓慢，步态宽大。

开放静脉通道，抽血送实验室检查，行头颅 MRI 检查（图 85-1）。实验室检查血常规、电解质、血生化、血糖及凝血功能均未见异常。

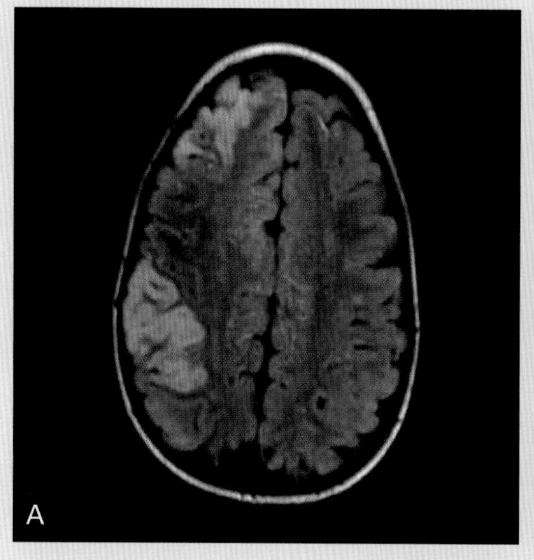

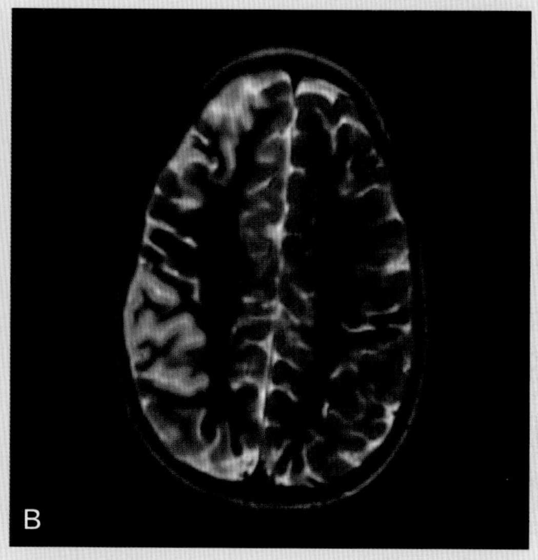

▲图 85-1　头颅冠状位 MRI

A. 液体抑制反转恢复序列（FLAIR）；B. T_2 加权像

【病例解读】

诊断：烟雾病（moyamoya disease，MMD）。

诊断依据：MRI 图像（图 85-1）显示广泛的缺氧/缺血性损伤累及右侧额叶、顶叶和枕叶大脑皮质（亮信号强度）。患者行 MRA（图 85-2）示右侧颈内动脉床突上段阻塞，伴烟雾相关侧枝闭塞。患者转入神经外科行单光子发射计算机体层摄影（single photon emission computed tomography，SPECT），患者右侧大脑大部分中度至重度可逆性脑缺血，脑血管储备减少（图 85-3）。脑血管造影证实右侧前循环广泛烟雾样改变，颈内动脉床突上部分闭塞（图 85-4）。患者行脑 - 硬膜 - 动脉血管成形术（Encephalo duro arteriosynangiosis，EDAS），重建患者的右侧大脑血液循环网。

转归：好转出院。

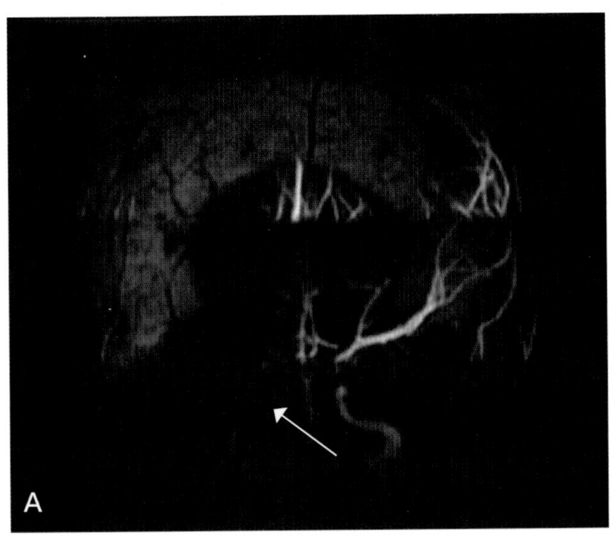

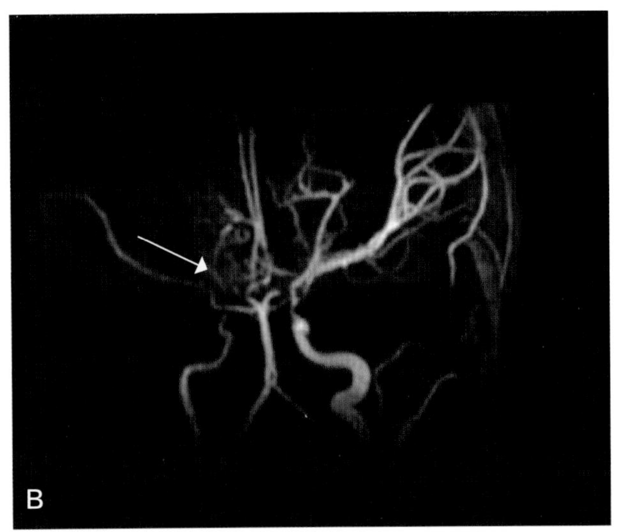

▲ 85-2 头颅 MRA
A. 右侧颈内动脉床突上段（白箭）；B. 烟雾相关侧枝（白箭）闭塞

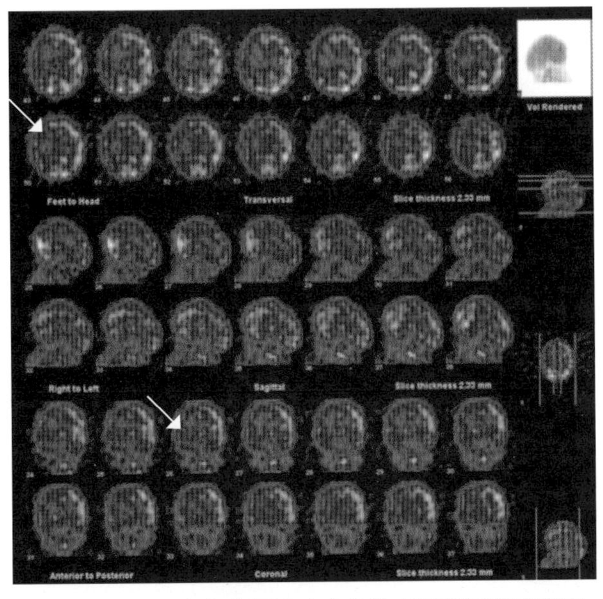

▲ 图 85-3 6 岁女童烟雾病患者的 SPECT 灌注研究，显示中度至重度可逆性缺血和侵犯右脑半球大部分的脑血管储备减少（白箭）

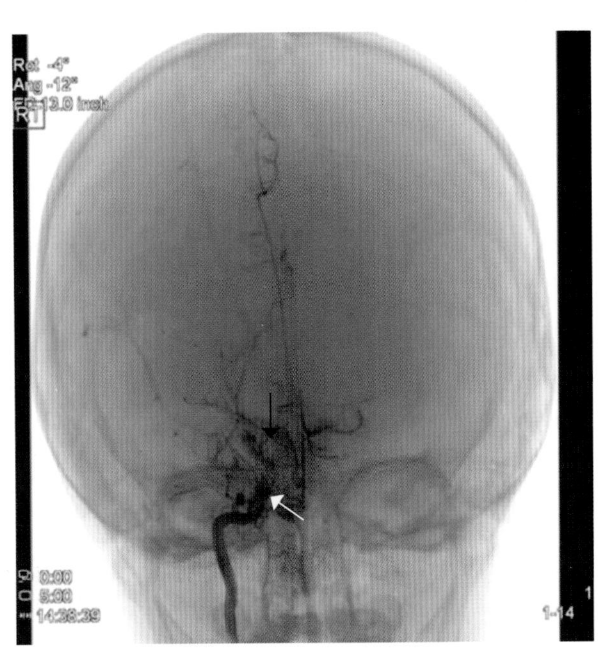

▲ 图 85-4 右侧颈内动脉脑血管造影显示颈内动脉骶前突（白箭）和烟雾相关侧支血管（黑箭）闭塞

【病例讨论】烟雾病。

烟雾病（MMD），又称脑底异常血管网病，是一组以 Willis 环双侧主要分支血管（颈内动脉虹吸段及大脑前、中动脉，有时也包括大脑后动脉起始部）的慢性进行性狭窄或闭塞，继发出现侧支异常的小血管网为特点的脑血管病[1]。烟雾一词的意思是“一缕摇摆不定的烟雾”，用来描述这种疾病患者大脑基底侧血管系统的异常，其可导致连续的缺血性或出血性事件[2]。在大部分地区此病极其罕见（除了日本和韩国），儿童及 20—40 岁的成人多发。

MMD 的病因尚不明确，但可能与多种因素有关，如 EB 病毒感染、高凝状态等[1]，此病存在 10% 的家族遗传易感性[3]，在 6—15 岁的儿童及 30—40 岁的成年人高发，各个年龄组的女性都可出现[3]。进展性的脑血管狭窄可引起患者颅内血液灌注不足及血流储备减少。儿童常表现为突发大脑缺血症状，如暂时性的（或永久性的）运动、感觉障碍、行为认知缺陷、内分泌功能障碍、癫痫、偏头痛和肢体不自主乏力等[3, 4]。成人常表现为短暂性脑缺血发作（TIA）[4]。烟雾病相关的脑梗死在成年人中的发生率远高于儿童。

传统上应用脑血管造影诊断 MMD，如今，MRA 因其高准确性和无创性更频繁地被用于确诊，尤其是在儿童中[1]。MRA 示烟雾血管为从鞍上池延伸至基底节区的多个小的、圆形或曲折的低强度区域。MRA 还能显示颈内动脉远端、大脑前动脉和大脑中动脉的闭塞性改变，以及缺血性脑病和侧支血管[1]。

MMD 可选择手术治疗，一般推荐有症状的患者选择[1]。治疗目标是通过神经外科手术改善低灌注脑区的血流。EDAS 是一种脑血管搭桥术，是目前治疗该病的主要方法，MMD 患者在术后可有较为显著的疗效[5]。EDAS 是将颞浅动脉缝合至硬脑膜的内边缘，颞浅动脉可与暴露的皮质保持接触。随着时间的推移，可有血管生成，但也可导致大脑小动脉的形成[5]。有研究显示在儿科患者中使用该技术可实现 100% 的脑血供重建，具有良好的神经学短期疗效[5-8]。

【总结】

1. 烟雾病又称脑底异常血管网病，是一组以 Willis 环双侧主要分支血管（颈内动脉虹吸段及大脑前、中动脉，有时也包括大脑后动脉起始部）的慢性进行性狭窄或闭塞，继发出现侧支异常的小血管网为特点的脑血管病。

2. 儿童 MMD 常表现为突发大脑缺血症状，如暂时性的（或永久性的）运动、感觉障碍，行为认知缺陷，内分泌功能障碍，癫痫、偏头痛、肢体不自主乏力等。

3. MRA 是诊断该病的首选检查，它可以显示远端颈内动脉、大脑前动脉和大脑中动脉闭塞性改变，以及缺血性脑疾病和侧支血管。

4. 烟雾病的外科治疗（如 EDAS）通常应用于有症状的患者，尤其适合小儿患者，可有良好的血供重建和改善神经系统预后。

参考文献

[1] Gosalakkal JA. Moyamoya disease: a review. Neurol India 2002;50:6–10.

[2] Marcinkevicius E, Liutkus D, Gvazdaitis A. Experience of treatment of moyamoya disease at the clinic of neurosurgery of Kaunas University of Medicine. Medicina (Kaunas) 2006;42:130–6.

[3] Nissim O, Bakon M, Ben Zeev B, et al. Moyamoya disease–diagnosis and treatment: indirect cerebral revascularization at the Sheba Medical Center. IMAJ 2005;7:661–6.

[4] Kornblihtt LI, Cocorullo S, Miranda C, et al. Moyamoya syndrome in an adolescent with essential thrombocythemia. Stroke 2005;36:e71–3.

[5] Tripathi P, Tripathi V, Naik RJ, et al. Moya moya cases treated with encephaloduroarteriosynangiosis. Indian Pediatr 2007;44:123–7.

[6] Fung LW, Thompson D, Ganesan V. Revascularisation surgery for pediatric moyamoya: a review of the literature. Child Nerv Syst 2005;21:358–64.

[7] Matsushima Y, Inaha Y. Moya moya disease in children and its surgical treatment: the introduction of a new surgical procedure and its follow up angiograms. Child Brain 1984;11:155–70.

[8] Houkin K, Nakayama N, Kuroda S, et al. How does angiogenesis develop in pediatric moyamoya disease after surgery. A prospective study with MR angiography. Child Nerv Syst 2004;20:734–41.

病例 86　胸　痛

【病例概况】女性，9 岁，胸痛。

【现病史】患儿诉睡梦中出现胸痛，疼痛位于左侧下胸部，非胸膜炎性疼痛（患儿母亲诉），按压左侧胸部可再现疼痛症状。伴恶心、轻度头痛，无气促，否认皮疹。患儿近期扭伤膝关节后被诊断为左膝扭伤，4 天前曾就诊于急诊科，膝关节 X 线片正常，予以拐杖助行。2 天前患者出现膝关节及左侧小腿明显肿胀，再次就诊于急诊科，诊断为非特异性下肢肿胀，建议继续保守治疗，并转诊至骨科诊所。

【既往史】先天性进行性感音神经性聋 9 年，预防接种史不详。

【个人史】近期有宾夕法尼亚州旅游史，接触莱姆病患者。

【体格检查】

一般情况：神志清楚，自主体位，无急性病面容。

生命体征：体温 36.6℃，脉搏 46 次 / 分，血压 110/60mmHg，呼吸频率 20 次 / 分，血氧饱和度 99%。

五官：无明显异常。

颈部：颈软，无颈静脉怒张。

心脏：心动过缓，律齐，无心包摩擦音、心脏杂音、奔马律。

肺部：双肺听诊呼吸音清。

腹部：腹部平坦，腹软，无压痛、腹胀。

左侧膝关节：左膝关节前面中度肿胀，皮温正常，无红斑，左侧膝关节各个方向运动正常，可承重。

四肢：无杵状指、发绀及水肿。

神经系统：无明显异常。

皮肤：无皮疹。

予心电监测，开放静脉通道，抽血完善实验室检查。完善心律图（图 86-1）及 12 导联心电图（图 86-2）。实验室检查包括血常规、电解质、肌酐、血糖、肌钙蛋白 I、肌钙蛋白 T 均正常，胸部 X 线片正常。

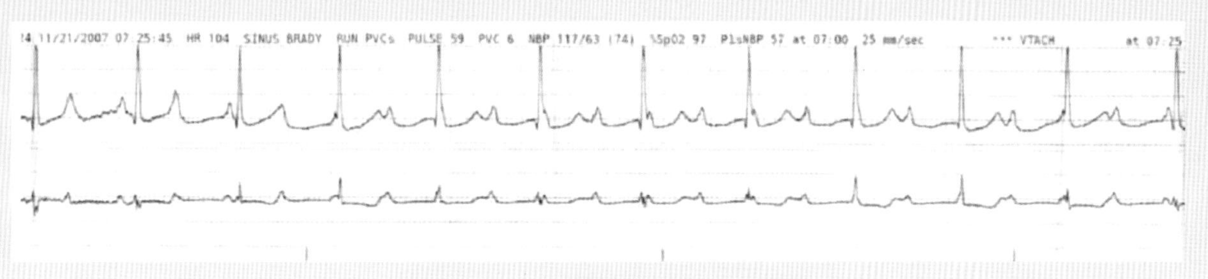

▲图 86-1　9 岁胸痛女性患儿的心律图

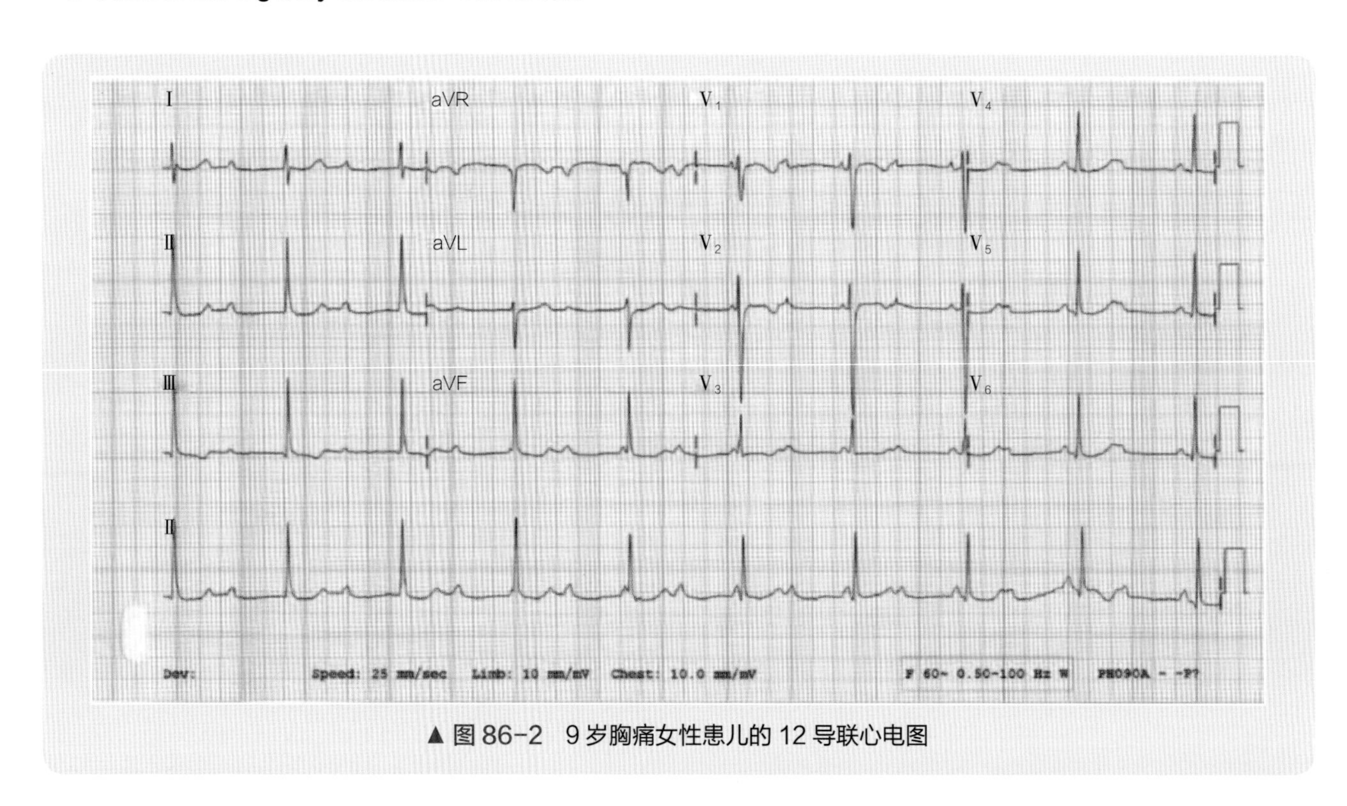

▲图 86-2　9 岁胸痛女性患儿的 12 导联心电图

【病例解读】

诊断：继发于莱姆心肌炎的Ⅲ度房室传导阻滞。

治疗及转归：心律图及初始 12 导联心电图提示Ⅲ度房室传导阻滞，4h 后复查心电图（图 86-3），提示窦性心动过缓伴Ⅰ度房室传导阻滞并未下传的房性早搏（部分被 T 波掩盖）。请儿科心脏病专科医师会诊，建议门诊动态心电图监护，并密切随访。出院时（入院 8h 后）行第 3 次心电图检查，提示仅有Ⅰ度房室传导阻滞（图 86-4）。

患儿由其儿科医师转诊至儿科传染病专家。

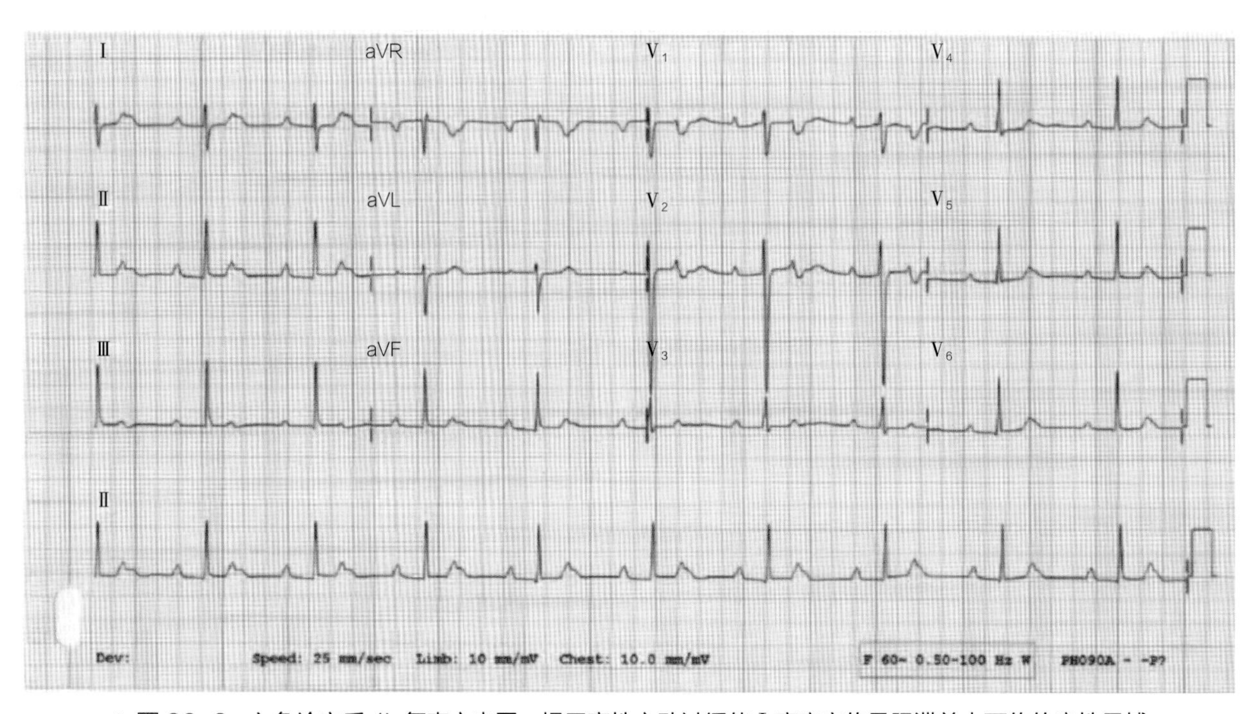

▲图 86-3　入急诊室后 4h 复查心电图，提示窦性心动过缓伴Ⅰ度房室传导阻滞并未下传的房性早搏

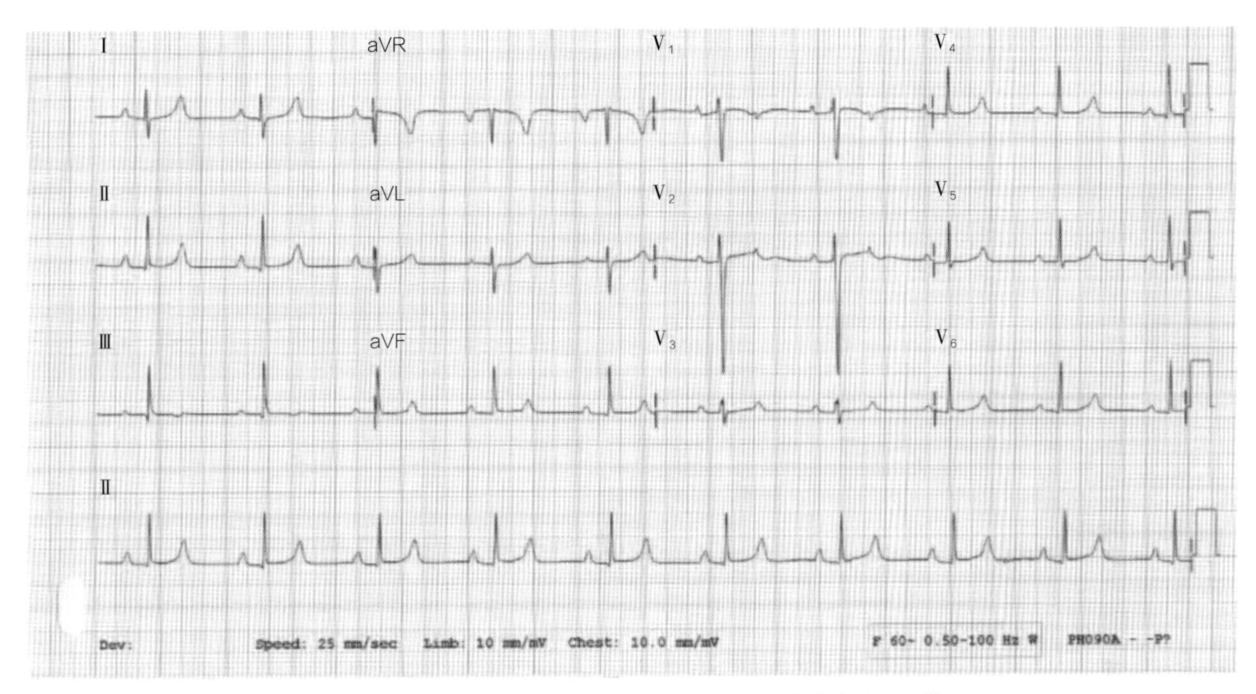

▲ 图 86-4　入急诊室后 8h 心电图，提示Ⅰ度房室传导阻滞

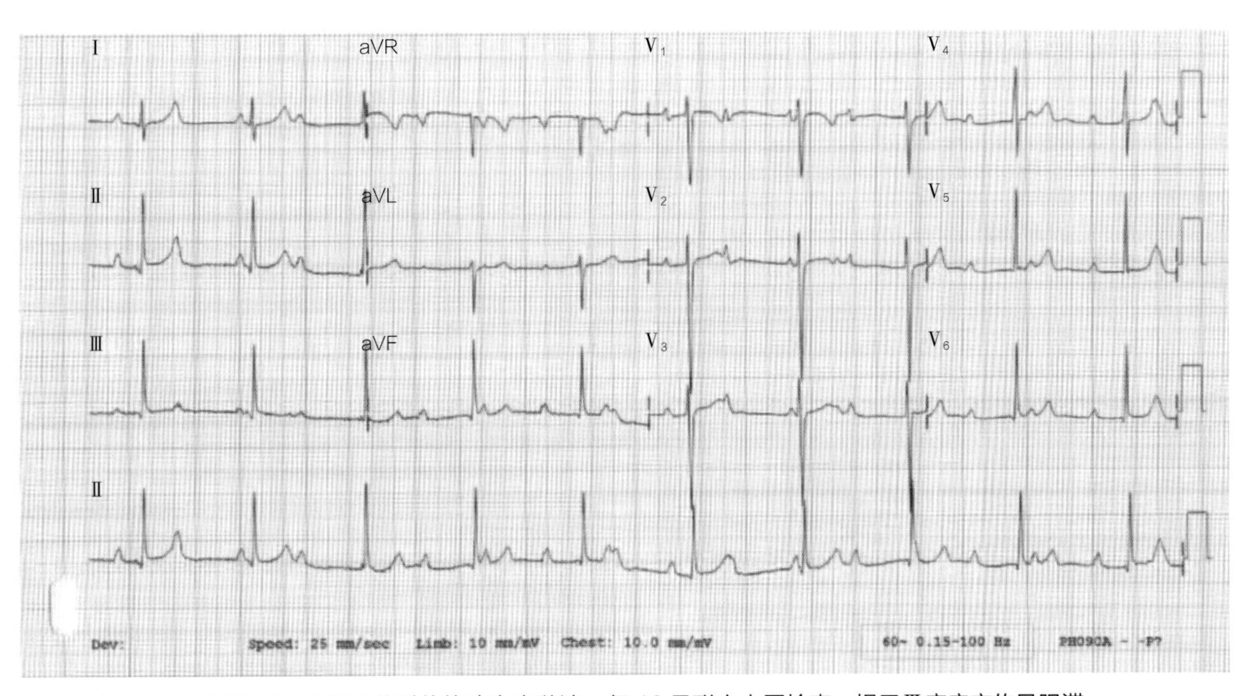

▲ 图 86-5　6 天后儿科传染病专家随访，行 12 导联心电图检查，提示Ⅲ度房室传导阻滞

在临床随访期间（急诊科就诊 6 天后），患者出现没有症状的Ⅲ度房室传导阻滞（图 86-5）。该患儿诊断莱姆病基于其旅行史（在宾夕法尼亚州与诊断莱姆病的患者有接触史），以及近期关节疼痛和间歇性发作的高度房室传导阻滞。患儿最终被收入儿科重症监护治疗病房（PICU）监护治疗，放置经外周静脉穿刺的中心静脉导管（peripherally inserted central venous catheter，PICC），并经静脉输注头孢曲松钠（每日 1g，持续 28 天），请心脏科医师会诊，同意莱姆心肌炎的诊断。通过酶联免疫吸附测定（enzyme-linked immunosorbent assay，ELISA）进行的初

始莱姆病筛查结果呈阳性，并通过蛋白质印迹法验证。

【病例讨论】Ⅲ度房室传导阻滞和莱姆心肌炎。

完全性心脏传导阻滞（也称为Ⅲ度心脏传导阻滞）可能是孤立存在的异常，也可能是由于先天性的结构异常病变，如大动脉左侧移位或母系遗传相关的结缔组织疾病[1]。获得性心脏传导阻滞病因可能为心脏外科手术，尤其是涉及心房缝合的手术，这种影响可以是暂时性的，通常在术后8天内缓解，也可以是永久性的。其他病因包括心肌炎、莱姆病、风湿热、白喉或炎性疾病，如川崎病和系统性红斑狼疮[1]。完全性心脏传导阻滞也与心肌梗死、心脏肿瘤、肌营养不良、低钙血症及药物过量相关。

莱姆病是美国常见的媒介传播传染病[2]，莱姆疏螺旋体病是由伯氏疏螺旋体引起的一种多器官感染性疾病，其传播媒介为蜱虫[3]。尽管有49个州和哥伦比亚特区报道过莱姆病，但92%的患者都发生在其中10个州（马萨诸塞、罗得岛、康涅狄格、特拉华、宾夕法尼亚、马里兰、纽约、新泽西、威斯康星和明尼苏达）[2]。莱姆疏螺旋体病皮外特征性表现为心肌炎、神经系统病变和关节炎。伯氏疏螺旋体心肌炎通常发生于感染后数周至数月内（一般在6～12个月），表现为房室传导阻滞[2, 3]。患者一般不能回忆是否有过皮疹及蜱虫叮咬。已有报道，完全性心脏传导阻滞可以是莱姆心肌炎的唯一临床表现[2]。

尸检和标本活检表明，莱姆心脏病可以累及心脏全层。组织学检查提示该病为透壁炎性浸润[2]。超急性疾病中，可见主要由中性粒细胞和巨噬细胞构成的炎性小结节。随后，淋巴细胞浸润至心内膜，形成特征性的带状或斑块状图案。其后可见孤立的坏死心肌细胞，并演变为心内膜纤维化[2]。

莱姆心肌炎患者最常见的临床表现为不同程度的房室传导阻滞，偶可表现为急性心包炎或轻度左心室功能不全、扩张型心肌病和致命性的全心炎[4]。患者常见的主诉为头晕目眩、晕厥，呼吸困难和心悸[2]。房室传导阻滞程度多变，患者的不适症状可为间歇性。由于房室传导阻滞很少持续1周，所以一般不需要安装临时起搏器[5]。

在美国，莱姆病的诊断通常是基于其特征性的临床表现，疾病流行区暴露史，以及（游走性红斑患者除外）通过ELISA和蛋白质印迹法检测抗伯氏疏螺旋体抗体[4]。最常用ELISA法检测伯氏疏螺旋体的血清抗体（IgM和IgG）。IgM和IgG抗体表面的蛋白A、B、C也可以通过蛋白质印迹法来检测，较ELISA法更敏感和特异。然而，只有1/3具有游走性红斑的患者在感染后6～8周可以检出伯氏疏螺旋体抗体。此外，经合理的治疗后，只有少数患者可以产生抗体[6]。随着心肌炎、关节炎和神经系统病变进展，大多数患者血清学检测呈阳性。感染器官的组织标本可以进行更具有特异性的检测。累及心脏的莱姆病组织活检及尸检都提示特征性的心肌炎改变[6]。此外，在慢性扩张型心肌病患者的心内膜活检标本中可分离出伯氏疏螺旋体[3]。

莱姆心肌炎治疗的常见抗生素方案包括阿莫西林（500mg，口服，每日3～4次，疗程30日），多西环素（100mg，口服，每日2次，疗程30日），以及头孢曲松（2g/天，静脉给药，疗程2～4周）[2]。轻微心脏受累（即Ⅰ度房室传导阻滞，PR间期≤0.3s）且无其他临床症状的早期患者，予以多西环素、四环素或阿莫西林抗生素治疗。传导系统严重受累的患者（如PR间期>0.3s，Ⅱ度或Ⅲ度房室传导阻滞，或者出现充血性心力衰竭）应住院治疗，因其发生完全性心脏传导阻滞或心搏停止的风险增加[2]。这些患者应静脉予头孢曲松钠或大剂量青霉素G。高度传导阻滞或有临床症状的心脏传导阻滞患者需要给予临时起搏器，起搏的指征与其他原因引起心脏传导阻滞的相同。完全心脏传导阻滞一般可在1周内缓解；其他传导障碍可在6周内缓解[2]。尽管可能延迟痊愈，出现晚期并发症，如扩张型心肌病，但莱姆心肌炎总体预后很好[7]。

【总结】

1. 儿童Ⅲ度心脏传导阻滞的病因包括先天性畸形、心脏外科手术、感染性疾病（如莱姆心肌炎）、炎性疾病、心肌梗死、心脏肿瘤、肌营养不良、低钙血症和药物过量。

2. 莱姆心肌炎通常发生于感染伯氏疏螺旋体后数周至数月，常表现为不同程度的房室传导阻滞。

3. 随着心肌炎、关节炎及神经系统病变进展，大多数患者血清中可检出伯氏疏螺旋体抗体。

4. 出现Ⅱ度或Ⅲ度房室传导阻滞或 PR 间期＞ 0.3s 的莱姆心肌炎患者治疗包括静脉应用抗生素（头孢曲松或青霉素 G）及心电监测。

5. 莱姆心肌炎完全性心脏传导阻滞一般可在 1 周内缓解。

参考文献

[1] Doniger SJ, Sharieff GQ. Pediatric dysrhythmias. Pediatr Clin N Am 2006;53:85–105.

[2] Pinto DS. Cardiac manifestations of Lyme disease. Med Clin NAm2002;86:285–96.

[3] Hengge UR, Tannapfel A, Tyring SK, et al. Lyme borreliosis. Lancet Infect Dis 2003;3:489–500.

[4] Steere AC. Lyme disease. N Engl J Med 2001;345:115–25.

[5] Meyerhoff J. Lyme disease. eMedicine Website. Available at http://www.emedicine.com/med/topic1346.htm. Accessed June 26, 2008.

[6] Harris NL, McNeely WF, Shepard JO. Case records of the Massachusetts General Hospital: case 17-2002.NEnglJMed 2002;346:1732–8.

[7] Rosenfeld ME, Beckerman B, Ward MF, Sama A. Lyme carditis: complete AV dissociation with episodic asystole presenting as syncope in the emergency department. J Emerg Med 1999;17:661–4.

病例 87　头痛、呕吐

【病例概况】女性，12 岁，头痛、呕吐。

【现病史】患儿在学校发病时突感头痛不适，疼痛位于前额，呈搏动性，程度剧烈，评 10 级（按 0～10 分级），伴呕吐、头晕及行走困难，伴畏光、颈部僵硬，无局部乏力、麻木，听力及视觉无改变，为求进一步诊治，由其父母送至急诊科。

【既往史】无特殊疾病史。

【体格检查】

一般情况：发育正常，营养良好，中度疼痛表情。

生命体征：体温 37 ℃，脉搏：95 次 / 分，血压 130/90mmHg，呼吸频率 22 次 / 分，血氧饱和度 99%。

五官：双侧瞳孔等大等圆，对光反射存在，眼球运动正常，眼球无震颤，轻度畏光。

颈部：颈软，脑膜刺激征阴性。

心血管：心率规整，律齐，无心包摩擦音、心脏杂音、奔马律。

肺部：双肺听诊呼吸音清。

腹部：腹软，无压痛、无腹胀。

四肢：无杵状指、发绀、水肿。

神经系统：神志清楚，对人物、地点和时间定向力正常；第Ⅱ～Ⅻ对脑神经功能大致正常；左侧上下肢肌力 5/5 级，右侧上下肢肌力 4/5 级，右上肢旋前位，全身感觉大致正常。

立即开放静脉通道，抽血送实验室检查，给予吗啡镇痛，盐酸异丙嗪止吐。血常规、电解质、尿素氮、肌酐、血糖均正常，行头部 CT 平扫（图 87-1）。

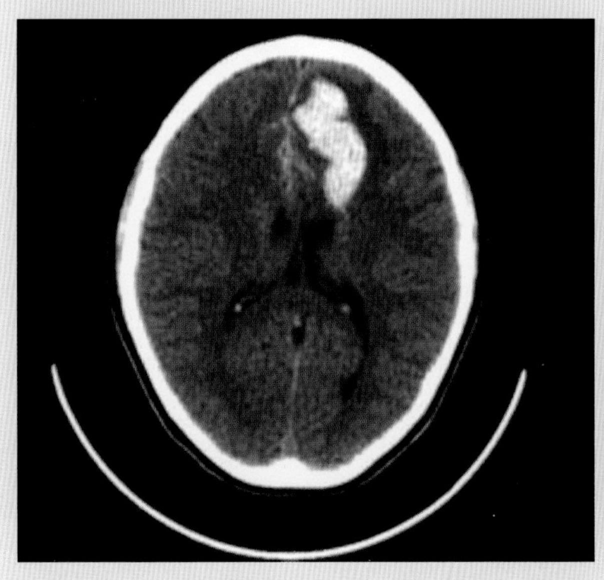
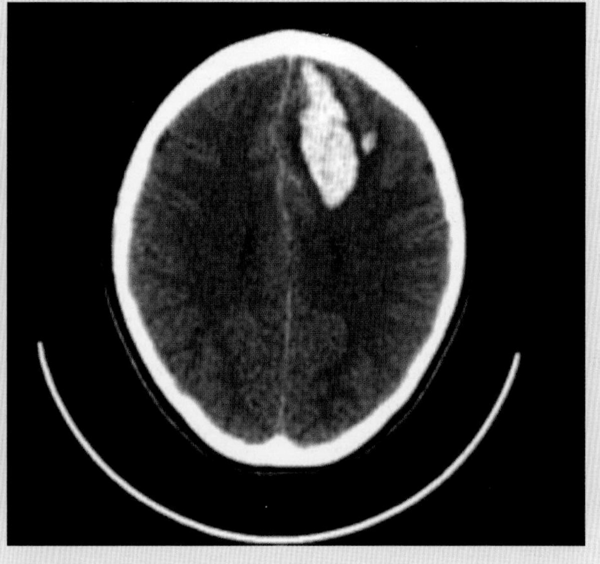

▲ 图 87-1　突发头痛，呕吐、头晕及行走困难的 12 岁女性患儿的头部 CT 平扫

【病例解读】

诊断：继发于脑血管动静脉畸形的脑出血。

诊治及转归：患儿头部 CT 平扫（图 87-1）示左额叶脑出血，伴弥漫性钙化、水肿和占位效应，大脑镰前部向右侧移位 7mm。MRI 示左额叶血肿，脑血管造影提示左额叶脑血管动静脉畸形。

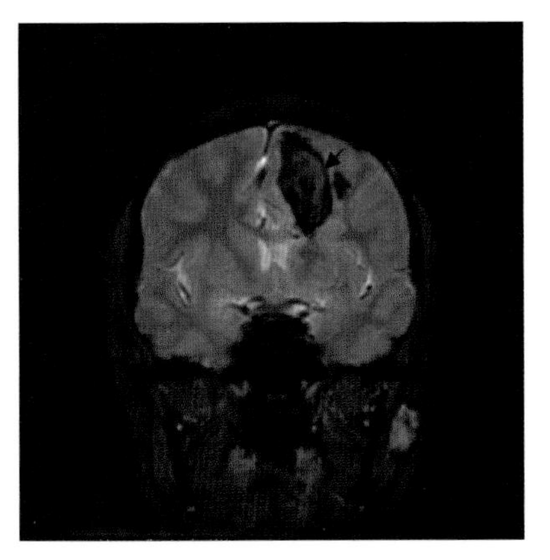

▲图 87-2 突发头痛，呕吐、头晕及行走困难的 12 岁女性患儿颅脑 MRI 提示左额叶血肿（黑箭）

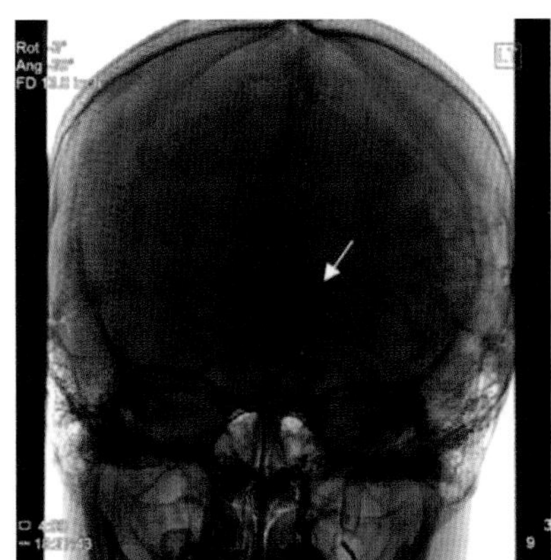

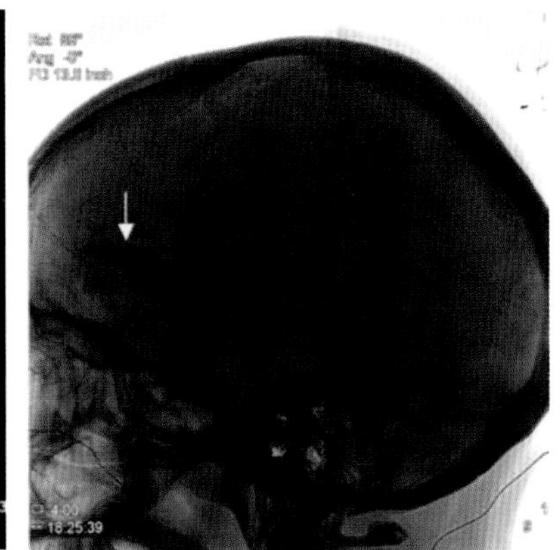

▲图 87-3 左额叶实质内出血的 12 岁女性患儿脑血管造影提示左额叶动静脉畸形（白箭）

仔细评估患儿气道、呼吸及循环（患儿清醒、自主呼吸，保护气道），请儿科神经外科医师会诊，建议将患儿头部抬高 45°，给予甘露醇降低颅内压（ICP），并同时予苯妥英钠预防癫痫。将液体调至最慢输注速度，并密切监测血压。随后，患儿被转至小儿神经外科进一步治疗，行颅脑 MRI 和 MRA 检查（图 87-2）提示左侧额叶脑出血，实质血肿内存在多个轻度不均匀的管状增强，符合动静脉畸形（AVM）。完善脑血管造影（图 87-3）提示左额叶复杂动静脉畸形。数天后患儿临床症状改善，复查头部 CT 平扫，提示血肿及水肿少量吸收。

转归：患儿症状好转出院，嘱患儿家属一旦出现临床症状，立即就医，避免重体力活动。4 周后患儿复查头部 CT 平扫，提示血肿完全吸收。首次就诊 7 个月后，行伽马刀治疗切除动静脉畸形。

【病例讨论】儿童出血性脑卒中。

脑出血（intracerebral hemorrhage，ICH）可以发生在蛛网膜下腔，也可主要位于脑实质 [1]。蛛网膜下腔出血特征性表现为剧烈头痛、颈项强直和进行性意识丧失。脑出血典型特征为局灶性神经系统体征和癫痫发作。与较大儿童相比，脑出血更常见于早产儿 [1]。

儿童脑卒中的病因多样，1/3～1/2 的患儿病因不明确 [2]。儿童脑卒中的主要危险因素包括先天性心脏病、血栓形成、代谢紊乱、血管发育异常和感染 [2]。出血性脑卒中占儿童脑卒中的 1/2[3]。出血性脑卒中最常见的类型是脑实质出血。回顾性研究表明，儿童脑实质出血最常见的病因是动静脉畸形（AVM）、高血压、血液系统疾病或脑肿瘤 [3, 4]。其他病因包括海绵状血管瘤、血管病变、血管炎、中枢神经系统或全身性感染，以及违禁药物的使用（罕见）[3]。在儿童中，动静脉畸形的发生率是囊状动脉瘤的 10 倍以上 [5]。儿童出血性脑卒中的整体死亡率为 25%，42% 的幸存患儿会遗留严重残疾 [3]。

胚胎发育过程中，动静脉间正常毛细血管床形成失败将导致动静脉畸形 [1]。AVM 可引起血液异常分流，导致血管扩张，形成占位效应，或者导致静脉破裂和脑出血。动静脉畸形常见于大脑半球，也可发生在小脑、脑干或脊髓 [1]。尽管动静脉畸形患者可终生不出现任何症状，但在任何年龄均可能发生破裂和出血。动静脉畸形儿童常有癫痫和偏头痛病史。典型的偏头痛通常从头部一侧转移到另一侧，而动静脉畸形相关头痛常位于同侧 [1]。颅脑 CTA 或增强 MRI+MRA 扫描有助于明确颅内大的动静脉畸形。脑血管造影是诊断大多数动静脉畸形和脑动脉瘤的首选检查 [1]。

CT 平扫具有快速、普及度高、能够明确区分出血和缺血性脑卒中的特点，是疑似脑出血儿童的首选影像学检查 [3]。MRI 序列如磁化率加权图像能够清楚地分辨出血灶，但它普及度不高，且需要经验和培训才能正确识别[3]。一旦诊断脑出血，应立即请小儿神经外科医师会诊并完善脑血管造影以明确出血来源（如动静脉畸形、脑动脉瘤）。

目前尚无儿童自发性脑出血的治疗指南，但美国心脏协会制定的成人指南大部分适用于儿童[6]。推荐液体管理维持体液平衡，应用对乙酰氨基酚和冰毯将体温控制在正常范围内[3, 6]。严格监护，处理脑水肿至关重要。脑实质出血常伴有血肿周围水肿，推荐使用渗透法（如甘露醇）降低颅内压。成人脑实质出血随机试验表明皮质类固醇对于治疗脑出血无效，因此并不推荐使用[3]。此外，皮质类固醇的使用会导致血糖升高，对疾病的恢复和治疗不利[3]。

儿童脑实质出血的治疗方法主要由成人治疗方法推衍而来[3]。动静脉畸形的治疗取决于其大小，引流静脉走行和位置。一般情况下，小且表浅的动静脉畸形，可以通过显微外科手术切除。栓塞术能够通过缩小重要部位的 AVM 大小来辅助显微外科或放射外科，但其很少能够完全消除 AVM。放射外科通常可使 AVM 在 3～5 年退化，达到血管造影水平的 AVM 消除[3]。作为一种特殊的放射治疗方法，伽马刀手术因其治疗高闭塞率和低并发症率，近年来有效应用于治疗儿童动静脉畸形[7]。

【总结】

1. 儿童出血性脑卒中最常见类型是脑实质出血，大多数是由于动静脉畸形（AVM）所致。

2. 脑出血的特征性表现为头痛、恶心、呕吐、局灶性神经系统体征和癫痫。

3. CT 平扫是疑似儿童脑出血的首选影像学检查。

4. 儿童脑出血的紧急处理包括评估和维持气道、呼吸和循环、维持体液平衡、使用渗透药控制颅内压、预防癫痫，以及严格控制体温和血糖。

5. 诊断自发性脑出血的小儿应请神经外科急会诊，行脑血管造影检查以明确出血的来源。

参考文献

[1] Johnston MV. Acute stroke syndromes. In: Behrman RE, Kliegman RM, Jenson HB (eds.). Nelson Textbook of Pediatrics, 17th ed. Philadelphia: Elsevier, 2004: 2036–7.

[2] Simma B, Martin G, Muller T, et al. Risk factors for pediatric stroke: consequences for therapy and quality of life. Pediatr Neurol 2007;37:121–6.

[3] Jordan LC, Hillis AE. Hemorrhagic stroke in children. Pediatr Neurol 2007;36:73–80.

[4] Awada A, Daif A, Obeid T, et al. Nontraumatic cerebral hemorrhage in the young: a study of 107 cases. J Stroke Cerebrovasc Dis 1998;7:200–4.

[5] Meyer-Heim AD, Boltshauser E. Spontaneous intracranial hemorrhage in children: aetiology, presentation and outcome. Brain Dev 2003;25:416–21.

[6] Broderick JP, Adams HP Jr, Barsan W, et al. Guidelines for the management of spontaneous intracerebral hemorrhage: a statement for healthcare professionals from a special writing group of the Stroke Council, American Heart Association. Stroke 1999;30:905–15.

[7] Kiran NA, Kale SS, Vaishya S, et al. Gamma knife surgery for intracranial arteriovenous malformations in children: a retrospective study of 103 patients. J Neurosurg 2007;107 (6 Suppl):479–84.

第十一篇　感染性疾病

INFECTIOUS DISEASE

病例 88　腰背痛、发热

【病例概况】男性，24 岁，腰背痛、发热。

【现病史】患者由救护车转运入急诊科，诉于数日前出现腰背中下部疼痛，疼痛呈进行性加重，此时已经无法承重站立。否认下肢无力、麻木，胃肠、膀胱功能障碍，无腹痛、排尿困难及血尿，否认近期有创伤、搬运重物、背部损伤史。过去的 24h 内患者开始发热，伴畏寒。否认静脉应用毒品史，否认酒精嗜好，无 HIV 感染危险因素。

【既往史】否认糖尿病史。

【体格检查】

一般情况: 体型肥胖，平车推入，中度痛苦表情。

生命体征: 体温 38.7℃，脉搏 100 次 / 分，血压 135/85 mmHg，呼吸频率 20 次 / 分，血氧饱和度 99%。

五官: 无明显异常。

颈部: 颈软，脑膜刺激征阴性，中线区无压痛。

心血管: 心动过速，律齐，无心包摩擦音、心脏杂音、奔马律。

肺部: 双肺听诊呼吸音清。

腹部: 腹软，无压痛、无腹胀，肠鸣音正常。

直肠: 直肠指检正常，无肛周麻木，棕色便，粪便潜血试验阴性。

背部: 左腰部棘突旁及棘突中线压痛，胸椎无压痛，活动后腰部疼痛加重。

四肢: 无杵状指、发绀、水肿。

神经系统: 理解力及定向力正常，第Ⅱ～Ⅻ对脑神经大致完好；双侧肢体肌力 5/5 级，感觉大致正常；双侧膝反射活跃；腰背部疼痛不能行走。

开放静脉通道，抽血送检完善实验室检查并送标本培养。给予盐酸氢吗啡酮镇痛，对乙酰氨基酚退热。血常规白细胞 $12.5 \times 10^3/\mu l$［参考值为（3.5～12.5）$\times 10^3/\mu l$］，中性粒细胞百分比 94%（参考值为 50%～70%）。CRP3.5mg/L（参考值＜ 0.9mg/L）。红细胞沉降率、电解质、尿素氮、肌酐、肝功能均在正常范围内。尿检的隐血和白细胞均为阴性。

尽管多次加量静脉注射盐酸氢吗啡酮，患者诉仍感剧烈疼痛，且其体温升至 39.2℃。腹部、盆腔 CT 平扫未见肾及输尿管结石，未见肾盏积水，腹腔及腹膜后腔未见积液。予静脉经验性抗感染治疗（万古霉素联合哌拉西林他唑巴坦），并收入院，进一步进行评估。

【病例解读】

诊断：椎体骨髓炎。

诊治经过：入院后完善腰骶椎 MRI（图 88-1）检查，L_4～L_5 椎体的 T_2 加权信号增强，未见明显椎间盘增厚，符合椎体骨髓炎。随后患者血培养结果发现黏质沙雷菌生长，请感染科专家会诊后，将抗生素方案调整为环丙沙星联合美罗培南。

转归：住院期间患者症状持续改善，住院第 10 天，患者无发热，可行走伴轻度腰背部疼痛，予以出院。出院时置入 PICC 管路，并嘱继续于门诊静脉应用厄他培南并口服环丙沙星 3 周。

【病例讨论】椎体骨髓炎。

椎体骨髓炎是椎体感染化脓性微生物所致的炎症性疾病[1]。脊柱椎体感染最常见的类型是细菌性骨髓炎[2]。由于具有潜伏性且缺少特征性的局部症状和体征，椎体骨髓炎的早期诊断往往很困难。感染通常扩散至邻近的椎间盘，导致椎间盘炎[1]。椎体是细菌播散最常见的部位，而其后部结构（如椎板或小关节）很少累及[2]。感染最常见于腰椎，其次为胸椎和颈椎。

椎体骨髓炎最常见的发病机制是细菌经血行播散[2]。尽管在某些人群中分枝杆菌是常见的致病菌，但该病主要的致病菌仍然是金黄色葡萄球菌[3]。与较年轻的患者相比，老年患者更易感染革兰阴性杆菌（特别是泌尿道来源的致病菌）且通常近期有外科手术史[3]。其他椎体骨髓炎易感因素包括男性、糖尿病、免疫功能受损状态、镰状细胞贫血、血液透析，椎管内和静脉应用药物[2]。

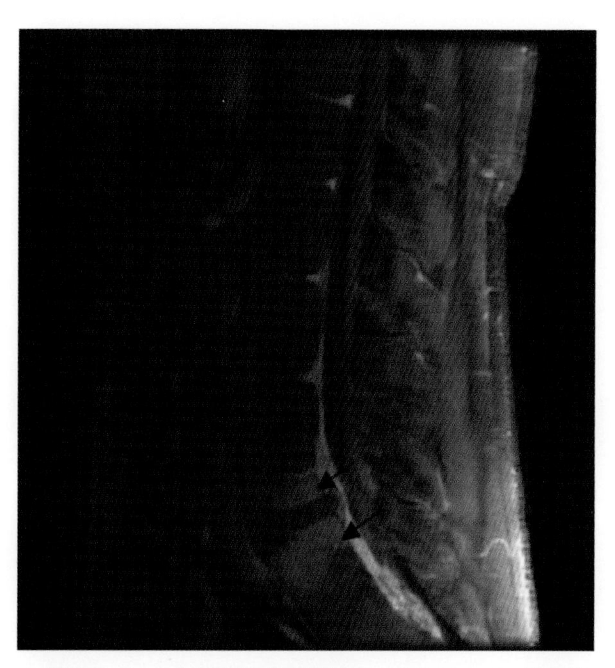

▲ 图 88-1　24 岁男性患者腰骶椎 MRI，L_4～L_5 椎体的 T_2 加权信号增强，符合椎体骨髓炎

大多数椎体骨髓炎患者通常从数周至数月的无痛期开始，逐渐进展为背部疼痛[1]。通常有夜间痛、全身乏力、疲劳不适、纳差，伴发热[2]。病程晚期感染直接蔓延至硬膜外腔，形成硬膜外脓肿并压迫邻近的神经组织时，才会出现神经系统症状。查体通常有受累棘突叩击痛。几乎所有的患者均诉局部疼痛及受累椎体压痛[4]。有半数的患者会出现发热，外周血白细胞增多，红细胞沉降率（ESR）通常升高。红细胞沉降率是治疗期间判断预后的指标[4]。椎体骨髓炎患者的 C 反应蛋白（CRP）通常也升高。由于 CRP 升高早于 ESR，所以 CRP 相较于红细胞沉降率更有助于判断预后[5]。由于该病最常见的感染途径为血行播散，因此每个患者均应完善血培养检查。研究结果表明 70% 以上的患者血培养结果为阳性，可用于指导抗生素的应用[1]。

疑似脊椎感染的所有患者应完善 X 线检查[6]。该检查可以明确骨破坏的程度，并且可以发现疾病过程中相应的冠状位和矢状位畸形。放射性核素检查在发现早期疾病方面比 X 线片更敏感。^{99m}Tc3D 骨扫描诊断脊柱感染具有敏感性（90%），尤其是在有一定程度脊椎病和椎间盘退行性病变的老年患者中，但特异性不高（70%）[6]。CT 在骨组织解剖学方面更清晰，并且还可以明确和描述相邻软组织是否存在肿块或脓肿。然而 CT 在评估椎间隙和神经系统病变方面不如 MRI。MRI 是诊断脊椎感染的金标准，尤其是在疾病早期阶段，当其他检查仍显示正常（X 线片）或不具有特异性（核医学）时，MRI 可提示水肿和炎症反应[1]。MRI 的优势还体现在能够明确疾病程度和脊髓受累情况。

一旦诊断为椎体骨髓炎，应立即应用广谱抗生素治疗并请脊柱外科会诊[3]。抗生素使用疗程为 6～12 周，并根据培养结果进行调整。非手术治疗包括镇痛和应用抗生素，适用于脊柱结构稳定、没有或神经系统损害轻微的患者，治疗有效率为 60%～95%[3]。在化脓性椎体骨髓炎患者中，手术干预是处理并发症（如积液、脊髓压迫）或保守治疗失败时的治疗方法[7]。对于硬脊膜外脓肿，应行椎板切除减压术并使用抗生素。

【总结】

1. 椎体骨髓炎易感因素包括男性、糖尿病、免疫功能受损状态、镰状细胞贫血、血液透析，椎管内和静脉应用药物。

2. 椎体骨髓炎的症状和体征包括无痛期（持续数周至数月）、腰背部夜间痛、倦怠、全身乏力、纳差、发热。

3. 红细胞沉降率、C 反应蛋白和白细胞计数有助于诊断椎体骨髓炎，但不具有特异性。

4.MRI 是诊断椎体骨髓炎及相关脊柱感染的金标准。

5. 椎体骨髓炎的治疗主要是长疗程应用广谱抗生素，保守治疗失败或有并发症时需要手术干预。

参考文献

［1］ Winters ME Kluetz P, Zilberstein J. Back pain emergencies. Med Clin N Am 2006;90:505–23.

［2］ Meleger AL, Krivickas LS. Neck and back pain: musculoskeletal disorders. Neurol Clin 2007;25:419–38.

［3］ Broder J, Snarski JT. Back pain in the elderly. Clin Geriatr Med 2007;23:271–89.

［4］ Calhoun JH, Manring MM. Adult osteomyelitis. Infect Dis Clin N Am 2005;19:765–86.

［5］ King RW. Osteomyelitis. eMedicine Website. Available at http://www.emedicine.com/emerg/topic349.htm. Accessed July 10, 2008.

［6］ An HS, Seldomridge JA. Spinal infections: diagnostic tests and imaging studies. Clin Orthop Relat Res 2006;444:27–33.

［7］ Lew DP, Waldovegel FA. Current concepts: osteomyelitis. N Engl J Med 1997;336:999–1007.

病例 89　间歇性发热、寒战、头痛

【病例概况】男性，26 岁，间歇性发热、寒战、头痛。

【现病史】一名从印度来到美国的患者诉数天前出现间歇性发热、寒战和头痛，伴轻度恶心、腹泻、咽喉疼痛。否认气促、咳嗽、颈部僵硬、腹痛和排尿困难。2 天前在外院诊断为链球菌咽炎，予以口服阿莫西林克拉维酸钾治疗，症状无改善，遂来急诊科就诊。发病以来，患者食欲不振、纳差。否认烟酒及吸毒嗜好，就诊 5 天前因公出差从印度抵达美国。

【既往史】否认慢性疾病史，无用药史，免疫接种是最新的。

【体格检查】

一般情况：清醒、神志清楚，脱水貌。

生命体征：体温 40.2℃，脉搏 123 次 / 分，血压 115/64mmHg，呼吸频率 22 次 / 分，血氧饱和度 99%。

五官：双侧瞳孔等大等圆，对光反射存在，眼球运动正常。巩膜无黄染，口咽干燥，无口腔病灶或分泌物。

颈部：颈软，脑膜刺激征阴性，无颈部淋巴结肿大。

心脏：心动过速，律齐，无心包摩擦音、心脏杂音、奔马律。

肺部：双肺听诊呼吸音清。

腹部：腹软，无压痛、无腹胀，无肝脾大。

四肢：无杵状指、发绀、水肿。

皮肤：温暖湿润，无皮疹。

神经系统：无明显异常。

开放静脉通道，抽血完善实验室检查并送血培养。静脉补液（2L 生理盐水），口服对乙酰氨基酚退热，静脉应用吗啡镇痛。完善 12 导联心电图，提示窦性心动过速，心率 120 次 / 分，无急性 ST-T 改变。

血常规白细胞 $4.5\times10^3/\mu l$［参考值为（3.5～12.5）$\times10^3/\mu l$］，中性粒细胞百分比 53%（参考值为 50%～70%），带状核中心粒细胞（异常）12%，淋巴细胞 16%，单核细胞 19%，血细胞比容 41%（参考值为 39%～51%），血小板 $77\times10^3/\mu l$［参考值为（140～400）$\times10^3/\mu l$］。血糖轻度升高，为 170mg/dl（参考值为 60～159mg/dl），而血清钠水平略低，为 131mmo/L（参考值为 137～145mmo/L），其余电解质结果在正常范围内。肝功能谷草转氨酶（glutamic-oxaloacetic transaminase，GOT）72U/L（参考值为 17～59U/L），谷丙转氨酶（glutamic-pyruvic transaminase，GPT）81U/L（参考值为 11～66U/L），总胆红素 1.7mg/dl（参考值为 0.2～1.3mg/dl）。完善胸部 X 线片（图 89-1）及头部 CT 平扫检查（图 89-2）。

为评估是否有脑膜炎，行腰椎穿刺检查，并取脑脊液送检。脑脊液常规、生化示白细胞 1/μl，红细胞 1/μl，葡萄糖 86mg/dl（参考值为 40～73mg/dl），蛋白正常范围，脑脊液革兰染色未见病原体和白细胞。

【病例解读】

诊断：间日疟原虫引起的疟疾。

诊治经过：胸部 X 线片和头部 CT 平扫正常，进行厚、薄血涂片均发现疟原虫。急诊科医师予以口服马拉隆（阿托伐醌和氯胍）抗疟治疗。随后患者被收入住院，继续静脉补液、监测血流动力学和每日口服马拉隆治疗。入院 2 天后，血培养结果发现间日疟原虫。入院第 4 天，患者症状

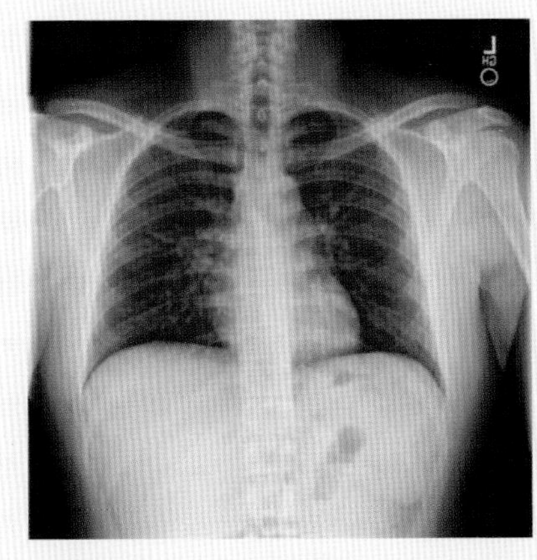

▲图 89-1　26 岁发热、寒战、头痛男性的胸部 X 线片

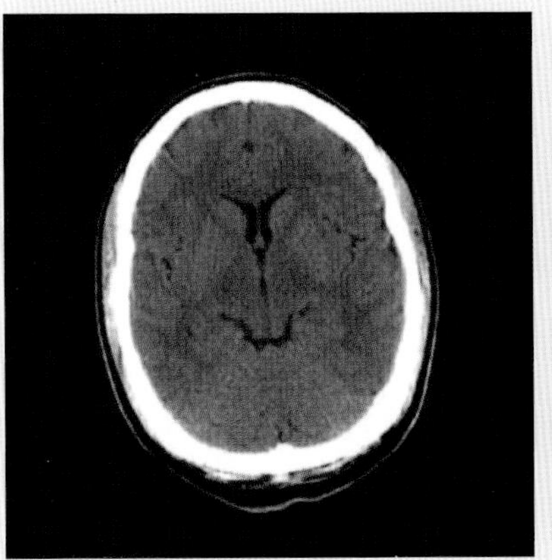
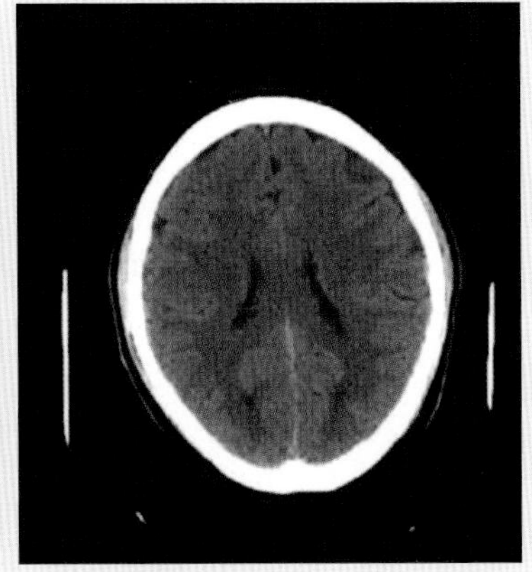

▲图 89-2　26 岁发热、寒战、头痛男性的头部 CT 平扫

明显好转，无发热，可进食。

转归: 出院 2 周后，患者至感染科门诊就诊，当时患者无临床症状且肝功能正常。医生嘱其继续口服伯氨喹 30mg/d，持续 2 周作为终末期预防。

【病例讨论】疟疾。

疟疾是一种由疟原虫属球虫原生动物寄生虫感染引起，并通过雌性按蚊进行传播的疾病 [1]。受到寄生虫种类（恶性疟原虫、间日疟原虫、卵形疟原虫或三日疟原虫）、基因人种、宿主年龄和自身免疫状态的影响，患者临床表现多种多样。流行病学、发病机制、临床表现和治疗管理等因素对于疾病的各个方面都有重要影响 [1]。每年全世界疟疾感染患者为 5 亿，其中有 100 万～300 万患者死亡（主要是非洲的儿童）[2]。每年有 25 000 名旅行者感染疟疾，其中半数被发现报道，150 名死亡（＜ 1%）[2]。在美国，每年有 1000 人感染疟疾，而在英国感染人数＞ 2000 人次，并有 10～20 名患者死亡 [2]。

雌性按蚊是一种节肢动物传播媒介，从感染人群中摄取疟原虫配子后能够传播疟疾 [3]。疟原虫在按蚊体内通过有性繁殖形成子孢子，在蚊子叮咬过程中通过其唾液腺释放至人类宿主体内。子孢子很快进入肝实质细胞内。疟原虫快速增殖，此时称为隐孢子或红细胞外裂殖体。最后肝细胞坏死溶解将裂殖子释放到血流中，并侵入红细胞。间日疟原虫和卵形疟原虫感染后，休眠子可定居于肝细胞，在数月至数年后引起复发 [3]。

在侵入红细胞内之后，裂殖子转变为滋养体，以血红蛋白为食。滋养体成熟为裂殖体，通过无性繁殖生成新的裂殖子。这些红细胞裂解，释放大量的裂殖子到血流中。尽管机体的免疫系统可杀死部分裂殖子，但大量裂殖子侵入到新的红细胞内。经过数次红细胞周期，循环过程改变，雄性小配子体或雌性大配子体也能发展为裂殖子 [3]。当新的雌性按蚊叮咬疟疾所感染宿主后，这些配子体通过融合反应在按蚊体内完成生殖周期（图 89-3）[3]。

恶性疟疾引起大多数疟疾患者死亡，并具有快速致死性 [4]。虽然整个热带地区都有疟疾流行，但各个国家流行的疟疾种类不同。非洲主要流行恶性疟，病情通常在 1 个月内进展。相比之下，间日疟在非洲罕见，这是因为非洲人红细胞表面普遍缺乏间日疟侵入红细胞所必需的达菲抗原 [4]。亚洲和拉丁美洲主要流行间日疟，仅半数的患者会在 1 个月内出现症状 [5]。

感染疟疾的旅游者通常是成人，可能是老年人 [2]。尽管患者可在感染数月后发病，但大多数患者在感染后 10 天至 4 周出现症状 [4]。疟疾的临床症状不具有特异性，通常是发热、咳嗽、咽喉痛和流行性感冒样症状。可出现头痛、肌肉痛、乏力、寒战症状，也可伴随恶心、呕吐和腹泻。虽然疟疾患者通常都有发热病史，但有

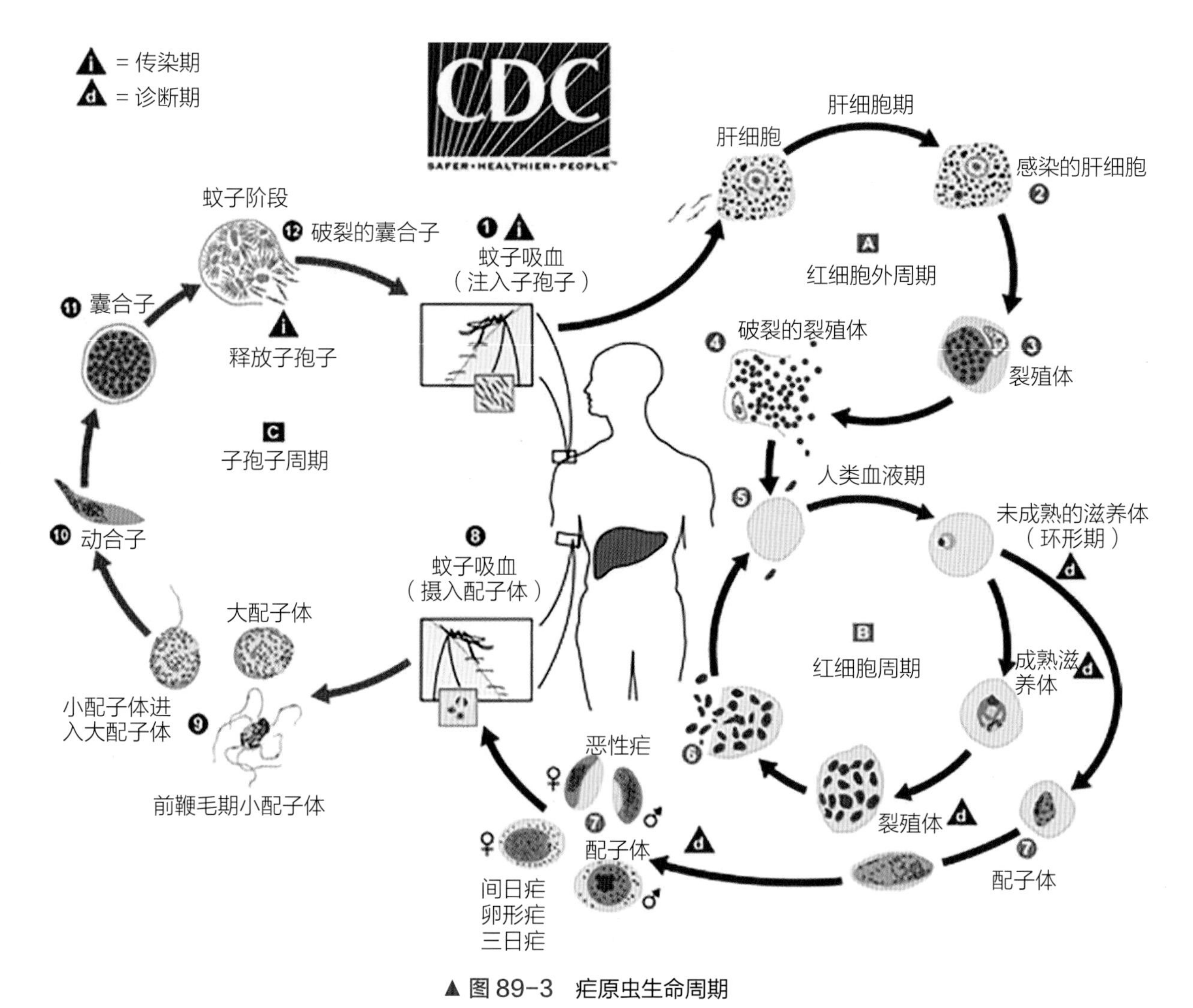

▲图 89-3 疟原虫生命周期

经许可转载，引自 CDC，获取网址 http: //dpd.cdc.gov/dpdx［June 23，2008］

10%～40% 的患者首次就诊检查时无发热[5]。热型往往不能用于诊断该疾病，但规律间隔 48～72h 发热几乎可以确定是间日疟、卵形疟或三日疟原虫感染[5]。严重疟疾患者可出现休克、肾衰竭、低血糖、肺水肿、酸中毒、癫痫发作、异常出血和弥散性血管内凝血（DIC）[4]。

明确疟疾诊断需显微镜下检查血液的薄、厚涂片[1-5]。不需要等到发热高峰时才行血涂片检查，因为寄生虫往往存在于整个红细胞周期（图 89-4）。由于抗疟药物能够抑制外周疟原虫，所以在疟疾流行性调查期间应该限制使用预防性药物[1]。最常见的血细胞计数异常是血小板减少，尤其是在未免疫宿主中，这是因为血小板主要在脾聚集和活化[1]。白细胞总数通常在正常范围内，但由于淋巴细胞的再分配而可能出现淋巴细胞减少。最近，在恶性疟中发现存在淋巴细胞凋亡[1]。

在非氯喹耐药区，氯喹仍是治疗恶性疟的首选药物[6]。在氯喹耐药地区，阿托伐醌联合氯胍（马拉隆），或者奎宁联合四环素、多西环素或克林霉素中的一种是最佳治疗方案。除外印度尼西亚和巴布亚新几内亚感染的间日疟，氯喹仍是治疗其他疟疾的首选。在上述地区，相比单用甲氟喹或奎宁联用四环素或多西环素，选择阿托伐醌联合氯胍为最佳治疗方案。在美国，目前建议使用奎尼丁治疗重症疟疾患者[6]。

感染间日疟原虫和卵形疟原虫应该用伯氨喹治疗，预防潜在复发[6, 7]。为了有效清除休眠子，目前美国疾病控制与预防中心（Centers for

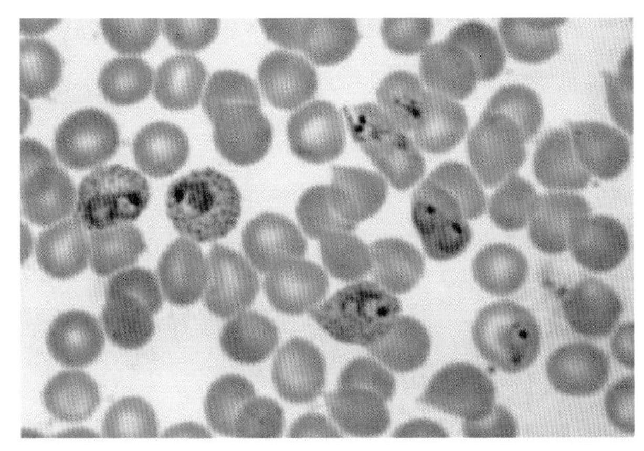

▲ 图 89-4　显微镜下红细胞感染间日疟
经许可转载，引自 http：//health.howstuffworks.com/malaria1.htm，accessed June 23，2008

Disease Control and Prevention，CDC）推荐每日应用伯氨喹 0.5mg/kg，最多 30mg，维持 14 天[6]。伯氨喹最常见的严重不良反应是缺乏葡萄糖 -6- 磷酸脱氢酶的人群出现血管内溶血，是伯氨喹应用的禁忌证。患者在使用伯氨喹前必须进行葡萄糖 -6- 磷酸脱氢酶缺乏的筛查。伯氨喹治疗应尽量覆盖血流中的裂殖体[6]。

对于旅行者，疟疾的药物预防应开始于进入疫区前 1 周（确保足够的血药浓度和明确任何潜在的不良反应），在疫区内继续用药，回程后继续使用 4 周。马拉隆可以在进入疫区前 1 天使用，继续应用直至离开后 1 周[3]。氯喹（每周 1 次，一次 2 片 300mg）联合氯胍（每日 2 片 200mg）是最安全和最便宜的方案，但效力会降低。这些药物只有轻微的不良反应，最常见的是视觉调节功能障碍（氯喹）和口腔溃疡（氯胍）[3]。由于撒哈拉以南非洲、巴布亚新几内亚和所罗门群岛地区存在氯喹耐药，越来越多到以上地区的旅游者使用马氟喹每周 1 片（250mg）或多西环素每日 1 片（100mg），或者马拉隆每日 1 片的方案。甲氟喹的主要不良反应是不同程度的神经精神系统症状，多西环素可能导致光过敏，马拉隆可引起胃肠道不适[3]。由于疟疾耐药不断变化，治疗时有必要参考最新疫源及当前推荐的治疗方案。

【总结】

1. 疟疾是一种以雌性按蚊为传播媒介的寄生虫感染性疾病。由恶性疟原虫、间日疟原虫、卵形疟原虫和三日疟原虫其中之一引起。

2. 恶性疟原虫是非洲疟疾的主要致病寄生虫，是疟疾死亡的主要原因，具有快速致死性。

3. 疟疾的非特异性临床症状包括发热、咳嗽、咽喉痛和流行性感冒样症状。

4. 疟疾确诊需要快速行显微镜下血厚、薄涂片检查。

5. 在非氯喹耐药区，氯喹仍是治疗恶性疟的首选。

6. 识别氯喹的耐药地区，咨询适当疟疾站点或传染病专家关于最新治疗和化学预防方案至关重要。

参考文献

[1] Pasvol G. Malaria. In: Cohen J, Powderly WG, et al. (eds.). Cohen and Powderly: Infectious Diseases, 2nd ed. Philadelphia:Mosby, 2004:1579–91.

[2] Pasvol G. Management of severe malaria: interventions and controversies. Infect Dis Clin N Am 2005;19:211–40.

[3] Becker BM, Cahill JD. Parasites. In: Marx JA, Hockberger RS, Walls RM, et al. (eds.). Rosen’s Emergency Medicine:Concepts and Clinical Practice, 6th ed. Philadelphia:Mosby, 2006:2096–104.

[4] Lowenstein R. Deadly viral syndrome mimics. Emerg Med Clin N Am 2004;22:1051–65.

[5] Ryan ET, Wilson ME, Kain KC. Current concepts: illness after international travel. NEngl J Med 2002;347:505–16.

[6] Griffith KS, Lewis LS, Mali S, et al. Treatment of malaria in the United States. JAMA 2007;297:2264–77.

[7] Baird JK. Effectiveness of antimalarial drugs. N Engl J Med 2005;352:1565–77.

病例 90　发热、皮疹

【病例概况】男性，39 岁，发热、皮疹。

【现病史】患者诉于 1 天前出现发热、面部及四肢紫色皮疹，伴畏寒、头痛，伴恶心、呕吐及全身不适。无胸痛、咳嗽、气促、腹痛。患者在 1 天前登上返回美国的航班时即出现上述症状。回国后，患者症状进行性加重，遂由其朋友送至急诊科就诊。否认烟酒嗜好，否认静脉应用或吸食毒品，否认近期疾病接触史，无冶游史；最近在中国农村独自旅行 2 周。

【既往史】既往有高血压病史。

【体格检查】

一般情况：发育良好，急性病面容，呼吸急促，尚能完整表述语句。

生命体征：体温 38.8℃，脉搏 118 次 / 分，血压 118/79mmHg，呼吸频率 30 次 / 分，血氧饱和度 91%。

五官：双侧瞳孔等大等圆，对光反射存在，眼球运动正常，口咽干燥。

颈部：颈软，脑膜刺激征阴性。

心脏：心动过速，律齐，无心包摩擦音、心脏杂音、奔马律。

肺部：双肺听诊呼吸音清。

腹部：腹软，无压痛、反跳痛，肠鸣音活跃。

四肢：脉搏弱，四肢冰凉、发绀，毛细血管充盈时间延迟明显。

皮肤：面部和四肢大面积斑块状、聚集性紫癜（图 90–1）。

神经系统：无明显异常。

开放 2 条外周静脉通路，抽血完善实验室检查并送血培养，予以静脉补液（2L 生理盐水），完善床旁胸部 X 线片检查（图 90–2）。实验室检查结果如表 90–1 所示（异常结果为红色）。

表 90–1　发热、皮疹患者的实验室检查结果

白细胞 $6.6\times10^3/\mu l$	纤维蛋白产物＞ 20	乳酸＞ 12mmol/L
红细胞 $5.2\times10^6/\mu l$	纤维蛋白原 118mg/dl	葡萄糖 40mg/dl
血红蛋白 16.3g/dl	PT 31.1s	钾 3.9mEq/L
血细胞比容 41.8%	INR 3.1	钠 135mEq/L
血小板 $19\times10^3/\mu l$		氯 88mEq/L
中性粒细胞百分比 82%	碱性磷酸酶 78U/L	CO_2 9mEq/L
淋巴细胞百分比 17%	淀粉酶 93U/L	BUN 27mg/dl
单核细胞百分比 1%	胆红素 1.9mg/dl	肌酐 5.4mg/dl
晚幼粒细胞 13%	GOT 2752U/L	阴离子间隙 38mEq/L
带状核中性粒细胞 41%	GPT 1075U/L	
	LDH 10 562U/L	

PT. 凝血酶原时间；INR. 国际标准化比值；GOT. 谷草转氨酶；GPT. 谷丙转氨酶；LDH. 乳酸脱氢酶；BUN. 尿素氮

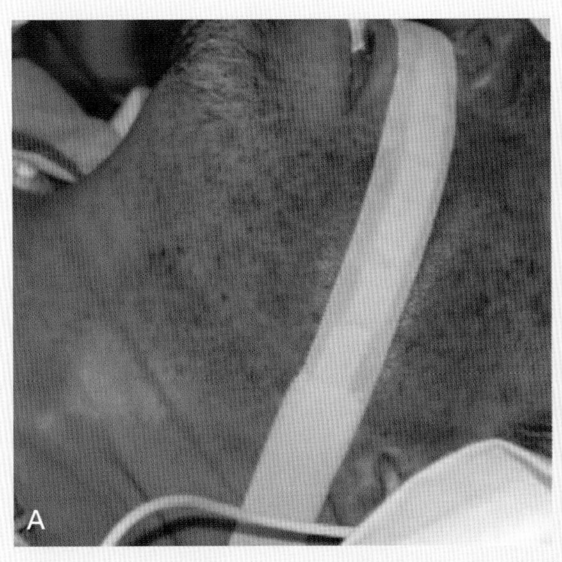

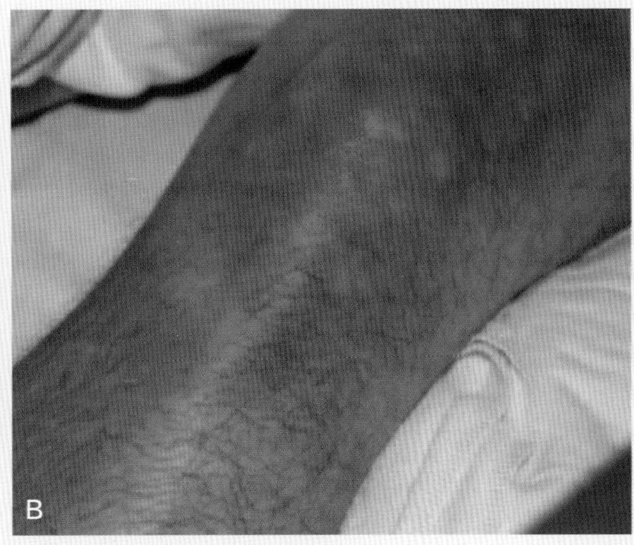

▲图 90-1 39 岁男性患者，发热、寒战，呕吐 1 天

A. 面部紫癜样皮疹；B. 大腿部紫癜样皮疹

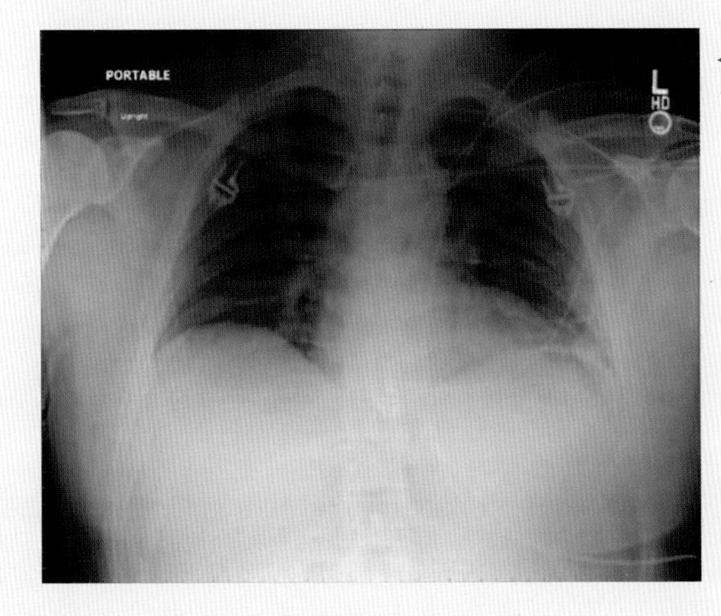

◀图 90-2 39 岁男性患者，发热、寒战，呕吐 1 天，床旁胸部 X 线片

【病例解读】

诊断：肺炎链球菌性脓毒血症引起的暴发性紫癜，多器官功能衰竭。

诊疗经过：初步检查后，静脉予头孢曲松和万古霉素抗感染，考虑可能诱发脑膜炎链球菌血症，予以静脉注射类固醇激素（地塞米松）。采取了严格的预防隔离措施，立即请感染性疾病科和重症医学科会诊。患者在急诊科就诊初期出现气喘、呼吸窘迫，予非循环呼吸面罩吸氧，患者血氧饱和度为 88%，行动脉血气分析，pH 6.99（正常值为 7.35～7.45），PCO_2 19mmHg（正常值为 35～45mmHg），PO_2 82mmHg（正常值为 80～95mmHg），碳酸氢盐 4.5mmol/l（正常值为 23～28mmol/L），剩余碱 −27（正常值为 −2.4～+2.3）。快速诱导后行经口气管插管，静脉输液的同时予以升压药（多巴胺和去甲肾上腺素）维持血压，随后转入 ICU 监护。首次床旁胸部 X 线片 4h 后，复查床旁胸部 X 线片（插管状

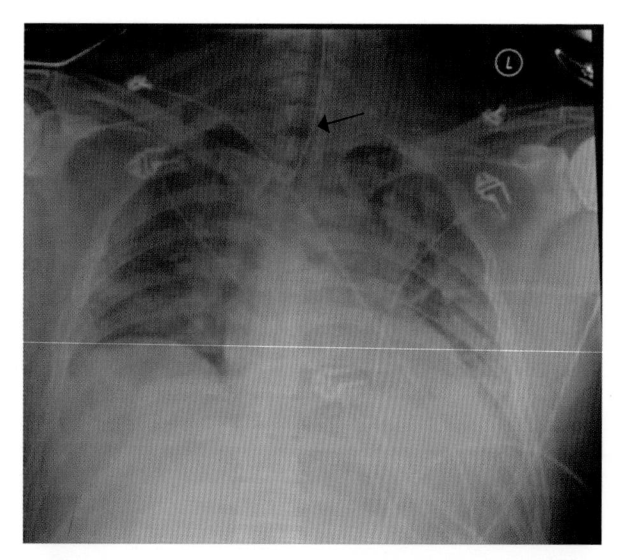

▲图 90-3 暴发性紫癜、肺炎链球菌脓毒症患者首次胸部 X 线片 4h 后复查床旁胸部 X 线片（箭示气管插管）

态下，图 90-3），提示发展为急性呼吸窘迫综合征（ARDS）。首次实验室检查 5h 后再次抽血复查，提示 GOT 1 000 000U/L。血培养提示双球菌或链状革兰阳性球菌，为肺炎链球菌。

转归：尽管积极应用抗生素、复苏治疗，患者就诊 7h 后死亡。

【病例讨论】脓毒症诱导的暴发性紫癜。

暴发性紫癜（purpura fulminans，PF）是一种急性疾病，通常与脑膜炎链球菌血症或侵袭性链球菌感染相关。典型特征为弥散性血管内凝血（DIC）和紫癜性皮损[1]。具体来说，暴发性紫癜可分为 3 类，包括患者已有遗传性或获得性蛋白 C 或 S 途径抗凝异常的暴发性紫癜；严重急性感染，包括由革兰阴性杆菌引起的急性感染性暴发性紫癜；没有已知感染，称为特发性暴发性紫癜[2]。特发性暴发性紫癜主要见于儿童，通常发生在良性感染后[2]。脓毒症诱导的暴发性紫癜有 4 个主要特点，包括大面积紫癜性皮损、发热、低血压和 DIC[1]。

尽管各年龄段均可发病，但已有报道，暴发性紫癜多见于儿童，PF 有时可致命[3]。大多数患者是在儿童急性感染期，尤其是脑膜炎链球菌血症期间进展[4]。A、B 组链球菌，水痘，风疹和肺炎链球菌等其他病原体感染过程中，PF 罕见[4]。据报道，肺炎链球菌引起的皮肤和软组织感染主要见于存在免疫抑制或合并其他潜在疾病的患者[4]。

尽管病情进展迅猛，PF 最初都会出现红斑和瘀斑，它们迅速发展成疼痛、硬结和界限清楚的紫癜性斑块[3]。后期出现出血性大疱、皮肤坏死和焦痂形成。坏死可以延伸到皮下组织、肌肉和骨骼。组织学特征为皮肤血管血栓形成[3]。血管病变可以广泛存在，并涉及多个器官系统，从而威胁生命。

超过 90% 脓毒症诱导 PF 患者出现 DIC，支持 PF 是 DIC 的皮肤标志这一观点[2]。DIC 是凝血酶异常激活的临床表现[5]。通过启动炎性细胞因子 TNF-α、IL-1 和 IL-6[2]，介导包括凝血酶持续活化、天然抗凝机制抑制，以及组织型纤溶酶原激活物抑制药 -1 引起的纤维蛋白溶解受损等多个机制同时作用，导致 DIC 进展[2]。

暴发性紫癜不是某一种特定的疾病，而是一种临床综合征。因此治疗上必须针对潜在的感染并予以对症支持治疗[2]。一旦诊断为暴发性紫癜，早期应用抗生素具有显著的治疗优势。患者出现 PF，应积极使用针对脑膜炎奈瑟菌、链球菌，以及耐甲氧西林金黄色葡萄球菌（MRSA）的抗生素治疗[1]。有些学者也建议早期使用活性蛋白 C（屈曲可金 α），减少紫癜性皮损，在发生不可逆的组织损伤前下调炎症级联反应[1]。即使早期应用抗生素，加强监护，暴发性紫癜的死亡率仍居高不下，平均为 40%（范围为 20%～70%）[2]。

所有脓毒症诱导的暴发性紫癜患者应加强监护，以行最佳的支持治疗。必须监测血流动力学，监测血压和动脉血气分析。主要治疗措施包括积极行液体复苏以维持血容量、强心、通气支持，以及连续性肾脏替代治疗（当需要时）[2]。若暴发性紫癜患者能够度过急性期，治疗重点应转移为皮肤损害表现。大多数学者赞成清创和皮肤移植用于治疗暴发性紫癜导致的皮肤坏死性病变[4]。

【总结】

1. 脓毒症诱导的暴发性紫癜（PF）的典型特征为大面积的紫癜性皮损、发热、低血压和弥散性血管内凝血（DIC）。

2. 超过 90% 脓毒症诱导 PF 患者出现 DIC，支持 PF 是 DIC 的皮肤标志这一观点。

3. 暴发性紫癜早期呈现红斑和瘀斑，并迅速进展为疼痛、硬结和界限清楚的紫癜性斑块。

4. 脓毒症诱导的暴发性紫癜治疗，包括早期使用抗生素，积极补液，加强监护、强心、通气支持，考虑应用活性蛋白 C。

5. 即使早期应用抗生素，加强监护，暴发性紫癜的死亡率仍居高不下。

参考文献

[1] Kravitz GR, Dries DJ, Peterson ML, Schlievert PM. Purpura fulminans due to Staphylococcus aureus. Clin Infect Dis 2005;40:941–7.

[2] Betrosian AP, Berlet T, Agarwal B. Purpura fulminans in sepsis. Amer J Med Sci 2006;332:339–45.

[3] Galimberti R, Pietropaolo N, Galimberti G, et al. Adult purpura fulminans associated with staphylococcal infection and administration of colony-stimulating factors. Euro J Derm 2003;13:95–7.

[4] Meiners PM, Leon-Villapalos J, Dziewulski P. Pneumococcal septicemia with purpura fulminans in an 11-month-old child (case report). J Plast Recon Aesthet Surg 2006;59:1377–80.

[5] Davis MDP, Dy KM, Nelson S. Presentation and outcome of purpura fulminans associated with peripheral gangrene in 12 patients at Mayo Clinic. J Am Acad Dermatol 2007;57:944–56.

病例 91 发热、腹痛、腹泻

【病例概况】男性，51 岁，发热、腹痛、腹泻。

【现病史】患者自诉 2 周前开始出现发热，伴寒战，轻度右上腹部疼痛。数天前症状发展为腹部绞痛，恶心、解稀便，2 天前患者至初级保健门诊就诊，考虑诊断为胃肠炎。此后患者仍感腹痛、恶心、轻度腹泻不适，伴高热、寒战，最高体温 40℃，食欲减退。无咳嗽、胸痛、头痛、咽喉痛、颈部僵硬及泌尿系统症状。否认烟酒嗜好，患者为印度裔，1 年前有印度旅居史。

【既往史】有高血压病史，平时服用阿替洛尔，已停用数天，无过敏史，无腹部手术史。

【体格检查】

一般情况：面色苍白，急性病面容，神志清楚，对答切题。

生命体征：体温 39.4℃，脉搏 130 次 / 分，血压 70/40mmHg，26 次 / 分，血氧饱和度 97%。

五官：双侧瞳孔等大等圆，对光反射存在，眼球运动正常。巩膜轻度黄染，口咽干燥。

颈部：颈软，无颈项强直。

心脏：心动过速，心音正常，无心包摩擦音、心脏杂音、奔马律。

肺部：双肺听诊呼吸音清。

腹部：腹软，上腹及右上腹压痛，无腹胀，肠鸣音减弱，Murphy 征阴性，未及搏动性包块。

四肢：脉搏弱，四肢冷，毛细血管充盈时间延迟。

皮肤：苍白、干燥，无皮疹。

神经系统：无明显异常。

给予心电监测，开放静脉通道，抽血完善血培养及相关实验室检查。经静脉输注生理盐水 1L 补液，完善 12 导联心电图检查，提示窦性心动过速，心率 130 次 / 分，伴非特异性 ST-T 改变。床旁胸部 X 线片检查未见明显异常。初始实验室检查白细胞 2.0×10^3/μl [参考值为（3.5～12.5）×10^3/μl]，27% 未成熟带状核中性粒细胞（带状核中性粒细胞出现为异常）；血细胞比容 29%（参考值为 39%～51%），血小板 81×10^3/μl [参考值为（140～400）×10^3/μl]。肌酐 1.6mg/dl（参考值为 0.8～1.5mg/dl），总胆红素 2.9mg/dl（参考值为 0.2～1.3mg/dl），GOT84U/L（参考值为 17～59U/L），GPT93U/L（参考值为 11～66U/L），碱性磷酸酶 205U/L（参考值为 38～126U/L）；肌钙蛋白 I 0.18ng/dl（参考值为 0.00～0.09ng/dl）。

【病例解读】

诊断：继发于肝脓肿的脓毒症休克。

诊治经过：补充实验室检查，乳酸 4.6mmol/L（参考值为 0.7～2.1mmol/L）；INR1.3，纤维蛋白原 516mg/dl（参考值为 189～434mg/dl）；动脉血气分析 pH 7.46（参考值为 7.35～7.45），PCO_2 22mmHg（参考值为 35～45mmHg），PO_2 79mmHg（参考值为 80～95mmHg），碳酸氢盐 18mmol/L（参考值为 23～28mmol/L），剩余碱 -8.1（参考值为 -2.4～+2.3）。给予生理盐水静脉补液共计 5L，后患者血压略有改善，遂静脉滴注去甲肾上腺素。行中心静脉穿刺置管，并监测中心静脉血氧饱和度，经验性予以广谱抗生素治疗。

患者随后收入重症监护病房，完善腹部 CT 平扫，提示肝左叶存在低密度、界限不清的液性区域。腹部增强 CT（图 91-1）提示肝左叶有一个直径为 4cm 的多房性脓肿。在介入放射科医师协助下行 CT 引导下肝脓肿引流，抽出浑浊的褐色液体，送培养。在引流处留置 Jackson-Pratt 管引流。血培养及脓液细菌培养均提示星座链球

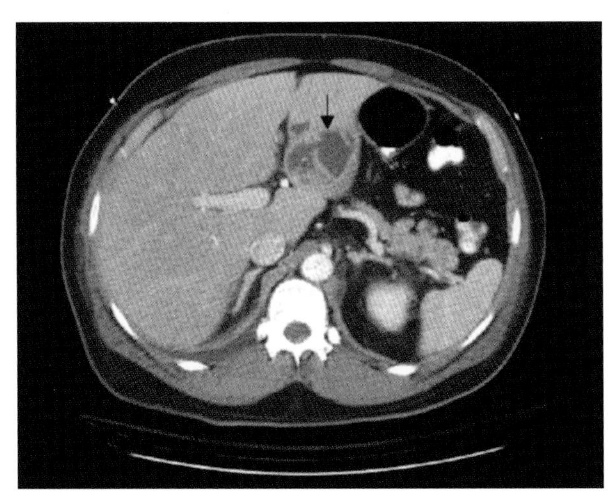

▲ 图 91-1 腹部增强 CT 肝左叶 4cm 大小多房性脓肿

菌（草绿色链球菌）。根据培养结果和药敏试验，调整抗生素方案为甲硝唑联合头孢噻肟钠静脉给药，为长期静脉应用抗生素，行 PICC 置管。

转归：住院第 8 天，患者生命体征正常出院，继续完成静脉应用抗生素疗程。

【病例讨论】脓毒症和肝脓肿。

脓毒症被定义为疑似或确诊的感染加上全身炎症反应综合征（systemic inflammatory response syndrome，SIRS），表现为发热、心动过速、呼吸急促和白细胞增多[1, 2]。重症脓毒症是指合并器官功能障碍的脓毒症（低血压、低氧血症、少尿、代谢性酸中毒、血小板减少或功能低下）。脓毒症休克一般是指严重感染经充分液体复苏后血压仍低。重症脓毒症和脓毒症休克的死亡率分别为 25%～30% 和 40%～70%[1]。

脓毒症应急管理的基石是早期目标导向治疗（early goal-directed therapy，EGDT，EGDT），保护性肺通气，广谱抗生素应用和可能使用活性蛋白 C[1]。Rivers 及其同事进行了一项随机对照试验，重症脓毒症和脓毒症休克患者在入组后 6h 接受早期目标导向治疗、方案指导治疗或“标准”治疗[3]。输注晶体液维持中心静脉压在 8～12mmHg。若平均动脉压（mean arterial pressure，MAP）< 65mmHg 则加用升压药；若中央静脉血氧饱和度< 70%，则输注红细胞维持血细胞比容> 30%。若中心静脉压（central venous pressure，CVP）、MAP 和血细胞比容处于正常范围，而静脉血氧饱和度仍< 70%，则加用多巴酚丁胺。该研究中 EGDT 降低了 28 天和 60 天的死亡率，缩短了患者住院时间[3]。EGDT 优势的机制尚不明确，可能包括逆转组织缺氧状态，减少炎症反应和改善凝血功能异常[1]。

将乳酸作为评估组织氧合和灌注指标，有助于重症脓毒症患者的早期识别[2]。独立于血压之外，乳酸≥ 4mmol/L 可作为 EGDT 研究的主要标准[2, 3]。Nguyen 等发现，血清中乳酸浓度每降低 10%，死亡率下降 11%[2, 4]。另外，29% 的感染患者乳酸升高而血压正常，但是如果不能在 6h 内清除乳酸，他们的死亡率为 55%。上述结果强调两大重点，血压正常并不等于有效的末梢器官灌注；当血清乳酸升高，提示氧气运输不能满足需求，患者处于危急但或可逆转的状态[2]。

一旦启动 EGDT，应考虑行保护性肺通气[1]。使用潮气量为 6 ml/kg 的肺保护性机械通气（与使用理想体重 12ml/kg 相比）已被证明能够减少器官功能障碍，降低细胞因子水平，将死亡率从 40% 降低到 31%[1, 5]。已有报道称使用活性蛋白 C[24μg/(kg·h)，持续 96h] 治疗重症脓毒症患者［急性生理学和慢性健康状况评价Ⅱ（acute physiology and chronic health evaluation Ⅱ，APACHE Ⅱ）评分> 25 或≥ 2 个器官功能障碍］能够降低死亡率并改善器官功能障碍。重症脓毒症患者在上述治疗中具有最大获益，即降低 13% 的死亡率[6]。然而，由于中期分析显示其缺乏有效性，随后进行的一项低死亡风险患者应用活化蛋白 C 的试验被中止[7]。这项结果也明确表明对于低风险患者，使用活性蛋白 C 并无益处。

关于脓毒症患者是否使用皮质类固醇仍存在争议。因为肾上腺功能不全被重新考虑为脓毒症休克的一部分，人们对应用皮质类固醇重新产生了兴趣，重点是应用的时机、剂量和持续时间[1]。可以通过促肾上腺皮质激素刺激试验来检查患者是否存在肾上腺功能不全。由于这项检测无法在急诊室开展，急诊科医师可以经验性给予首剂地塞米松（5～10mg，静脉注射）来治疗患者肾上腺功能不全，因为这种外源性皮质醇类似物不会干扰患者入 ICU

后进行的促肾上腺皮质激素刺激试验。类固醇替代疗法（如甲强龙或泼尼松）不能用来模仿内源性血清皮质醇水平，因其可错误提高血清皮质醇水平[2]。最近一项多中心、随机、双盲和安慰剂对照试验中，尽管氢化可的松能够加速患者休克逆转的时间，但无论是总体而言还是针对那些对促肾上腺皮质激素无反应的患者，氢化可的松都不能提高脓毒症休克患者的生存率或休克逆转率[8]。

细菌（化脓）性肝脓肿相对罕见，目前其死亡率为5%～30%[9]。若不能早期诊断并合理治疗，肝脓肿可致死，据报道死亡率高达80%～100%[10]。肝脓肿可分为3类：①化脓性肝脓肿，最常见的是多种病原微生物感染，在美国，占肝脓肿的80%；② 10%是由溶组织内阿米巴引起的阿米巴脓肿；③真菌性肝脓肿（通常由假丝酵母菌引起）占比≤10%[9]。肝脓肿最常见的症状包括发热、寒战、右上腹疼痛、厌食和全身不适。可能出现咳嗽、呃逆和右肩牵涉痛。无疼痛症状的患者，其初步诊断通常是发热待查。

肝脓肿最常见的后遗症包括发热和伴压痛的肝肿大。伴或不伴有肿块的中上腹疼痛提示肝左叶受累。右肺底部呼吸音减弱提示肺不张，体格检查或胸部X线片可提示肺不张和积液。25%的患者可出现黄疸。全血细胞计数可能提示慢性疾病性贫血和中性粒细胞增多。低蛋白血症和碱性磷酸酶升高是最常见的肝功能异常指标，而转氨酶和胆红素升高水平多变。肝脓肿患者，血培养阳性率为50%[9]。脓液培养应该是建立微生物学诊断的目标。

CT和超声检查是肝脓肿筛查的首选影像学检查方法。两者均可引导经皮肝穿刺引流[9-11]。诊断肝脓肿，CT扫描的敏感度为95%～100%，而超声为80%～90%[8]。尽管有时需要开放性手术治疗，但经皮穿刺引流，应用抗生素仍然是肝脓肿的标准治疗方法[9, 10]。经验性抗菌治疗（在培养明确前）必须全面，应覆盖临床医疗环境中所有可能的病原体。美罗培南作为能够覆盖革兰阳性菌和阴性菌的广谱抗生素，是治疗肝脓肿的首选药物。若其他抗生素不能覆盖厌氧菌，则应加用甲硝唑或克林霉素覆盖脆弱拟杆菌。

【总结】

1. 脓毒症是疑似或确诊的感染加上全身炎症反应综合征（SIRS）。

2. 尽管EGDT可以降低死亡率，但重症脓毒症和脓毒症休克的死亡率分别为25%～30%和40%～70%。

3. 脓毒症应急管理的基石包括EGDT、保护性肺通气、广谱抗生素、重症患者应用活性蛋白C。

4. 肝脓肿最常见的症状包括发热、寒战、右上腹痛、厌食和全身不适。

5.CT和超声检查仍然是筛查肝脓肿的首选影像学检查，CT引导下经皮置管引流，应用广谱抗生素仍然是肝脓肿的标准治疗方法。

参考文献

[1] Russell JA. Drug therapy: management of sepsis. N Engl J Med 2006;355:1699–713.
[2] Heavey J, Osborn TM. Acute management of severe sepsis and septic shock. EmedHome Website. Available at http://www.EmedHome.com. Accessed February 10, 2007.
[3] Rivers E, Nguyen B, Havstad S, et al. Early goal-directed therapy in the treatment of severe sepsis and septic shock. NEngl J Med 2001;345:1368–77.
[4] Nguyen HB, Rivers EP, Knoblich BP, et al. Early lactate clearance is associated with improved outcome in severe sepsis and septic shock. Crit Care Med 2004;32:1637–42.
[5] Ranieri VM, Suter PM, Tortorella C, et al. Effect of mechanical ventilation on inflammatory mediators in patients with acute respiratory distress syndrome: a randomized control trial. JAMA 1999;282:54–61.
[6] Ely EW, Laterre PF, Angus DC, et al. Drotrecogin alfa (activated) administration across clinically important subgroups of patients with severe sepsis. Crit Care Med 2003;31: 12–9.
[7] Abraham E, Laterre PF, Garg R, et al. Drotrecogin alfa (activated) for adults with severe sepsis and low risk of death. NEngl J Med 2005;353:1332–41.
[8] Sprung CL, Annane D, Keh D, et al. Hydrocortisone therapy for patients with septic shock.NEnglJMed 2008;358:111–24.
[9] Peralta R, Lisgaris MV. Liver abscess. eMedicine Website. Available at http://www.emedicine.com/med/topic1316.htm. Accessed January 8, 2009.
[10] Ng SS, Lee JF, Lai PB. Role and outcome of conventional surgery in the treatment of pyogenic liver abscess in the modern era of minimally invasive therapy. World J Gastroenterol 2008;14:747–51.
[11] Wang CL, Guo XJ, Qiu SB, et al. Diagnosis of bacterial hepatic abscess by CT. Hepatobiliary Pancreat Dis Int 2007;6:271–5.

病例 92　右腹股沟区肿胀、疼痛

【病例概况】女性，56 岁，右腹股沟区肿胀、疼痛。

【现病史】患者诉 1 月前出现间歇性发热、寒战，右下腹疼痛，伴恶心，随后疼痛加重伴右下腹及右侧腹股沟区肿胀。无呕吐、腹泻、便秘、排尿困难或异常阴道出血，否认腰背痛或局部乏力。否认烟酒嗜好，无注射毒品。

【既往史】有高血压、糖尿病、哮喘和甲状腺功能减退病史。

【体格检查】

一般情况：发育良好，水分充足，中度不适。

生命体征：体温 36.8℃，脉搏 92 次 / 分，血压 130/90mmHg，呼吸频率 22 次 / 分，血氧饱和度 98%。

五官：无明显异常。

颈部：颈软，无颈静脉怒张。

心脏：心率正常，节律齐，无心包摩擦音、心脏杂音、奔马律。

肺部：双肺听诊呼吸音清。

腹部：右下腹和右侧腹股沟区中度肿胀，无红疹，该区域触诊有压痛，腹肌软，无反跳痛。未及疝气和搏动性包块。

直肠：紧张度正常，肛周感觉正常，棕色稀便，粪便潜血试验阴性。

四肢：无杵状指，无发绀和水肿。

背部：下胸椎、上腰椎棘突和椎旁区轻度压痛。

神经系统：神志清楚，对人物、时间、地点定向力正常，双侧肢体近远端肌力 5/5 级，全身感觉大致正常。由于疼痛，患者偏向右侧致步态异常。

开放静脉通道，抽血完善实验室检查。血常规、尿素氮、肌酐、葡萄糖、尿液分析均正常，CRP1.4mg/dl（参考值＜ 0.9mg/dl）及 ESR 35mm/h（参考值为 0～30mm/h）轻度升高。完善腹部及盆腔 CT 增强扫描（口服及静脉予对比剂）（图 92-1）。

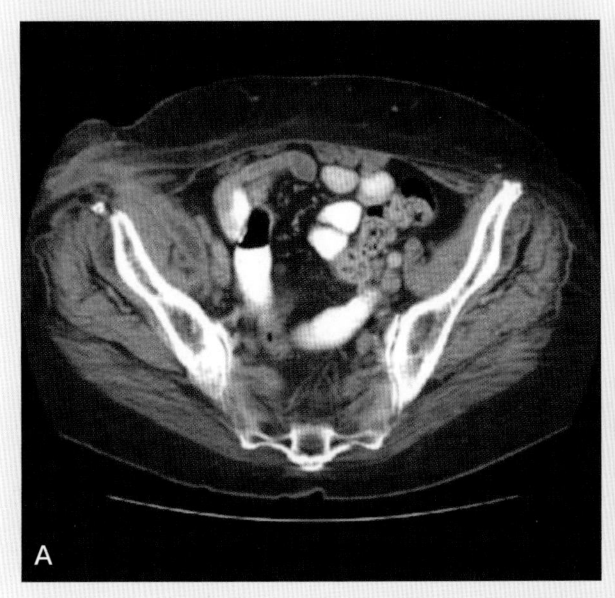

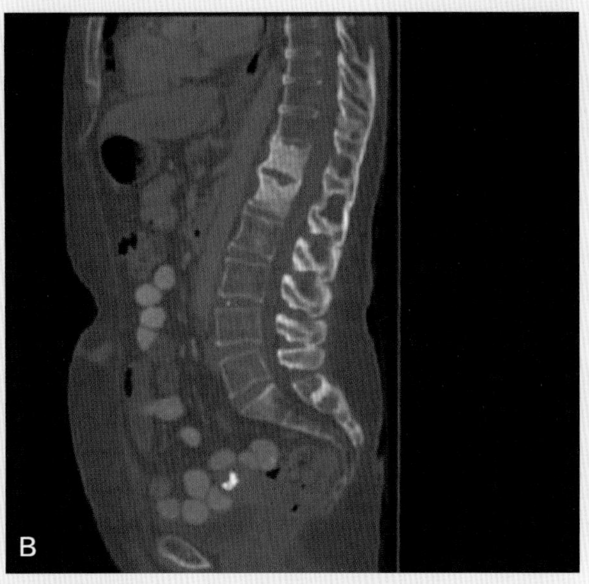

▲图 92-1　56 岁女性患者，右下腹及右侧腹股沟区疼痛 1 个月，腹部和盆腔增强 CT

【病例解读】

诊断：腰大肌脓肿伴 T_{12}～L_1 椎间盘炎及椎体骨髓炎。

诊治经过：CT 提示右侧腰大肌脓肿蔓延至骨盆边缘软组织，T_{12} 和 L_1 椎体硬化和椎间隙增宽，考虑椎间盘炎（图 92–2）。腰椎 MRI（图 92–3）提示明确的 T_{12}～L_1 椎间盘炎伴轻度、早期的 T_{12} 和 L_1 椎体骨髓炎，未见相关的硬膜外脓肿。经验性静脉予抗生素（哌拉西林 / 他唑巴坦和万古霉素）治疗，介入放射 CT 引导下穿刺引流脓液。脓液培养提示生长金黄色葡萄球菌。

转归：患者症状持续改善，于住院第 7 天出院，继续通过 PICC 静脉通路使用抗生素 6 周。

【病例讨论】腰大肌脓肿。

由于腰大肌邻近主要的腹部和盆腔结构，这些区域的感染都能蔓延至腰大肌，导致腰大肌脓肿形成 [1]。原发性腰大肌脓肿通常见于年轻人，往往没有明确的病因。83% 的患者在 30 岁以下发病，男性多于女性 [1]。注射吸毒、HIV 阳性个体出现腰大肌脓肿风险增加 [2]。原发性腰大肌脓肿患者血培养结果 88% 为金黄色葡萄球菌，推测其为血行播散所致 [1]。

继发性腰大肌脓肿是邻近胃肠道感染（如克罗恩病、阑尾炎、憩室炎、盲肠炎、肿瘤）、泌尿系统感染（如肾周脓肿、肾盂肾炎）或骨骼感染（如骨髓炎、椎间盘炎、脊柱结核）蔓延至腰大肌所致 [2]。继发性腰大肌脓肿分离出的微生物通常是肠道菌群（大肠埃希菌、类杆菌和肠球菌）[1]。继发性感染常见于老年人和有基础性疾病导致身体虚弱的人群，尤其是糖尿病患者 [1, 3]。

腰大肌脓肿典型三联征包括腰部疼痛、大腿前侧或腹股沟处疼痛和每日有高峰的持续发热 [1, 2]。脓肿可表现为腰背痛、不明原因的发热、腹股沟疼痛、髋关节疼痛、排尿次数增多或腹痛 [4]。一般为亚急性起病，症状通常在数周后出现。患者通常表现为髋关节屈曲和腰椎前凸 [1, 4]。腰大肌脓肿远处蔓延可能表现为腹股沟区肿块。邻近髋关节囊的感染可以诱发类似脓毒性髋关节炎的症状。临床可以区分腰大肌脓肿和脓毒性髋关节炎，腰大肌脓肿患者屈曲髋关节时通常不会引起疼痛，但脓毒性关节炎患者屈曲或外展髋关节都会引起剧烈疼痛 [4]。

Chen 等报道了他们在 1 年内诊断的 10 名急诊腰大肌脓肿患者，其中 7 名在急诊科确诊 [5]。

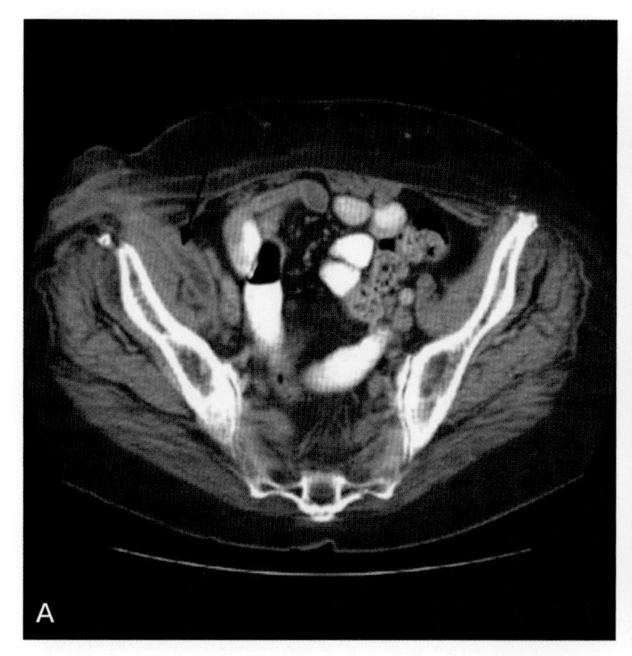

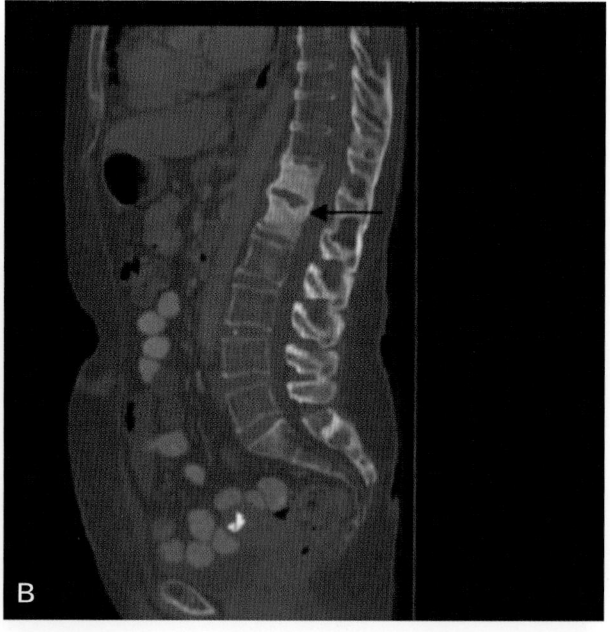

▲ 图 92–2 腹部和盆腔 CT

A. 右侧腰大肌脓肿延伸至骨盆边缘软组织（黑箭）；B. T_{12} 和 L_1 椎体硬化和椎间隙增宽（黑箭）

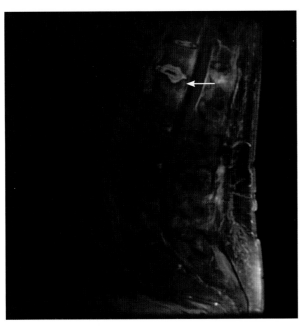

▲ 图 92-3　腰骶椎 MRI（矢状位）示 T_{12} 和 L_1 早期椎体骨髓炎和椎间盘炎（白箭）

患者的平均年龄为 64.6 岁，疼痛是最常见的就诊症状（80%），其中 5 名患者（50%）诉侧腰腹疼痛。其中只有 3 名患者（30%）出现腰大肌脓肿特异性的三联征——发热、腰痛、髋关节活动受限。症状持续时间平均为 10.6 天（1～30 天）。6 名患者通过超声诊断，CT 诊断 3 名，手术诊断 1 名。仅 3 名患者初诊为腰大肌脓肿，其余 7 名患者的初步诊断，分别为不明原因发热（2 名）、脓毒症休克（2 名）、休克（1 名）和腹膜炎（1 名）。除 1 名患者外，其余患者均出现脓毒症表现。2 名患者死于脓毒症休克，这 2 名患者没有进行引流。

腰大肌脓肿起始应予以抗生素治疗，并在 CT 或超声引导下行经皮穿刺引流，小脓肿可以仅给予抗生素治疗[6]。过去首选通过髂嵴切口进行开放引流来治疗腰大肌脓肿。现在，外科手术引流仅用于治疗复杂的复发性脓肿[6]。

【总结】

1. 腰大肌脓肿可表现为腰背痛、不明原因的发热、腹股沟区疼痛、髋关节疼痛、排尿次数增加或腹痛。患者主诉广泛多变。

2. 腰大肌脓肿的危险因素包括感染性脊椎炎、骶髂关节感染、肾脏感染、椎体骨髓炎、注射吸毒、HIV 感染和糖尿病。

3. 腰大肌脓肿的特征性三联征包括发热、腰腹痛和髋关节活动受限，可能只有 30% 的患者表现为上述三联征。

4. 超声和 CT 有助于诊断腰大肌脓肿。

5. 化脓性腰大肌脓肿的主要治疗方法是 CT 或超声引导下穿刺引流及合理应用抗生素。

参考文献

[1] Gezer A, Erkan S, Saygi Erzik B, et al. Primary psoas muscle abscess diagnosed and treated during pregnancy: case report and literature review. Infect Dis Obstet Gynecol 2004;12:147–9.

[2] Roberge RJ, Park AJ. Flank and groin pain in a pregnant intravenous drug user: iliopsoas abscess. J Emerg Med 2006;31:225–6.

[3] Gupta S, Koirala J, Khardori R, et al. Infections in diabetes mellitus and hyperglycemia. Infect Dis Clin N Am 2007;21:617–38.

[4] Todkar M. Case report: psoas abscess – unusual etiology of groin pain. Medscape General Medicine 2005;7. Available at http://www.medscape.com/viewarticle/507610. Accessed June 23, 2008.

[5] Chern CH, Hu SC, Kao WF, et al. Psoas abscess: making an early diagnosis in the ED. Am J Emerg Med 1997;15:83–8.

[6] Yacoub WN, Sohn HJ, Chan S, et al. Psoas abscess rarely requires surgical intervention. Am J Surg 2008 (in press).

病例 93　间歇性发热、盗汗、疲劳、体重减轻

【病例概况】男性，74 岁，间歇性发热、盗汗、疲劳、体重减轻。

【现病史】患者自诉数月来出现间歇性发热，伴疲劳、盗汗，无胸痛、咳嗽、气促，无腹痛、恶心、呕吐。自起病来，患者食欲减退、进食量减少，近 2 月体重减轻 15 磅。否认烟酒嗜好，4 个月前有菲律宾旅游 3 周史。

【既往史】有高血压、糖尿病、高脂血症、痛风病史，口服阿托伐他汀、阿替洛尔、阿司匹林和别嘌呤醇治疗。

【体格检查】

一般情况：轻度消瘦，无急性病面容。

生命体征：体温 37.8℃，脉搏 81 次 / 分，血压 132/72mmHg，呼吸频率 18 次 / 分，血氧饱和度 97%（未吸氧）。

五官：双侧瞳孔等大等圆，对光反射存在，眼球运动正常，巩膜无黄染，口咽部湿润。

颈部：颈软，无颈静脉怒张。

心脏：心率正常，节律齐，无心包摩擦音、心脏杂音、奔马律。

肺部：双肺听诊呼吸音清，无啰音和哮鸣音。

腹部：腹软，无压痛、腹胀。

四肢：无杵状指，无发绀和水肿。

神经系统：无明显异常。

开放静脉通道，抽血完善实验室检查。12 导联心电图示正常窦性心律，心率 81 次 / 分，未见急性 ST-T 波改变。实验室检查提示白细胞计数 $9.8\times10^3/\mu l$［正常值为（3.5～12.5）$\times10^3/\mu l$］，中性粒细胞 74%、淋巴细胞 9%、单核细胞 14%、嗜酸性粒细胞 3%、血细胞比容 30%（1 个月前为 37%，正常值为 39%～51%），碱性磷酸酶 234U/L（正常值为 38～126U/L）。淀粉酶、GOT、GPT、脂肪酶、总胆红素及尿液分析正常。完善胸部 X 线检查（图 93-1）。

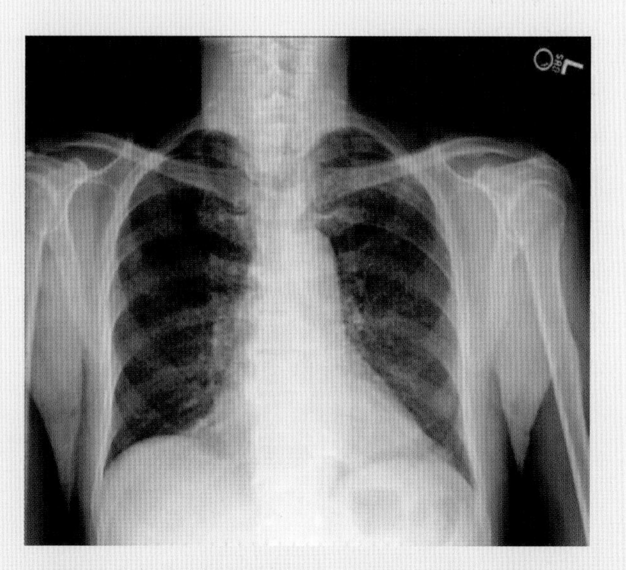

▲图 93-1　74 岁男性患者，疲劳、消瘦、发热、盗汗数月的胸部 X 线片

【病例解读】

诊断：血行播散型肺结核（结核分枝杆菌引起）。

诊治经过：胸部 X 线片示弥漫性网状结节性间质病变，两肺无数微小结节病灶（图 93-1），符合急性血行播散型肺结核。患者被收治入院，并被安排在负压病房隔离治疗。痰涂片及培养提示罕见的抗酸杆菌，通过 RNA 扩增技术，提示结核分枝杆菌阳性。立即上报公共卫生部门，给予四药联用抗结核治疗（异烟肼、利福平、乙胺丁醇、吡嗪酰胺）。住院期间，患者多次复查痰培养，结核杆菌均为阴性。患者仍有间歇性低热（38.7℃）。住院第 17 天，行细菌培养，并行胸部 CT 平扫排除肺脓肿或积液（图 93-2），CT 提示

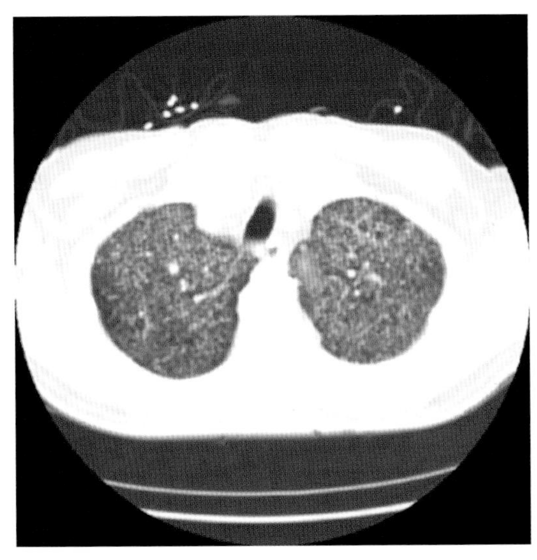
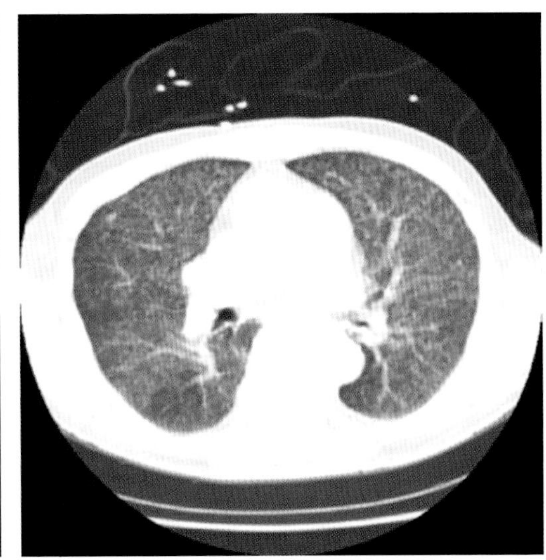

▲ 图 93-2 74 岁粟粒性肺结核患者的胸部 CT 平扫，提示上肺弥漫性、致密肺泡

未见肺脓肿和积液，可见双上肺弥漫性密度均匀的小结节，符合血行播散型肺结核病史。

转归：住院第 18 天，患者热退，连续 3 次痰培养结核杆菌阴性后，患者出院，嘱门诊继续四联抗结核治疗。患者出院前，传染病学专家安排了密切的随访计划。

【病例讨论】血行播散型肺结核。

结核病（tuberculosis，TB）是一种全球性传染病。据世界卫生组织估计，有 17 亿人感染结核分枝杆菌（为世界人口的 1/3）[1]。在 2000 年，美国疾病控制与预防中心报道了 16 377 名患者（5.8/10 万），比 1992 年的峰值下降了 45%[2]。下降的主要原因是全面加强对活动性肺结核的管理，使其在人群中传播减少。随着美国结核发病率的下降，病例的分布仅限于可识别的人群，如城市和移民社区[2]。

结核分枝杆菌都是通过空气中直径为 1～5μm 的微粒传播[2]。疾病传播很大程度上受传染源的特征（如细菌排出量）和接触性质（如暴露的持续时间、密切程度）的影响。不管上述因素如何，只要当终末肺泡内存在 1～5 个细菌时，就可导致感染[5]。原发性肺结核是一种自限性、轻症肺炎，通常不能确诊，发生在部分感染患者中。病程中可能出现菌血症，病灶播散至其他器官，为肺外结核后续再次激活肺结核奠定基础。

血行播散型肺结核是结核杆菌通过血流广泛播散的结果[3]。典型的血行播散型肺结核是结核杆菌在肺内播散，形成胸部 X 线片上可见的粟粒样（平均大小 2mm）病灶，占结核患者的 1%～3%[1, 3]。血行播散型肺结核可能累及单个器官（＜ 5%）或多个器官，甚至是包括大脑在内的全身器官[3]。高达 25% 的血行播散型肺结核患者有脑膜受累。

诊断为血行播散型肺结核的患者此前通常没有肺结核病史，起病隐匿[4]。通常临床症状包括发热、厌食、全身乏力和体重减轻，不具有特异性。当出现头痛时可能提示脑膜炎，腹痛可能由腹膜炎引起，胸膜炎可能引起胸膜痛。临床表现通常取决于所累及的器官。暴发性疾病（脓毒症休克、急性呼吸窘迫综合征、多器官功能衰竭）已有报道[5]。

体格检查结果通常不具有特异性，但应仔细检查是否有皮疹、窦道，可能出现阴囊肿块或肿大淋巴结，需要进行快速活组织检查[4]。胸部 X 线片呈现"粟粒状"浸润病灶有助于诊断，通常也是考虑血行播散型肺结核的依据。当胸部 X 线片显示正常时，高分辨率 CT 能够提示典型的粟粒样病灶，从而提高了肺结核的死前诊断[6]。

常见的实验室检查异常结果包括正色素性贫血、白细胞减少或增多、红细胞沉降率加快和低钠血症[5]。明确诊断可能需要完善痰液检查、支气管肺泡灌洗、洗胃液检查、脑脊液检查、血培养、肝或骨髓的活检。由于血行播散型肺结核主要通过血流播散，所以其痰涂片和培养结果 80% 为阴性，痰检敏感度低[3]。纤维支气管镜检查通过肺泡灌洗获取标本进行培养，是最有效的取样方法，经支气管镜活检培养阳性率为 90%[3]。由于结核菌素皮肤试验阳性率仅为 50%，因此其不能帮助诊断血行播散型肺结核[5,6]。

若不经治疗，血行播散型肺结核可致命[6]。抗结核治疗是疾病管理的基石。推荐直接观察治疗法来提高患者依从性[5]。由于患者感染耐药菌株不同，治疗策略不同，所以在启动治疗前应尽量获取足够的标本进行培养和药敏试验[2]。美国胸科学会（American Thoracic Society，ATS）、美国疾病控制和预防中心（CDC）、美国传染病学会（Infectious Disease Society of America，IDSA）和英国胸科协会（British Thoracic Society，BTS）指出在未累及脑膜的情况下，血行播散型肺结核的足疗程治疗为 6 个月（2 个月的强化期，异烟肼、利福平、吡嗪酰胺、乙胺丁醇和链霉素；随后 4 个月的巩固期，异烟肼和利福平）[6]。美国儿科学会（American Academy of Pediatrics，AAP）倡导儿童血行播散型肺结核疗程为 9 个月[7]。如果出现结核性脑膜炎，患者均应治疗≥ 12 个月[6]。

诊断为血行播散型肺结核的患者应住院治疗，并且隔离在有呼吸道疾病预防条件和便于直接观察治疗的负压病房。美国各州均要求结核病例应上报至公共卫生部门[2]。这种上报流程，不仅是为了患者本人的治疗，也是为了保护社区其他健康人群。结核患者的治疗应由公共卫生部门监督，以确保患者依从性、防止耐药菌株出现、协调接触者的评估、监测社区耐药模式，以及提供患者健康教育并评估可能出现的疾病暴发[2]。停药患者若被判定为对公共卫生造成危害，则可能被拘留并要求继续治疗[3]。

对于痰培养阳性的患者，痰培养结果转阴是评估疗效的唯一客观标准，因此，应每月复查 1 次痰培养，直至结果转阴[2]。患者一旦接受数周的有效治疗，临床症状可明显改善，连续 3 次痰涂片示抗酸杆菌阴性，则其隔离限制也会减小[3]。85% 以上的患者接受异烟肼和利福平治疗 2 个月内痰培养转阴[2]。若痰培养持续阳性≥ 3 个月，应考虑患者是否存在用药依从性不佳、药物吸收不良、耐药或这些因素同时存在[2]。

【总结】

1. 血行播散型肺结核（TB）是一种具有潜在致命性的结核病，由大量结核杆菌淋巴血源性播散引起。

2. 结核病临床症状包括发热、寒战、盗汗、体重减轻和厌食；暴发性肺结核通常在以下疾病的基础上被报道，包括脓毒症休克、急性呼吸窘迫综合征和多器官功能衰竭。

3. 85% 以上的患者胸部 X 线片和 CT 平扫可见整个肺部布满 2～3mm 的结节（粟粒样）。

4. 诊断为血行播散型肺结核的患者应在负压病房隔离，在有呼吸道疾病预防条件的医院住院治疗。

5. 诊断结核可能需要完善痰液检查、支气管肺泡灌洗、洗胃液、脑脊液检查、血培养、肝或骨髓的活检。

6. 直接观察法治疗的血行播散型肺结核，应根据当地和个体敏感性，予以当前的四药联合治疗方案。

参考文献

［1］ Tanoue LT, Mark EJ. Case 1-2003: a 43-year-old man with fever and night sweats. NEngl J Med 2003;348:151–61.
［2］ Small PM, Fujiwara PI. Medical progress: management of tuberculosis in the United States. N Engl J Med 2001;345: 189–200.
［3］ Lessnau KD. Miliary Tuberculosis. eMedicine Website. Available at http://www.emedicine.com/med/topic1476.htm. Accessed June 23, 2008.
［4］ Fitgerald D, Haas DW. Mycobacterium tuberculosis. In: Mandell GL, Bennett JE, Dolin R (eds.). Principles and Practice of Infectious Disease, 6th ed. New York: Churchill Livingston, 2005;2582–883.
［5］ Golden MP, Vikram HR. Extrapulmonary tuberculosis: an overview. Amer Fam Physician 2005;72:1761–8.
［6］ Sharma SK, Mohan A, Sharma A, et al. Miliary tuberculosis:new insights into an old disease. Lancet Infect Dis 2005;5:415–30.
［7］ American Academy of Pediatrics Committee on Infectious Diseases: Chemotherapy for tuberculosis in infants and children. Pediatrics 1992;89:161–5.

第十二篇　中　毒

TOXICOLOGY/ENVIRONMENTAL

病例 94　突发躁动不安、意识模糊

【病例概况】男性，13 岁，突发躁动不安、意识模糊。

【现病史】父母发现患儿突发躁动不安、意识模糊，由急救人员送至急诊科就诊。患儿近日几乎整日与朋友外出活动，回家时出现躁动不安，意识模糊，并伴有幻视。否认烟酒嗜好，父母诉未发现其有吸毒史。

【既往史】既往无特殊，无用药史。

【体格检查】

一般情况：患儿警觉、躁动，无法保持静止。

生命体征：体温 37.2℃，脉搏 125 次 / 分，血压 153/83mmHg，呼吸频率 24 次 / 分，血氧饱和度 98%。

五官：双侧瞳孔等大等圆，直径 5mm，对光反射存在，眼球运动正常，无震颤，口咽干燥。

颈部：颈软，无脑膜刺激征。

心脏：心动过速，节律齐，无心包摩擦音、杂音、奔马律。

肺部：双肺听诊呼吸音清。

腹部：腹软，无压痛、腹胀，肠鸣音弱。

四肢：无杵状指，发绀和水肿。

皮肤：温暖，干燥，发红，无皮疹。

神经系统：对人物、时间、地点定向力正常。能根据指令活动四肢。

精神状态：患儿表现出急性妄想性障碍和幻视，注意力不集中，可回应自身内在刺激，否认自杀或杀人倾向。

床旁末梢血糖正常（100mg/dl）。予心电监测，开放静脉通道，抽血完善实验室检查，血常规、生化、肌酐、血糖及尿液分析均正常。送尿液毒理学筛查，心电图提示窦性心动过速，节律齐。

【病例解读】

诊断：曼陀罗中毒所致抗胆碱能中毒。

诊治经过：患儿承认就诊前 8h 为追求刺激服用“恶魔喇叭花”（曼陀罗）。立即上报毒物控制中心，建议予对症支持治疗。由于患儿摄入至就诊间隔 8h，不建议使用活性炭。予以生理盐水 1L 静脉补液，针对患儿躁动不安，给予劳拉西泮总计 3mg，随后收入儿科重症监护治疗病房（PICU）密切观察。

转归：次日患儿症状完全缓解，生命体征平稳，建议患儿出院，由其父母陪同回家。

【病例讨论】曼陀罗中毒。

曼陀罗是一种野生草本植物，整个美国均有分布。通常在每年的5—9月份成熟，几乎所有人都能接触到，在对这种植物的致幻作用好奇的青少年中特别受欢迎[1]。曼陀罗含有莨菪烷类生物碱，如阿托品、东莨菪碱和莨菪碱[2]。曼陀罗高1.5米，开纯白色、喇叭形花朵（图94-1），每年秋季会结出含有50个黑色种子的带刺囊状果实。整株植物均有毒，但种子含有最高浓度的阿托品[3]。100个种子含有高达6mg的阿托品[1, 3]。阿托品剂量＞10mg具有潜在致死性[1]。

整株曼陀罗均可食用，通常服用其种子或花，常见做法是用种子泡茶。曼陀罗释放的莨菪烷类生物碱能够竞争性阻断外周和中枢毒蕈碱样受体处的乙酰胆碱。通常在摄入后30～60min出现症状，并可能持续24～48h[4]。中毒者可同时出现中枢和外周神经系统综合征。

中毒的起始症状包括幻觉、黏膜干燥、口渴、瞳孔散大、视力模糊、言语和吞咽困难[1]。后续可能出现心动过速、尿潴留和肠梗阻。迟发症状如高热、惊厥发作和呼吸骤停等罕见[1]。抗胆碱能症状的记忆法——“瞎得像蝙蝠，干得像骨头，红得像甜菜，疯得像帽匠，热得像野兔，躁得像摇滚”——适用于曼陀罗中毒（疯得像帽匠，是西方的俚语——在制作毡帽的过程中，狸皮和兔皮需要用含汞的硝酸盐进行处理从而便于加工。制帽工匠呼吸过程中不可避免的吸入水银并导致水银中毒，从而使神经系统受到伤害，伴随口齿不清，蹒跚的步履，肌肉不断抽搐等症状）。

曼陀罗中毒的治疗主要是对症支持，包括静脉补液、苯二氮䓬类药物镇静和降温[5]。出现抗胆碱能症状的曼陀罗中毒儿童应收入PICU，进行密切观察和监护治疗。由于摄入后常会导致胃排空延迟，并表现为吸收延迟，因此必须尽量清除胃肠道毒物[5]。活性炭能够结合曼陀罗毒素并减少其整体吸收[1]。若患者能够保护气道，痉挛或误吸风险低，可口服或经鼻胃管/口胃管给予活性炭（1～2g/kg）[2]。若患者在摄入曼陀罗后数小时内就诊或已插管，可考虑洗胃清除摄入的植物。但有研究认为，对于曼陀罗中毒患儿而言，成功洗胃不能降低患儿PICU入住率，也不能缩短ICU住院时间[6]。

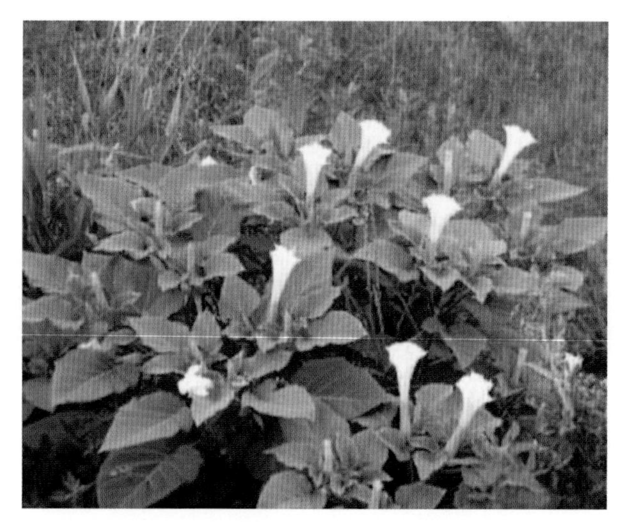

▲图94-1　曼陀罗（*Datura stramonium*）
经许可转载，引自Wildflowers of Ontario Website（www.wildflowers of ontario.ca/list1.html，last accessed January 12，2009）

毒扁豆碱是一种胆碱酯酶抑制药，可以逆转曼陀罗中毒患者的中枢神经系统症状[7]。出现抗胆碱能危象症状（如心律失常、难以控制的高热、显著高血压、惊厥或昏迷）的重症患者必须使用毒扁豆碱[1]。起始剂量为成人0.5～2.0mg，儿童0.02mg/kg，应从静脉途径缓慢给药[1]。毒扁豆碱能够诱发可危及生命的胆碱能危象（如癫痫发作、呼吸抑制、心搏骤停），使用前最好咨询毒物控制中心，并且只能用于出现上述抗胆碱能危象症状的患者[2]。毒扁豆碱禁忌用于服用三环类抗抑郁药、丙吡胺、奎尼丁、普鲁卡因胺、可卡因或其他可能导致心脏传导异常药物的患者[2]。相对禁忌证包括反应性气道疾病、肠梗阻和使用去极化药物。一项研究表明，与没有使用毒扁豆碱药物治疗的患儿相比，接受毒扁豆碱治疗的患儿并不能降低其入住PICU的概率或缩短住院时间[6]。

【总结】

1. 曼陀罗含有莨菪烷类生物碱，如阿托品、东莨菪碱和莨菪碱；该植物中毒表现为抗胆碱能中毒。

2. 曼陀罗中毒的起始症状包括幻觉、黏膜干燥、口渴、瞳孔散大、视力模糊、言语和吞咽困难。后续可能出现心动过速、尿潴留和肠梗阻。迟发症状如高热、惊厥发作和呼吸骤停等罕见。

3. 患者出现曼陀罗中毒症状时，治疗主要为支持治疗，包括静脉补液、苯二氮䓬类药物镇静和降温。

4. 毒扁豆碱仅用于出现抗胆碱能危象症状（心律失常、难以控制的高热、显著的高血压、惊厥或昏迷）的重症患者。

5. 出现曼陀罗中毒（抗胆碱能综合征）的患儿均应收入 PICU，密切观察和监护。

参考文献

[1] Chan K. Jimson weed poisoning – a case report. Permanente J 2002;6:28–30.

[2] Wagner RA, Keim SM. Plant poisoning, alkaloids – tropane. eMedicine Website. Available at http://www.emedicine.com/emerg/topic438.htm. Accessed June 26, 2008.

[3] Richardson WH, Slone CM, Michels JE. Herbal drugs of abuse: an emerging problem. Emerg Med Clin N Am 2007;25:435–57.

[4] Froberg B, Ibrahim D, Furbee RB. Plant poisoning. Emerg Med Clin N Am 2007;25:375–433.

[5] Haynes JF. Medical management of adolescent drug overdoses. Adolesc Med 2006;17:353–79.

[6] Salen P, Shih R, Sierzenski P, et al. Effect of physostigmine and gastric lavage in a Datura stramonium-induced anticholinergic poisoning epidemic. Am J Emerg Med 2003;21:316–7.

[7] Shervette RE, Schyldower M, Lampe RM, et al. Jimson "loco" weed abuse in adolescents. Pediatrics 1979;63:520–3.

病例 95　嗜睡、心动过缓

【病例概况】男性，14 岁，嗜睡、心动过缓。

【现病史】患儿进行性嗜睡伴疲劳 1 周，由其母亲送入急诊科就诊。患儿平素不能言语及行走，其母诉患儿无咳嗽、气短、发热、腹痛、呕吐，食纳可。在分诊处，患儿心率 45 次 / 分，心电监测提示窦性心动过缓。

【既往史】有脑瘫、癫痫、自主神经不稳定病史。

【体格检查】

一般情况：患儿发育迟缓，神志清楚，警觉，颤抖，不能言语（基础状态）。

生命体征：体温 33℃（直肠），脉搏 45 次 / 分，血压 110/70mmHg，呼吸频率 22 次 / 分，血氧饱和度 97%。

五官：无明显异常。

颈部：颈软，无脑膜刺激征。

心脏：心动过缓，律齐，无心包摩擦音、心脏杂音、奔马律。

肺部：双肺听诊呼吸音清。

腹部：腹软，无压痛，无腹胀。

四肢：无水肿，皮肤冰凉，毛细血管充盈时间延迟，外周脉搏可触及，缓慢而微弱。

神经系统：清醒状态，视觉追踪可，不能执行指令（其母诉平素表现如此）。

开放静脉通道，床旁血糖正常（75mg/dl，参考值为 60～159mg/dl），完善 12 导联心电图检查（图 95-1）。

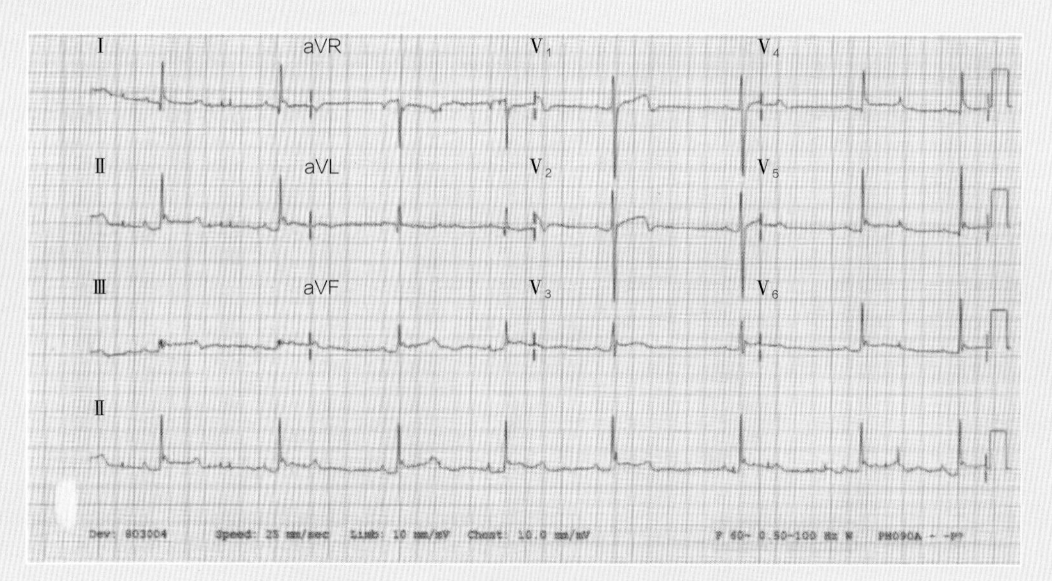

▲ 图 95-1　14 岁男性患儿的 12 导联心电图

【病例解读】

诊断：低体温，本例可能是由于患儿自主神经紊乱，具体病因尚不明确。

诊治经过：此次为患儿第 3 次因相同情况就诊于急诊科，感染病原学检查无证据支持患儿存在感染。给予患儿外敷物理复温（熊抱器），使体核温度达到 36.1℃（患儿基础体温），收入儿科病房继续监护、评估及治疗。心电图与低体温诊断一致的表现包括震颤伪影（患儿寒战），Osborn 波（又称 J 波），PR 及 QT 段延长，窦性心动过缓。

【病例讨论】低体温的心电图表现。

最广为接受的低体温分级系统将其分为 3 个等级，包括轻度（核心温度 32～35℃）、中度（核心温度 28～32℃）和重度（核心温度＜ 28℃）[1]。低体温抑制心脏起搏细胞的自动去极化，延长动作电位时程（除极和复极），减慢心肌冲动传导并导致异常复极 [1]。典型的低体温心电图表现包括震颤伪影，窦率减慢导致心动过缓，出现 J（Osborn）波，PR、QRS、QT 间期延长和房性心律失常 [1-4]。

虽然不具有特异性，但震颤伪影是低体温患者最早期的心电图表现 [2]。当机体核心温度降低时，其寒战能力减弱，当体温降至 32℃以下时寒战不常见。重度低体温患者的心电图上出现震颤波或寒战波与其生存率的增加相关 [3]。轻度低体温患者主要表现为窦性心律 [2]。

Osborn 波或 J 波，也被称为驼峰信号，是心电图上的 QRS 波末端和 ST 起始段之间的额外波 [2]。Osborn 波通常在机体核心体温降到 32℃以下时出现，当体温降到 25℃时持续存在 [2]。该波出现的确切原因尚不明确。有研究者认为 J 波的形成与酸中毒、下丘脑或神经源性因素、损伤电流、心室去极延迟或部分心室在其他心室延迟除极完成前早期复极相关 [4]。但以上学说均尚未得到证实。J 波可能仅出现在一个导联上，其最常见于前、外侧心前区和Ⅱ导联 [4]。明显的 J 波并不是低体温的特有表现，已有报道证实，高钙血症、蛛网膜下腔出血、脑损伤、心肌缺血和心搏骤停后复苏的正常体温患者，尤其是与心室颤动相关的也可出现 J 波 [1]。

低体温的程度增加可引起进行性心肌传导减慢，导致心脏循环周期延长。房室传导延迟导致 PR 间期延长和不同程度的房室传导阻滞 [4]。当低体温进一步加重时，动作电位去极相和复极相均延长，导致 QRS 及 QT 间期延长 [4]。

低体温与多种房性和室性心律失常相关。轻度低体温（＞ 32℃）时，窦性心律占主导 [4]，表现为房室传导速度减慢，常导致窦性心动过缓。随着低体温进展（26～32℃），可能出现房室交界区心律失常及折返性心律失常。50% 以上的中度低体温患者出现伴缓慢心室率的房颤 [2, 4]。在体温恢复过程中或体温恢复正常后不久，房颤通常会自动转变为窦性心律 [4]。核心体温＜ 29℃时可能出现心室颤动，当降至 25℃时心室颤动常见 [3]。体温降至 18℃时通常会发生心搏骤停，但也可见于更高体温时，初始核心温度不一定与预后必然相关 [3]。

【总结】

1. 低体温可分为轻度（核心温度 32～35℃），中度（核心温度 28～32℃）和重度（核心温度＜ 28℃）。

2. 低体温的心电图表现包括震颤伪影，窦率减慢导致的心动过缓，出现 Osborn 波，PR、QRS、QT 间期延长，房性和室性心律失常。

3. Osborn 波（J 波）是心电图上的 QRS 波末端和 ST 起始段之间的额外波，通常在机体核心体温降到 32℃以下时出现。

4. 50% 以上的中度低体温患者出现伴缓慢心室率的房颤。

5. ＜ 29℃时可能出现心室颤动，体温＜ 18℃时常出现心搏骤停，但也可见于更高体温。

参考文献

[1] Aslam AF, Aslam AK, Vasavada BC, et al. Hypothermia: evaluation, electrocardiographic manifestations, and management. Am J Med 2006;119:297–301.

[2] Wald DA. ECG manifestations of selected metabolic and endocrine disorders. Emerg Med Clin N Am 2006;24:145–57.

[3] Erickson T, Prendergast H. Procedures pertaining to hypothermia. In: Roberts JR, Hedges JR, Chanmugam AS, et al. (eds.). Roberts: Clinical Procedures in Emergency Medicine, 4th ed. Philadelphia: Saunders, 2004:1344–5.

[4] Mattu A, Brady WJ, Perron AD. Electrocardiographic manifestations of hypothermia. Am J Emerg Med 2002; 20:314–26.

病例 96　服用过量对乙酰氨基酚

【病例概况】女性，17 岁，服用过量对乙酰氨基酚。

【现病史】患者由其母亲送至急诊科就诊，患者承认 24h 前试图通过服用过量对乙酰氨基酚（加强型泰诺，48 片，每片 500mg）来自杀。患者就诊前出现右上腹轻度疼痛，伴呕吐 2 次，否认饮酒，否认妊娠，否认吸毒史。

【既往史】既往无特殊，否认服用其他药物。

【体格检查】

一般情况：发育正常，营养良好，情绪低落，非急性病面容。

生命体征：体温 36.9℃，脉搏 93 次 / 分，血压 120/76mmHg，呼吸频率 16 次 / 分，血氧饱和度 99%。

五官：双侧瞳孔等大等圆，对光反射存在，眼球活动正常，巩膜无黄染，口咽部湿润。

颈部：颈软。

心脏：心率正常，节律齐，无心包摩擦音、心脏杂音、奔马律。

肺部：双肺听诊呼吸音清。

腹部：腹软，右上腹轻度压痛，无腹胀，Murphy 阴性，肠鸣音活跃。

四肢：无杵状指，无发绀、水肿。

神经系统：无明显异常。

精神系统：患者承认有自杀倾向，但否认杀人倾向，否认幻视、幻听。患者由于家庭、社交状况，学习成绩不佳，以及父母对其期望压力而出现严重抑郁。

开放静脉通道，抽血完善实验室检查。重要实验室检查结果包括总胆红素 1.4mg/dl（参考值 0.2～1.3mg/dl），GOT 234U/L（参考值为 14～36U/L），GPT 261U/L（参考值为 11～66U/L），国际标准化比值（INR）1.2（参考值为 0.8～1.2），对乙酰氨基酚 15μg/ml，水杨酸＜ 1.0mg/dl。血清妊娠试验阴性。

【病例解读】

诊断：对乙酰氨基酚（APAP）过量导致的急性肝损害。

诊治经过：患者被强制留院按精神病看护，电话咨询毒物控制中心。患者 24h APAP 血药浓度为 15μg/ml，远高于急性对乙酰氨基酚单药中毒的 Rumack-Matthew 列线图。在急诊室开始静脉予 N- 乙酰半胱氨酸（N-acetylcysteine，NAC）（乙酰半胱氨酸注射液），初始负荷剂量为 150mg/kg，输注时间＞ 15min。在输注负荷剂量期间，患者出现胸部和喉咙紧绷、气短、心悸和皮肤潮红，但生命体征平稳。给予苯海拉明 25mg 静脉注射，患者症状逐渐缓解，继续输注 NAC。患者继续接受 20h 的乙酰半胱氨酸静脉给药方案，请精神科医师会诊后收入儿科病房住院。患者肝功能在住院第 2 天达到峰值，GOT 3313U/L，GPT 3828U/L，国际标准化比值（INR）1.5。根据毒物控制中心建议，患者肝功能开始恢复时将乙酰半胱氨酸静脉给药改为口服。由于患者 INR 升高，给予 3 剂维生素 K 5mg，口服。当患者 GPT 降至 1000U/L 以下时，停用乙酰半胱氨酸，住院第 6 天，患者 GOT 降至 80U/L，GPT 为 935U/L，INR 正常，为 1.0，转诊至精神病院。

【病例讨论】对乙酰氨基酚服用过量及其毒性。

评估任何药物过量患者的首要任务是快速评估气道、呼吸和循环。当患者生命体征平稳，应根据患者摄入药物的类型和时间决定是否使用活性炭清除胃肠道毒物。对于对乙酰氨基酚过量，健康志愿者在摄入药物 1h 后使用活性炭被证实能够显著减少对乙酰氨基酚吸收，但在摄入药物＞4h 后应用活性炭治疗无效[1]。对于所有蓄意服用过量药物的患者，急诊科医师应该将其强制留院按精神病看护。

通常，对乙酰氨基酚（乙酰基－对－氨基苯酚或 APAP）急性中毒的潜在毒性剂量为 150mg/kg（儿童）或 7.5～10g（成人）[2-4]。在治疗剂量下，90% 的 APAP 是通过与葡萄糖醛酸或硫酸盐聚合成无毒的代谢产物；5% 的 APAP 通过肝细胞色素 P450 的多功能氧化酶代谢为一种毒性产物，即 N-乙酰基－对－苯醌亚胺（NAPQI）。正常剂量下，NAPQI 经谷胱甘肽（glutathione，GSH）快速代谢解毒为无毒性代谢产物。对乙酰氨基酚过量抑制聚合途径，导致其通过细胞色素 P450 途径代谢增加，NAPQI 生成增多，GSH 消耗增多，最终导致肝损害[2, 3]。对乙酰氨基酚过量导致 GSH 储量减少，高活性的 NAPQI 能够结合包括半胱氨酸在内的细胞大分子。NAPQI 的这种共价结合导致肝脏的多部位细胞损伤，其中以中心小叶坏死为主[4]。最后，由于 APAP 通过细胞色素 P450 系统代谢为 NAPQI（其毒性代谢产物），理论上任何诱导该系统的药物都会增加 APAP 肝毒性的风险。乙醇是研究的最佳诱导剂。长期酒精摄入会诱导细胞色素 P450 氧化酶系统，从而导致肝脏更多地将 APAP 代谢成毒性产物 NAPQI[3]。

Rumack-Matthew 治疗列线图是用于指导急性 APAP 单药中毒治疗的主要工具（图 96-1）。该列线图首次用于 64 例急性摄入 APAP 病例的回顾性研究，旨在探讨 APAP 血清水平与肝损害的关系[3, 5]。肝损害被定义为谷草转氨酶（GOT）的水平为 1000IU/L。APAP 的血清水平位于摄入 4h 后 200μg/ml 和摄入 24h 后 6.25μg/ml 的连线上或高于该线则能够预测会出现肝损害[5]。这条线被称作“可能毒性线”。当该列线图引进美国时，美国食品药品管理局（FDA）坚持将治疗门槛降低

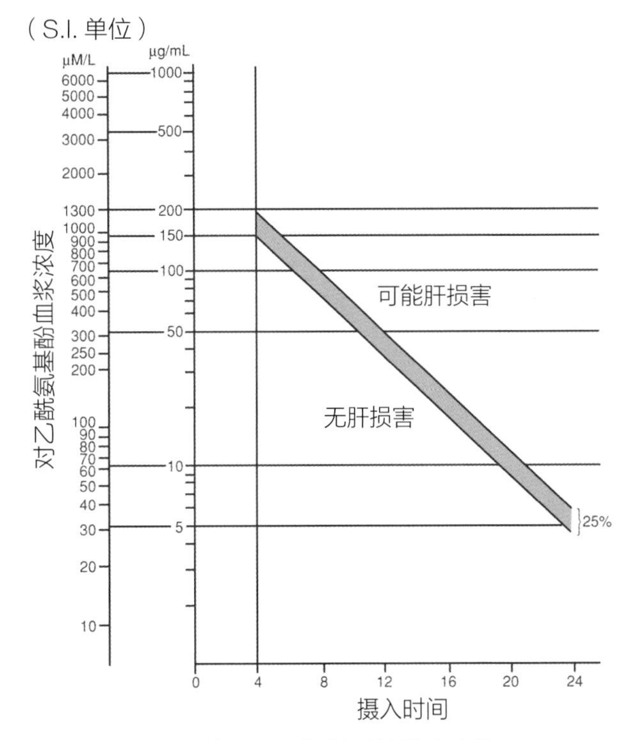

▲ 图 96-1 急性对乙酰氨基酚单药中毒的 Rumack-Matthew 列线图

经许可转载，引自 Merck Manuals，Online Medical Library，Acetaminophen Poisoning，available at http：//www.merck.com/mmpe/sec21/ch326c.html，accessed June 22，2008

25%。其认为的“可能毒性线”是服用 4h 150μg/ml 和 24h 4.7μg/ml 间的连线，并将其用于治疗[6]。该列线图随后在一项使用 NAC 治疗 72h 方案的大规模试验中被验证[7]。

当患者对乙酰氨基酚血清浓度在“可能毒性线”之上时，治疗初始及治疗过程中每天都应该检测肝损伤的实验室指标。随着进行性肝衰竭，应每 12h 检测 1 次[3]。血清转氨酶（GPT、GOT）在摄入 12h 后会出现亚临床升高，大多数发展为肝损害的患者在摄入 24h 内出现 GOT 升高[2, 4]。急性摄入对乙酰氨基酚 36h 后呈现 GOT 正常，则认为足以消除肝损害的可能[4]。然而，转氨酶水平并不能预测临床进程，肝功能恢复过程中或出现暴发性肝衰竭时转氨酶都可下降[4]。在恢复过程中，血清转氨酶下降早于胆红素。因此，应监测患者肝功能，其可能随时间的推移而升高。凝血功能异常（通过 PT 和 INR 升高表现）是

APAP 肝损害的另一项指标。对于 APAP 过量患者应积极监测上述指标的水平。

对乙酰氨基酚导致的肝损害患者存在 4 个临床阶段。Ⅰ期(0～24h),患者可能出现厌食、恶心、呕吐、全身乏力和出汗。由于这些临床症状不具有特异性，患者可能无意间被予以含有更多对乙酰氨基酚的药物来治疗[2]。虽然有些患者在此期可能无症状，他们仍然可能进展为明显的临床损害。Ⅱ期为摄入药物 24h 后，持续 48h。在此期间，患者症状更加不明显，并可能缓解。患者一般表现为右上腹疼痛和压痛，可能出现肝大，部分患者诉尿量减少。Ⅲ期为摄入药物后 3～5 天，Ⅰ期的症状（如厌食、恶心、呕吐和全身乏力）可能再次出现。患者可能出现肝衰竭症状，黄疸、低血糖、出血和肝性脑病；肾衰竭和心肌病也可能出现[2]。肝脏活检可见明显的小叶中心性坏死，出现这种程度肝损害的患者中有 4% 会进展为暴发性肝衰竭。脑水肿、脓毒症或多器官功能衰竭都可能导致患者死亡。最后，Ⅳ期为摄入药物后 5～14 天，可能持续 21 天，患者肝功能完全恢复或死亡[2]。

N- 乙酰半胱氨酸是治疗摄入毒性剂量对乙酰氨基酚的解毒药。NAC 通过多种可能的机制在肝脏中发挥作用[8]。首先 NAC 自身经半胱氨酸转化为还原性谷胱甘肽（GSH)，来提高 GSH 的合成和利用。其次，NAC（通过还原硫基）可以替代 GSH 并直接结合 NAPQI，从而解毒。最后，乙酰半胱氨酸可以提供硫酸化的底物，从而增加无毒性代谢产物的产生[8]。推荐在摄入 APAP 潜在毒性剂量的 8h 内应用 N- 乙酰半胱氨酸，可有效解毒[3]。由于需要大量时间来消耗体内储备的 GSH，无论是在摄入药物后立即使用还是在摄入后 8h 内使用，NAC 都同样有效。有证据表明，无论多晚使用 NAC，无论患者中毒症状多重，NAC 都同样有效[3]。用乙酰半胱氨酸治疗出现迟发症状的患者预后改善的可能机制，为通过增加肝脏内血液循环和提高摄氧来增加氧供，改善脑血流量，NAC 的保护性抗氧化作用，抑制脂质氧化来降低 APAP 的肝毒性作用[3]。

2004 年以前，美国治疗 APAP 中毒的标准疗法是口服 NAC 72h 的治疗方案。FDA 的指南是口服 NAC（乙酰半胱氨酸），首剂 140mg/kg 的负荷剂量，随后每 4h 给予 70mg/kg 的维持剂量，共 17 次[2-4], [6-8]。由于 APAP 过量患者有 33% 在口服 NAC 前出现恶心和呕吐，而在口服 NAC 治疗过程中估计有 51% 的患者出现呕吐症状，因此在服用 NAC1h 内，若出现呕吐者则需要重复给药 1 次[3]。在 2004 年，FDA 批准静脉内使用 20h NAC（注射用乙酰半胱氨酸）方案，该方案已在欧洲、澳大利亚和加拿大应用＞ 20 年[3]。在这个 20h 治疗方案中，NAC 首次负荷剂量为 150mg/kg 输注＞ 15min，随后予 50mg/kg 输注 4h。在剩下的 16h 内给予 100mg/kg 的剂量持续输注[2, 3]。推荐在特定患者中静脉应用 NAC，包括精神状态改变、胃肠道出血、梗阻性疾病，有腐蚀物摄入史，来自母体对胎儿造成的潜在毒性，应用止吐药后仍无法耐受口服 NAC 的顽固性呕吐患者[2]。

尽管普遍认为，静脉用药更适用于顽固性呕吐患者，但目前没有研究证明静脉应用 NAC 比口服 NAC 更有效或更无效[3]。一些证据表明，长疗程使用 NAC 治疗迟发症状患者更有效，尤其是对于暴发性肝衰竭。在有记录的一些 GOT 和 GPT 升高的病例中，NAC 应持续使用，直至患者肝功能明显改善，接受肝移植或死亡[3]。

虽然使用 NAC 出现过敏反应的概率可能高达 48%，但只有 3%～6% 的对乙酰氨基酚中毒患者在静脉应用 NAC 后出现过敏反应[9]。这些可能是组胺释放的结果。过敏症状包括皮肤瘙痒、皮疹、血管性水肿、支气管痉挛、心动过速、低血压、恶心和呕吐。过敏反应通常在负荷剂量输注后 30min 内发生。在大多数报道的病例中，抗组胺治疗有效，出现这些暂时性的反应不需要停止 NAC 治疗[7]。Kao 等基于一项针对静脉应用 NAC 患者进行的回顾性研究，建议延长负荷剂量乙酰半胱氨酸的输注时间至 1h，能够减少过敏反应的发生[10]。最后，出现任何不良反应后，有必要重新评估是否需要继续应用 NAC。如果需要继续应用，有证据表明以较慢的速度重新开始输注是安全的[11]。

虽然 GOT 和 GPT 水平升高通常是 APAP 毒性肝损伤的第一个异常实验室指标，但它们升高的速度和峰值水平并不能判断临床预后[3]。通过收集临床参数和实验室指标建立的国王学院标准已经有效应用于预测 APAP 中毒的不良预后。急性 APAP 单药过量中毒患者，出现严重的代谢性酸中毒（经充分液体复苏后 pH ＜ 7.3），血清肌酐＞ 3.3mg/dl，凝血酶原时间＞正常值的 1.8 倍（＞ 100s），INR ＞ 6.5，Ⅲ级或以上的肝性脑病都提示预后极差[12]。符合上述标准中任何一项的患者应转院至三级医疗中心，以防出现暴发性肝衰竭和可能行肝移植。单独使用 NAC 治疗不是收入 ICU 的指征。

【总结】

1. 对于蓄意服用过量对乙酰氨基酚的患者，初始处理包括关注气道、呼吸和循环（ABC），将患者强制留院按精神病看护，并电话咨询毒物控制中心。

2. APAP 急性中毒的潜在毒性剂量是 150mg/kg（儿童）或 7.5～10g（成人）。

3. Rumack-Matthew 治疗列线图是用于指导急性摄入对乙酰氨基酚治疗的主要工具。摄入 4h 150μg/ml 和摄入 24h 4.7μg/ml 的连线，称为“可能毒性线”，作为治疗的阈值。

4. 治疗摄入毒性剂量对乙酰氨基酚的解毒剂是 N- 乙酰半胱氨酸；静脉和口服给药具有相同的疗效，在摄入 8h 内使用最有效。

5. 根据国王学院标准，急性对乙酰氨基酚过量患者出现严重的代谢性酸中毒（经充分液体复苏后 pH ＜ 7.3），血清肌酐＞ 3.3mg/dl，凝血酶原时间＞正常值的 1.8 倍（＞ 100s），INR 值＞ 6.5，Ⅲ级或以上的肝性脑病都提示预后极差。

参考文献

[1] Yeates PJA, Thomas SHL. Effectiveness of delayed activated charcoal administration in simulated paracetamol (acetaminophen) overdose. Br J Clin Pharmacol 2000;49: 11–4.

[2] Defendi GL. Toxicity, acetaminophen. eMedicine Website. Available at http://www.emedicine.com/ped/topic7.htm. Accessed June 22, 2008.

[3] Rowden AK, Norvell J, Eldridge DL, et al. Updates on acetaminophen toxicity. Med Clin N Am 2005;89:1145–59.

[4] Anker A. Acetaminophen. In: Ford MD (ed.). Clinical Toxicology, 1st ed. Philadelphia: Saunders, 2001.

[5] Rumack BH, Matthew H. Acetaminophen poisoning and toxicity. Pediatrics 1975;55:871–6.

[6] Rumack BH. Acetaminophen hepatotoxicity: the first 35 years. Clin Toxicol 2002;40:3–20.

[7] Smilkstein MJ, Knapp GL, Kulig KW, et al. Efficacy of oral N-acetylcysteine in the treatment of acetaminophen overdose. Analysis of the national multicenter study (1976 to 1985). N Engl J Med 1988;319:1557–62.

[8] Marzullo L. An update of N-acetylcysteine treatment for acute acetaminophen toxicity in children. Curr Opin Pediatr 2005;17:239–45.

[9] Kanter MZ. Comparison of oral and i.v. acetylcysteine in the treatment of acetaminophen poisoning. Am J Health-Syst Pharm 2006;63:1821–7.

[10] Kao LW, Kirk MA, Furbee RB, et al. What is the rate of adverse events after oral N-acetylcysteine administered by the intravenous route to patients with suspected acetaminophen poisoning? Ann Emerg Med 2003;42:741–50.

[11] Bailey B, McGuigan MA. Management of anaphylactoid reactions to intravenous N-acetylcysteine. Ann Emerg Med 1998;31:710–5.

[12] O'Grady JG, Alexander GJ, Hayllar KM, et al. Early indicators of prognosis in fulminant hepatic failure. Gastroenterology 1989;97:439–45.

病例 97　突发头痛伴皮疹

【病例概况】男性，21 岁，突发头痛伴皮疹。

【现病史】患者于海鲜餐馆进食后突发双侧搏动性头痛，就诊于急诊科，伴面部潮红、心悸、气促，手臂及躯干皮疹，球结膜充血。

【既往史】否认既往有任何类似的症状，否认其他食物及药物摄入。

【体格检查】

一般情况：患者意识清醒，未见急性面容。

生命体征：体温 36.1℃，脉搏 121 次 / 分，血压 112/66mmhg，呼吸频率 22 次 / 分，血氧饱和度 99%。

五官：双瞳等大等圆，对光反射存在，眼球运动正常，双侧巩膜充血，面部潮红。

颈部：颈软，无颈静脉怒张。

心脏：心动过速，律齐，未及心包摩擦音、心脏杂音、奔马律。

肺部：双肺听诊呼吸音清，未及干湿啰音。

腹部：腹软，无压痛、腹胀。

四肢：无杵状指、发绀、水肿。

皮肤：四肢和躯干大量红斑及红疹，皮温高（图 97–1）。

神经系统：未检。

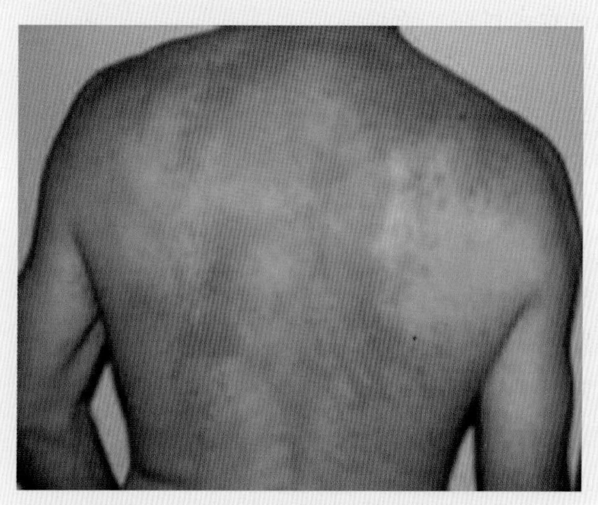

▲ 图 97–1　头痛和面部潮红患者的皮疹示例

【病例解读】

诊断：鲭亚目鱼中毒。

诊断依据：患者自述在进食鲯鳅鱼（与既往进食相比未见明显味道异常）后 30min，出现双侧搏动性头痛，伴面部潮红、心悸、气促，手臂和躯干皮疹，球结膜充血等症状。患者既往曾进食过该鱼类，未出现明显中毒症状。

治疗及转归：予以苯海拉明 25mg，静脉滴注，西咪替丁 300mg，静脉滴注，2h 后患者症状好转出院，立即向当地卫生部门报告该鲭亚目鱼中毒事件。

【病例讨论】鲭亚目鱼中毒。

鲭亚目鱼中毒（鲭毒性、似鲭毒性）是典型的与食用鱼类有关的中毒性疾病[1]。该病发病与鲭亚目鱼相关（如海洋金枪鱼、长鳍金枪鱼、马鲛鱼）。美国疾病控制和预防中心（CDC）已经确认最大的病媒是非鲭鱼（如鲯鳅鱼和琥珀鱼）。CDC 的流行病学数据显示鲭亚目鱼中毒是美国发现的最主要的食源性化学中毒类型。第二常见的是西加鱼中毒[1]。

鲭鱼中毒的症状取决于摄入生物胺的量，特别是与组胺有关[1, 2]。细菌的组氨酸脱羧基产生组胺，一般正常水平下，每条鱼所产生的组胺＜0.1mg/100g。相比之下，可造成中毒的鱼样本中每 100g 鱼的组胺含量至少为 20～50mg。急性患者的血清组胺水平和尿组胺排泄升高[2]。抗组胺药（H_1 和 H_2 阻断药）可以安全有效地缓解症状。

鲭亚目鱼中毒相对少见（真实数据较报道数

据更加庞大），CDC 报道鲭亚目鱼中毒占美国食源性疾病暴发的 5%[1, 4]。该病一般有自愈性，但也可能导致明显不适感。症状出现一般是在摄入有关鱼 10～30min，也有的会在 3h 后。这些鱼的特点包括辛辣和苦[3-5]。中毒症状是非特异性的，包括面部潮红、心悸、头痛、恶心、腹泻、焦虑、休克或失明（罕见）[1, 3, 4]。体格检查躯体可见弥漫性的黄色斑疹、红色斑疹，红疹（最常见），心动过速、喘息（一般只见于组胺敏感的哮喘病患者），低血压或高血压，结膜炎。症状的严重程度与个体对组胺敏感性的差异、食用分量的大小，是否来自同一条鱼，以及烹饪前鱼的温度相关。鲭亚目鱼在捕获后立即在 15℃以下冷藏，并保存至鱼煮熟或加工储存，则可避免鲭鱼中毒[4]。但是烹煮并不能灭活毒素。

如果患者只有轻度症状，只需要观察，安抚患者情绪。急性发病需要根据病情使用抗组胺药，如 H_1 阻断药（如苯海拉明 20～50mg，口服 / 静脉注射 / 肌内注射，每 4～6 小时 1 次）和 H_2 阻断药（如雷尼替丁 150mg，口服，每 12 小时 1 次或 50mg，静脉注射，每 8～12 小时 1 次，或者西咪替丁 300mg，口服或静脉注射，每 6～8 小时 1 次）。如果患者有治疗指征，抗组胺药可用于减轻组胺引起的症状。一般不需要使用肾上腺素或其他肾上腺素能药物，因为真正的过敏反应所释放的整个级联介质在鲭鱼中毒中无法被获知[1]。阻断组胺（麝香毒素中毒的唯一药物介质）的作用，通常是唯一必要的治疗方案[1]。

尽管支气管痉挛罕见，但如果发生，推荐使用支气管扩张药或肾上腺素。患者接受有效剂量的抗组胺治疗（特别是苯海拉明）后，出院时不允许开车。鲭亚目鱼中毒是一种应该“立即”上报当地公共卫生部门的疾病，需要将其发病率完整的报告给卫生部门，还须及时电话告知公共卫生部门。

【总结】

1. 鲭亚目鱼中毒症状取决于摄入生物胺，特别是组胺。症状出现一般是在摄入有关鱼 10～30min 后，也有的会在 3h 后。这些鱼的特点包括辛辣、苦。

2. 中毒症状包括面部潮红、心悸、头痛、恶心、腹泻、焦虑、休克或失明（罕见）。

3. 体格检查，躯体可见弥漫的黄色斑疹、红色斑疹（最常见），心动过速、喘息（一般见于组胺敏感的哮喘病患者），低血压或高血压，结膜炎。

4. 急性发病需要抗组胺药，如 H_1 阻断药（如苯海拉明 20～50mg，口服 / 静脉注射 / 肌内注射，每 4～6 小时 1 次）和 H_2 阻断药（如雷尼替丁 150mg，口服，每 12 小时 1 次或 50mg，静脉注射，每 8～12 小时 1 次，或者西咪替丁 300mg，口服或静脉注射，每 6～8 小时 1 次）。

5. 发现鲭亚目鱼中毒病例一定要立即上报当地公共卫生部门。

参考文献

[1] Patrick JD. Toxicity, Scombroid. eMedicine Website. Available at http://www.emedicine.com/emerg/topic523.htm.Accessed June 23, 2008.

[2] Morrow JD, Margolis GR, Rowland J, Roberts LJ. Evidence that histamine is the causative toxin of scombroid-fish poisoning. N Engl J Med 1991;324:716–20.

[3] Perkins RA, Morgan SS. Poisoning envenomation, and trauma from marine creatures. Am Fam Phys 2004;69:885–90.

[4] Matteuci MJ, Ly BT, Clark RF. Seafood toxidromes. In: Auerbach PS (ed.). Wilderness Medicine, 5th ed. Philadelphia: Mosby, 2007:1534–36.

[5] Diseasedex™, Scombroid Fish Poisoning, Anaphylaxis – Acute. In: Klasco RK (ed.). Diseasedex™, General Medicine, Thomson Micromedex®, Vol. 131. Greenwood Village, CO: Thomson, 1974–2007.

病例 98 双足疼痛伴肿胀

【病例概况】男性，47 岁，双足疼痛伴肿胀。

【现病史】患者自诉 6 天前出现双足及踝部渐进性疼痛伴肿胀，疼痛致其行走困难。无胸痛、气促、腹痛、恶心、排尿困难等不适。1 天前被其初级保健医生诊断为双足底筋膜炎，予以酮咯酸氨丁三醇 30mg，肌内注射止痛，并辅以其他口服药止痛及呋塞米片利尿消肿。近日来，尿色加深。

【既往史】既往无重大疾病史，患者经常饮酒，发病 6 天前有慢跑史，5 天前通过鼻吸和烟吸两种方式吸食过冰毒。

【体格检查】

一般情况：发育良好，体型肥胖，无脱水，无急性面容。

生命体征：体温 36.9℃，脉搏 76 次 / 分，血压 159/93mmHg，呼吸频率 18 次 / 分，血氧饱和度 100%。

五官：无明显异常。

颈部：颈软，颈静脉无怒张。

胸部：双肺听诊呼吸音清。

心脏：心率正常，节律规整，无心包摩擦音、心脏杂音、奔马律。

腹部：腹部平软，无压痛、腹胀。

四肢：双下肢胫前区Ⅲ度凹陷性水肿。

神经系统：无明显异常。

开放静脉通道，抽血实验室检查。行 12 导联心电图（图 98-1），清洁尿液送检。尿液呈茶色。试纸检测血液毒品呈阳性。血清肌酐 14.5mg/dl（正常值为 0.8～1.5mg/dl）。

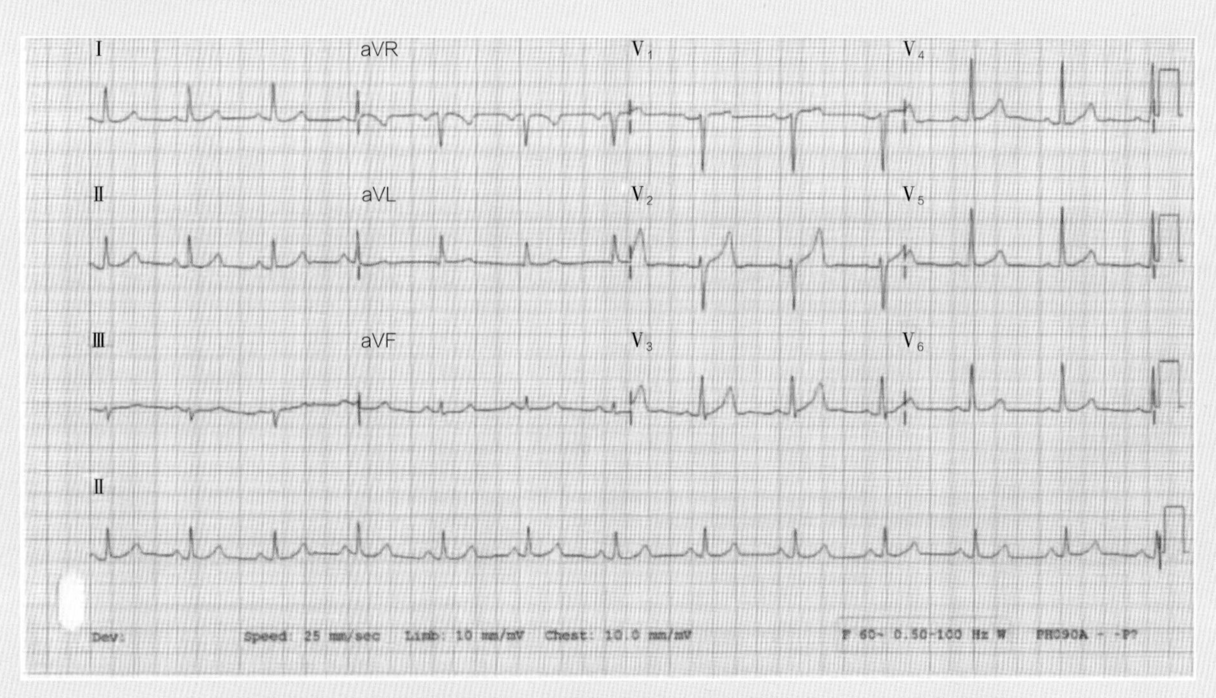

▲图 98-1 47 岁男性患者的 12 导联心电图，T 波高尖，以 V_2、V_3 导联显著

【病例解读】

诊断： 横纹肌溶解继发急性肾衰竭。

诊断依据： 近日有吸毒史，可能诱发横纹肌溶解。血生化，血清肌酐 14.5mg/dl（正常值为 0.8～1.5mg/dl），BUN145mg/dl（正常值为 9～20mg/dl），血钾 6.6mmol/L（正常值为 3.5～5.5mmol/L），血钠 124mmol/L（正常值为 137～145mmol/L），血清肌酸激酶 114 720U/L（正常值＜170U/L）。尿常规检查，尿液呈茶色，隐血试验阳性。

治疗

1. 治疗高钾血症。50% 葡萄糖溶液＋胰岛素静脉注射，予以口服 30g 乙烯磺酸钠树脂。

2. 治疗急性肾衰竭。留置导尿，持续静脉滴注生理盐水水化及碳酸氢钠碱化尿液，经肾科医师会诊，介入放射科置入透析导管后，患者接受紧急透析并收入院。

转归： 第 13 天出院，并继续 1 周的透析治疗后患者肾功能恢复正常。

【病例讨论】横纹肌溶解与急性肾衰竭。

横纹肌溶解是由骨骼肌受损所引起的临床综合征，其肌细胞内容物被释放到细胞外液和血液循环中[1]，该疾病的诊断依赖于血浆及尿液中细胞内容物的测定。这种损伤可导致不可逆的肾功能障碍、肾衰竭或死亡。通常该病的病因主要包括挤压伤、过劳、酗酒、某些药物、毒品和有毒物质[2]。8%～15% 的急性肾衰竭由横纹肌溶解引起[3]。该病的总死亡率近 5%，但任何单个患者的死亡率则取决于潜在的病因和存在的并发症[3]。

横纹肌溶解的病因多种多样，但其结局都是相同的。当细胞膜的完整性遭到破坏，细胞内的钠离子及钙离子水平升高，最终导致细胞破裂和死亡[4]。然后，大量的细胞内成分包括肌酸激酶（CPK）等被释放到血浆中。因此临床上将 CPK 水平升高作为诊断横纹肌溶解的主要标志物。CPK 是肌红蛋白的降解产物，被认为可直接对肾脏产生毒性作用，这可能就是横纹肌溶解有潜在并发肾功能损害的原因[4]。尿液分析及尿沉渣镜检可用于该病的筛查，肌红蛋白尿阳性可以为该病提供诊断依据[2]。

横纹肌溶解的患者常表现出肌无力、肿胀和疼痛[1]，根据病因的不同，肌肉疼痛的部位可以是局灶性或弥散性的。患者也经常会注意到自己的尿色加深或呈茶色[1-2]。然而，高达 50% 的患者在临床血清学检查时发现 CPK 水平升高不伴有肌无力和肌肉疼痛等症状，仍应高度怀疑其患有横纹肌溶解[1]。

怀疑患有横纹肌溶解的患者应及时完善血清 CPK 及尿液肌红蛋白测定，同时密切监测血钾、肌酐及尿素氮水平。10%～40% 的病例将出现危及生命的高钾血症（特别是受伤后的几小时）[3]。低钙血症是另一个早期并发症，其可在溶解的肌细胞释放大量的磷酸盐后加重[2]。近 25% 的横纹肌溶解患者可出现肝功能异常。最后，可出现急性肾衰竭或 DIC 等晚期并发症(发病后的 12～24h)[2]。

吸食冰毒可使人体血清中多巴胺及去甲肾上腺素水平增高,从而导致机体三磷酸腺苷(adenosine triphosphate，ATP）需求增加。冰毒成瘾者常常因为高度兴奋而忘记饮食。能量和水分摄入的减少，以及冰毒引发的交感兴奋效应是导致此类人群出现横纹肌溶解高发的主要原因[5]。

当血清 CPK 比正常参考值升高 2～3 倍以上，并存在相关临床病史和危险因素的患者，应被高度怀疑患有横纹肌溶解[3]。治疗上应静脉给予 500ml/h 等渗晶体液，确保维持尿量在 200～300ml/h，肌酸激酶（CK）应每 6～12h 监测一次用以确定其峰值水平[3]。血 CK 水平＞ 6000IU/L 的患者推荐运用碳酸氢钠碱化尿液[3]。合并有酸血症、严重脱水，以及肾病病史的患者更应考虑早期碱化。另外，有指南建议可运用 0.45% 的生理盐水配伍适量碳酸氢钠缓慢静脉滴注（100ml/h），保持尿 pH ＞ 7[3]。

甘露醇作为渗透性利尿药，可舒张肾血管和清除氧自由基，这些可能有益于横纹肌溶解患者的治疗[1]。但甘露醇仅在动物实验和回顾性研究病例中有应用依据，其实际运用价值仍存在争议[2]。

横纹肌溶解的患者不推荐使用髓袢类利尿药（如呋塞米）治疗，因为它会酸化尿液，并且不能改善肾脏受累的结局反倒可能加重肾功能的恶化[1-2]。虽经治疗，患者仍经常并发急性肾小管坏死（acute tubular necrosis，ATN），在这种情况下，需请肾内科医师会诊，积极行血液透析治疗（每日≥ 1次）[2]。随着时间推移，患者的肾功能可部分或完全恢复。

【总结】

1. 横纹肌溶解是由骨骼肌细胞破坏后其细胞内物质被大量释放在血液循环中而引发的可能威胁生命的临床综合征。

2. 横纹肌溶解的主要病因包括挤压伤、过劳、酗酒、某些有毒物质或药品等。

3. 横纹肌溶解的患者临床表现通常有肌无力、肌肉肿胀和疼痛。

4. 血清肌酸激酶水平升高及尿中肌红蛋白阳性有助于该病的诊断。

5. 横纹肌溶解的治疗包括积极的晶体液静脉水化、碳酸氢钠碱化尿液，以及为防治急性肾衰竭而采取的急诊血液透析。甘露醇可能有益于该病的治疗，目前临床的实际运用仍存在争议。

参考文献

[1] Bontempo LJ. Rhabdomyolysis. In: Marx JA, Hockberger RS, Walls RM, et al. (eds.). Rosen’s Emergency Medicine: Concepts and Clinical Practice, 6th ed. Philadelphia:Mosby, 2006;1975–83.

[2] Sauret JM, Marinides G, Wang GK. Rhabdomyolysis. Am Fam Physician 2002;65:907–12.

[3] Craig S. Rhabdomyolysis. eMedicine Website. Available at http://www.emedicine.com/emerg/topic508.htm. Accessed June 26, 2008.

[4] Fernandez WG, Hung O, Bruno GR, et al. Factors predictive of acute renal failure and need for hemodialysis among ED patients with rhabdomyolysis. Am J Emerg Med 2005;23:1–7.

[5] Richards JR, Johnson EB, Stark RW, et al. Methamphetamine abuse and rhabdomyolysis in the ED: a 5-year study. Am J Emerg Med 1999;17:681–5.

病例 99　蛇咬伤

【病例概况】女性，55 岁，蛇咬伤。

【现病史】患者诉其穿着凉鞋行经灌木丛小路时，不慎被蛇咬伤其右侧足弓，当时立即感尖锐样疼痛，伴寒战，并听到“滴答”摆动声，随后伤口疼痛逐渐加重伴红肿，并出现手部和舌头针刺麻木感。其同伴立即拨通急救电话将其送至医院急诊科。入院后患者感右足疼痛、肿胀加剧，伴恶心。否认胸闷、气促、腹痛及喉头水肿。免疫接种史不详。

【既往史】既往有严重的哮喘和高血压。

【体格检查】

一般情况：发育良好，营养中等。

生命体征：体温 37℃，脉搏 95 次 / 分，血压 175/74mmHg，呼吸频率 18 次 / 分，血氧饱和度 100%。

五官：双瞳等大等圆，对光反射存在，眼球运动正常，口咽潮湿，悬雍垂无水肿。

颈部：颈软。

心脏：心率正常，心律齐，无心包摩擦音、心脏杂音、奔马律。

肺部：双肺听诊呼吸音清，未闻及干湿啰音及哮鸣音。

腹部：腹软，无压痛、腹胀，肠鸣音活跃。

四肢：右全足肿胀伴红斑并延伸至小腿部，右足弓内侧见 2 个蛇咬伤口（图 99-1），患侧皮温稍高，全足广泛触痛，可扪及足背动脉搏动，足部感觉正常，足及足趾活动正常，足趾背伸疼痛无加重。

神经系统：无明显异常。

开放静脉通道，抽血送实验室检查。分别静脉注射吗啡止痛和昂丹司琼止吐。生理盐水清洁伤口，冰敷及抬高患肢。实验室检查红细胞计数、电解质、尿素氮（BUN）、肌酐、血糖、凝血酶原时间（PT）、部分活化凝血酶原时间（APPT）、国际标准化比值（INR）、纤维蛋白原、D- 二聚体、肌酸激酶（CK）等均在正常范围内。

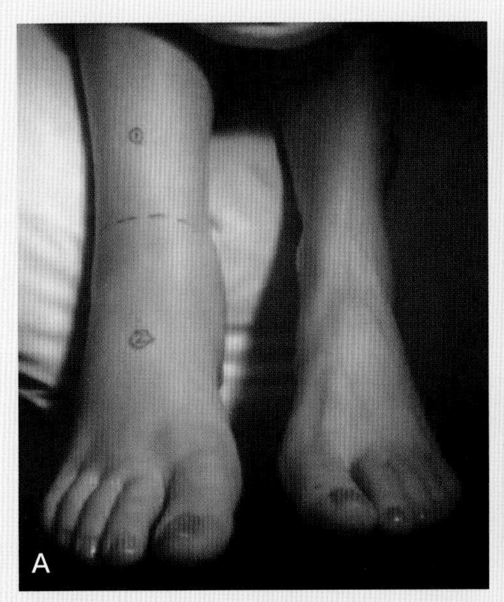

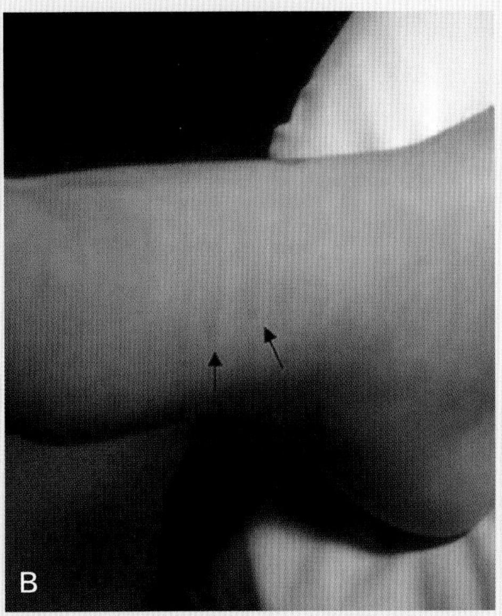

▲图 99-1　A. 右全足肿胀伴红斑并延伸至小腿部；B. 右足弓内侧见 2 个蛇咬伤口（黑箭）

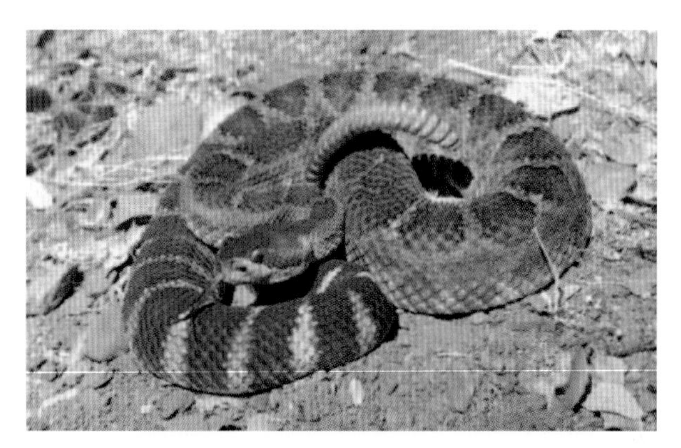

▲ 图 99-2　北太平洋响尾蛇（蝮蛇亚科）

【病例解读】

诊断：蛇咬伤注毒（北太平洋响尾蛇，图 99-2）。

诊断依据

1. 蛇咬伤史明确。

2. 本土响尾蛇咬伤事故多见且患者听到类似响尾的声音。

3. 患足明显肿胀、疼痛伴红斑。

治疗经过

1. 应用吗啡止痛，昂丹司琼止吐，生理盐水清洁伤口，冰敷及抬高患肢。

2. 予以破伤风抗毒素。

3. 咨询相关中毒物防治中心后，予以 4 安瓿瓶响尾蛇抗蛇毒素静脉注射，注射 6h 后患足肿胀加重、皮肤红斑增多，再追加 4 安瓿瓶响尾蛇抗蛇毒素，并迁入 ICU，实验室监测 INR、ARRT、PT、CK 指标。

转归：住院 3 天后右足肿胀、红斑及疼痛明显缓解出院，嘱右足负重，密切随访。

【病例讨论】美国毒蛇咬伤。

在 3000 多种蛇类中有 15% 的蛇类对人类的生命安全可造成威胁 [1-2]。从 2003 年美国毒物控制中心的数据来看，发现共有 2911 例美国本土毒蛇咬伤事件发生 [3]，还不包括未上报的病例。美洲常见的毒蛇主要可分为蝰蛇科（响尾蛇、蝮蛇亚科）和眼镜蛇科（眼镜蛇、珊瑚蛇、海蛇）。蝮蛇主要集中在加拿大南部区域。例如，全美国的 48 个州除缅因州外至少每个州有一条蝮蛇存在 [3]。响尾蛇是蝮蛇中最常见的一类，几乎遍布整个西半球。在各类蛇咬伤致死事故中，菱斑响尾蛇是最常见的 [4]。死亡事件通常发生在儿童、老人，以及未及时予以响尾蛇抗毒素治疗或用药剂量不足的受害者 [4]。

绝大多数的蛇咬伤受害者为 17—27 岁的男性 [2]，常因为他们在咬伤中毒前有酗酒史 [3, 5]。95% 的咬伤部位集中在四肢末端（下肢多于上肢），咬伤事件多发生在每年的 4—10 月，其中高峰为 7—8 月份 [2-3]。因为这几个月正值蛇的活跃期，且人们也在这几个月倾向于户外活动。25% 的蝮蛇咬伤为“干”性咬伤，即未注射毒液 [1, 3]。响尾蛇的尾部由特征性的角蛋白环连锁组成，当它被激惹或受到威胁时，可通过角蛋白环之间的共振而发出特有的嗡嗡声来警告对方 [2, 3]。大部分蛇咬伤事件的主导者为东菱斑响尾蛇、太平洋响尾蛇、草原响尾蛇、森林响尾蛇和侏儒响尾蛇 [2]。

蛇毒可有近百种不同化学物质混合而成 [3]，其中比较常见的包括磷脂酶 A_2、金属蛋白酶类、血凝酶。磷脂酶 A_2 是一种神经毒素，它可竞争性结合突触前受体，抑制乙酰胆碱等神经递质释放，从而影响神经 – 肌肉接收信号的传递，导致肌肉麻痹 [3]。此外，磷脂酶 A_2 又可直接破坏肌细胞的细胞膜，导致钙内流、细胞崩解，释放大量的肌酸和 CK，最终引起弥散性肌坏死和横纹肌溶解。金属蛋白酶可激活肿瘤坏死因子 –α（TNF–α）和人体内源性金属蛋白酶，从而加重炎症反应。血凝酶可引发消耗性凝血功能障碍，却不直接激活凝血因子或抗凝血酶原Ⅲ（ATⅢ）复合物 [3]。

明确蛇咬伤中毒的诊断需要对毒蛇种类的确切识别和结合中毒的临床表现 [1]。为了辨认蛇的种类，患者可能会带着死蛇或活蛇，蛇的一部分或整条蛇入急诊科，即便是被斩首的蛇或部分蛇身也不能随意处理，因为在其神经系统未完全丧失功能的情况下仍有二次咬伤事故的可能 [1, 2]。通常被蛇咬伤的患者会有濒死感，恐惧将会使他们出现如恶心、呕吐、腹泻、晕厥、心动过速、寒战或皮肤湿冷等症状 [2]。被响尾蛇咬伤的典型临床症状将在被咬的 30～60min 出现。通常可在咬伤的部位出现≥ 1 个伤口标记，患者常感到伤口或其邻近的组织疼痛、肿胀，并出现皮肤红斑，甚至瘀斑[2]。疼痛多为局部烧灼样疼痛，而组织水肿一般进展较快。经过一段时间，咬伤处周围组织可能出现皮下出血和严重的水疱形成[3]。

蛇咬伤中毒的早期典型症状包括恶心、呕吐、口周感觉异常、指端或趾端针刺痛，以及身体乏力、嗜睡[1]。受害者常诉舌头或口唇麻木感[3]。更严重的全身性反应包括低血压、呼吸急促、呼吸困难、严重心动过速，以及感觉变异。绝大多数蝮蛇的毒液包含侵犯血液和组织的血毒素，其能损伤毛细血管内皮细胞，导致血浆及血细胞外渗至第三间隙[6]。响尾蛇咬伤并注毒会导致消耗性凝血功能障碍，伴随出现延长或无法测量的 INR、PT 或 APPT，血清纤维蛋白原减少、纤维蛋白降解产物增多，以及血小板计数减少（每毫升＜ 20 000 计数）[1]。肌肉的损伤将导致血清 CK 及血钾水平升高[3]。毒素也可以产生 DIC、急性肾衰竭、低血容量性休克，以及死亡等严重的全身性反应[6]。

降低蛇咬伤中毒相关死亡率的重要措施包括尽快入院、密切监测和抗蛇毒血清的及时运用[3]。患者入院后应立即评估其气道、呼吸及循环功能，确保安全后，方能详细并迅速的采集患者相关病史。询问病史的要点包括咬伤的时间、周围环境、蛇的特征描述、初始急救措施、有无就医及就医过程、有无特殊治疗、食物、药物，以及动物制品过敏史等。同时，还需详细查看咬伤处的印记，判断有无水肿、红斑及皮下瘀斑，并帮助患者解下身上的手表、戒指，以及紧身衣[2]。每 20～30min 估测咬伤处周边组织水肿的范围，直到水肿症状消退[1-2]。首先进行的实验室检查包括血常规、电解质、尿素氮、肌酐、凝血全套（PT、APPT、INR、D- 二聚体、纤维蛋白原等）、尿液分析等[1-2]。其次再依据患者的年龄、既往史及病情严重程度予以 CK、心电图、胸部 X 线片、血型鉴定等检测[2]。最后根据患者的被动免疫史酌情予以破伤风抗毒素治疗。

早期、有效地运用抗蛇毒血清是治疗蝮蛇咬伤中毒的关键步骤。注射抗蛇毒血清是对抗血清中蛇毒素的被动免疫治疗[3]。对抗蝮蛇毒的抗蛇毒血清主要有 CroFab 和 ACP 两种[3]。ACP 于 1954 年被引入，能有效降低蝮蛇咬伤中毒的死亡率[1]。CroFab 从对蝮蛇毒素产生免疫力的绵羊血中提取，是复合的、特异的多元抗蛇毒素[1]。在动物实验中，学者们证实 CroFab 的效价是 ACP 的 5.2 倍。从临床用药经验来说，治疗北美蝮蛇咬伤中毒 CroFab 比 ACP 更有效、更安全[3, 7]。

运用抗蛇毒血清的适应证包括进行性加重的毒性反应、咬伤局部症状恶化（疼痛、肿胀、红斑等）、凝血功能异常和全身反应（低血压、精神状态改变等）[2]。为取得最佳的治疗效果，应在被咬伤后尽早给予抗蛇毒血清（咬伤后 4～6h）[3]。CroFab 是初始治疗的首选药物，如有相关证据显示，在初始注射后的 1h 内症状进展恶化或凝血功能、全身反应及体征没有得到明显改善，应重复给药直至症状好转[2, 3, 8]。在初始治疗控制症状后，为防止局部复发，于初始治疗稳定后的 6h、12h、18h 继续给予抗蛇毒血清治疗[1-3, 8]。对于注射了抗蛇毒血清治疗的患者，建议在 ICU 监测其对治疗的反应，以及药物不良反应等[1]。

【总结】

1. 在美国每年有 7000～8000 例的蛇咬伤中毒事件，其中平均有 5～6 名患者死亡。

2. 对于蛇咬伤中毒的受害者，应积极支持治疗，间断测量咬伤周边水肿、红斑等病变累及的范围，并积极监测血常规（红细胞计数、血小板计数等）、尿常规、CK、BUN 及凝血功能各项指标（INR、APPT、PT、纤维蛋白原、D- 二聚体等）。

3. 运用抗蛇毒素的适应证包括进行性加重的毒性反应、咬伤局部症状恶化（疼痛、肿胀、红斑等）、凝血功能异常和全身反应（低血压、精神状态改变等）。

4. 对于注射抗毒血清治疗的患者，推荐送入 ICU 进行有效的监护。

参考文献

[1] Gold BS, Dart RC, Barish RA. Bites of venomous snakes. N Engl J Med 2002;347:347–56.

[2] Gold BS, Barish RA. North American snake envenomation: diagnosis, treatment and management. Emerg Med Clin N Am 2004;22:423–43.

[3] Norris RL, Bush SP. Bites by venomous reptiles in the Americas. In: Auerbach PS (ed.). Wilderness Medicine, 5th ed. Philadelphia: Mosby, 2007:1052–6.

[4] Gold BS, Wingert WA. Snake venom poisoning in the United States: a review of therapeutic practice. South Med J 1994;87:579–89.

[5] Wingert WA, Chan L. Rattlesnake bites in Southern California and rationale for recommended treatment. West J Med 1988;148:37–44.

[6] Juckett G, Hancox JG. Venomous snakebites in the United States: management review and update. Am Fam Physician 2002;65:1367–74, 1377.

[7] Consroe P, Egen NB, Russell FE, et al. Comparison of a new ovine antigen binding fragment (Fab) antivenin for United States Crotalidae with the commercial antivenin for protection against venom-induced lethality in mice.AmJ Trop Med Hyg 1995;53:507–10.

[8] Package insert, CROFAB® Crotalidae Polyvalent Immune FAB (ovine). Available online at http://www.fougera.com/products/crofab˙digifab/crofab˙packageinsert.pdf. Accessed June 30, 2008.

病例 100　颜面部肿胀

【病例概况】女性，62 岁，颜面部肿胀。

【现病史】患者诉于几小时前因进食墨西哥食物，出现颜面部肿胀伴全身皮肤瘙痒，随后出现进行性面部水肿，轻度呼吸急促和胸闷，无喉部紧缩感、吞咽或呼吸困难等。遂入急诊科就诊。

【既往史】既往有 2 型糖尿病和高血压病史，长期口服佐得普利（ACEI）、格列吡嗪及曲唑酮对症治疗，这些药都不是新药并且患者近期未改变药物服用的剂量。但 2 个月前，曾有过 2 次食用番茄后均出现短暂的颜面部肿胀病史，但以往没有类似状况发生。否认药物过敏史。

【体格检查】

一般情况：发育良好，营养中等，无急性病面容。

生命体征：体温 36.7℃，脉搏 80 次 / 分，血压 130/80mmHg，呼吸频率 20 次 / 分，血氧饱和度 98%。

五官：口唇明显水肿，舌体增大（图 100-1），口咽部潮湿，悬雍垂轻度肿胀，说话口齿欠清。

颈部：颈软，未见颈静脉怒张，无闻及血管杂音。

肺部：双肺听诊呼吸音清，未闻及干湿啰音及哮鸣音。

心脏：心率正常，心律齐，无心包摩擦音、心脏杂音、奔马律。

腹部：腹部平软，无压痛、腹胀，肠鸣音活跃。

四肢：无杵状指、发绀及水肿。

皮肤：温暖干燥，血供良好，无发绀、皮疹等。

神经系统：未见明显异常。

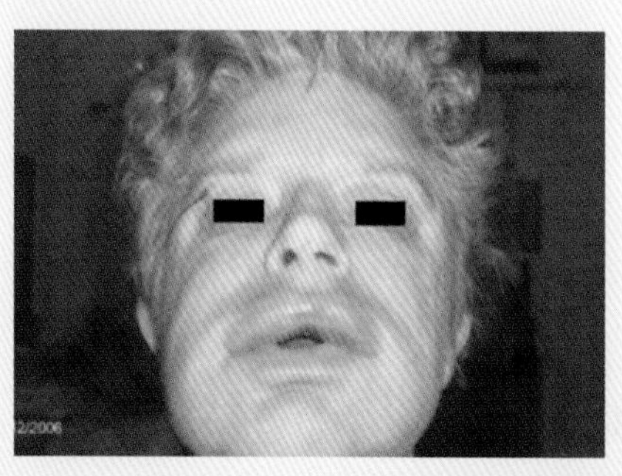

▲图 100-1　62 岁女性，食用墨西哥食物后出现颜面部水肿

【病例解读】

诊断：血管性水肿（巨大荨麻疹）。

诊断依据：实验室检查基本正常，包括 C1 酯酶抑制因子（诊断遗传性血管神经水肿的参考指标）及血清类胰蛋白酶在内的各项实验室指标正常。放射变应原吸附试验（radioallergosorbent test，RAST）提示番茄阴性，小麦弱阳性。

治疗经过：给予甲强龙 125mg，静脉注射；苯海拉明 25mg，静脉注射；法莫替丁 20mg，静脉注射，辅以喷洒消旋肾上腺素改善症状。几小时后，患者嘴唇及舌头持续肿胀，收入住院，进一步治疗。入院后继续给予血管紧张素抑制药和激素、苯海拉明和法莫替丁治疗。

转归：住院 2 天后面部肿胀症状明显缓解出院，嘱门诊继续予以逐渐减量的糖皮质激素、法莫替丁及苯海拉明治疗，并开具消旋肾上腺素外用喷剂以备紧急情况下使用。

【病例讨论】血管性水肿。

血管性水肿（angioedema，AE）是由于毛细血管或微小静脉渗透性增加而导致的组织间隙水肿 [1]。＞ 50% 的患者通常出现荨麻疹并发 AE[1]。荨麻疹与 AE 的水肿发生机制类似，但 AE 发生在真皮以下更深层的组织，因此患者的症状、体征和荨麻疹有所不同。此外，AE 的 C1 酯酶抑制因子缺乏是 AE 不同于荨麻疹的独特病理生理机制，同时 AE 常不并发荨麻疹 [1]。

AE 的人群发病率为 15%，且女性较男性多见[2]，好发于眶周、口唇、舌、四肢肢端、肠壁等疏松组织[2, 3]。肠壁型的 AE 可出现腹痛、恶心、呕吐等症状，偶伴有肠梗阻，但一般不累及皮肤。AE 致死通常与喉部受累水肿所致的气道梗阻有关，喉头水肿的死亡率可达 25%～40%[2]。典型的 AE 发病持续时间为 2～3 天，可单发或复发。急性反复发作的 AE 或荨麻疹发病的持续时间一般＜ 6 周（占 90%），而患病＞ 6 周的复发性 AE 则被认定为慢性发病过程（占 10%）[3]。

由组胺诱导的过敏性 AE 是人体对食物、药物、昆虫毒液等抗原产生过敏反应的结果[4]。激肽诱导的 AE 则与缓激肽激活内皮细胞引发毛细血管舒张和毛细管渗漏有关，目前它有两种已知的类型，遗传性和药物诱导型[4]。遗传性血管性水肿（hereditary angioedema，HAE）是一种常染色体显性遗传病，其导致用于调节经典补体激活途径的 C1 活性的 C1 抑制物（C1 inhibitor，C1 INH）表达缺乏。C1 INH 的缺乏可使缓激肽、激肽释放酶和纤溶酶等血管活性介质功能失调[2]。药物诱导型主要与 ACEI 类药物有关，干扰局部缓激肽的降解是其致病的主要因素[5]。通常在服药的 1 个月内为高发期（占 25%），偶尔也可在服药许多年后首次发病[2]。

AE 的临床诊疗依赖于重点紧急情况的评估和细致的病史询问。气道受累所致气道狭窄常威胁患者的生命安全。待患者病情稳定后，必须详细了解病史，包括可引发风险的食物、药物、蚊虫叮咬、物理、化学、职业暴露史及家族遗传史等，以便于甄别发病的根本原因[3]。AE 的鉴别诊断包括进展中的过敏综合征、轻型多形红斑、大疱性类天疱疮、疱疹样皮炎、荨麻疹性血管炎、肥大细胞增多症、HAE、ACEI 相关药物性 AE 及免疫复合物性血清病等[3]。IgE 介导 AE 的诊断通常需要经皮肤或放射变应原吸附试验的食物反应来证实[5]。HAE 有特征性的 C1 INH 缺乏，而人类急性过敏反应常出现血清类胰蛋白酶水平升高[5]。

急性 AE 治疗的首要任务是保持气道通畅。医生须时刻提高警惕，一旦有气道狭窄的征象需立即行气管插管[2]。对于过敏性 AE，避免接触变异原是治疗的基础，急性发作时可应用抗组胺药物（H_1 或 H_2）及糖皮质激素改善症状[2]。怀疑有喉部水肿或气道有明显狭窄征象的患者应第一时间予以肾上腺素 0.3mg，肌内注射。而危及生命的 HAE 则一般不推荐予以抗组胺药物、糖皮质激素及肾上腺素治疗[3]。慢性 HAE 急性发作的治疗主要为输注含 C1 INH 的血制品或新鲜冰冻血浆（含有大量 C1 INH，治疗效果与含 C1 INH 的血制品相当）[2]。此外，司坦唑醇（醋酸孕诺酮，一种合成代谢类固醇）和达那唑（一种促性腺激素抑制剂）也可用于 HAE 急性发作的治疗[5]。

【总结】

1. AE 治疗的首要目标是确认并保持气道通畅。大部分轻症 AE 患者的治疗与处理一般与过敏反应类似，但需要密切观察并延长观察的时间。

2. 重症 AE 患者推荐运用抗组胺药物（H_1 或 H_2 抑制药）、糖皮质激素及肾上腺素治疗。

3. 可引起 AE 或荨麻疹的药物包括对比剂、阿片类、ACEI 类、右旋糖酐、阿司匹林及非甾体类药物。

4.ACEI 类药物诱导 AE 的发病机制为直接干扰缓激肽的降解，从而出现局部血管舒张和血管通透性增加的生物学效应。

5. 在急诊科初步治疗无效的重症 AE 患者推荐尽早入 ICU 诊治，予以更密切的病情观察和明确的呼吸道管理。

参考文献

[1] Weldon D. Differential diagnosis of angioedema. Immunol Allergy Clin N Am 2006;26:603–13.

[2] Temino VM, Peebles RS. The spectrum and treatment of angioedema. Am J Med 2008;121:282–6.

[3] Tran TP, Muelleman RL. Allergy, hypersensitivity, and anaphylaxis. In: Marx JA, Hockberger RS, Wall RM, et al. (eds.). Rosen's Emergency Medicine: Concepts and Clinical Practice, 6th ed. Philadelphia:Mosby, 2006:1834–5.

[4] Kulthanan K, Jiamton S, Boochangkool K, et al. Angioedema:clinical and etiological aspects. Clin Dev Immunol 2007; 2007:26438.

[5] Dodds N, Sinert R. Angioedema. eMedicine Website. Available at http://www.emedicine.com/emerg/topic32.htm. Accessed July 6, 2008.

病例 101 故意摄入强碱

【病例概况】女性，65岁，故意自杀摄入强碱。

【现病史】患者诉于 3h 前因意图自杀而饮用 2 瓶 Drano™（一种下水道清洁剂）。15min 后患者出现上腹部疼痛不适，伴吞咽困难，遂来就诊。患者入急诊科后，诉上腹部尖锐样疼痛（疼痛评分 8 分，参考值为 0～10 分），伴恶心、吞咽困难。否认气促或喉部发紧或其他梗噎感。

【既往史】既往有精神病史。

【体格检查】

一般情况：患者神志清楚，高度警觉，语气缓和，无急性严重病容。

生命体征：体温 36.6℃，脉搏 80 次 / 分，血压 145/90mmHg，呼吸频率 22 次 / 分，血氧饱和度 99%。

五官：双瞳等大等圆，对光反射存在，眼球运动正常。后咽部黏膜发红，无肿胀、渗出及溃疡。

颈部：颈软，颈前无触痛或捻发音。

肺部：双肺听诊呼吸音清，未闻及干湿啰音及哮鸣音。

心脏：心率正常，心律齐，无心包摩擦音、心脏杂音、奔马律。

腹部：腹部平软，无压痛、腹胀。

直肠：棕色便，粪便潜血试验阴性。

四肢：无杵状指、发绀及水肿。

神经系统：未见明显异常。

精神心理：有自杀倾向，无杀人意念、幻听、幻视等。

开放静脉通道，抽血送实验室检查，给予禁食、禁饮，静脉输入 1L 生理盐水。实验室检查白细胞计数 19×10^3/μl［正常值为（3.5～12.5）$\times10^3$/μl］。其余检查包括电解质、尿素氮（BUN）、肌酐、血糖、血细胞压积、阴离子间隙、阿司匹林及对乙酰氨基酚血药浓度等均在正常范围内。

【病例解读】

诊断：腐蚀性强碱摄入。

诊断依据：有强碱摄入史。

治疗经过：将患者安置在特殊精神病区域，严密监管，防止自杀行为再次发生。请胃肠科急会诊。转入内镜室，充分镇静后，行上消化道内镜检查。食管内镜下发现患者食管末端黏膜充血、水肿，伴血性渗出液（图 101-1），而食管近端至中段黏膜中度水肿、渗出，无溃疡形成。胃镜提示胃黏膜中重度水肿伴红斑、渗出，但无明显溃疡及腐蚀征象。内镜检查后，再次送回防自杀场所监管。予以禁食，静脉滴注抗生素（环丙沙星＋甲硝唑）及奥美拉唑抑酸护胃，并维持每日静脉补液。

转归：患者饮食逐步恢复，进食流质和软食，无腹痛和吞咽困难后于第 4 天转入精神科继续治疗。

【病例讨论】吞食碱性物质。

强酸和强碱均能产生不同类型的组织损伤。强酸通常造成凝固性坏死伴焦痂形成，这往往限制了损伤组织表面物质的渗出并可进一步阻止深层组织的损伤[1]。相反，强碱则与组织蛋白结合，引起液化坏死和皂化反应，并倾向于累及深部组织。此外，强碱的吸收过程会使血管内出现血栓，导致已被损伤的组织血流受阻而加重损伤[1]。

在临床工作中，强碱暴露损伤是一个较常见的情况。在美国，中毒控制中心每年会接到＞10万个强碱暴露损伤事件的上报电话，其中近1/4的上报来自于医疗机构[2]。总的来说，强碱损伤仍然是非药品致死的主要原因。从中毒控制中心的统计数据来看，所有中毒死亡事件中近1%～2%为强碱摄入损伤[2]。临床上常见的致碱中毒物质包括碳酸氢钠、次氯酸钠（漂白剂）、碳酸钠、磷酸盐、二氧化硅及氨水。它们主要存在于清洁剂、消毒剂、自动洗碗机洗涤剂，以及除霉产品中[2]。其他碱的来源包括尿糖试验片、假牙清洁片、染发剂、水泥石灰及碱性电池等。

强碱损伤的发生十分迅速，一般在强碱摄入几分钟后即可产生严重的组织损伤[3]。强碱通常损伤包括咽部、喉部及食管在内的鳞状上皮细胞，其中以食管受累最为常见，仅有20%的强碱中毒会累及胃黏膜[3]。受累组织最早出现组织水肿，一般可持续48h，严重者甚至可引发气道梗阻。随着时间的推移，新生的肉芽组织可逐渐取代坏死组织，并出现纤维增生活跃，坏死黏膜的脱落一般发生在受损后的4～7天[4]。摄入强碱后的7～21天为食管壁最薄弱的时期。患者通常在损伤3周后可出现症状性狭窄，但也可能于若干年后出现[4]。

患者入急诊科后应立即予以仔细的气道、呼吸、循环评估（ABC原则），最重要的是时刻关注患者的病情变化，警惕并尽可能防止食管穿孔等并发症的出现。当怀疑患者有气道狭窄征象（如胸痛、流涎、声音嘶哑、咽部水肿等）时应尽早予以气管插管治疗[5]。同时，怀疑患者有大量摄入强碱时，应在出现水肿、气道分泌物增多威胁气道、插管困难等情况前行气道插管管理。此外，患者还需要开放静脉通道和积极的液体复苏治疗。

对于神志清楚、无呕吐、能饮液体的患者，因强碱造成的损伤出现较快，仅推荐在摄入强碱后的几分钟饮用1～2小杯水或牛奶[5]。不建议晚期的液体稀释治疗，同时催吐和活性炭是治疗的禁忌。因为催吐可能使强碱对组织造成二次接触损伤，并且活性炭的摄入会影响上消化道内镜检查。急诊手术治疗的适应证包括：急性腹膜炎伴血流动力学不稳定、纵隔炎和大出血[2]。

胃镜检查术（esophagogastroduodenoscopy，EGD）被认为是一种在接触腐蚀性物质后（96h内），用于评估食管损伤情况的，安全、可靠的辅助检查工具。只要在上消化道内操作轻柔，就可以有效避免消化道穿孔的发生[1]。仅在有临床或影像学证据表明存在脏器穿孔时才是EGD的禁忌。EGD所提示的消化道损伤程度对疾病的治疗管理和预后评估至关重要。一般来说，对于损伤程度在0级（正常）和1级（黏膜水肿、充血）的患者通常不出现食管狭窄、幽门梗阻等晚期并发症[1]。他们大部分是意外摄入，当症状体征消失并确认可进食流汁或固体物质时可安排其

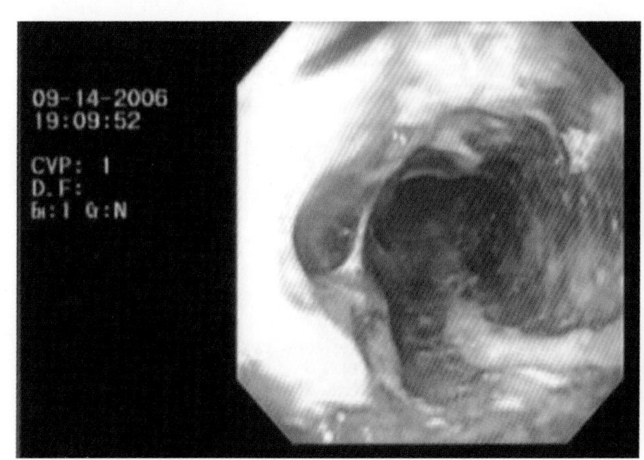

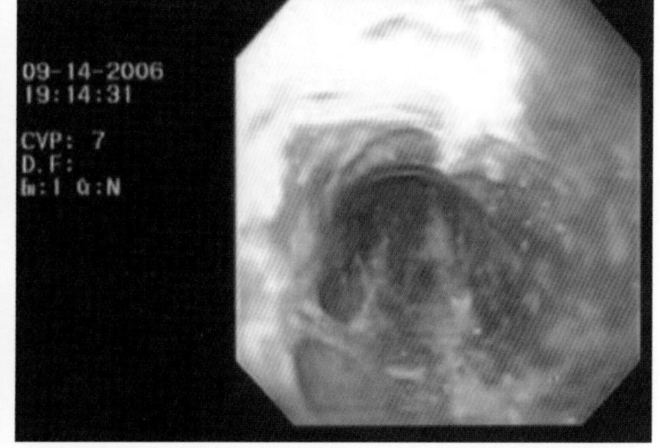

▲ 图101-1　65岁女性患者自杀摄入下水道清洁剂后食管中段和远段表现：黏膜充血、水肿，伴血性渗出液

出院，而故意自杀的患者需要进一步的精神心理评估。2a 级损伤程度涉及局部、表浅的水疱或溃疡形成，而 2b 级损伤程度包括了 2a 级全部表征的同时合并有环向溃烂。若患者出现 2b 级损伤，其发生消化道狭窄并发症的概率高达 71%。而 3 级损伤（从小灶、散发到广泛区域的坏死）的狭窄事件发生率则高达 100%[1]。

尽管先前存在争议，类固醇激素仍被推荐运用于环形食管烧伤以及严重怀疑食管损伤却无法进行内镜检查的患者[4]。有消化道穿孔证据或运用了类固醇的患者需要予以抗生素治疗[3, 5]。所有试图自杀或非意外性摄入强碱的患者均应接受精神方面的检查。那些精神心理存在问题，或者有自杀、杀人倾向的患者应被安置在特殊的精神病病房，以便密切监测和更好的精神评估。

【总结】

1. 从中毒控制中心的统计数据来看，所有中毒死亡事件中有 1%～2% 为强碱摄入损伤。

2. 强碱可与组织蛋白结合引起液化性坏死和皂化反应，并倾向于累及深部组织。强碱的吸收过程会使血管内出现血栓，导致已被损伤的组织血流受阻而加重损伤。

3. 当怀疑患者有气道狭窄征象（如胸痛、流涎、声音嘶哑、咽部水肿等）时应尽早予以气管插管治疗。

4. 强碱摄入急诊手术治疗的适应证包括：急性腹膜炎伴血流动力学不稳定、纵隔炎和大出血。

5. 对于摄入强碱造成损伤的患者，应尽早请消化内科医师会诊，并完善上消化道内镜检查。

6. 所有试图自杀或非意外性摄入强碱的患者均应接受精神方面的检查。

参考文献

[1] Salzman M, O'Malley RN. Updates on the evaluation and management of caustic exposures. Emerg Med Clin N Am 2007;25:459–76.

[2] Sivilotti MLA, Ford MD. Alkali ingestions. In: Ford MD, Delany KA, Ling LJ, et al. (eds.). Ford: Clinical Toxicology, 1st ed. Philadelphia: Saunders, 2001:1002–7.

[3] Kardon E. Toxicity, caustic ingestions. eMedicine Website. Available at http://www.emedicine.com/emerg/topic86.htm. Accessed June 28, 2008.

[4] Howell JM. Alkaline ingestions. Ann Emerg Med 1986; 15:820–5.

[5] Wax PM, Schneider SM. Caustics. In: Marx JA, Hockberger RS, Walls RM, et al. (eds.). Rosen's Emergency Medicine: Concepts and Clinical Practice, 6th ed. Philadelphia:Mosby, 2006:2380–5.

病例 102　症状性心动过缓

【病例概况】女性，85 岁，症状性心动过缓。

【现病史】患者于特护疗养院内轮椅上突发短暂神志不清伴晕厥，被护理人员发现并在转移至床上的途中被唤醒，但神志仍模糊嗜睡。院内医务人员查体时发现血压偏低、心率减慢，心律不规则，30～40 次 / 分，收缩压为 102mmHg，舒张压微弱。开放静脉通道，推注阿托品 1min 后心率上升至 60～70 次 / 分，随后送至医院急诊科就诊。

【既往史】既往有高血压、充血性心力衰竭、心房颤动、阿尔茨海默病病史。平素长期口服阿替洛尔、卡托普利、地高辛、阿司匹林，必要时口服对乙酰氨基酚。

【体格检查】

一般情况：老龄患者，神志恍惚（可被唤醒），反应迟钝，恶病质。

生命体征：体温 36.9℃，脉搏 50～60 次 / 分，血压 113/34mmHg，呼吸频率 22 次 / 分，血氧饱和度 100%。

五官：双瞳等大等圆，对光反射存在，眼球运动正常。口咽干燥。

颈部：颈软，无颈静脉怒张。

心脏：心动过缓，心律不齐，无心包摩擦音、心脏杂音、奔马律。

肺部：双肺听诊呼吸音清。

腹部：腹软，无压痛、腹胀。

直肠：直肠指检正常，棕色便，粪便潜血试验阴性。

四肢：无杵状指、发绀或水肿。

神经系统：神志恍惚，可唤醒并说出自己的姓名，四肢躯体能配合指令做简单的动作。

行 12 导联心电图检查（图 102-1），接心电监测，开放静脉通道，抽血送实验室检查。

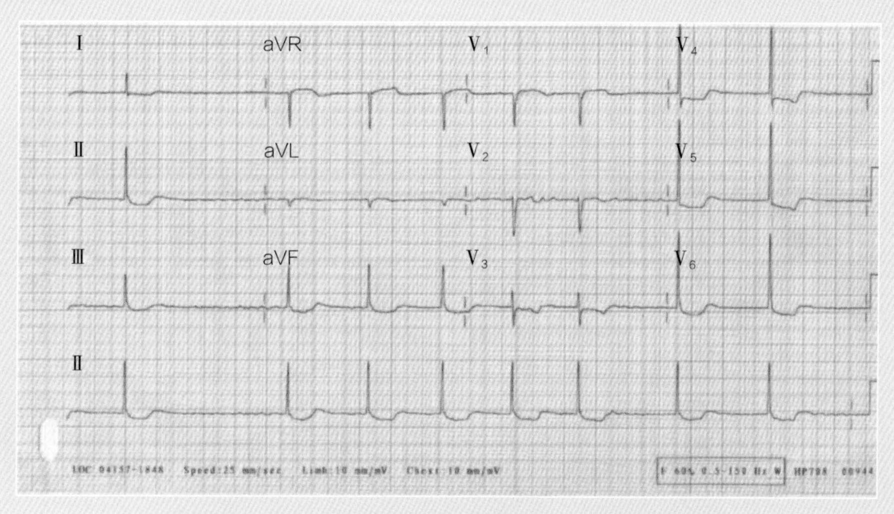

▲ 图 102-1　85 岁老年女性患者的 12 导联心电图

【病例解读】

诊断：洋地黄中毒致心动过缓继发晕厥。

诊断依据：ECG 的Ⅱ导联示房颤伴心室率慢（50 次 / 分）并伴长时间停顿，QRS 波群变窄，以 R 波为主导的 ST 段呈鱼钩状改变（洋地黄效应）。测洋地黄血药浓度 3.0ng/ml（正常值为

0.9～2.0ng/ml），血钾浓度为 4.8mEq/L（参考值为 3.5～5.3mEq/L），肌酐 1.1mg/dl。

治疗经过：将患者收入院，予以心电监测和水化输液治疗，停用地高辛和阿替洛尔。随后几日，患者地高辛血药浓度恢复至 1.4ng/ml，患者心率及症状得到改善。在未运用阿托品和地高辛中和抗体的情况下心率维持在 50～60 次 / 分，收缩压保持在 110mmHg 以上，神志有所改善。因患者有老年痴呆，本次住院未放置心脏起搏器。

转归：患者精神症状消失，仍是房颤律、心室率维持在 60 次 / 分，出院安返护理院。

【病例讨论】地高辛中毒。

地高辛是强心苷中的一类药物，它可以通过抑制细胞膜上钠钾 ATP 酶活性而使其功能被抑制，导致细胞外 K^+ 浓度和细胞内 Na^+ 浓度增高。细胞内 Na^+ 浓度的增高，一方面可降低钠离子跨膜转运的浓度差而影响动作电位时钠离子内流的效率；另一方面又增加了 Na^+/Ca^{2+} 交换，使得细胞内 Ca^{2+} 浓度增加，进一步活化心肌细胞的肌纤维活力而产生正性肌力作用。此外，强心苷类药物还可增加心迷走神经张力而使房室传导速率减慢 [1]。因此在临床上，洋地黄及其衍生物的主要药效为正性肌力、负性房室传导。然而，药物过量也可出现 ECG 异常、心功能障碍等中毒反应。

事实上，治疗剂量的洋地黄类药物可能出现一些心电图的改变，如 T 波倒置或低平伴 ST 段压低 [1]，经常被描述为 ST 段下垂型下移与 T 波融合形成鱼钩状改变。这些变化通常出现在以高 R 波为主导的导联中。此外，其他 ECG 表现还包括 QT 间期缩短（心室复极时间缩短的结果）、PR 间期延长（迷走神经张力增加的结果）和 U 波的显现。以上心电图的改变均可在洋地黄治疗剂量中出现，不一定与洋地黄中毒相关。

强心苷类中毒的心电图表现主要与细胞内钙离子浓度增加和房室结传导受阻有关，最终引发各种心律失常。已报道的心律失常包括兴奋性活动（房性早搏、房室交界性逸搏、室性早搏和触发性心律失常等）、抑制性活动（窦性心动过缓、束支传导阻滞和房室传导阻滞等），以及兴奋与抑制并存的活动（房性心动过速合并房室传导阻滞、Ⅱ度房室传导阻滞合并房室交界性逸搏等）[2-4]。

洋地黄中毒最常见的心律失常是频发室性早搏。如发现阵发性房性心动过速合并传导阻滞或加速性房室交界心律，应高度警惕洋地黄中毒。有心房颤动病史并长期口服地高辛的患者出现明显的心室率减慢也应该考虑洋地黄中毒的可能 [1]。

异常心电图的表现不仅和洋地黄中毒相关，还可能存在高钾血症。由于钠钾 ATP 酶活性被抑制及细胞外钾浓度升高，急性洋地黄中毒常常合并出现高钾血症。相反，慢性洋地黄中毒则可能无高钾血症，原因是慢性血钾增高可经过肾代偿而消失 [1]。

药物与药物之间的相互作用是引发洋地黄中毒的最常见因素之一 [5]。一些药物可以直接提高洋地黄的血药浓度，另一些药物则可通过影响肾脏排泄或诱发电解质紊乱而引起中毒反应。例如，克拉霉素、红霉素和四环素类抗生素等通过改变肠道菌群，影响地高辛代谢而直接增加其血药浓度 [6]。一些抗心律失常的重要药物如奎尼丁、维拉帕米、胺碘酮等可降低肾脏对地高辛的清除率，而间接增加毒性反应 [6]。

在送入医院前，若怀疑患者有洋地黄中毒，应予以充分吸氧、心电监测和开放静脉通道，并就近选择医院急诊就医。阿托品主要用于治疗症状性心动过缓，利多卡因主要用于治疗室性心动过速 [5]。而活性炭则用于急性过量或意外吞食地高辛的救治。血流动力学尚稳定的心动过缓，只需予以严密的心电监测和意识监护，并停用相关减慢心率的药物，适当的液体水化治疗有利于肾脏对药物的排泄。对于伴有室上性心动过速、血流动力学稳定的患者，仍建议给予严密监护和停用地高辛的保守治疗。而血流动力学不稳定或有节律相关性的心肌缺血征兆时推荐运用地高辛中和抗体治疗 [5]。

当患者血钾浓度＞5.5mmol/l时，应予以积极的治疗措施。钙剂不推荐用于因地高辛中毒引起的高钾血症，因为其可能诱发室性心动过速或心室颤动等恶性心律失常而被认为是治疗的禁忌[5]。除非患者病情处于危急状态，其他降血钾措施如碱化尿液、高糖联合胰岛素、聚磺苯乙烯钠、地高辛中和抗体等应优先用于洋地黄中毒合并高钾血症的治疗。地高辛中和抗体在诊断为地高辛中毒时的应用指征有：①心律失常合并血流动力学不稳定；②中毒相关的精神状态、神志改变；③高钾血症血钾浓度＞5.0mmol/l；④地高辛血药浓度高出正常值10.0ng/ml；⑤成人急性过量摄入地高辛＞10mg（＞40片）；⑥儿童急性摄入＞0.3mg/kg[5]。

在急性过量摄入的治疗中，运用地高辛中和抗体的剂量可根据以下公式进行计算。

抗体安瓿瓶的数量=[摄入总量（mg）×0.8]/0.5。

（每一个安瓿瓶中含地高辛中和抗体的剂量为40mg）

例如，一个摄入了30片×0.25mg的患者，需要（30×0.25×0.8）/0.5=12瓶[5]。

对于慢性地高辛中毒的患者，则根据以下公式计算。

抗体安瓿瓶的数量=[地高辛血药浓度（ng/ml）×体重（kg）]/100

例如，一个体重50kg的患者，其地高辛血压浓度为5ng/ml，所需要的治疗量为2.5瓶。

在临床工作中，如患者急性摄入地高辛的量不明或地高辛血药浓度无法获得时，应立即给予注射10安瓿瓶的地高辛抗体，当疗效不佳或有部分疗效时可再次追加10安瓿瓶的药物进行治疗[5]。而在慢性地高辛中毒的救治中，若不能及时获取地高辛血药浓度，推荐立即给予6安瓿瓶的地高辛抗体治疗。运用所计算出的药量治疗后应观察≥30min，因为药物一般在30min内起效[5]。

【总结】

1. 强心苷中毒可导致各种心律失常，包括兴奋性活动（房性早搏、房室交界性逸搏、室性早搏和心动过度等）、抑制性活动（窦性心动过缓、束支传导阻滞和房室传导阻滞等），以及兴奋与抑制并存的活动（房性心动过速联合房室传导阻滞、Ⅱ度房室传导阻滞联合房室交界性逸搏）。

2. 有心房颤动病史并长期口服地高辛的患者，出现明显的心室率减慢应考虑洋地黄中毒的可能。

3. 钙剂不推荐用于由地高辛中毒引起的高钾血症，因为其可能诱发室性心动过速或心室颤动等恶性心律失常而被认为是治疗的禁忌。

4. 对于洋地黄中毒的患者，纠正其电解质平衡紊乱十分重要，尤其是低钾血症和低镁血症。

5. 可以与地高辛发生相互作用的重要药物包括克拉霉素、红霉素和四环素等抗生素，以及奎尼丁、维拉帕米、胺碘酮等抗心律失常药物。

6. 地高辛中和抗体应用指征有：①心律失常合并血流动力学不稳定；②中毒相关的精神状态、神志改变；③高钾血症血钾浓度＞5.0 mmol/l；④地高辛血药浓度高出正常值10.0ng/ml；⑤成人急性过量摄入地高辛＞10mg（＞40片）；⑥儿童急性摄入＞0.3mg/kg。

参考文献

[1] Holstege CP, Eldridge DL, Rowden AK. ECG manifestations: the poisoned patient. Emerg Med Clin N Am 2006;24:159–77.

[2] Chen JY, Liu PY, Chen JH, et al. Safety of transvenous temporary cardiac pacing in patients with accidental digoxin overdose and symptomatic bradycardia. Cardiology 2004;102:152–5.

[3] Harrigan RA, Perron AD, Brady WJ. Atrioventricular dissociation. Am J Emerg Med 2001;19:218–22.

[4] Behringer W, Sterz F, Domanovits H, et al. Percutaneous cardiopulmonary bypass for therapy resistant cardiac arrest from digoxin overdose. Resuscitation 1998;37:47–50.

[5] Schreiber D. Toxicity, digitalis. eMedicine Website. Available at http://www.emedicine.com/emerg/topic137.htm. Accessed July 7, 2008.

[6] Prybus KM. Deadly drug interactions in emergency medicine. Emerg Med Clin N Am 2004;22:845–63.

第十三篇 其 他

MISCELLANEOUS

病例 103 双下肢水肿

【病例概况】30 岁，男性，双下肢水肿。

【现病史】患者于 3 天前无明显诱因出现双下肢水肿，随后水肿逐渐向大腿上部延伸，并伴颜面部及双手水肿。随后颜面部及双手水肿消失，但双下肢水肿仍然存在。否认发热、寒战、咳嗽，无腹痛、咽痛、胸痛，无血尿、少尿及排尿困难。否认药物治疗，既往无类似情况发生。无吸毒、酗酒等不良嗜好，每天吸烟 3 支。有家族性高血压病史。每日膳食及液体摄入量正常。

【既往史】既往体健，无特殊病史。

【体格检查】

一般情况：患者神志清楚，营养良好，无脱水，无急性病面容。

生命体征：体温 36.8℃，脉搏 84 次 / 分，血压 160/113mmHg，呼吸频率 18 次 / 分，血氧饱和度 94%。

五官：无异常。

颈部：颈软，无颈静脉怒张。

心脏：心率正常，心律齐，无心包摩擦音、心脏杂音、奔马律。

肺部：双肺听诊呼吸音清，未闻及干湿啰音及哮鸣音。

腹部：腹软，无压痛、腹胀。

四肢及皮肤：脸部及双手无明显水肿，双下肢可见从足部、胫前至膝关节的凹陷性水肿（图 103–1）。大腿中下部轻度水肿。

开放静脉通道，抽血送实验室检查，在等待实验室检查结果期间，获取了患者的中段清洁黄色尿液，床边试纸尿检测示尿蛋白 ++++。

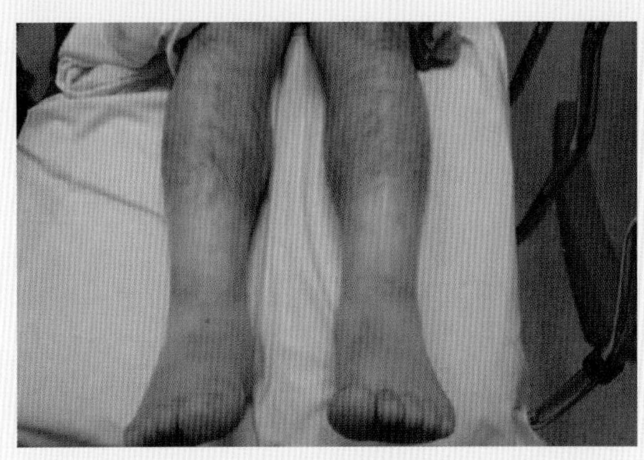

▲ 图 103–1 30 岁男性患者双下肢水肿 3 天

【病例解读】

诊断： 肾病综合征。

诊断依据： 血清总蛋白3.9g/dl（正常值为6.3～8.2g/dl），白蛋白1.6g/dl（正常值为3.4～4.8g/dl），血电解质、肌酐、尿素氮在正常值范围内。尿液分析尿蛋白定量600 mg/dl(正常值为0～9mg/dl)。

治疗经过： 请肾内科会诊，给予口服呋塞米片，每天20mg，肾内科门诊随诊。服用呋塞米后，患者双下肢水肿症状明显改善，2周后肾穿刺活检提示微小病变型肾病（minimal change nephrosis，MCNS）。

转归： 给予口服类固醇激素（泼尼松）治疗，肾内科随诊。

【病例讨论】肾病综合征和微小病变型肾病。

肾病综合征是以每日尿蛋白定量＞3.5g/L，伴水肿、低蛋白血症、高血压及高脂血症为特征的一组疾病[1]。该病常合并多种并发症，如继发全身感染、血液高凝状态等。一般来说，与肾病综合征相关的这组疾病通常引起慢性肾衰竭，但很少引起急性肾衰竭[1]。急性肾衰竭可能在微小病变型肾病、人类免疫缺陷病毒相关性肾病或并发了肾静脉血栓的临床病例中出现。肾病综合征的病因可分为原发性和继发性[2]。原发性肾病的病因包括微小病变型肾病、系膜增生性肾小球肾炎、膜增生性肾小球肾炎、膜性肾病和局灶性节段性肾小球硬化症[1]。继发性肾病的病因包括糖尿病肾病、狼疮肾病等。其中，糖尿病肾病是引起肾病综合征和终末期肾病最常见的因素[1]。

微小病变型肾病是儿童最常见的肾病综合征类型，占90%；而成人仅占20%[3]。该病发病突然，肾活检显微镜下见肾小球结构正常，而电镜下见上皮足突融合有助于诊断[3]。肾病综合征可由相关疾病诱发，如肾淀粉样变性、系统性红斑狼疮（systemic lupus erythematosus，SLE）、HIV感染及妊娠重度子痫前期等，也可由恶性肿瘤或药物诱发，如丙磺舒、卡托普利、青霉胺、华法林和锂剂等[2, 3]。水肿是患者最明显的临床表现，其主要是由于尿中丢失了大量的蛋白使血清白蛋白浓度低下，继而出现低蛋白血症所致[4]。最终的诊断依赖于肾穿刺活检（可以在门诊予以相关初始治疗后进行）。初始治疗方案中应该包括应用袢利尿药（呋塞米）的利尿治疗。微小病变型肾病的成人患者应予以皮质类固醇［1mg/（kg · d）］治疗，但起效可能比儿童慢。经3～4个月的治疗，有25%的成人患者采用类固醇治疗失败[3]。对于反复发作或激素依赖的患者，应采用环磷酰胺治疗，这样可以有效避免因长期服用皮质类固醇而产生的不良反应[3]。

【总结】

1. 肾病综合征是以每日尿蛋白定量＞3.5g/L，伴水肿、低蛋白血症、高血压及高脂血症为特征的一组疾病。

2. 急诊科尿液分析或尿液试纸评估可快速发现尿蛋白的相关信息。结合患者相关病史、体征及其他实验室检查，可提供诊断肾病综合征的有力依据。

3. 原发性肾病综合征的类型包括微小病变型肾病、系膜增生性肾小球肾炎、膜增生性肾小球肾炎、膜性肾病和局灶性节段性肾小球硬化症。

4. 肾病综合征的最终诊断依赖于肾穿刺活检。

5. 微小病变型肾病的治疗包括初始应用袢利尿药和类固醇，具体方案应咨询肾内科专家。

参考文献

[1] Bazari H. Approach to the patient with renal disease. In: Goldman L, Ausiello D (eds.). Cecil Medicine, 23rd ed. Philadelphia: Saunders, 2007:812.

[2] Orth SR, Ritz E. Medical progress: the nephrotic syndrome. N Engl JMed 1998;338:1202–11.

[3] Mason PD, Pusey CD. Glomerulonephritis: diagnosis and treatment. Brit Med J 1994;309:1557–63.

[4] Travis L. Nephrotic syndrome. eMedicine Website. Available at http://www.emedicine.com/ped/topic1564.htm. Accessed June 29, 2008.

病例 104 头痛伴四肢皮肤瘀斑

【病例概况】女性，33 岁，头痛伴四肢皮肤瘀斑。

【现病史】患者诉于近日出现持续、剧烈的头痛，伴四肢皮肤瘀斑。头痛呈搏动性，位于额顶部，疼痛程度评分 8 分，服用非甾体抗炎药（nonsteroidal anti-inflammatory drug，NSAID）止痛无效。伴恶心，无呕吐、乏力，无畏光、视觉改变，无发热、颈强直等。1 周前，无明显诱因手臂及大腿出现瘀斑、出血点，无其他出血事件发生。末次月经为 3 周前。

【既往史】既往无特殊病史。

【体格检查】

一般情况：患者神志清楚，发育良好，营养中等，无急性病容。

生命体征：体温 37.5℃，脉搏 102 次 / 分，血压 120/82mmHg，呼吸频率 18 次 / 分，血氧饱和度 100%。

五官：眼结膜苍白，口咽部粉红潮湿。

颈部：颈软，无脑膜刺激征。

心脏：心率偏快，心律齐，无心包摩擦音、心脏杂音、奔马律。

肺部：双肺听诊呼吸音清，未闻及干湿啰音及哮鸣音。

腹部：腹部平软，无压痛、反跳痛。

四肢：无杵状指、发绀及水肿。四肢皮肤可见小瘀斑，以双下肢更为显著（图 104-1）。

神经系统：脑神经功能未见异常，无时间、地点、人物定向障碍，四肢肌力 5 级，无旋前肌漂移征，指鼻试验无异常，正常步态。

头部 CT 平扫未提示出血及缺血征象，开放静脉通道，抽血送实验室检查。血常规血细胞比容（HCT）21%（参考值为 34%～46%），血小板计数（PLT）15×10^9/L［参考值为（140～400）$\times10^9$/L］。血涂片发现红细胞碎片。生化提示总胆红素 3.4mg/dl（参考值为 0.2～1.3mg/dl），乳酸脱氢酶（LDH）4151U/L（参考值为 313～618U/L）。凝血功能（纤维蛋白原浓度、PT、APTT）正常，妊娠试验（-）。

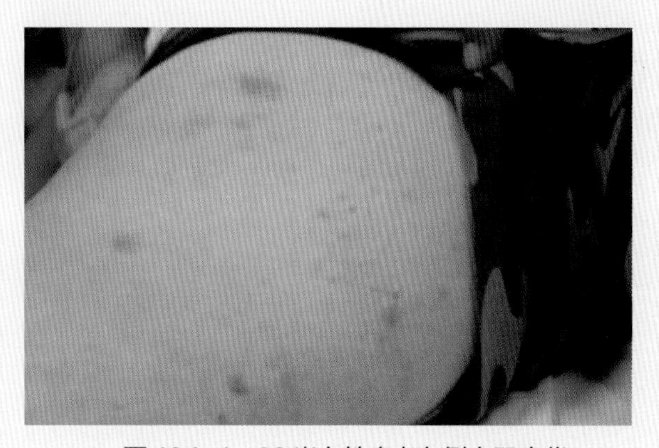

▲ 图 104-1 33 岁女性患者左侧大腿瘀紫

【病例解读】

诊断：血栓性血小板减少性紫癜（thrombotic thrombocytopenic purpura，TTP）。

治疗：考虑患者病情危重，收入 ICU 监护治疗。请血液内科会诊，予以输注新鲜冰冻血浆，每日泼尼松 60mg，口服。住院第 2 天开始，每日均进行血浆置换。住院第 5 天，患者 HCT 达 35%，PLT 上升至 165×10^9/L，LDH 下降至 817U/L，症状明显改善。

转归：住院 8 天后出院，密切随诊，继续每日口服泼尼松 60mg。

【病例讨论】血栓性血小板减少性紫癜。

血栓性血小板减少性紫癜（TTP）是以血小板减少症、微血管病性溶血性贫血、神经精神症状、发热和肾衰竭为临床特征，严重威胁生命的疾病。此病较罕见，年发病率为3.7/100万[1]。以30—40岁的女性患者多见。未经治疗，TTP病死率高达90%[2]。神经系统及出血症状是TTP最常见的临床表现。

TTP的发病机制主要与血管性血友病因子（von Willebrand factor，vWF）多聚体异常增多有关，vWF多聚体可引起血小板聚集和微血管血栓形成[1]。vWF作为多聚体存在于血浆循环中，可使血小板黏附在血管表面上，它可被ADAMTS-13（又称为血管性血友病因子裂解酶，是一种基质金属蛋白酶）裂解成更小的单位[3]。一旦ADAMTS-13缺乏，大分子量的vWF多聚体将增多、蓄积，导致血小板凝集、微血管阻塞而诱发TTP[3]。TTP通常是特发性、病因不明的，但可继发于妊娠、病毒或细菌感染、自身免疫性疾病（如SLE、桥本甲状腺炎、抗磷脂综合征）及药物（如氯吡格雷、噻氯匹定、环孢素、奎宁）等因素[1]。

TTP常见非特异性症状包括腹痛、恶心、呕吐、乏力[4]。神经系统症状可表现为头痛、意识紊乱、谵妄、嗜睡，甚至昏迷，症状多样不一[2]。84%的患者有PLT减低，常合并皮肤紫癜、鼻出血、咯血及消化道出血等出血症状。50%的患者可有发热，但发热也可由其他因素继发[5]。体温>38.9℃伴寒战应考虑感染而非TTP[4]。患者也可能出现肾功能异常，如无尿或少尿，急性肾衰竭，蛋白尿及镜下血尿[1]。

TTP诊断的关键依赖于实验室检查的结果。同时出现贫血及血小板减少（PLT $< 5.0\times10^9$/L），且无血象增高时应考虑TTP的可能[4]。微血管病性溶血性贫血的相关证据，如镜下见破碎的红细胞（红细胞碎片）、网织红细胞增多、血清LDH和间接胆红素增高、直接Coombs试验阴性等支持该病的诊断（但非特异性依据）[4]。凝血功能的各指标通常无异常，但可能出现D-二聚体、纤维蛋白降解产物、抗凝血酶原复合物（TAT）等水平轻度升高[6]。然而，在某些严重或者长期发作的情况下，由于凝血途径的过度激活而可能继发DIC[6]。

血浆置换是治疗TTP的有效方案。近80%的患者在TPP发病初期予以积极的血浆置换可以明显改善预后。不推荐输注血小板治疗，因为TTP的发病过程中很少并发内脏或颅脑出血事件，并且有报道称输血小板可能使患者的神经症状加重恶化[5]。有效的血浆置换可以清除患者体内ADAMTS-13的相关抗体并替换入新的、有活性的ADAMTS-13[4]。然而只有那些没有严重ADAMTS-13活性缺乏的患者才对血浆置换有效。在治疗过程中，需每日行血浆置换直到PLT计数正常[4]。LDH主要反映组织缺血和血管内溶血的情况，其水平的变化也是用于评价疗效的指标[4]。尽管大量的血浆输注被证实对治疗TTP有益，但存在肾功能不全的患者可能会出现容量负荷过重的问题[5]。出现以下两种情况时应考虑输注血浆治疗：①血浆置换不能立即进行。②患者在血浆置换期间出现严重的或难治性的疾病[5]。

TTP治疗中糖皮质激素的应用依赖于临床经验和个体化差异。免疫抑制药虽已广泛运用于治疗TTP，但仅有少部分建议推荐使用，而尚无相关临床试验的证据支持[4, 5]。预后方面，TTP患者极少出现复发，但ADAMTS-13严重缺乏或活性减低患者约半数在1年内复发[4]。

【总结】

1. 血栓性血小板减少性紫癜（TTP）是以血小板减少、微血管病性溶血性贫血、神经精神症状、发热和肾衰竭为临床特征的疾病。

2. TTP常见非特异性症状包括腹痛、恶心、呕吐、乏力和神经系统症状（如头痛、意识紊乱、谵妄、嗜睡、昏迷等）。

3. 支持TTP诊断的实验室检查结果包括：血小板减少症（PLT $< 5.0\times10^9$/L），微血管病性溶血性贫血，血清LDH和间接胆红素增高，直接Coombs试验阴性。

4. 血浆置换是TTP治疗的有效方案。近80%的患者在TPP发病初期予以积极的血浆置换可以明显改善预后。

5. 不推荐输注血小板治疗 TTP，因为 TTP 的发病过程中很少并发内脏或颅脑出血事件，并且有报道称输血小板可能使患者的神经精神症状恶化。

参考文献

[1] Aksay E, Kiyan S, Ersel M, et al. Thrombotic thrombocytopenic purpura mimicking acute ischemic stroke. Emerg Med J 2006;23:e51.

[2] Bridgman J, Witting M. Thrombotic thrombocytopenic purpura presenting as sudden headache with focal neurologic findings. Ann Emerg Med 1996;27:95–7.

[3] Crowther MA, George JN. Thrombotic thrombocytopenic purpura: 2008 update. Clev Clin J Med 2008;75:369–75.

[4] George JN. Thrombotic thrombocytopenic purpura. N Engl J Med 2006;354:1927–35.

[5] Tsai HM. Thrombotic thrombocytopenia purpura: a thrombotic disorder caused by ADAMTS13 deficiency. Hematol Oncol Clin N Am 2007;21:609–32.

[6] Franchini M. Thrombotic microangiopathies: an update. Hematology 2006;11:139–46.

病例 105　全身皮疹

【病例概况】男性，33 岁，全身皮疹。

【现病史】患者诉于 6 天前出现累及面部、躯干、四肢的皮肤红疹，伴瘙痒，遂停止 1 个月前因痛风开始服用的丙磺舒，症状无明显缓解。2 天前患者就诊于其初级保健医师处，嘱其口服泼尼松（40mg，每日 1 次）、羟嗪（10mg，每日 1 次），并用 0.05% 醋酸氢氟松酯涂抹于患处（每日 2 次）。治疗未到 1 天，患者皮疹的瘙痒症状加重，色加深，并出现轻度喉部紧缩感。否认哮喘、气促、腹痛、吞咽困难、恶心、头晕等。

【既往史】既往有痛风病史，1 个月前开始服用丙磺舒治疗。20 岁时曾因服用别嘌呤醇后出现 Stevens-Johnson 综合征（史 – 约综合征，一种累及皮肤和黏膜的急性水疱病变）。

【体格检查】

一般情况：患者神志清楚，发育良好，营养中等，无急性病面容。

生命体征：体温 37.8℃，脉搏 130 次 / 分，血压 140/90mmHg，呼吸频率 22 次 / 分，血氧饱和度 100%。

五官：颜面部见红色皮疹伴轻度水肿，眼结膜无红斑及分泌物，口咽部无红斑，悬雍垂无肿胀。

颈部：颈软，无脑膜刺激征。

心脏：心动过速，心律齐，无心包摩擦音、心脏杂音、奔马律。

肺部：双肺听诊呼吸音清，未闻及干湿啰音及哮鸣音。

腹部：腹部平软，无压痛、反跳痛。

四肢：无杵状指、发绀及水肿。

皮肤：四肢、背部、躯干、颈部及颜面部见大量红色斑丘疹，肢体远端融合成片。触摸皮温升高伴轻度压痛，无水疱形成（图 105–1）。

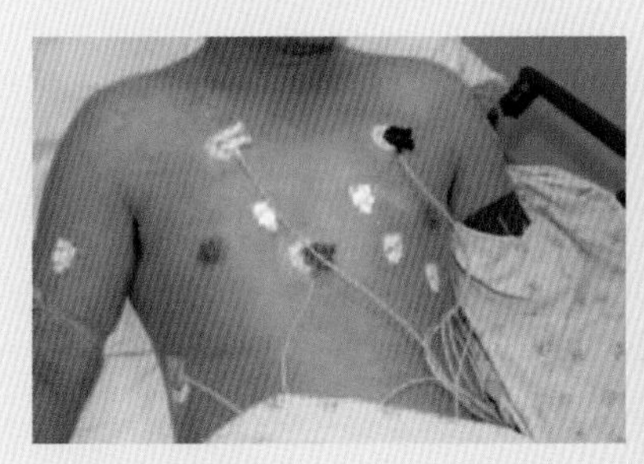
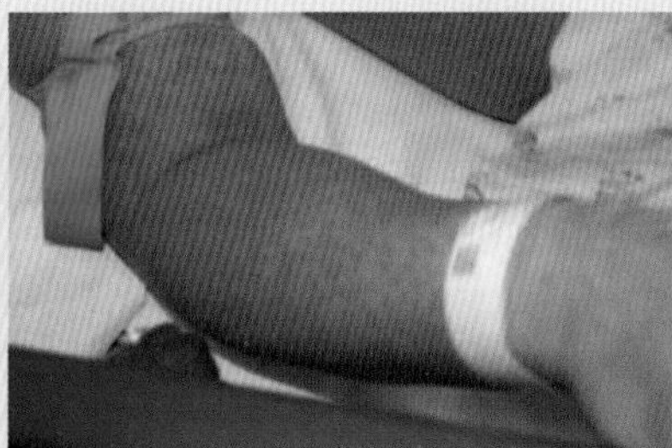
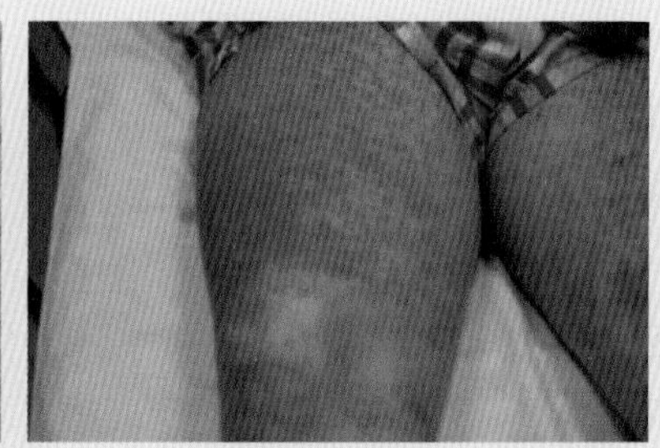

▲图 105–1　33 岁男性患者全身红色斑丘疹

【病例解读】

诊断：麻疹样药疹。

诊治经过：在急诊科，予以肾上腺素 0.3mg，皮下注射，甲强龙 125mg、苯海拉明 50mg、雷尼替丁 50mg，静脉注射，用药后患者症状轻微改善。实验室检查血常规，白细胞 13.6×10^3/μl［参考值为（3.5～12.5）×10^3/μl］，中性粒细胞比例 83%，淋巴细胞比例 6%，单核细胞比例 7%，嗜酸性粒细胞比例 4%。电解质、肌酐、血糖等水平均在正常范围内。患者在急诊室留观过夜，继续给予皮质类固醇及抗组胺治疗，次日上午出院至皮肤科门诊就诊。皮肤穿刺活检提示外周血管大量淋巴细胞及嗜酸性粒细胞浸润，符合药物性皮肤过敏的病理表现。患者继续服用泼尼松并逐渐减量，辅以口服羟嗪和曲安奈德软膏外用，皮肤科门诊密切追踪随访。

转归：2 周后患者皮疹完全消退。

【病例讨论】药疹。

当药物发生不良反应累及皮肤时，临床医生区分自限性药疹和严重的药疹显得尤为重要。严重的包括药疹伴嗜酸性粒细胞增多和系统症状的药诊（drug rash with eosinophilia and systemic symptoms，DRESS 综合征）、Stevens-Johnson 综合征（史－约综合征）、中毒性表皮坏死松解症（toxic epidermal necrolysis，TEN）等。严重药疹将导致患者的病死率明显提高，因此必须给予相应的治疗而不是仅仅停用相关药物[1]。麻疹样药疹通常在服用新药治疗的 7～14 天后出现，主要由红斑疹和丘疹组成，对称分布于躯干、四肢，几日后可融合成片[1]。药疹可伴或不伴有发热、面部受累及皮疹瘙痒，通常在诊断和停止致病药物的 1～2 周自行缓解消退。

所有药物都有引起麻疹样药疹的可能，尤其以 β 内酰胺类抗生素最常见[1-2]。皮肤穿刺活检虽无特异性，但是可发现由淋巴细胞及嗜酸性粒细胞浸润于血管周围的炎症（嗜酸性粒细胞并不总是出现）。药疹的治疗包括皮质类固醇控制症状和抗组胺药物减轻瘙痒。尽管缺乏随机临床试验的证据支持，全身性皮质类固醇的使用仍被认定有效并广泛用于加快皮疹消退的治疗[1]。

DRESS 综合征是一种严重的全身性药物反应。可诱发该不良反应的药物，包括抗惊厥药（苯妥英钠、卡马西平、苯巴比妥）、抗病毒药（阿巴卡韦、依法韦仑、奈韦拉平）、磺胺类、四环素类、别嘌呤醇、硫唑嘌呤、特比萘芬、氨苯砜、金盐类等[3-4]。和其他药物不良反应相比，典型病例的发作较晚，可表现为服用新药 2～6 周后出现麻疹样皮疹，并可逐渐发展成红皮病。红皮病后期可出现弥漫性皮肤脱落[4]。颜面部水肿可发展成为大面积受累的广泛组织水肿。虽然水肿可以导致大水疱的形成，但一般不合并尼氏征和 TEN 典型的表皮坏死表现。病变若累及黏膜，则可能出现肝、肾、甲状腺、肺和心脏等器官功能的损害。75% 的患者可呈现出淋巴结肿大，然而鉴别 DRESS 综合征与其他药物性皮疹最典型的依据是外周血嗜酸性粒细胞增多（发生率占 70%）[4]。诊断 DRESS 综合征的要素，包括详尽的药物服用史，胸部 X 线片检查（明确肺部受累情况），有无淋巴结肿大和相关实验室检查（BUN、血常规、GPT、GOT、肌酐、尿液分析等）。DRESS 综合征的治疗措施是口服和外用糖皮质激素，从而改善皮疹、发热及相关全身症状[4]。

严重药物不良反应还包括 Stevens-Johnson 综合征和 TEN，它们和 DRESS 综合征可能是同一疾病发展过程的不同变异表现。发热、皮温升高、表皮分离、皮肤红疹和（呼吸道、口腔、眼部、外生殖器等）黏膜受累是 TEN 和 Stevens-Johnson 综合征关键的组成特征[1]。典型的 TEN 和 Stevens-Johnson 综合征发病常有前驱症状，如心神不宁、吞咽痛、鼻炎、肌肉痛、关节痛等，这些可能会被误诊为病毒性感染[5]。前驱症状一般可持续 2 周，然后突发麻疹样皮疹。这些皮疹通常先集中出现在某处，随后向肢体扩散。皮疹可融合成片，并逐渐出现明显的表皮－真皮剥脱分离，最终导致尼氏征阳性（表皮应力剥离）[5]。

鉴别 Stevens-Johnson 综合征和 TEN 的关键依赖于明确皮肤损伤的性质及体表受累的范围[6]。当体表皮肤受累面积＜ 10% 时考虑 Stevens-Johnson 综合征诊断，而当受累面积＞ 30% 时则考虑 TEN 诊断[5]。Stevens-Johnson 综合征的发病率为每年（1.1～7.1）/100 万，患者平均年龄 25—47 岁[5]。年长的患者更易出现程度较重的皮肤损伤。已报道 Stevens-Johnson 综合征的病死率＜ 5%，而 TEN 则高达 50%[5]。最常诱发 Stevens-Johnson 综合征和 TEN 的药物有抗惊厥药、磺胺类药、NSAID（特别是吡罗昔康）和别嘌呤醇[6]。Stevens-Johnson 综合征和 TEN 的治疗措施包括停止致病药物的摄入和早期转入皮肤损伤或烧伤病房，安排有经验的人员护理，防止电解质异常和皮肤屏障受损后出现的感染[1]。虽然已经有文献报道了其他治疗方案，如血浆置换、肿瘤坏死因子、环磷酰胺、静脉注射免疫球蛋白（IVIg）等，但仍缺乏大样本随机试验的数据支持。

【总结】

1. 在众多的药物皮肤不良反应中，麻疹样或发疹型药疹是最常见的，基本上没有相关的死亡风险，发病率很低。

2. DRESS 综合征（伴嗜酸性粒细胞增多和系统症状的药疹）典型的临床表现是持续发热、肝酶升高、非典型淋巴细胞或嗜酸性粒细胞增多、颜面部水肿和可发展为小水疱、大水疱、红皮病的弥漫性麻疹样斑疹。

3. Stevens-Johnson 综合征（史－约综合征）和中毒性表皮坏死松解症（TEN）典型的临床特征包括发热、皮温升高、表皮分离、皮肤红疹和（呼吸道、口腔、眼部、外生殖器等）黏膜受累。

4. 最常诱发 Stevens-Johnson 综合征和 TEN 的药物有抗惊厥药、磺胺类药、NSAID 和别嘌呤醇。

5. Stevens-Johnson 综合征和 TEN 的治疗措施包括停止致病药物的摄入，严格的液体、电解质管理和早期转入皮肤损伤或烧伤病房。

参考文献

[1] Cotliar J. Approach to the patient with a suspected drug eruption. Semin Cutan Med Surg 2007;26:147–54.

[2] Nigen S, Knowles SR, Shear NH. Drug eruptions: approaching the diagnosis of drug-induced skin diseases. J Drug Dermatol 2003;2:278–99.

[3] Bachot N, Roujeau JC. Differential diagnosis of severe cutaneous drug eruptions. Am J Clin Dermato 2003;l 4:561–72.

[4] Hughey LC. Fever and erythema in the emergency room. Semin Cutan Med Surg 2007;26:133–8.

[5] Browne BJ, Edwards B, Rogers RL. Dermatologic emergencies. Prim Care Clin Office Pract 2006;33:685–95.

[6] Knowles SR, Shear NH. Recognition and management of severe cutaneous drug reactions. Dermatol Clin 2007; 25:245–53.

病例 106　牙龈出血伴全身疲乏

【病例概况】女性，40 岁，牙龈出血伴全身疲乏。

【现病史】患者于 2 周前洗牙后出现牙龈出血，随后出现疲乏、气短和双下肢水肿等不适，伴发热、盗汗和腿部皮疹。进一步询问病史，发现患者前段时间曾有阴道不规则出血。否认近期服药史、病患接触史和旅行史。近 2 个月体重减轻 4.5kg。

【既往史】既往患甲状腺功能减退和胸腺瘤，曾用放射碘治疗毒性甲状腺腺瘤。

【体格检查】

一般情况：患者神志清楚，面色苍白，盗汗虚弱，无急性病面容。

生命体征：体温 37.8℃，脉搏 108 次 / 分，血压 109/71mmHg，呼吸频率 22 次 / 分，血氧饱和度 97%。

五官：双侧瞳孔不等大，左侧 4mm，右侧 3mm，对光反应均灵敏。口咽干燥。牙龈增生，无出血、斑点等病变。

颈部：颈软，无脑膜刺激征，无颈静脉怒张，颈前部可触及肿大淋巴结。

肺部：双肺听诊呼吸音清。

心脏：心率偏快，律齐，胸骨左缘 T_2～T_4 肋间可闻及全收缩期杂音。

腹部：腹部平软，无压痛、反跳痛。

四肢：无杵状指、发绀。双下肢膝关节以下中度凹陷性水肿。

皮肤：双下肢可见瘀点、瘀斑。

神经系统：未见明显异常。

予心电监测、吸氧，开放静脉通道输液，并抽血送实验室检查。未吸氧状态下的动脉血气分析，pH7.47（正常值为 7.35～7.45），PCO_2 33mmHg（正常值为 35～48mmHg），PO_2 31mmHg（正常值为 80～95mmHg），碳酸氢盐浓度 24mmol/L（正常值为 23～28mmol/L），碱剩余 0.6（正常值为 −2.4～+2.3），血氧饱和度 52%。

【病例解读】

诊断：急性髓细胞性白血病（acute myelogenous leukemia，AML）伴原始细胞危象、白细胞瘀滞。

诊治经过：血常规示白细胞 377×10^9/L（正常值为 3.5～12.5×10^9/L），其中原始细胞占 92%，中性粒细胞占 1%；血细胞比容 20%（正常值为 34%～46%）；PLT 53×10^9/L（正常值为 140～400×10^9/L）。血清肌钙蛋白 I 0.20ng/ml（正常值为 0.00～0.09ng/ml）。凝血功能示 INR 1.6（正常值为 0.8～1.2）。BUN、肌酐、电解质、血糖等在正常范围内。在急诊科，医师予以输注浓缩红细胞改善贫血。入院 12h 后完善骨髓穿刺活检提示骨髓完全被原始细胞浸润，流式细胞仪检测提示原始细胞来自髓系。

骨髓穿刺活检后不久，患者突发呕吐和病情变化。急诊行头部 CT 平扫提示右上叶、后额顶叶脑白质出现高密度影，边界不清，多灶性融合，符合脑出血诊断（图 106−1）。右脑可见明显的占位性病变，脑中线向左偏移 5mm。

为维持气道通畅，予气管插管，并行胸部 X 线片检查（图 106−2），结果提示双肺弥漫性斑片状浸润影。立即请神经科医师会诊协助诊治并评估预后。神经学体检提示患者对疼痛刺激失去反应、双侧瞳孔散大、对光反应消失、双眼失神、右侧角膜反射消失、右侧 Babinski 征阳性。神经

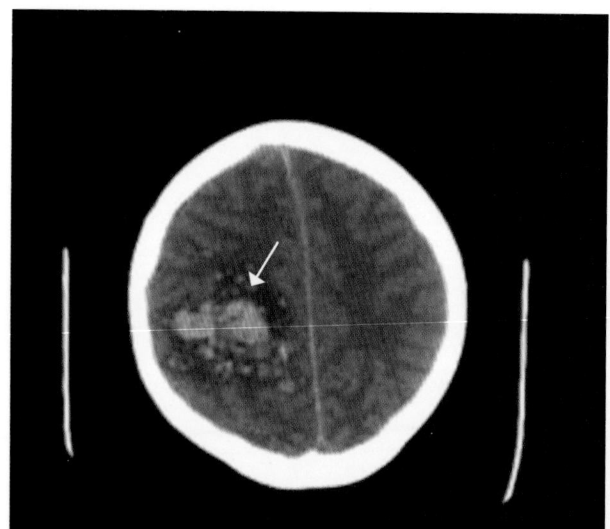
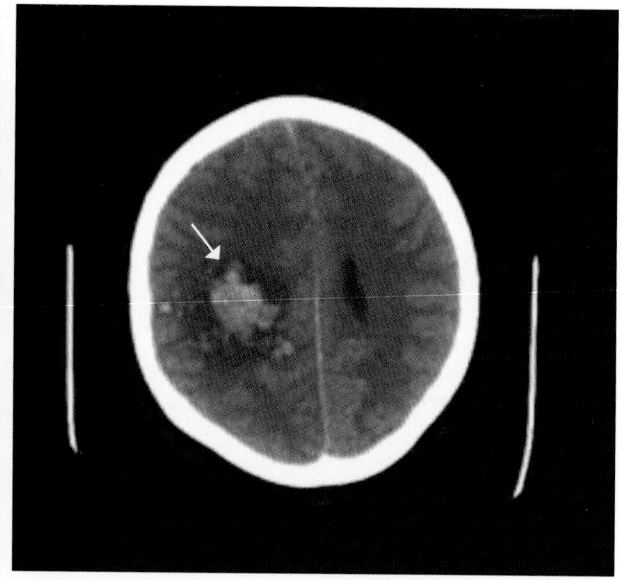

▲ 图 106-1 诊断为 AML 的 40 岁女性患者头部 CT 平扫示脑出血（箭示实质内出血）

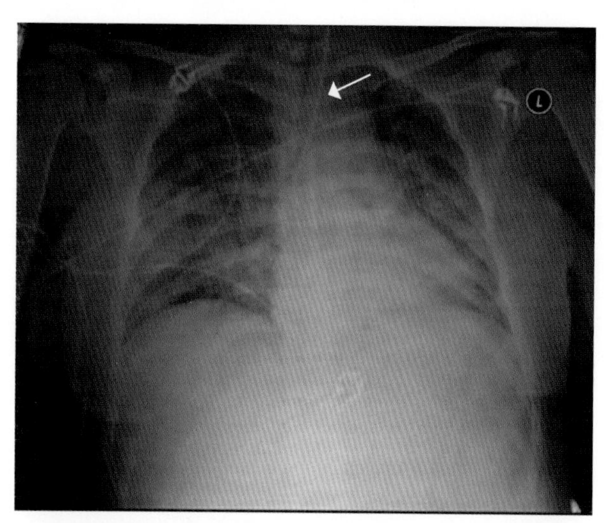

▲ 图 106-2 40 岁 AML 女性患者胸部 X 线片示双肺弥漫性浸润影，气管导管置入（箭）

科医师考虑为由颅内出血的占位效应导致的脑疝形成，因患者存在凝血功能障碍，估计预后极差。

转归：家属决定放弃治疗，不久后患者死亡。

【病例讨论】急性髓细胞性白血病。

急性髓细胞性白血病（AML）是一种造血前体细胞发育停滞在原始或初级阶段的骨髓恶性疾病[1]。AML 的大多数分型与其他血液系统疾病不同，其骨髓象常表现为原始细胞比例＞20%。骨髓中血细胞发育停滞在早期阶段是 AML 的病理基础。发育停滞的机制主要与某些基因变异激活和染色体易位有关[1]。每年有 10 500 例新增患者，并且此发病率在过去的 10 年中比较稳定[2]。在美国因癌症死亡的人群中，AML 占 1.2%。AML 主要的发病人群为成年人，平均年龄 63 岁，发病率随年龄的增长而增加[2]。

AML 的临床表现通常无特异性，主要与正常血细胞的减少及异常白细胞浸润组织器官有关[2]。一些患者，尤其是年轻的患者，可在几天或 1～2 周即有急症表现。其他患者多为慢性起病过程，疲乏及其他系统症状多持续几周甚至几个月。骨髓衰竭症状主要与贫血、中性粒细胞减少和血小板计数减低有关[1]。最常见的贫血症状是全身无力、疲乏[2]。其他贫血症状还有劳力性呼吸困难、晕厥和冠状动脉受累的胸痛、心绞痛等[1-2]。虽然患者的白细胞增多，但中性粒细胞比例下降，常有伴或不伴特定感染的发热症状[1-2]。当中性粒细胞绝对值下降至 $0.5 \times 10^9/L$ 时，发生感染的风险急剧增加。

患者常表现出牙龈出血、鼻出血或创伤后大出血等一系列出血、渗出症状[2]。出血与血小板减少和（或）继发于 DIC 的凝血功能障碍有关，此外也可能是异常白细胞浸润于组织器官的结果。肝、脾及牙龈是 AML 好发的出血或渗出部位[1]。AML 中，急性早幼粒白血病（M3 型）的出血症状尤为突出。中性粒细胞减少、异常白细胞浸润可导致牙龈炎和牙龈肿胀，血小板计数减少可出现牙龈出血。

当白细胞显著增多且＞ 100×10^9/L 时，患者常有白细胞瘀滞的临床表现（如胸闷、呼吸困难和精神状态改变等）[1-2]。白细胞瘀滞是一个需要立即处理救治的危急并发症。由于原始白细胞不容易发生变形，患有白细胞计数异常增多的恶性血液病患者较易出现高黏滞血症。这些原始白细胞可在毛细血管中聚集，而造成器官功能的损害[3-5]。另外，伴有贫血的恶性血液病患者也常代偿性增加白细胞而提高血液黏度。

相对于慢性白血病，急性白血病更易出现白细胞瘀滞，AML 成人患者白细胞瘀滞的发生率为 5%～13%，而急性淋巴细胞白血病（acute lymphoblastic leukemia，ALL）的发生率为 10%～30%[5]。在临床上，白细胞瘀滞无特异的症状和体征，但通常有肺部及神经精神症状，如呼吸急促、呼吸困难、低氧血症、昏睡、口齿不清等。即使在缺氧的情况下，胸部 X 线片检查也可能提示大致正常或者非特异性的弥漫性浸润影[5]。由于恶性白细胞增多可使血液氧耗增加，患者的动脉血气分析常呈现出低氧血症的假象（又称白细胞窃氧现象）[5]。因此，经皮脉搏血氧饱和度监测才是更恰当的评估测量措施。

在白细胞瘀滞的临床表现中，肺部和神经系统受累最常见，也是最容易导致死亡的并发症，死亡原因包括呼吸衰竭、颅内出血和昏迷等[3-5]。肺部受累多由于白细胞血栓及肺部微血管阻塞引起，可导致血管破裂、肺出血和肺实质浸润[2]。白细胞瘀滞浸润相关的脑出血发生频次较高且多发生在脑实质内[6]。脑微血管的阻塞和高黏血症的发生往往导致颅内出现白细胞结节、脑血管破裂和缺氧性脑血管扩张[6, 7]。

白细胞瘀滞被认为是肿瘤学急症，未经及时治疗的白细胞瘀滞病死率达 40%[5]。在管理气道、稳定呼吸循环后（ABC 原则），最直接的治疗目标是减少循环中恶性白细胞的数量，其可通过应用诱导化学药物治疗（AML 初始治疗方案）、羟基脲（抑制恶性白细胞 DNA 合成）和白细胞去除技术（通过过滤机器去除循环中的白细胞）来达到治疗目的[5]。由于恶性细胞可以迅速复制增殖，血白细胞去除技术并不长期有效，因此需要在短时间内制定出合理的肿瘤减灭治疗（化学药物治疗）方案。

【总结】

1. 患者牙龈出血可能预示着血小板减少或继发于急性髓细胞性白血病（AML）的弥散性血管内凝血（DIC）。

2. 白细胞瘀滞（白细胞计数＞ 100×10^9/L）是一个需要立即处理救治的危急并发症，未经处理的病死率达 40%。

3. 治疗 AML 危象和白细胞瘀滞的短期目标是管理气道、稳定呼吸和循环（ABC 原则）。

4. ABC 原则顺利实施后，下一治疗目标是通过应用诱导化学药物、羟基脲和白细胞去除技术来减少循环中恶性白细胞的数量。

参考文献

[1] Seiter K. Acute myelogenous leukemia. eMedicine Website. Available at http://www.emedicine.com/med/topic34.htm. Accessed June 23, 2008.

[2] Miller KB, Daoust PR. Clinical manifestations of acute myeloid leukemia. In: Hoffman R, Benz EJ, Shattil SJ, et al. (eds.). Hematology: Basic Principles and Practice, 4th edition. Philadelphia: Elsevier, 2005;1059–74.

[3] Kushinka J. Leukocytosis: an example of hyperviscosity syndrome. Conference Handout, Virginia Commonwealth University Internal Medicine Residency Program, September 19, 2005. Available online at http://www.eric.vcu.edu/home/conferences/0506handout.html. Accessed June 23, 2008.

[4] Hemingway TJ, Savitsky EA. Hyperviscosity syndrome. eMedicine Website. Available at http://www.emedicine.com/emerg/topic756.html. Accessed June 23, 2008.

[5] Majhail NS, Lichtin AE. Acute leukemia with a very high leukocyte count: confronting a medical emergency. Cleve Clin J Med 2004;71:633–7.

[6] Hess EP, Sztajnkrycer MD. Images in emergency medicine. Ann Emerg Med 2005;46:314, 322.

[7] Chou SH, Singhal AB. Multiple punctate cerebral hemorrhages in acute leukemia with blast crisis. Neurology 2007; 68:953.

病例 107　呕吐伴眩晕

【病例概况】男性，47 岁，呕吐伴眩晕。

【现病史】患者诉恶心、呕吐，弥漫性腹痛，眩晕伴全身疲乏无力 1 天。近期尿频、口干，还有轻度咳嗽、流涕等流行性感冒症状。发病当天，家庭医生发现患者有运动失调，遂紧急将其送入急诊科以便进一步评估是否有小脑卒中。患者吸烟，但无嗜酒及吸毒不良嗜好，有家族性高血压病史。

【既往史】既往无特殊。

【体格检查】

一般情况：患者呈急性病面容，呼吸急促费力，呼气可嗅到烂苹果味。

生命体征：体温 35℃，脉搏 110 次 / 分，血压 75/35mmHg，呼吸频率 35 次 / 分，血氧饱和度 97%。

五官：头颅无畸形，口咽黏膜干燥。

颈部：颈软，颈静脉扁平。

心脏：心动过速，心律齐，无心包摩擦音、心脏杂音、奔马律。

肺部：双肺听诊呼吸音粗，双肺底部可闻及啰音，呼气过程中可闻及轻度哮鸣音。

腹部：腹部轻度膨隆，全腹触诊弥漫性压痛，肠鸣音减弱。

直肠：直肠指检正常，棕黄便，粪便潜血试验阴性。

四肢：厥冷，毛细血管充盈时间延迟，脉搏细弱。

皮肤：干冷苍白，无皮疹。

神经系统：患者神志嗜睡，极少配合指令，四肢活动尚可。

开放静脉通道，抽血送实验室检查。完善 12 导联心电图（图 107-1）和床旁胸部 X 线片检查（图 107-2）。

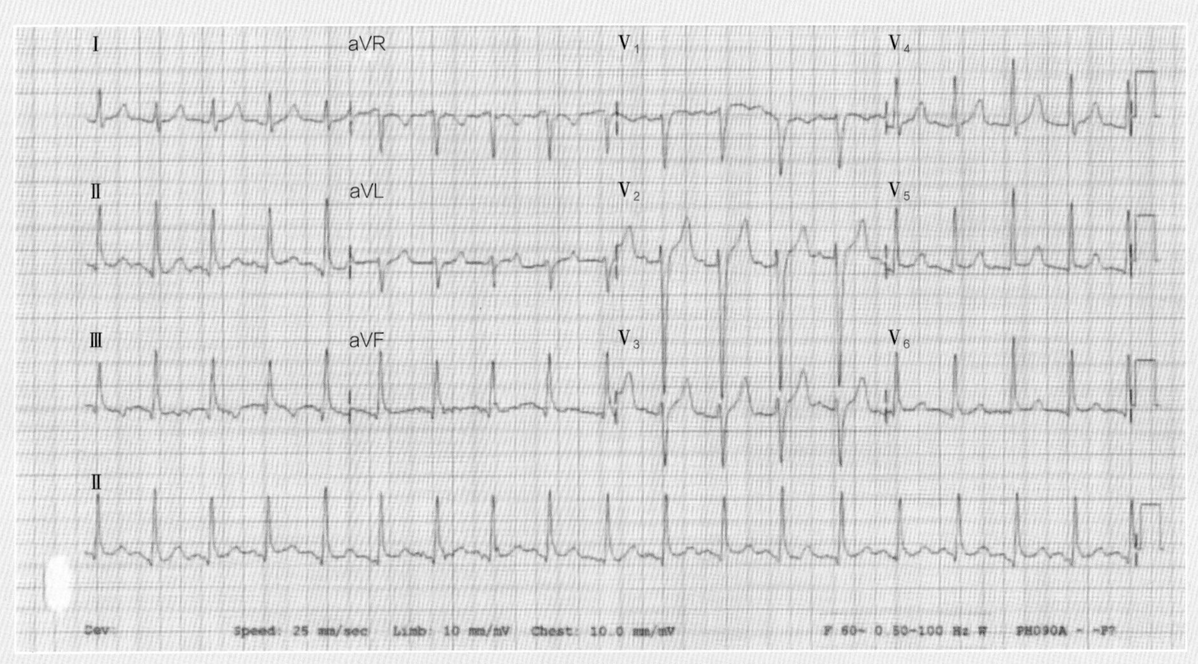

▲图 107-1　47 岁男性患者的 12 导联心电图

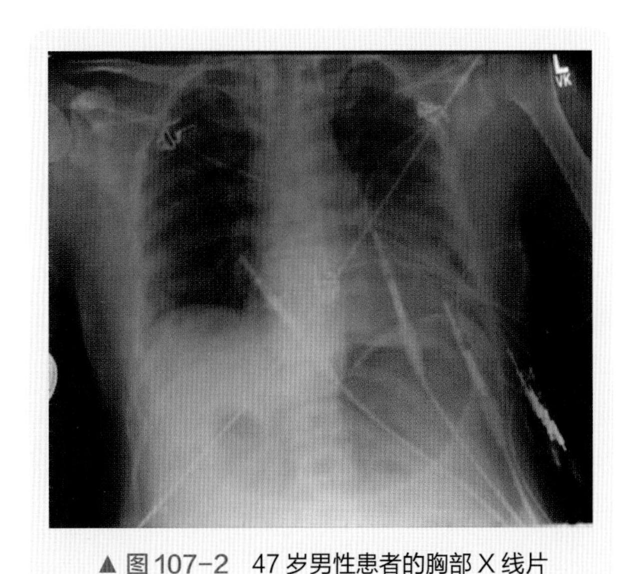

▲ 图 107-2 47 岁男性患者的胸部 X 线片

【病例解读】

诊断： 糖尿病酮症酸中毒（diabetic ketoacidosis，DKA）。

诊治经过： 床旁血糖检查（指尖末梢血糖），高于上限无法测出（＞ 500mg/dl）；动脉血气分析 pH 6.95（正常值为 7.35～7.45），PCO_2 10mmHg（正常值为 35～48mmHg），PO_2 132mmHg（正常值为 80～95mmHg），碱剩余 −28（正常值为 −2.4～+2.3）。12 导联心电图示窦性心动过速（108 次 / 分），V_2～V_4 导联 T 波高尖。床旁胸部 X 线片示低容积肺，无炎性渗出。

开放 2 条静脉通道，快速输注生理盐水。生化提示血糖 1419mg/dl（正常值为 66～159 mg/dl），血钠 126mmol/L（正常值为 137～145mmol/L），血钾 7.3mmol/L（正常值为 3.5～5.5mmol/L），血氯 83mmol/L（正常值为 98～107mmol/L），二氧化碳＜ 5mmol/L（正常值为 22～30mmol/L），阴离子间隙（AG）＞ 45mmol/L（正常值为 5～16mmol/L），肌酐 4.7 mg/dl（正常值为 0.8～1.5mg/dl），血尿素氮（BUN）68mg/dl（正常值为 9～20mg/dl）。血肌钙蛋白 I 0.06ng/ml（正常值为 0～0.09ng/ml）。血清酮体阳性。12 导联心电图 V_2～V_4 导联 T 波高尖符合高钾血症表现。全血乳酸 3.4mmol/L（正常值为 0.8～2.1mmol/L）。血常规白细胞 34.5×10^9/L［正常值为（3.5～12.5）$\times10^9$/L］，血细胞比容（HCT）47%（正常值为 39%～51%）。予以静脉点滴胰岛素（起始量 0.1U/kg），静脉使用抗生素预防肺部感染，留置导尿并监测尿量。

予以补液和控制血糖治疗后不久，患者心率 100 次 / 分，血压维持在 95/45mmHg。然而患者出现喘息和缺氧症状，予以沙丁胺醇雾化吸入。随后转入 ICU 治疗，患者因出现急性呼吸衰竭予以紧急气管插管，复查胸部 X 线片示左肺门周围及右下肺渗出浸润影（图 107-3）。尽管予以积极的液体复苏治疗，患者仍出现了脓毒症休克，遂给予去甲肾上腺素静脉泵入控制血压。

经 17h 的积极治疗，患者复查生化示血糖 173mg/dl，血钠 146mmol/L，血二氧化碳 13mmol/L，阴离子间隙（AG）8mmol/L，肌酐 1.6mg/dl。查静脉血气（Fi O_2 80%）示 pH 7.25，PCO_2 31mmHg，PO_2 40mmHg，实际碳酸氢盐 14mmol/L，碱剩余 −12mmol/L。患者血压维持在 110/70mmHg（已停用去甲肾上腺素的情况下），继续予以液体复苏和积极抗感染治疗。

转归： 患者住院 7 天后顺利脱机拔除气管导管，14 天后出院，继续予以胰岛素控制血糖，口服抗生素控制感染。

【病例讨论】糖尿病酮症酸中毒。

糖尿病酮症酸中毒（DKA）主要由高糖血

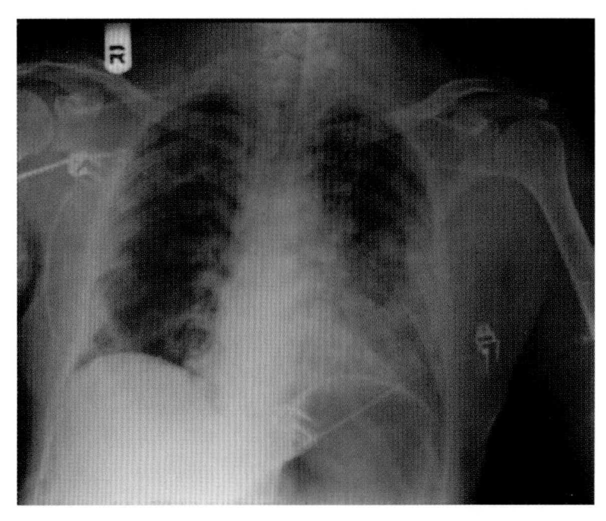

▲ 图 107-3 47 岁男性 DKA 患者复查胸部 X 线片，可见气管导管

症、酮血症和酸血症共3部分组成，它们之间相互影响，任一因素均可由其他因素诱发。DKA是一种有潜在致命风险的代谢性疾病，当该病误诊或处理不当时病死率明显升高，DKA也可能是糖尿病的首发症状[1]。在糖尿病患者群中，DKA的发病率为每年4.6/1000～8.0/1000，而其死亡率为4%～10%[2]。DKA的诱发高危因素通常包括：①糖尿病合并相关疾病（如感染、消化道出血或心肌梗死等）；②糖尿病患者不恰当的减量或停用胰岛素；③新发现并诊断的1型糖尿病[3]。尽管DKA多见于1型糖尿病患者，但2型糖尿病患者若合并某些诱发因素时也可发病[2, 3]。

DKA的主要特征包括高血糖、代谢性酸中毒（pH＜7.35或实际碳酸氢盐＜15mmol/L）、高阴离子间隙（AG）和尿酮（+++）。这需要与高渗高糖状态（又称高渗高糖性非酮症综合征）相鉴别。高渗高糖状态通常无酸中毒，伴少量或不伴有尿酮，但血糖水平异常升高，可有高钠血症（血钠＞150mmol/L）[1]。DKA的病理生理过程主要包括循环中有效胰岛素浓度的减低和继发负反馈调节导致某些激素（如儿茶酚胺、皮质醇、胰高血糖素、生长激素等）水平的升高[2, 4]。这些激素水平的升高，不仅可通过促进糖异生和减少葡萄糖利用率来提高血糖，还可增加蛋白质的水解代谢并抑制蛋白质的合成，同时能增加脂类代谢而产生酮体，最终诱发DKA。

高血糖最初可引起细胞内水分向外转移，从而出现细胞脱水，细胞外液体增多和稀释性低钠血症。高血糖也可导致渗透性利尿，使水分丢失的量大于氯化钠的丢失。大量尿液的丢失又可进一步导致机体脱水和有效循环容量不足。这些变化的最终结果是高血糖合并代谢性酸中毒，以及血浆AG增加（不同于血浆阴、阳离子的总和）[4]。

当患者有糖尿病病史时，DKA的诊断相对容易。然而既往未诊断糖尿病的患者，首次发病即为DKA或患者入院就意识昏迷时，DKA的诊断则比较困难。因此，当发现患者出现过度通气、呼吸费力或烦躁时，应该考虑DKA诊断的可能。诊断的关键在于迅速测定患者血糖，尤其是抢救那些突发意识改变的患者[1]。烦渴、多尿和虚弱无力是DKA患者最常见的临床表现，恶心、呕吐、腹痛也是较常见的主要特征。如果患者在发病前就已经开始接受胰岛素治疗，则有可能出现胰岛素用量不足，甚至遗忘用药的病史。当DKA合并心肌梗死时，患者可能出现胸痛不适（尽管无胸痛的患者也可能存在心肌梗死）。因此，对于DKA患者的初始评价（判断有无心肌梗死），快速的12导联心电图也十分重要。

在诊查过程中，患者的口咽唇干燥，通常出现深而快的呼吸（酸中毒的深大呼吸），并可能发现其呼气带有酮味[1]。无论是否合并有感染，患者的体温可偏低或者正常[3]。但患者出现发热时，则应考虑感染的存在。DKA患者可出现多种神经精神症状的异常表现，尤以精神抑制多见。此外，也可能出现类似于急性脑卒中的症状。患者的意识状态很大程度上由血浆渗透压决定，而与酸中毒水平无关[4]。

成功救治DKA患者的措施包括积极补充血容量、控制血糖、纠正酸中毒和维持电解质平衡[5]，同时也需要予以有效的血流动力学监测。DKA的治疗方案由液体复苏、应用胰岛素、补充钾磷（据情况决定）和处理相关诱发因素组成。大量的生理盐水水化复苏是治疗DKA的首要步骤，因为在液体容量不足的情况下，机体对胰岛素的反应差，且血糖浓度也将进一步增高[3]。DKA的初始补液速率为500～1000ml/h，一旦患者的血压趋于平稳，则补液速率调整为200ml/h[3]。当血糖下降至13.9mmol/L（250mg/dl）时改用5%葡萄糖输注，以防血糖水平下降过快而导致脑水肿出现。

当血清钾水平正常或者升高时，胰岛素的推荐输注速率为0.1U/（kg·h）[1-3]。当以此速度输注胰岛素2～3h（在充分补液的情况下），高血糖控制仍不理想（下降幅度＜10%）时，可将胰岛素剂量翻倍调整。虽然典型DKA患者常缺失500～700mmol的血钾，但由于胰岛素缺乏、高渗状态和酸血症等因素的存在，大多数患者在发病初期表现出高钾血症[3]。在积极液体复苏和胰岛素控制血糖治疗期间，血钾浓度可因大量钾离子向细胞内转移而迅速下降。因此，当血钾浓度＜ 5.5mmol/L 时，需要视情况适当补充氯化钾。治疗的目标是将血钾浓度控制在 4～5 mmol/L，密切监测血钾变化，必要时调整静脉补钾输注速率（补钾过快可出现危及生命的心律失常）。

静脉输注碳酸氢盐不能改善 DKA 的治疗结果，因而无论酸中毒的严重程度如何，均不推荐运用碳酸氢钠治疗[4]。胰岛素的运用可以抑制脂肪的分解，减少酮体的产生，并且促进碳酸氢盐的循环再生。磷的丢失在 DKA 发病中也较常见，丢失量 1.0～1.5mmol/kg。然而补磷同样不会影响 DKA 的疗效，因此通常情况下也不推荐[4]。血清磷酸盐需在初始液体复苏治疗后的 4h 进行检测，只有当其严重缺乏（＜ 1mmol/L）时，才推荐补磷。

【总结】

1. 糖尿病酮症酸中毒（DKA）的主要特征，包括高血糖、代谢性酸中毒（pH ＜ 7.35 或实际碳酸氢盐＜ 15mmol/L）、阴离子间隙（AG）增加和尿酮（+++）。

2. 当发现患者出现过度通气、呼吸费力或烦躁时，应该考虑 DKA 诊断的可能。

3. 成功救治 DKA 患者的措施，包括积极补充血容量、控制血糖、纠正酸中毒和维持电解质平衡。同时还需要提高警惕性，密切监测。

4. 在胰岛素治疗 DKA 期间，应密切而快速地监测血糖和血钾，确保血钾在正常水平，否则易引发危及生命的心律失常。

5. 分析并治疗 DKA 可能的诱发因素，如感染、消化道出血或心肌梗死等。

参考文献

［1］ Hardern RD, Quinn ND. Emergency management of diabetic ketoacidosis in adults. Emerg Med J 2003;20:210–3.

［2］ Fernandez-Frackelton M. Diabetic ketoacidosis. Emerg Med Clin N Am 2005;23:609–28.

［3］ Andreoli TE, Carpenter CJ, Bennett JC, et al. Diabetes mellitus. In Andreoli TE, et al. (eds.). Cecil Essentials of Medicine, 4th ed. Philadelphia: Saunders, 1997:539–42.

［4］ Kitabchi AE, Wall BM. Management of diabetic ketoacidosis. Am Fam Phys 1999;60:1–13.

［5］ Bull SV, Douglas IS, Foster M, et al. Mandatory protocol for treating adult patients with diabetic ketoacidosis decreases intensive care unit and hospital lengths of stay: results of a nonrandomized trial. Crit Care Med 2007;2007:41–6.

病例 108　右腿肿胀

【病例概况】男性，50 岁，右腿肿胀。

【现病史】右腿进行性肿胀 3 天，伴发红，小腿疼痛。否认长时间旅行史和久坐不动，否认胸痛、气短、头晕。患者在当地一家超市当经理，大部分时间站立。使用的药物包括唑吡坦、曲唑酮、罗匹尼洛和氟西汀。否认有凝血功能障碍的家族病史。

【既往史】抑郁症病史，不宁腿综合征。

【体格检查】

一般情况：营养发育良好，无急性病容。

生命体征：体温 37.2℃，脉搏 75 次 / 分，血压 131/93mmHg，呼吸频率 16 次 / 分，血氧饱和度 97%。

五官：无明显异常。

颈部：颈软，无颈静脉怒张。

心脏：心率规整，律齐，无心包摩擦音、心脏杂音、奔马律。

肺部：双肺听诊呼吸音清。

腹部：腹软，无压痛、腹胀。

四肢：右下肢肿胀，右下肢从膝盖到脚踝肿胀，累及胫前，伴胫前红斑及皮温升高（图 108–1）。在胫骨粗隆以下 10cm 测量小腿周长。右侧 44cm，左侧 38cm。右小腿无力，Homans 征阳性。右足背动脉和胫后动脉搏动为 2+。

开放静脉通道，抽血送检。

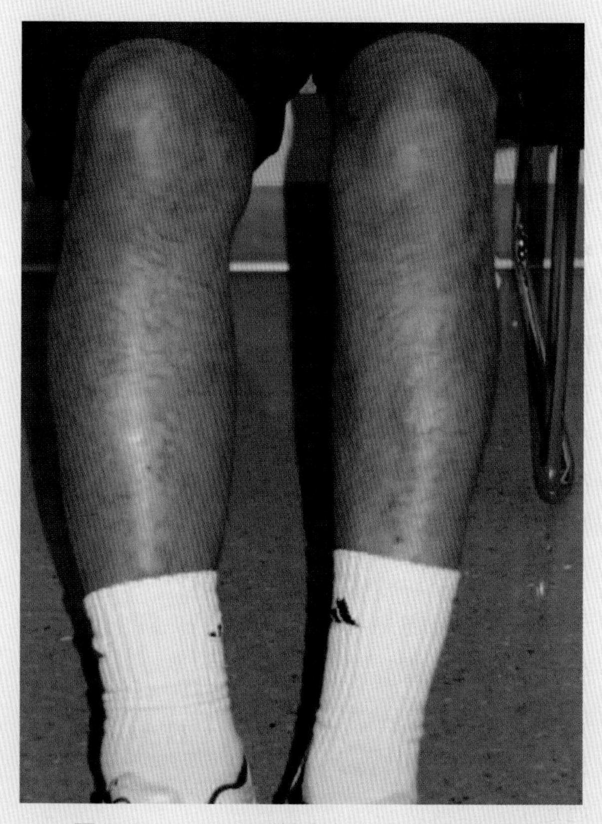

▲ 图 108–1　50 岁男性患者双侧下肢示右腿肿胀

【病例解读】

诊断：右腘静脉深静脉血栓形成（DVT）。

诊断依据：D– 二聚体检测阳性，在急诊室等待完善超声检查过程中推断为 DVT。次日上午患者返院完善右下肢超声检查，提示右侧腘静脉血栓（图 108–2）。

治疗及转归：10mg 磺达肝素皮下注射，并开始每日口服华法林 5mg。患者继续每日皮下注射磺达肝素 10mg，口服华法林 5mg，直至国际标准化比值（INR）在 2～3，停用磺达肝素。

【病例讨论】深静脉血栓。

静脉血栓栓塞（VTE）估计每年影响 200 万美国人[1]。正确的诊断和及时的治疗是降低致命肺栓塞（PE）风险的关键[2]。长期并发症包括血栓后综合征和静脉血栓栓塞复发。静脉血栓形成的机制包括 3 个因素，被称为 Virchow 三要素。分别是血管壁损伤、静脉淤滞和高凝[2]。

深静脉血栓的体征和症状通常是非特异性

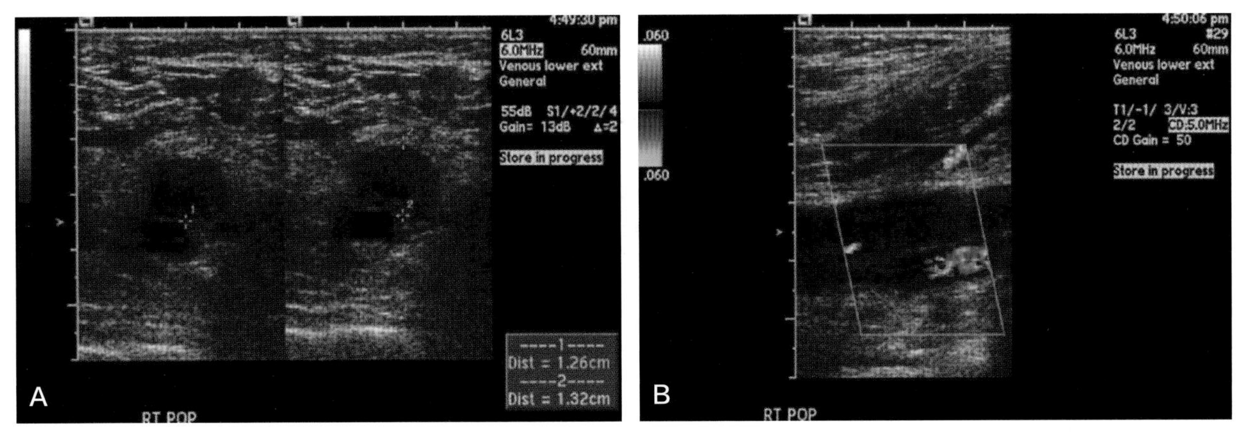

▲ 图 108-2　病例 108 右下肢彩色多普勒超声检查

A. 腘静脉无压缩性；B. 腘静脉无血流

的，因此临床诊断准确性较差。四肢肿胀、疼痛和水肿使患者有发生 DVT 的风险 [3]。然而，无症状的患者也可出现明显的血栓。据报道，临床诊断急性 DVT 的准确率在有症状的患者中为 50%。Homans 征（踝关节背屈引起的疼痛）仍然是疑似深静脉血栓患者的传统体检的一部分。大量的研究已经证明了这一体征的不可靠性，Homans 征阳性对诊断 DVT 的准确性为 8%～56%，但对于无症状患者 DVT 的评估准确性却＞ 50%[4]。

Wells 及其同事建立了第一个临床模型，用于诊断疑似静脉血栓形成的患者 [5]。该模型包括全面的临床检查和识别易导致患者静脉血栓形成风险增加的危险因素（表 108-1）[6]。根据该模型，首先将患者分为低、中、高 3 种风险类别，然后通过 D- 二聚体和超声检查进行进一步评估。在 15 项 Wells DVT 预测规则的研究中，测试分数处于预测概率最高级的患者患有 DVT，患者患病率范围为 17%～85%[7]。预测率中等的患者患病率为 0%～38%，预测概率最低的患者患病率为 0%～13%。

血浆 D- 二聚体是纤维蛋白的特殊交联衍生物，当纤维蛋白被纤溶酶降解时产生。静脉血栓栓塞患者的 D- 二聚体升高 [8]。虽然高浓度的 D- 二聚体对静脉血栓栓塞很敏感，但由于 D- 二聚体在其他疾病中也会出现，如恶性肿瘤、妊娠和手术后，因此对静脉血栓的阳性诊断缺乏足够的

表 108-1　深静脉血栓形成（DVT）Wells 临床预测规则

临床特点	得　分
活动期癌症（在 3 个月内有治疗或缓解）	1
下肢麻木，下肢瘫痪或不能动	1
因手术卧床 3 天以上（4 周以内）	1
沿深静脉分布的局部压痛	1
整个腿肿	1
单侧小腿肿胀＞ 3cm（胫骨下结节）	1
单侧凹陷性水肿	1
浅静脉形成侧支循环	1
替代诊断和深静脉血栓诊断持平，或者更有可能是替代诊断	-2

风险评分解释（DVT 发生概率）：高风险，≥ 3 分；中风险，1～2 分；低风险，＜ 1 分

特异性。然而，D- 二聚体检测通常具有较高的阴性预测值，对于排除低危患者是否有静脉血栓很有用。Diamond 等检测了 148 名疑似 DVT 急诊患者的 D- 二聚体水平，随后进行了静脉双相检查 [9]。19 名（12.8%）患者静脉双相检查阳性，129 名（87.2%）双相检查阴性。19 名静脉双相研究阳性患者的 D- 二聚体水平均不在正常范围内。因此，D- 二聚体对诊断静脉血栓的敏感度为 100%，特异度为 48.8%，阳性预测值为 22.4%，阴性预测值为 100%。

目前，加压超声被认为是评估患者外周血管DVT风险的最合适的主要成像方式。在有下肢症状的患者中，它诊断急性或慢性DVT的准确性得到了很好的证实（近端DVT的平均敏感性和特异性为97%）[3, 8]。然而，评估小腿静脉是否有血栓的必要性仍然存在争议。超声的优点包括无创、没有电离辐射、不需要静脉注射肾毒性对比剂、成本相对较低、设备便于携带[3]。诊断VTE最简单的超声标准是温和的探头压力下血管腔的不可压缩性（加压超声）[8]。如果没有观察到残余腔，则认为静脉是完全可压缩的，表明没有静脉血栓形成。

在低分子肝素（low-molecular-weight heparins，LMWH）之前，未分离肝素（unfractionated heparin，UFH）和华法林被认为是DVT的标准治疗方法。UFH的使用需要持续静脉注射和密切监测，因此限制了静脉血栓患者门诊治疗或患者早期出院的可能性[10]。低分子肝素的临床应用使深静脉血栓的治疗发生了革命性的变化，因为它提供了许多比UFH更有效的治疗方法，包括更少的剂量、固定的剂量，以及启动门诊或短期住院治疗深静脉血栓的机会，从而降低了患者和医疗保健系统的成本[10]。低分子肝素已被证明比UFH治疗静脉血栓有更高的获益风险比，并且至少在大出血、PE和复发静脉血栓栓塞风险方面与UFH一样有效[10]。

磺达肝素是一种新型的合成衍生药物，通过选择性抑制因子Ⅹa发挥其抗血栓活性[11, 12]。磺达肝素抗凝效果在24h内可预测并持续存在，使得磺达肝素允许每天注射1次。因为磺达肝素与肝素诱导的抗体不发生交叉反应，因此可能不再需要监测血小板计数。磺达肝素的使用剂量为每日皮下注射7.5mg（50～100kg）或每日皮下注射10mg（＞100kg）。在一项随机、双盲研究中比较了磺达肝素和依诺肝素对有症状的DVT的初始治疗，1098名随机分配的使用磺达肝素患者中，有43人（3.9%）发生了复发血栓栓塞事件，而1107名随机分配的使用依诺肝素患者中45人（4.1%）发生了血栓栓塞事件[12]。1.1%的患者接受磺达肝素治疗和1.2%的患者接受依诺肝素治疗后并发了出血。而死亡率分别为3.8%和3.0%。研究人员得出结论，在对有症状的DVT患者的初始治疗中，每天至少皮下注射1次磺达肝素是有效的（非劣效），并且与每天注射2次磺达肝素的安全性相同，而使用依诺肝素需要依据体重调整初始剂量。

并不是所有的患者都适合门诊治疗深静脉血栓。根据Douketis的说法，可以通过4个问题来确定哪些患者不适合进行门诊治疗[11]。第一，患者是否有大量深静脉血栓？第二，患者是否客观证实有PE症状？第三，患者是否存在抗凝相关出血并发症的高风险？第四，患者是否有严重的其他伴随疾病或其他可能需要住院治疗的因素？如果以上任何一个问题的答案是肯定的，就应该考虑住院治疗[11]。

最初用于DVT的治疗无论是使用低分子肝素、未分离肝素或Ⅹa因子抑制药，在第1天或第2天均要开始口服华法林抗凝治疗[11]。华法林的剂量通常是第一天为5～10mg，之后每天为5mg。在接下来的2～3周，INR应测试≥2次，接下来的4周内每2周测试1次，之后的3～4周测试1次[11]。低分子肝素或未分离肝素治疗应持续≥5天，直到连续2天INR＞2.0。对于暴露于短暂危险因素（如手术、创伤、行动不便）的DVT患者，华法林应使用3个月（目标INR为2～3），对于无明显原因或特发性DVT患者，华法林应使用≥6个月[11]。

最后，如果不能立即获得诊断影像，对疑似深静脉血栓患者的治疗是存在争议的。临床试验性概率评估和D-二聚体评估可用于鉴别需要经验性保护性抗凝治疗的患者。Siragusa等证实了一种结合Wells标准的策略，将患者置于低、中或高风险的静脉血栓栓塞类别中，然后进行D-二聚体检测，可安全延迟诊断试验长达72h[13]。在本研究中，检测前D-二聚体阳性且临床试验概率评估高或中等的患者接受足剂量的低分子肝素保护性治疗，其余患者未进行抗凝治疗出院。所有患者均在 72h 内接受静脉血栓栓塞检查。在这项研究中，共纳入 533 名疑似 VTE 患者，其中疑似 DVT 409 名，疑似 PE 124 名，最终有 23.8% 的患者确诊为静脉血栓栓塞。在 72h 的随访中，只有一例血栓栓塞事件（0.2%）发生，而在 3 个月的随访中，5 例（1.2%）发生在先前排除 DVT 或 PE 诊断的患者中。所有患者均无大出血事件发生，90% 的患者是门诊患者。研究人员得出的结论是，这种方法可以安全地推迟对选定的疑似静脉血栓栓塞患者进行 DVT 和 PE 的诊断程序，最长可延迟 72h。

【总结】

1. 静脉血栓形成的发病机制包括血管壁损伤、静脉淤滞和高凝，称为韦氏三联征。

2. 四肢肿胀、疼痛和水肿使 DVT 的可能性增加，Homans 征阳性用于诊断深静脉血栓是不可靠的。

3. Wells DVT 评分规则在将患者划分为低、中或高危 DVT 时很有用。

4. 加压超声是诊断 DVT 最合适的主要成像方式，平均灵敏度和特异性为 97%。

5. 大多数诊断为 DVT 的患者可以作为门诊患者使用低分子肝素或合成的Xa 因子抑制药（磺达肝素）联合华法林治疗。

参考文献

[1] Hooker EA, Carver L. Outpatient delayed screening for patients with suspected deep vein thrombosis (correspondence). Am J Emerg Med 2005;23:227–8.

[2] Bates SM, Ginsberg JS. Treatment of deep-vein thrombosis. NEngl J Med 2004;351:268–77.

[3] Hamper UM, DeJong MR, Scoutt LM. Ultrasound evaluation of the lower extremity veins. Radiol Clin N Am 2007;45:525–47.

[4] Urbano FL. Homans' sign in the diagnosis of deep venous thrombosis. Hosp Physician March 2001:22–4. Available online at http://www.jcomjournal.com/pdf/hp mar01 homan. pdf. Accessed June 26, 2008.

[5] Wells PS, Hirsh J, Anderson DR, et al. Accuracy of clinical assessment of deep-vein thrombosis. Lancet 1995;345:1326–30.

[6] Merli GJ. Pathophysiology of venous thrombosis, thrombophilia, and the diagnosis of deep vein thrombosispulmonary embolism in the elderly. Clin Geriatr Med 2006; 22:75–92.

[7] Segal JB, Eng J, Tamariz LJ, et al. Review of the evidence on diagnosis of deep venous thrombosis and pulmonary embolism. Ann Fam Med 2007;5:63–73.

[8] Tovey C, Wyatt S. Diagnosis, investigation, and management of deep vein thrombosis. BMJ 2003;326: 1180–4.

[9] Diamond S, Goldbweber R, Katz S. Use of D-dimer to aid in excluding deep venous thrombosis in ambulatory patients. Am J Surg 2005;189:23–6.

[10] Merli G. Anticoagulants in the treatment of deep vein thrombosis. Am J Med 2005;118:13S–20S.

[11] Douketis JD. Treatment of deep vein thrombosis. What factors determine appropriate treatment? Can Fam Phys 2005;51:217–23.

[12] Buller HR, Davidson BL, Decousus H, et al. Fondaparinux or enoxaparin for the initial treatment of symptomatic deep venous thrombosis. Ann Intern Med 2004;140:867–73.

[13] Siragusa S, Anastasio R, Porta C, et al. Deferment of objective assessment of deep vein thrombosis and pulmonary embolism without increased risk of thrombosis. Arch Intern Med 2004;164:2477–82.

病例 109 发热伴皮疹

【病例概况】男性，57 岁，发热伴皮疹。

【现病史】患者 8 天前无明显诱因出现高热，最高体温达 39.4℃。双上臂、肩部及面部囊性脓疱，向双下肢扩散。皮疹无隆起及瘙痒，伴全身关节疼痛、咳嗽，干咳为主，无腹痛、腹泻，无便秘，无恶心、呕吐，无血尿、尿道异常分泌物及排尿困难等不适。遂于急诊科就诊。

【既往史】患者既往高胆固醇血症病史，有磺胺类药物过敏史，但否认近期服用药物。患者 14 年前从中国移居美国，否认近期旅游史及接触传染病患者病史。否认吸烟史、酗酒史及药物（包括静脉注射药物）使用史。14 年前结核菌素实验阴性。1 个月前接种百白破疫苗。

【体格检查】

一般情况：患者发育良好，神志清楚，表情自然。

生命体征：体温 39.3℃，脉搏 80 次 / 分，血压 114/63mmHg，呼吸频率 18 次 / 分，血氧饱和度 96%。

五官：双瞳等大等圆，对光反射存在，眼球运动正常，巩膜无黄染，口咽部红肿湿润，其余无明显异常。

颈部：颈软，无颈静脉怒张，未触及颈淋巴结。

心脏：心率规整，心律齐，未及心包摩擦音、心脏杂音、奔马律。

肺部：双肺听诊呼吸音清，未及明显干湿啰音。

腹部：腹软，无压痛、腹胀。

泌尿生殖系统：阴茎无异常损伤、尿道无排泄异常物。

四肢：无杵状指、发绀、水肿。

神经系统：未查。

皮肤：散在分布直径 1～2cm 的小水疱群（2～3mm），肩部水疱融合明显，面部和手部水疱散在分布（图 109－1）。水疱满布躯干及手掌，足底未见水疱分布，双膝可见病因不明的斑块，未生长水疱。

开放静脉通道，抽血并送实验室检测。实验室检查白细胞 10.5×10^3/μl [正常值为（3.5～12.5）×10^3/μl]，中性粒细胞 84%（正常值为 50%～70%），红细胞沉降率（ESR）89mm/h（正常值为 0～20mm/h），C 反应蛋白（CPR）32.8mEq/L（正常值＜0.9mEq/L），血钠 128mEq/L（正常值为 137～145mEq/L），GPT101U/L（正常值为 11～66U/L）。

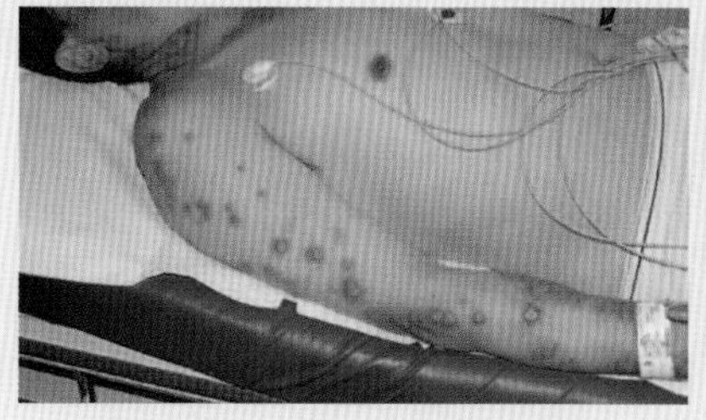

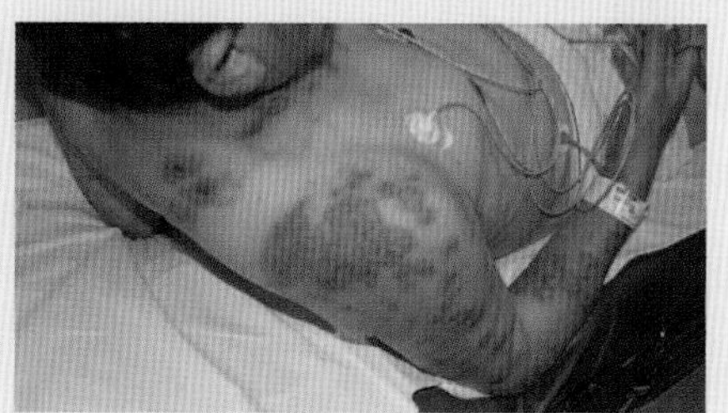

▲ 图 109－1 患者发热伴囊性脓疱疹

【病例解读】

诊断：Sweet 综合征。

诊断依据：静脉滴注头孢曲松和阿昔洛韦，效果改善不明显。水疱免疫荧光染色为非带状疱疹。皮肤科医生和传染病专家会诊后，考虑为 Sweet 综合征。

治疗及转归：给予患者泼尼松，60mg/d 口服，症状明显改善。在出现广泛红斑后行皮肤活检，发现中性粒细胞增多，广泛浸润真皮浅、中层，可确诊为 Sweet 综合征。患者临床症状改善，5 天后出院，继续口服泼尼松，定期皮肤科复诊。

【病例讨论】Sweet 综合征。

Sweet 综合征（也称急性发热性嗜中性皮病），1964 年由 RD Sweet 首次报道，特征是突然发热，白细胞增多，全身无力，皮肤出现红斑、边界清楚的丘疹和斑块[1-3]。病变可以出现在身体任何部位，但多出现在上半身，包括面部、双上肢和背部少见[1, 2]。皮损可单发形成假性水疱状或假脓疱状，也可多发形成脓疱，大水疱及溃疡[1]。也有报道提及其可发生在口和眼部（结膜炎和巩膜外层炎），33%～62% 的患者会出现关节痛和关节炎[4]。这些症状也可出现在其他疾病，Sweet 综合征通常与血液相关疾病（如白血病）和免疫相关疾病（类风湿关节炎、炎性肠病）有关。多发生在女性，平均发病年龄在 50 岁。Sweet 综合征可持续 1 周至 4 年，易复发（25%～37%）[4, 5]。

发热是 Sweet 综合征最常见的症状，可以出现在皮损前，也可在发病期间持续存在[3]。然而，有些皮肤活检为恶性肿瘤相关的 Sweet 综合征患者，可没有发热症状[3]。可出现关节痛、全身不适、头痛、肌痛等其他症状。也有部分重症患者。

Sweet 综合征患者红细胞沉降率（ESR）、C 反应蛋白（CRP）通常升高[1, 2]。80% 患者的白细胞计数＞ $8\times10^3/\mu l$，贫血和碱性磷酸酶升高占一半。出现贫血和血小板低提示与潜在的恶性肿瘤相关[6]。

Sweet 综合征诊断包括首要标准和次要标准[2, 3]，首要标准：突然出现的痛性斑块和结节红斑，以及组织病理学上真皮浅层密集的中性粒细胞浸润但缺乏白细胞破裂性血管的炎症。次要诊断标准：发热＞ 38℃，伴有血液系统疾病和内脏恶性肿瘤，炎症性疾病，妊娠，前驱性的呼吸道、胃肠道感染或接种疫苗。额外的次要标准：对系统皮质类固醇或碘化钾、秋水仙碱治疗反应好，以及出现的实验室异常值（4 项中满足 3 项），ESR ＞ 20mm/h，C 反应蛋白升高，白细胞数＞ $8\times10^3/\mu l$ 和中性粒细胞＞ 70%。

Sweet 综合征治疗首选糖皮质激素[1-3]。通常选泼尼松或泼尼松龙，开始剂量为 0.5～1.5mg/(kg · d)，2～4 周减量。数小时内症状改善，2 天内黏膜损伤好转，发热症状消退。Sweet 综合征的皮损在 1～4 周好转。易复发（25%～37%）。15% 为慢性复发性疾病。其他用于治疗 Sweet 综合征有效的药物包括局部皮质激素治疗、非甾体抗炎药（如吲哚美辛）、碘化钾、环孢素、多西环素、氨苯砜和秋水仙碱[1-3]。

【总结】

1. Sweet 综合征的典型表现为突发的体温升高、白细胞增多、全身无力、皮肤出现红斑、边界清楚的丘疹和斑块。

2. 发热是 Sweet 综合征最常见的症状。

3. 实验室检查 Sweet 综合征患者红细胞沉降率（ESR）、C 反应蛋白（CRP）通常升高，80% 患者的白细胞计数＞ $8\times10^3/\mu l$。

4. Sweet 综合征治疗首选糖皮质激素。

5. Sweet 综合征通常与血液相关疾病（如白血病）和免疫相关疾病（类风湿关节炎、炎性肠病）有关。

6. Sweet 综合征诊断依靠组织病理学，真皮浅层密集的中性粒细胞浸润，但缺乏白细胞破裂性血管的炎症。

参考文献

[1] Burrall B. Sweet's syndrome (acute febrile neutrophilic dermatosis). Derm J Online 1999;5:(1999):8. Available online at http://dermatology.cdlib.org/DOJvol5num1/therapy/sweets. html. Accessed June 19, 2008.

[2] Habif TP. Hypersensitivity syndromes and vasculitis. In: Habif TP (ed.). Clinical Dermatology, A Color Guide to Diagnosis and Therapy, 4th ed. Philadelphia: Mosby, 2004: 650–2.

[3] Cohen PR. Sweet's syndrome. Orphanet Encyclopedia Website. Available at http://www.orpha.net/data/patho/GB/uk-Sweet.pdf. Accessed June 19, 2008.

[4] Von den Driesch P. Sweet's syndrome (acute febrile neutrophilic dermatosis). J Am Acad Dermatol 1994;31:535–56.

[5] Fett DL, Gibson LE, Su WP. Sweet's syndrome: systemic signs and symptoms and associated disorders. Mayo Clin Proc 1995;70:234–40.

[6] Bourke JF, Keohane S, Long CC, et al. Sweet's syndrome and malignancy in the U.K. Br J Dermatol 1997;137: 609–13.

病例 110　脱水、乏力

【病例概况】女性，75 岁，脱水、乏力。

【现病史】患者自述因几个月身体疲乏无力且进行性加重，伴间断性双侧颞部头痛，无放射痛。无胸痛、呼吸困难，无腹痛、呕血、解黑便，无发热、寒战，无排尿困难及视力改变等不适。近几周内身体乏力影响晨起，伴恶心、食欲减退，就诊于急诊科。

【既往史】患者既往高血压病史，服用氢氯噻嗪、维帕拉米控制血压；有抑郁症病史，服用帕罗西汀、文拉法辛控制。否认吸烟及饮酒史，现独居。

【体格检查】

一般情况：患者神志清楚，表情淡漠，身体虚弱、脱水。

生命体征：体温 36.7℃，脉搏 80 次 / 分，血压 80/40mmHg，呼吸频率 18 次 / 分，血氧饱和度 98%。

五官：视力正常，口咽干燥，其余无明显异常。

颈部：颈软，无颈静脉怒张。

心脏：心率规整，律齐，无心包摩擦音、心脏杂音、奔马律。

肺部：双肺听诊呼吸音清。

腹部：腹软，无压痛，肠鸣音减弱。

直肠：直肠指检正常，棕色便，粪便潜血试验阴性。

四肢：四肢温暖，无杵状指、发绀、水肿。

神经系统：神志清楚，定向力正常。四肢肌力 5 级，感觉正常。双侧肱二头肌及膝跳反射稍迟钝。

给予患者心电监测、12 导联心电图（图 110−1）。放置外周静脉导管，抽血并送往实验室检测。静脉输注 1L 生理盐水后，血压升至 90/50mmHg，胸部 X 线片提示肺部无炎性浸润、积液或心脏肿大。头部 CT 平扫示老年性萎缩改变，无明显出血。

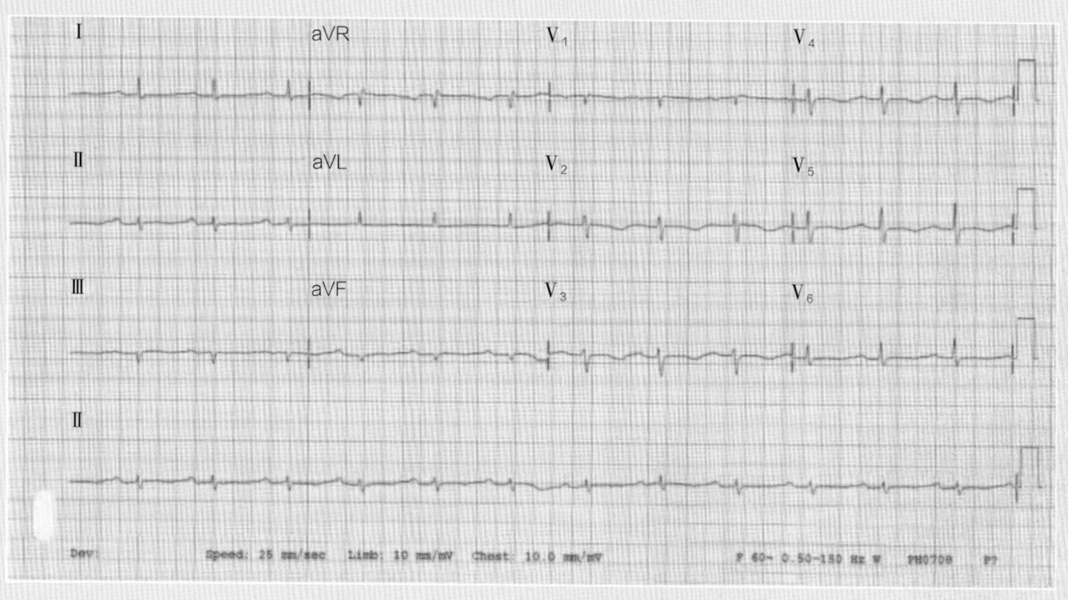

▲ 图 110−1　75 岁女性患者的 12 导联心电图

【病例解读】

诊断：全垂体功能减退症。

诊断依据：12 导联心电图提示正常窦性心律，心率 80 次 / 分，Ⅰ度房室传导阻滞，ST-T 无明显改变及 U 波。辅助检验：血钾 2.5mEq/L（正常值为 3.5～5.3mEq/L），镁 2.5mEq/L（正常值为 1.6～2.3mEq/L），血常规、电解质、尿素氮、肌酐、葡萄糖、肌钙蛋白Ⅰ、尿液分析均无明显异常。静脉补充血钾及镁，继续静脉补液扩容，并且将患者转入内科。送检的血液样本，促甲状腺激素（thyroid stimulating hormone，TSH）0.068μIU/ml（正常值为 0.2～5.5μIU/ml）。请内分泌会诊后，进一步查游离甲状腺素（thyroxine，Thx，T4）0.6ng/dl（正常值为 0.8～1.7ng/dl），泌乳素 57ng/ml（正常值为 3～30ng/ml），总 3，5，3′－三碘甲腺原氨酸（3，5，3′ triiodothyronine，T3）212ng/dl（正常值为 87～180ng/dl），随机抽血测皮质醇 1.0μg/dl（正常值为 6～19μg/dl）。颅脑 MRI 示垂体鞍区囊性肿块 1.2cm×1.5cm×1.3cm，垂体腺瘤囊性变可疑（请结合临床）（图 110-2）。

治疗经过：口服左甲状腺素钠 75μg/d，氢化可的松口服且逐渐减量，经神经外科医师会诊后建议先保守治疗，无效再手术治疗。3 个月后复查 MRI 示垂体瘤明显较前缩小。

【病例讨论】全垂体功能减退症。

垂体功能减退是一种垂体激素分泌不足引起的临床综合征[1]。脑垂体、下丘脑或周围组织病变可能导致此病。每年垂体功能减退的发病率为 4.2/10 万，每年患病率为 45.5/10 万[2]。垂体功能减退会造成所有的垂体激素紊乱，但是并不是所有的垂体激素紊乱会导致垂体功能减退，临床有意义的垂体激素包括促肾上腺皮质激素（adrenocorticotropic hormone，ACTH）、促卵泡激素（follicle-stimulating hormone，FSH）、黄体生成素（luteinizing hormone，LH）、生长激素（growth hormone，GH）、催乳素、促甲状腺激素（TSH）和抗利尿激素（antidiuretic hormone，ADH）。

引起垂体功能减退的原因很多，最常见的是垂体瘤，或者手术切除及放射治疗所致垂体功能减退[3]。其他原因包括颅脑外伤、蛛网膜下腔出血、脑梗死、非垂体肿瘤、感染、垂体梗死、自身免疫病或先天遗传因素[2, 4]。垂体功能减退患者中，垂体腺瘤的临床表现以视力损害为主，其次是内分泌症状（垂体功能减退）[5]。60%～ 80% 的无功能垂体腺瘤会因视交叉受压而导致视力障碍，而 5%～25% 垂体功能减退症患者有头痛症状[5]。据报道，6% 的无功能垂体腺瘤患者出现垂体梗死[5]。

下丘脑分泌激素不足及垂体功能受损会造成垂体激素分泌不足，当垂体激素分泌受损后，会造成靶腺激素分泌不足[1]。垂体激素缺乏可由下丘脑刺激丧失（3 级激素缺乏）或垂体功能直接丧失（继发性激素缺乏）引起[6]。正常情况下，靶腺激素减少会反馈刺激垂体激素分泌，但是垂体功能减退患者此条反馈通路受阻，导致垂体激素分泌不足。这导致了靶腺继发性渐进性衰竭。垂体功能减退患者通常表现为低垂体激素水平，

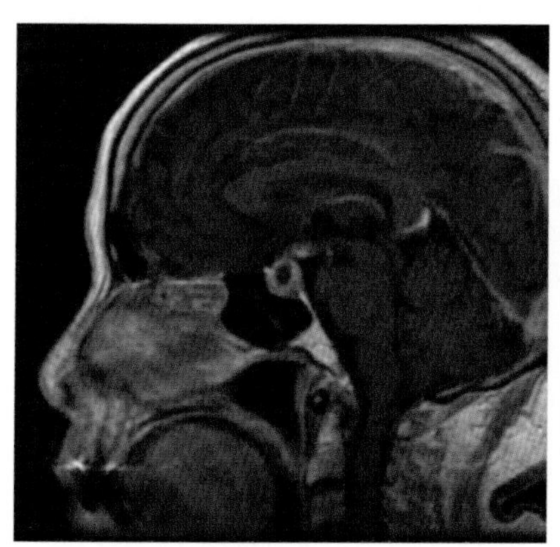
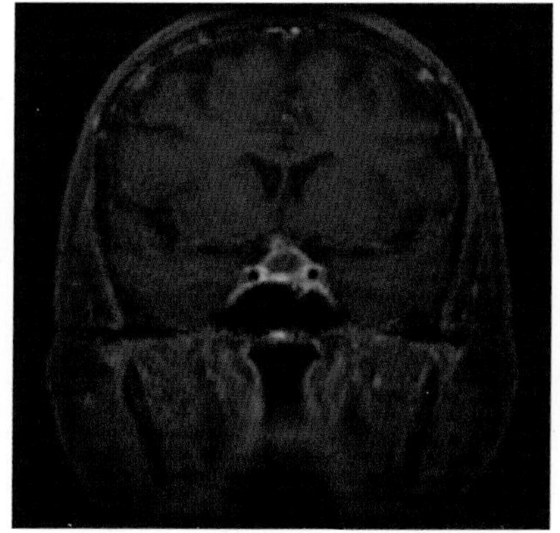
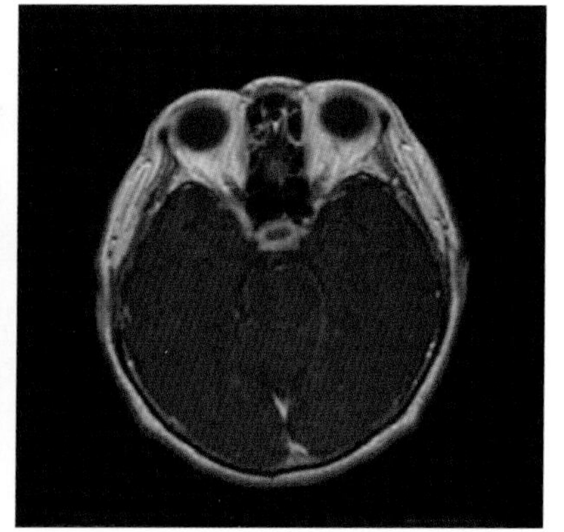

▲图 110-2 颅脑 MRI 示垂体鞍区囊性肿块

同时相应的靶激素水平也下降。

全垂体功能减退症的表现从无症状到急性血流动力学衰竭不等，取决于病因、发病速度和主要激素。相关激素水平不足引起的相应症状总结在表110-1[1]。全垂体功能减退症的其他表现特征可能与其他潜在原因有关。占位性病变累及脑垂体可能表现为头痛或视野缺损。病变累及下丘脑可出现多饮、抗利尿激素分泌失调综合征（syndrome of inappropriate secretion of antidiuretic hormone，SIADH）[1]，患者的体格检查结果可以是正常的，临床表现不明显；也可表现为靶激素缺乏的特征，包括甲状腺功能减退、肾上腺功能不全、性腺功能减退和发育障碍。

表110-1　垂体功能低下患者的激素缺乏及相关情况

缺乏的激素种类	出现症状
促肾上腺皮质激素（ACTH）	肾上腺机能不全
促甲状腺激素（TSH）	甲状腺功能减退
促性腺激素	性腺功能减退
生长激素（GH）	儿童发育不良和身材矮小，成人疲劳和虚弱
抗利尿激素（ADH）	多尿、烦渴

ACTH不足会引起肾上腺皮质激素不足，造成的临床症状类似于原发性肾上腺功能衰竭患者[7]。可能出现乏力、恶心、呕吐、焦虑、体重减轻、发热、直立性低血压。垂体衰竭患者通常有轻度超重，皮肤细腻、苍白、光滑、面部可见细小的皱纹，体毛脱落，可能出现生殖器萎缩。如果鞍内或鞍旁病变较大引起视交叉受压可导致失明的发生。

研究靶腺激素缺乏有助于明确何种垂体激素分泌受损（如ACTH和促皮质激素刺激试验、TSH、TH、FSH、LH、雌二醇或睾酮、催乳素、GH刺激试验等），MRI及CT有助于垂体功能减退的诊断。

药物治疗包括使用激素替代疗法和病因治疗，模拟患者生理状态下的激素分泌来给予激素替代，尽量避免过多使用激素药物[6]。肾上腺皮质轴（ACTH）受损的患者，应当使用糖皮质激素替代疗法，这在垂体梗死、急性产科出血造成的垂体功能减退（Sheehan综合征）患者的治疗中尤其重要，可以避免突发性低血压发生。当诊断垂体功能减退后，应当立即使用激素替代疗法。继发性甲状腺功能减退应采用甲状腺激素替代治疗。是否行外科手术治疗取决于发生垂体功能减退的病因及严重程度。当存在肿瘤压迫时，应当行手术切除[1]。

【总结】

1. 垂体功能减退患者的症状表现为低靶激素水平，同时伴有低垂体激素水平。

2. 垂体功能减退患者其表现从无症状、轻度和慢性症状到急性血管塌陷，取决于病因、发病速度和主要涉及的激素。

3. 垂体腺瘤是成人垂体功能减退最常见的原因，通常表现为头痛、视力障碍和与内分泌功能障碍相关的症状。

4. 药物替代疗法及治疗原发病因是治疗垂体功能减退的主要手段，ACTH激素轴受损的患者，应当使用糖皮质激素替代疗法。

5. 如果没有禁忌证，手术是治疗有症状的垂体瘤的主要方法。

参考文献

[1] Mulinda JR. Hypopituitarism (panhypopituitarism). eMedicine Website. Available at http://www.emedicine.com/MED/topic1137.htm. Accessed July 5, 2008.
[2] Schneider HJ, Aimaretti G, Kreitschmann-Andermahr I, et al. Hypopituitarism. Lancet 2007;369:1461–70.
[3] Prabhakar VKB, Shalet SM. Aetiology, diagnosis, and management of hypopituitarism in adult life. Postgrad Med J 2006;82:259–66.
[4] Urban RJ. Hypopituitarism after acute brain injury. Growth Hormone IGF Res 2006;16:S25–9.
[5] Minniti G, Esposito V, Piccirilli M, et al. Diagnosis and management of pituitary tumors in the elderly: a review based on personal experience and evidence of literature. Eur J Endocrinol 2005;153:723–35.
[6] Molitch, ME. Anterior pituitary. In: Goldman L, Ausiello D (eds.). Cecil Medicine, 23rd ed. Philadelphia: Saunders, 2007:1675–7.
[7] Tyrrell JB, Findling JW, Aron DC. Hypothalamus and pituitary. In: Greenspan FS, Baxter JD (eds.). Basic and Clinical Endocrinology, 4th ed. Norwalk, CT: Appleton & Lange, 1994:96–7.

病例 111 左上肢肿胀

【病例概况】女性，95 岁，左上肢肿胀。

【现病史】患者因左上肢肿胀就诊。患者自述 2 周前因左肩摔伤导致左肱骨颈骨折。左臂悬吊固定后出院，于专业疗养机构疗养。骨科门诊复查发现左侧中下臂到指尖明显肿胀。拍摄左上臂 X 线片（图 111−1）后转入急诊科。摔伤后，患者保持左臂悬吊状态，左侧上肢进行性肿胀伴无力，抬举障碍，无疼痛和麻木感。

【体格检查】

一般情况： 患者营养良好，皮肤湿润，无急性面容。

生命体征： 体温 37℃，脉搏 88 次 / 分，血压 145/90mmhg，呼吸频率 18 次 / 分，血氧饱和度 99%。

五官： 无明显异常。

颈部： 颈软，无颈静脉怒张。

心脏： 心律齐，未及心包摩擦音、心脏杂音、奔马律。

肺部： 双肺听诊呼吸音清。

腹部： 腹软，无压痛、腹胀。

四肢： 左上肢悬吊，中下臂凹陷性水肿（4+）。无杵状指、发绀、水肿。桡动脉搏动明显，手部感觉和运动功能正常。左上臂无力，抬举障碍。

神经系统： 左上肢无力，其余未见异常。

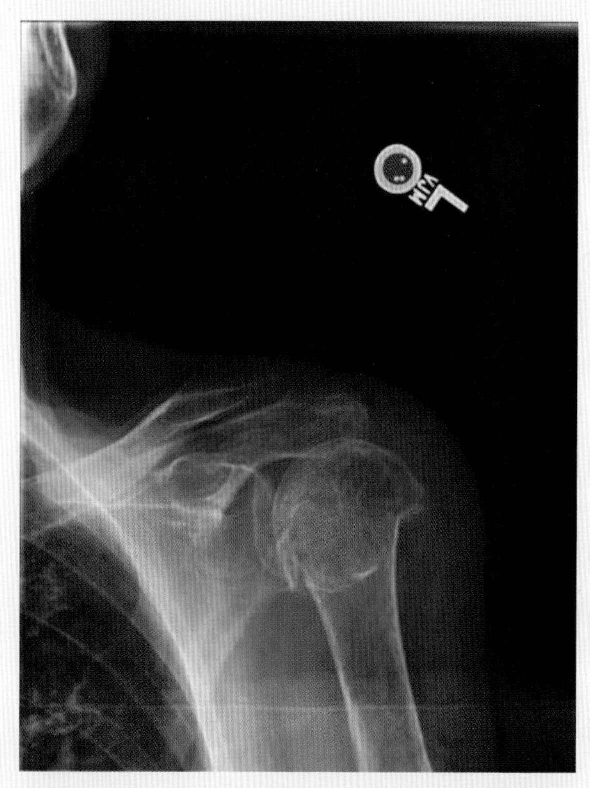

▲ 图 111−1 95 岁女性患者左肩摔伤 2 周后的左肩 X 线片

【病例解读】

诊断： 左侧颈内静脉的血栓形成并左肱骨颈骨折。

诊断依据： X 线片（图 111−1）示肱骨颈嵌顿性骨折，左上肢彩色多普勒超声检查示不完全性闭塞性左颈内静脉血栓（图 111−2）。其余深静脉系统，包括左锁骨下、腋、头静脉和臂静脉正常。

治疗及转归： 皮下注射依诺肝素及口服华法林抗凝治疗。出院后，在专业护理机构继续皮下注射依诺肝素及口服华法林，国际标准化比值（INR）维持在 2～3，停用依诺肝素。

【病例讨论】上肢深静脉血栓形成。

上肢深静脉血栓形成（DVT）较少见，占深静脉血栓的 10%[1]。特点包括疼痛、水肿和功能障碍。然而，也可以无症状[2]。颈内静脉和锁骨下静脉都可能单独或同时形成血栓。中心静脉导管（central venous catheter，CVC）导致上肢静脉血栓的风险为 7%～14%[3]。其他特殊风险

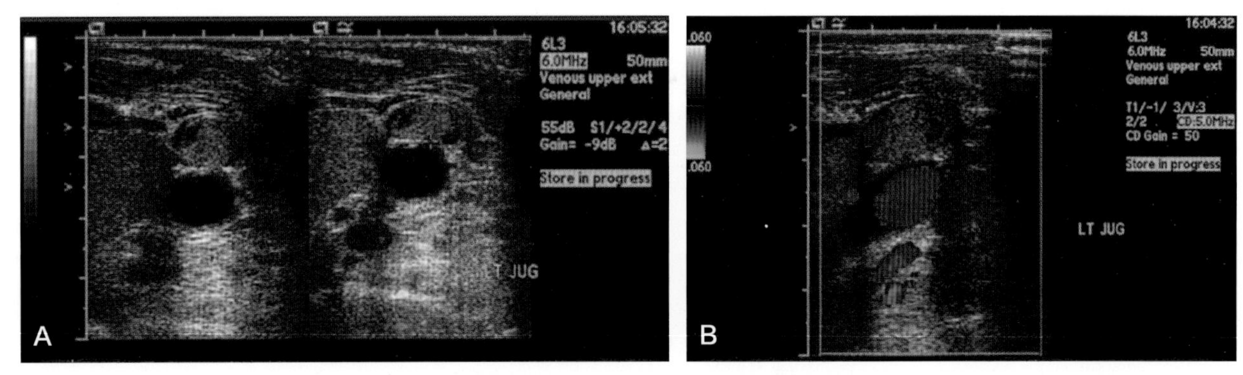

▲ 图 111-2　95 岁女性患者左颈静脉超声示血栓（图 A 和 B）及颈静脉不可压缩性（A，右图）

因素为上肢深静脉受压和胸廓出口综合征（Paget-Schroetter 综合征）[3]。上肢深静脉血栓的并发症包括肺栓塞（11%～26%）、上腔静脉综合征（21%～23%）和血栓后综合征（27%～50%）[3]。

上肢深静脉血栓形成的临床症状包括水肿、浅静脉突出和颜色变化[4]。神经系统的症状包括疼痛、感觉异常及肢体无力[4]。肢体肿胀和不适最常见，发生概率分别为 80% 和 40%[5]。彩色多普勒超声检查为首选检查手段，因为它无创，且对上肢（颈、远端锁骨下、腋窝）血管高灵敏[6]。然而，锁骨声影可能限制一小段锁骨下静脉的可视化，导致结果假阴性[6]。对比而言静脉造影术提供了良好的静脉解剖学特征，缺点是静脉插管技术困难，存在对比剂（碘剂）使用和辐射[6]。其他诊断上肢 DVT 影像学技术包括增强 CT（对比剂使用）和血管 MRI。

DVT 最主要的治疗为抗凝治疗、单独抗凝或联合纤溶治疗，也可采取手术治疗方案[2]。与保守治疗相比，抗凝治疗可以显著降低急性和慢性上肢 DVT 患病率[4]。常规治疗首选依诺肝素或低分子肝素抗凝治疗，后期口服抗凝药维持 3 个月（如华法林）[5]。多数患者可在家行低分子肝素抗凝治疗，能减少住院率和其他相关费用。颈部手术或创伤后导致中心静脉导管（CVC）颈内静脉血栓形成较多见，但上肢创伤后孤立的颈内静脉血栓形成较罕见。只有一篇文献报道过类似情况，即手术治疗肱骨骨折不愈合后发生颈内静脉血栓形成[4]。

【总结】

1. 上肢深静脉血栓形成的危险因素包括中心静脉导管置入，上肢深静脉受力相关或胸廓出口综合征的压迫，颈部、肱骨外伤，颈部手术和获得性凝血障碍。

2. 上肢深静脉血栓形成的临床症状包括水肿、浅静脉突出和颜色变化。肢体肿胀和不适最常见。

3. 上肢深静脉血栓形成（DVT）较少见，占深静脉血栓的 10%。

4. 彩色多普勒超声检查无创、灵敏度高，是诊断上肢 DVT 的首选影像学检查方法。

5. 普通肝素或低分子肝素抗凝治疗，以及口服香豆素为 DVT 的首选治疗方案。

参考文献

[1] Har-Noy O, Meltzer E. Upper-extremity deep-vein thrombosis in an elderly man. CMAJ 2007;176:1078–9.

[2] Oymak FS, Karahan OI, Gulmez I, et al. Thrombosis of internal jugular and subclavian veins: a possible complication of cough. Turk Resp J 2001;2:40–3.

[3] Blom JW, Doggen CJM, Osanto S, et al. Old and new risk factors for upper extremity deep venous thrombosis. J Thromb Haemost 2005;3:2471–8.

[4] Pearsall AW, Stokes DA, Russell GV, et al. Internal jugular deep venous thrombosis after surgical treatment of a humeral nonunion: a case report and review of the literature. J Shoulder Elbow Surg 2004;13:459–62.

[5] Bernardi E, Pesavento R, Prandoni P. Upper extremity deep venous thrombosis. Semin Thromb Hemost 2006;32:729–36.

[6] Joffe HV, Goldhaber SZ. Upper-extremity deep vein thrombosis. Circulation 2002;106:1874–80.